中医理论传承丛书

孟庆云学术传承文集

孟庆云 ◎ 著

孙光荣 敬题

全国百佳图书出版单位

中国中医药出版社

· 北 京 ·

图书在版编目（CIP）数据

孟庆云学术传承文集 / 杨金生总主编；孟庆云著 . —北京：中国中医药
出版社，2023.1
（中医理论传承丛书）
ISBN 978 – 7 – 5132 – 7849 – 2

Ⅰ . ①孟⋯　Ⅱ . ①杨⋯ ②孟⋯　Ⅲ . ①中医学—文集　Ⅳ . ① R2–53

中国版本图书馆 CIP 数据核字（2022）第 190992 号

中国中医药出版社出版

北京经济技术开发区科创十三街 31 号院二区 8 号楼
邮政编码　100176
传真　010–64405721
鑫艺佳利（天津）印刷有限公司　印刷
各地新华书店经销

开本 889×1194　1/16　印张 23　彩插 0.5　字数 617 千字
2023 年 1 月第 1 版　2023 年 1 月第 1 次印刷
书号　ISBN 978 – 7 – 5132 – 7849 – 2

定价　108.00 元
网址　www.cptcm.com

服 务 热 线　010-64405510
购 书 热 线　010-89535836
维 权 打 假　010-64405753

微信服务号　zgzyycbs
微商城网址　https://kdt.im/LIdUGr
官 方 微 博　http://e.weibo.com/cptcm
天猫旗舰店网址　https://zgzyycbs.tmall.com

如有印装质量问题请与本社出版部联系（010-64405510）

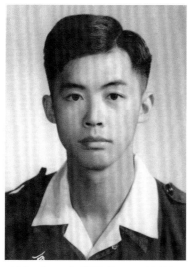

1965 年，大学毕业，开始从医

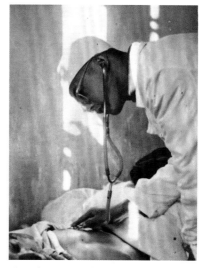

1965 年，夜有未眠人——医院值班

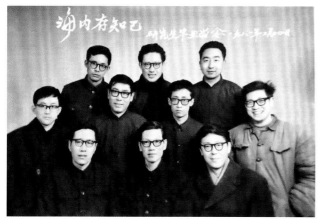

1981 年，海内存知己（研究生班的同学：后排左起孟庆云、郭正权、卢丙辰；中排左起陆寿康、胡兆垣、高铎、何绍奇；前排左起肖德馨、陈士奎、魏子孝）

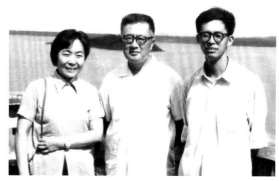

1984 年，邀请方药中导师与许家松教授来黑龙江中医学院（今黑龙江中医药大学）讲学

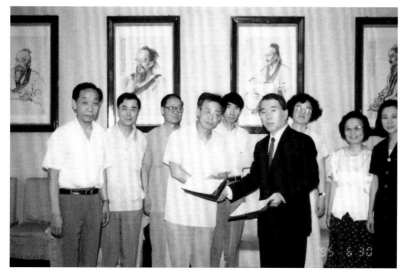

1995 年，与日本友人签署合作协议

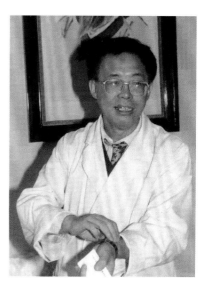

1995 年，为来访的外国友人讲"脉"

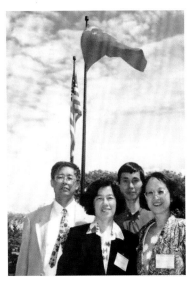

1995 年，赴美国参加学术研讨会（为此辉瑞纽约总部升起中国国旗）

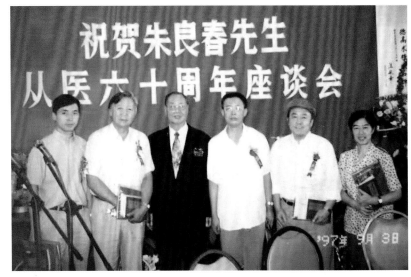

1997 年 10 月，率所同志参加朱良春先生从医 60 周年座谈会（左起：吕爱平、王安民、朱良春、孟庆云、温天明、齐鸣）

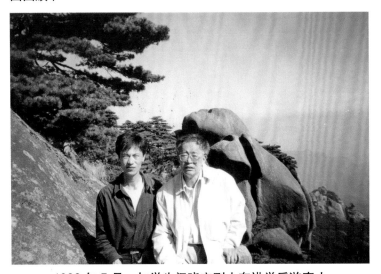

1999 年 5 月，与学生闫晓宇到山东讲学后游泰山

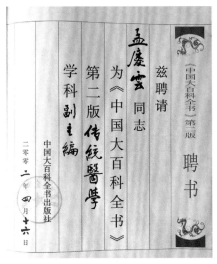

2002 年 4 月，被聘为《中国大百科全书·传统医学卷》副主编

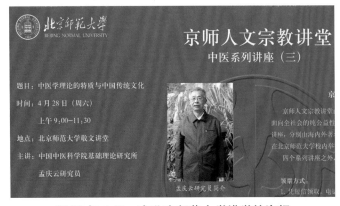

2010 年 4 月，在北京师范大学讲学的海报

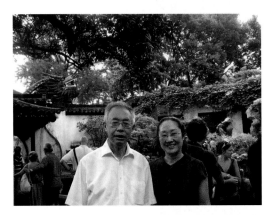

2010 年 8 月，参加学术活动后，学生、上海中医药大学教授闫晓天教授带领游览

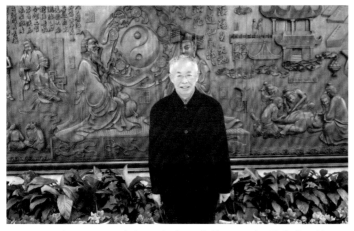

2011 年 11 月，参与国家中医药管理局大型浮雕设计

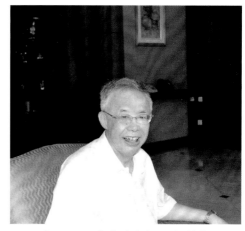

2012 年 5 月，去台湾参加两岸学术交流活动

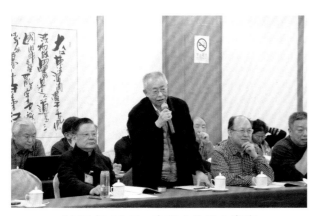

2015 年 11 月，在香山论坛上发言

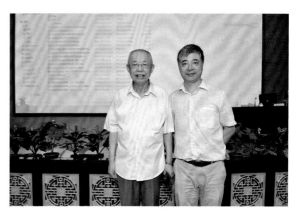

2017 年，与徐世杰副所长一起在无锡巡讲

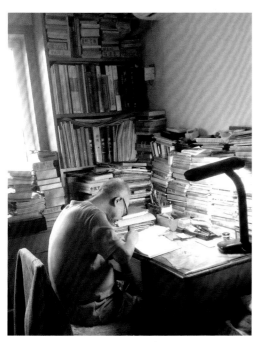

2018 年，衣带渐宽终不悔（在北京家中）

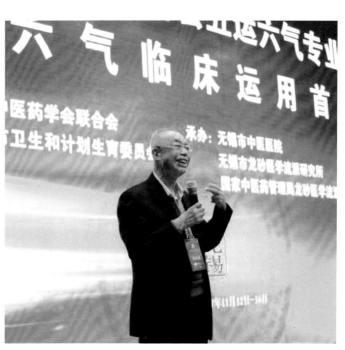

2019 年，在无锡讲学

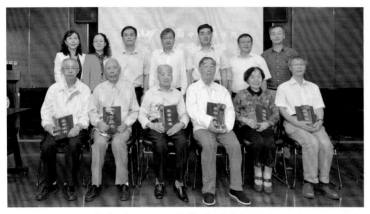

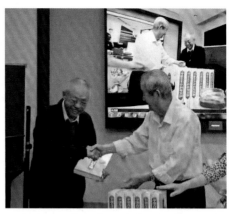

2019 年 9 月，获得中国中医科学院"庆祝新中国成立 70 周年优秀教师奖"（前排左起：孟庆云、翁维良、陆志正、王永炎、许家松、崔蒙。中国中医科学院院长黄璐琦、研究生院院长宋春生、北京市中医药管理局局长屠志涛等领导颁发奖状奖杯）

2020 年，参加李经纬先生新书发布会

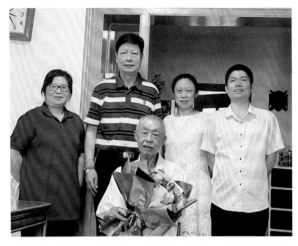

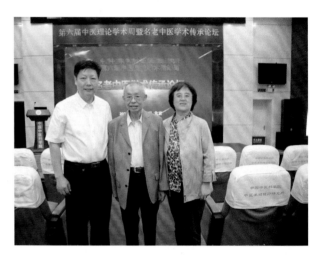

2022 年 6 月，杨金生、杨威、于峥、林明欣到家祝贺生日

2021 年 9 月，参加基础所名老中医学术传承会（右一前所长潘桂娟，左一现所长杨金生）

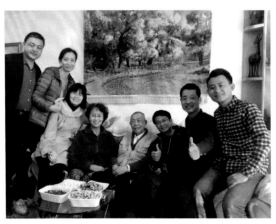

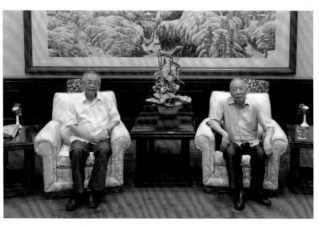

本院西医学习中医班学员来家看望

与余瀛鳌老先生一起参加学术活动

王 序

中医药学是具有中国特色的生命科学，具有科学与人文有机融合、互补互动的学科特点，其学术发展与基业常青，得益于始终坚持理论指导下的临床实践，坚持在临床实践中丰富完善与发展中医理论，坚持理论与实践结合的守正传承进而包容创新。

既往中医传承重视对一方一药一病等的经验继承，这只是传承工作的第一步，由临床经验上升到系统理论并升华的传承工作还有很长的路要走。中医学是理论医学而非单纯的经验积累，理论医学的特点就在于能把临床实践中得到的正面成功的经验与反面失败的教训加以总结提炼，逐渐上升为知识与证据，令后学知所趋避。因之可知中医传承始于经验，继之于理论的提炼升华，最终形成具有普适性规律价值的知识证据，这应该是学术传承的目标与归宿。

中医药学蕴藏着丰富的哲学、史学、逻辑、心理等学科的本底并体现在理法方药中，而思想观念与思维方法的传承是跬步千里，探赜索隐，钩深致远的发轫。传承仁心是灵魂，仁术是根本；传承是基础，创新是归宿的核心思想；弘扬"继往圣，开来学，利众生""大医精诚"的价值标准；崇尚"勤求古训，博采众方""博极医源，精勤不倦"的治学方法，以彰显传承精华、守正创新的真谛，堪称中医学术发展的"不二法门"。

中医治学与人才培养当遵循"心悟者上达之机，言传者下学之要"之古训，传承必须重视言传身教的行为示范与心灵心智的启迪养成，此乃登堂入室的阶梯。如此方能使学问与技术得以升华，理论与实践融会贯通，中医的知识体系方趋完备；如此方能使临床个体诊疗经验上升为完整的学术体系，进而具备完整的理论框架结构、普适的实用价值和永续的发展动力。而"心悟"是臻此境界的有效路径之一，且古往今来，概莫能外。金元大家刘河间自述"法之与术，悉出《内经》之玄机"，倡导"六气皆从火化"，阐发火热病症脉治，创立脏腑六气病机、玄府气液理论，是深谙经典、勤于临证、发皇古义、心悟新知、传承创新的典范，值得我们景仰与膜拜。

理论传承譬如"传灯"，有"薪尽而火传"之意，所谓"为令法不灭，当教化弟子，弟子展转教，如灯燃余灯"。由是观之，浩如烟海、汗牛充栋的中医典籍就是往圣先贤传给我们的"薪"与"灯"，循此路径方可登堂入室。我多年来一直倡导"读经典，做临床，参名师，悟妙道"的治学原则意蕴诸此。

守正传承是保持中医药学术长盛不衰的关键。高尚的思想与道德情操的养成，圆融的智慧与精湛技艺的培育，均需要传承以开启留存。小至一门技术、一个学科，大到一个国家、一个民族，如果忘记历史，忽视守正，轻慢传承，前景堪忧。王闿运所言"见传灯之欲灭，感大宅之先坏"绝非危言耸听，而是"盛世危言"！中医学人当有危机意识，传承与发展并重，崇尚国故，追思前贤，立德修身，精进技艺，慎思明辨，融汇新知，凝练理论内涵，提高临床疗效，成为新一代明医再图创新。

"道门深远，传承不易。"对于具有独特认识论、方法论与实践论知识体系的中医药学，做好其传承工作并非一蹴而就之事，还需吾侪同人付出艰苦卓绝的努力，以筚路蓝缕之力，期投石问路之功，方能探微索赜，触类旁通，精勤修学，证法实性，求真创新，悟道导航。

中国中医科学院中医基础理论研究所作为专门从事理论研究的机构，名家众多，领衔基础理论研究。诸位名家不惟有扎实的理论功底，还具有独到的临床经验和识证组方遣药的心法秘诀，更具甘为人梯之德、淡定清雅之性、精进沉潜之功，志笃岐黄，熟谙经典，堪为师表，在中医理论体系和防病治病关键科学问题研究方面做了大量工作，取得了丰硕成果，对此从理论传承角度加以整理，庶几为后学可资借鉴。

所长金生博士从事中医科研、教学、临床、管理工作 30 余年，敏思善行，潜心于道，学验俱丰，在中医药诸多领域多所建树而颇多成就。作为首批全国中医药著名专家 的传承博士后，对中医理论和名家学术传承多所感悟，深感传承特别是理论传承之于中医学术发展的重要性，奈何理论内涵博大精深，业内人士尚有"戛戛乎其难哉"之叹！因念"求木之长者，必固其根本；欲流之远者，必浚其泉源"，中医守正传承创新发展同样应该遵循此规律。遂发编纂之心，奋掉摩之志，沉潜良久，构思经年。他就任中医基础理论研究所所长伊始，遂组织所内外青年学人，对建所以来的学术成果进行整理，编写了《中医理论传承丛书》，这实在是一件功德无量的大好事！

余观本丛书，编者系统梳理了陆广莘、孟庆云、周超凡、沈绍功、阎孝诚、李维贤、孔令诩七位专家的学术思想，并对每位专家自身学术历程及其学术思想传承脉络加以阐发，概述其代表性科研学术成果，整理其临床实践经验，宣传其良好的医德医风和敬业精神，气脉神韵跃然纸上。本丛书通过展现七位名家的学术思想，进而揭示基于中医理论与临床实践的普适价值与发展规律，体现的是继承，传承的是学术，突出的是创新。该丛书既具有理论与实践的回顾性，又兼顾学术发展的前瞻性；既是对该所既往研究工作的全面总结回顾，也对未来加快推进中医药科研和创新具有指导与借鉴意义，是以实际行动对守正传承创新的践行。

学术研究要保持学术的独立性与纯洁性，坚持理论与实践的统一性，这既是我一贯的主张，也是我工作的指导原则。世界开新逢进化，贤师受道喜传薪。中医药学欣逢良好的发展机遇，以科学求中医之真，以人文弘中医之善，以艺术彰中医之美，促进科学、人文、艺术的和合共进。亦希望以此项工作为契机，弘医道，造福祉，利众生，将国学、国医、国药发扬光大，彰显薪火相传之效力，为新时代培养出更多的中医药名家。

总之，《中医理论传承丛书》是一套较为深刻、系统、全面回顾与展望中医理论传承的学术著作，其中凝聚着所长金生主编及其团队成员的心血。这是志同道合之士同心协力办大事的典范，也是"为自己工作，为他人着想，为社会作贡献"精神的体现，在主张个性张扬的今天，这精神仍然是值得提倡发扬的。

在本丛书即将杀青付梓之际，金生所长邀余作序。体编者之仁心，念传承之迫切；愿中医同人澄怀以观道，积学以储宝，在中医学领域大展宏图。欣喜之余，聊志数语，乐观厥成，爰为之序。

中央文史馆馆员

中国工程院院士　王永炎

中国中医科学院名誉院长

2022 年 7 月 8 日于北京

李 序

中医学理论辨证发展研究，我逐步认识到在当代，这该是理论研究之重中之重。在中医学理论辨证发展研究中，既要充分肯定其科学性，以及伟大的历史价值与作用，也必须注意其发展过程中逐渐为实践所证明的非科学方面，以便在我们今天的科学研究中、临床医疗实践中，有一个比较求实的态度。在辨证发展之研究中，既不能无视古代中医理论在实践中的伟大贡献，也不可不加以区别地运用。我们必须有一个对待古代中医理论一分为二的态度，用以发展中医学，在新世纪作出新贡献，使中医学理论这门科学更辉煌。

我还记得在 20 世纪 50 年代、60 年代初，中国理论学术界的先进学者们，开始重视中医学理论的哲学问题讨论。当时，院领导还约请他们到院里做学术报告，引导院研究人员注重中医理论研究，大约也在此时，王雪苔同志有志于此领域之研究，他也确有此长。有一天，雪苔同志将陈维养同志（她正身怀有孕六七个月）与我叫到他的办公室，要求我们二人听他口述，以笔录成文。我们二人对此撰文方式虽然不太适应，但也不敢非议。现在回想起来，我是十分敬佩雪苔的敏捷才识和理论修养水平的。

回顾 1965 年，中央宣传部科学处处长于光远同志曾在大连召开一次学术研究讨论会，会议中心议题是"（中国）自然科学辩证法发展"问题。到会代表有：中国科学院自然科学史研究室（现中国科学院自然科学史研究所）；中国医学科学院生理解剖等基础学科研究人员；中国中医研究院医史研究室（现中国中医科学院中国医史文献研究所）之代表约 10 余人。研讨会期间，围绕于光远处长、查汝强副处长等领导的报告、发言，代表们各抒己见，普遍认识到此项研究十分重要，但困难确也很大，一致表示会后当在此领域进行积极认真的钻研，一致希望要在"自然科学辩证法发展"方面做出我们这一代人的成绩，开辟中国自然科学研究史研究的新领域。

这次会议中，限于自己在此领域的浅薄学识，我仅表示将会议精神与对我院的要求向院室领导汇报，希望能在编研《中医学辨证发展》方面做出成绩。

回院后，我立即向陈老和院领导汇报了会议情况，以及于光远同志希望院领导将《中医学辨证发展》的编研工作落实的问题。我完成汇报后，院领导当即请陈邦贤研究落实。陈老很快召开研究室全体会议，研究落实……分工合作。经过大家认真讨论后，陈老首先表示他承担"中医疾病诊疗辨证发展"，王雪苔表示他愿意承担"中医理论辨证发展"，陈老要求马堪温负责"中外交流"，赵朴珊负责"中国历史哲学对中医学发展的影响"，蔡景峰负责"中医内科辨证发展"，我负责"中医学之起源问题"。分工落实的建议得到大家认可后，陈老会后对我说：如果初步完成，他还准备召开一次会议约请北京医学院（现北京大学医学部）程之范、北京中医学院（现北京中医药大学）任应秋、哈尔滨医科大学姒元翼、南京医学院（现南京医科大学）张慰丰等参加，共同讨论，并约请他们参加研究以便共同完成这一任务。十分可惜的是，我们的准备工作尚未正式开始，"文化大革命"爆发了，这项有价值、有意义的学术研讨计划就完全破灭了。

20 世纪 70 年代末，因全国从 50 年代以来已有若干临床研究成果鉴定，以及大量很有苗头的研究进展，希望实验研究以阐明其作用机制的呼声日高。例如中医研究院的针灸机理、经络实质、中药复方治疗白内障、肛肠疾病、骨伤小夹板、心脑血管活血化瘀机理、脑出血后遗症治疗等的研究，天津的白喉、急腹症研究，东北的慢性支气管炎研究，山西的宫外孕研究，陕西与上海的针刺镇痛、针刺麻醉及出血热研究，等等，都在通过实验研究论证其疗效的作用机理。王佩同志在季院长的支持下开展筹备，并于1980年创建了中心实验室。王佩同志也于同年被提拔为副院长。实践证明，中心实验室之创建是有些超前了，据说实验人员有些"老虎吃天"的感觉。这一尝试促成了中医研究院在中心实验室基础上加强中医基础理论研究举措，着手重点调集中医理论有专长的研究人员，于1985年4月11日在中心实验室基础上创建"中医基础理论研究所"。

孟庆云同志以西院校本科毕业、在基层临床工作五年、从事中西医大学教学八年之资历，于1978年考入中国中医研究院首届研究生班，1981年获医学硕士学位。他一生酷爱读书，博览经、史、子、集，以及近现代国内外名人名论等。而且，他更喜欢阅读中医学经典，特别是《黄帝内经·素问》《灵枢经》等理论著作，从而造就了他深厚的理论修养与知识体系。也正值此时，他成为中医基础理论研究所的一名重要成员。这对孟庆云来讲，真可谓如鱼得水。特别是1991—1999年，他以优秀的中医理论研究成绩被提拔为副所长、所长。他创办了《中国中医基础医学杂志》，建立了全国中医基础理论研究平台，学术交流活跃，也正是在此期间，他发表了大量专论与论文，影响遍及全国和海外，带动了全国中医基础理论的学习与研究之风。

1996年，湖南教育出版社组织发起全国学术界共同编撰一部《学科思想史文库》（下简称《文库》），并由中国科学院院长路甬祥与中国社会科学院副院长汝信共同任总主编。《文库》分为两部分，《自然科学思想史》主编路甬祥，《社会科学思想史》主编汝信。文库办公室设在中国科学院自然科学史研究所，由王渝生所长任办公室主任，负责全面落实工作。王渝生所长找我，希望我能承担中医学思想史主编，我自知难以胜任，多次谢绝，但王渝生所长最后向我表示说，经过我们调查研究，认为中医学思想史之主编非你莫属。我想这大概与1965年我曾代表中医研究院参加中宣部科学处于光远在大连召开的"（中国）自然科学辩证发展研讨会"，以及我当时任中国中医研究院中国医史文献研究所所长等有关，也只好答应了下来。仔细思考一下，我虽承担此任，深知自己在学术思想上并无优势，但客观条件还是有优势的。首先我们有跟我学习的同学们，他们各有所长，思想思路活泼，积极向上，可以迎难而上，会开创出中医学思想史研究领域的新天地；其次，我们在此领域有先行同道之研究，例如中国中医科学院中医基础理论研究所所长孟庆云，他已有很可观的研究论文发表，而《中医学思想史》后期的清代思想史，更有我的学长、西安医科大学马列主义教研室主任张文教授，近期专心于清代医学思想之研究，他曾告诉我，接近完成初稿，十余万字，如此，我对完成此科研编撰《中医学思想史》，倒增加了些许信心。

经过此番思前想后，我觉得也有了一定的信心，如此便正式答应王渝生主任，开始了落实。首先，我要张志斌与我共同参加所有关于《文库》的落实、指导思想、各科编写计划与编写要求、研讨会、交流会等，以便她与各学科之交流，改进我们的编写计划。我们的编撰计划、大纲、条目经7次修改而后落实，仔细考虑了分工。

《中医学思想史》就是在这样的条件下，经过近十年的艰苦努力，于2006年最终正式出版。出版后，不断听到一些赞美声，在此我要再次感谢孟庆云所长的大力支持，他以《中医医学思想基础》为题，分别以"医学目的——医乃仁术""中医医学的渊源""本草理论的建构""中医学治疗思想的形成与特征"等 5 个分题统论了中医学的思想基础，为《中医学思想史》之出版增加光彩，该书出版后获得赞誉与孟庆云的大作关系密切。《中医学思想史》出版后，又得国家基金支持，被英译，在英国出版，近期又有出版社列入出版计划，将于 2022 年出版。

一天，我接到孟庆云的电话，说实话，因为年老，加之电话声音也不太清晰，只听得"……文集"，约我为文集写一序，我猜想一定是《孟庆云文集》。我即请他将《文集》书稿送我一读。当我初阅读之时，洋洋大观 80 多篇，令人肃然起敬，不断产生对孟庆云治学的钦佩之感，更加感到孟庆云教授不愧为中国当代一位中医学理论学家。对于他希望我为《文集》写序，也顾不得由于自己年岁大了，提笔忘字时时出现的实际，草此序以共勉。

李经纬于中医医史文献研究所
时年九二
2022 年 6 月

自 序

　　中医药是我毕生从事的事业。我以此领略了中医学"是打开中华文明宝库的钥匙！"自学习中医以来，我把学习中的体会和研究心得撰写成文发表。累积有 400 余篇，专著有 9 部。

　　这本书因为"传承"，选用了我在中医药传承实践方面的论文。包括理论探讨、科研方法寻径、《伤寒论》十讲和我发表在《中国中医基础医学杂志》上，从创刊至今每年的第一期的卷首语及专著简介等。还有一些书评、序、学派研究、考证、医话、孤本古典医籍述评等没有选入。

　　传承就是对学术、技艺、经验等进行传授、推广、继承并发扬、发展的过程。传授形式包括文字传薪、口头传授、操作示范、执手相教、课堂讲解、网络教学等。有师徒制、导师制、遥函制、培训制、统招制等形式。我在任职医师、研究生、教授、研究员、所长的同时，每年都参加教学授课和讲座。曾讲授《黄帝内经》《中医各家学说》《中医科研方法》及《国学与中医学》等。曾任黑龙江中医学院（现黑龙江中医药大学）、北京针灸骨伤学院、中国中医科学院研究生院教授，北京中医药大学国学院、福建中医药大学、香港浸会大学中医学院、华盛顿大学医学院、辽宁中医药大学、河南中医药大学客座教授；曾是中国中医科学院硕士研究生导师、顾植山五运六气博士后合作导师、河南中医药大学学术传承导师；曾于《中国医药学报》《中国社区医师》杂志上开辟专题连续讲座栏目，等等。这些是我作为一个中医人为传承中医所尽的绵薄之力且乐此不疲。

　　今得到中医基础理论研究所所长杨金生教授及各位所领导的鼎力支持，帮助我完成这本"文集"，并冠以"学术传承"之名，深表感谢。

　　这里要特别致谢李经纬老先生为本书作序，这位大学者是我的前辈，我的老师，他的学识与成就我只能望其项背。鲐背之年拨冗赐序，令我感动，深表感谢！

　　还要特别致谢国医大师孙光荣先生，拨冗特别为此书题写书名。不愧大师风范，墨宝丰满雄健，显示出深厚的功底，望之让人肃然起敬，顿觉拙著显现别样光彩，心生感激与感动，非常感谢！

　　还要深切感谢为此书编辑修改花费大量时间和精力的林明欣博士和王琪格博士，是他们的奉献成就了此书面世！

　　此书顺利出版，得益于中国中医药出版社李艳玲编辑、李春编辑，在此深表感谢！

　　最后要感谢我的家人，为此书成书花费大量时间和精力，深表谢意！

　　这本书收集的文稿，诚然不是我的全集，但也横跨几十年之久，其水平与观点反映的是我当时的认知，定有不全面和可商榷之处，请大家不吝批评指正，在此我诚表谢意！

　　古文献家、科技史学家胡道静曾为《出入命门》作序说：中医文化是整个中国生命文化的胚胎，是推进中华文化的舵桨，是区别中西文化的分水岭！我等尚须努力！以此与广大读者共勉！谢谢！

孟庆云于北京寓所

2022 年 5 月 9 日

前 言

中医药学是中华民族的伟大创造，是中国古代科学的瑰宝，也是打开中华文明宝库的钥匙，为中华民族繁衍生息作出了巨大贡献。在传承前人理论研究和实践经验基础上，发现新问题，总结新经验，形成新理论，从而不断发展、完善，这是中医药学延续千年，经世不衰、历久弥新的关键所在。实践证明，没有全面的继承，就没有持续的发展，没有不断的创新，就没有美好的未来。继承、创新成为中医药理论和实践的源头活水。名老中医药专家对中医药理论有着深刻的认识，在长期的实践过程中，形成了独特的学术思想和临床经验，是中医药学特有的宝贵资源，所以全面继承当代名老中医药专家的学术思想和临床诊疗经验是中医药传承工作的重要组成部分。

党和政府历来高度重视中医药工作，特别是党的十八大以来，以习近平同志为核心的党中央把中医药传承发展工作摆在更加突出的位置，习总书记在致中国中医科学院成立60周年贺信中提出"切实把中医药这一祖先留给我们的宝贵财富继承好、发展好、利用好"。《中共中央国务院关于促进中医药传承创新发展的意见》中明确指出要"挖掘和传承中医药宝库中的精华精髓"，特别强调了要"加快推进活态传承，完善学术传承制度，加强名老中医学术经验、老药工传统技艺传承"。在这样一些国家战略引领下，国家中医药管理局、中国中医科学院相继开展了"全国老中医药专家学术经验继承工作""国家科技支撑计划名老中医传承系列项目""中国中医科学院名医名家传承项目"等一系列关于名老中医药专家的学术继承工作，扎实推进了名老中医药专家学术经验的系统整理与抢救挖掘，有力推动了中医药人才的培养和水平提高。

中国中医科学院中医基础理论研究所的前身是1980年成立的中国中医研究院中心实验室，至今已经走过40余年的奋斗历程。40余年来，经过几代人的不懈努力，中医基础理论研究所在深入、系统地开展中医理论体系研究和中医药防病治病的关键科学问题研究方面做了大量工作，取得了丰硕成果，也涌现出一批学验俱丰、誉满杏林的专家学者。既往，依托国家中医药管理局、中国中医科学院相关研究项目，已经部分开展了一些名老中医专家的学术传承与学术思想研究工作，取得了一些成果和成功的经验。为系统梳理建所以来名老中医专家的学术成就与思想，推动以传承精华为主体的中医理论原创性研究，落实中医基础理论研究所"十四五"发展规划中"进一步深化名医大家的学术思想及诊疗经验研究，编著具有标志性的大型学术专著"的要求，2021年初启动了"基础所名老专家学术思想整理与传承研究"工作，系统开展对陆广莘、孟庆云、周超凡、沈绍功、阎孝诚、李维贤、孔令诩7位建所以来著名中医药专家的学术思想研究工作，并于2021年5月正式设立为中医基础理论研究所自主选题重点支撑项目，投入人力物力，确保研究工作顺利开展。

《中医理论传承丛书》正是依托这一研究项目与背景，在全体课题组成员的共同努力之下，对陆广莘、孟庆云等7位建所以来著名中医专家的学术论文、学术著作的系统整理及其学术思想初步研究所取得的成果。丛书包括以下5个分册。

《陆广莘学术传承文集》收集了国医大师陆广莘先生生前发表的各类论文、序评、报告、访谈、信件、建言等，从基础理论阐发、中医临证思考、中医科研思路、中医特色阐明、中医发展探索、访谈及报告、序评、建言献策 8 个方面进行分类编排。该书整体呈现了陆老从医近 70 年在中医理论和临床实践方面探索的成就，展示了对中医学术发展方向和道路提出的一系列重要主张，尤对其健康医学思想进行了系统阐发。

《孟庆云学术传承文集》收集了孟庆云研究员 50 余年来发表的各类文章和著述，将精华汇编成文集，分为中医经典理论探讨、中医药研究方法及其方法论、《中国中医基础医学杂志》卷首语汇集、中医流派与学派研究、序评、医案与医话、古典医籍孤本提要、思考中医和论著概述 9 个部分。该书有理论探讨，有临证经验，有客观评述，有深入思考，也有研究展望，较为系统地反映了孟老的研究成果和时代思考，对于提高科研水平、助力临床实践均具有重要指导作用。

《周超凡学术传承文集》收集了周超凡研究员发表的论文、出版论著的提要、为中医著作撰写的序言、参加全国政协工作所做的提案及相关报道等，从医药圆融、大医医国、著作概述、采访报道及学术思想与诊疗经验研究 5 个方面进行分类编排。该书不仅全面介绍了周老在中药研究和中医治则治法研究领域取得的成绩和贡献，而且系统展示了其对编制《中国药典》的建议、参加政协工作的建言献策及对中医药传承与发展的思考，体现了其大医医国的情怀与担当。

《沈绍功学术传承文集》收集了沈绍功研究员生前发表的论文以及弟子后学整理沈老学术思想的文章，从理论探讨、临床研究、实验研究三个方面进行了编排整理；同时收集了沈老主编或参编著作及后学整理沈老学术思想著作，撰写了论著提要。该书充分体现了沈老在中医急症救治、冠心病与肿瘤诊疗理论研究，以及沈氏女科学术思想继承创新等方面所取得的成就与学术思想。

《阎孝诚 李维贤 孔令诩学术传承文集》是阎孝诚研究员、李维贤研究员、孔令诩研究员学术传承文集的合编。阎孝诚部分收集了阎老发表的学术论文及出版的论著提要，分理论探讨、临证心得、临床研究、论著提要 4 个部分进行分类编排，充分展示了阎老在中医理论研究及临床实践中的学术成就。李维贤部分收集了李老正式发表的论文、学术传承人撰写的相关论文及期刊相关报道，从学术历程与主要工作成绩、主要学术观点、临证经验简述、医德、论文论著发表与带徒情况 5 个方面，全面介绍了李老从事医、教、研各个方面工作的成就。孔令诩部分收集了孔老生前正式发表的论文及其学术传承人撰写的相关论文，从医家小传、学术思想与经验、学术传承、论文论著 4 个方面，介绍了孔老一生从事中医药临床、科研取得的成绩，以及孔门学术传承的情况。

参与课题研究和本丛书编撰的人员，主要是名老专家的学术继承人、弟子及相关科研人员，特别需要指出的是，孟老、周老和阎老不顾年事已高，对分册内容进行了认真审阅，亲自修改，其严谨的治学精神和工作态度令所有参编人员感动！系统研究整理他们的学术思想与临床经验的过程，也是所有参编人员学习、感受诸位老专家质疑问难、皓首穷经的为学之道的过程，同时也是对我所既往研究工作的一次总结回顾，也必将对未来加快推进我所中医药科研和创新具有指导与借鉴意义。在此，谨以此套丛书向为我所中医理论研究发展作出重要贡献的老专家们，致以崇高的敬意！

在课题研究和本丛书编撰过程中，王永炎院士提出了宝贵的指导意见，并拨冗赐序，对我们的工作既是肯定，也是鞭策与鼓励；中医基础理论研究所的领导全过程参与了丛书编写、出版事项，部署落实、亲力亲为，相关职能处室的领导和老师们提供了大力的支持和帮助；诸位老专家的家人、弟子为丛书的出版不辞辛劳，鼎力相助；中国中医药出版社的编辑同人们不顾出版周期紧、任务重，工作保质保量、兢兢业业。在丛书即将付梓之际，向所有为了丛书出版提供协助、指导的领导、老师、同人们，表示衷心感谢！

由于时间、能力所限，我们对诸位专家学术思想研究还不够深入，错误和不当之处在所难免，恳请业界同人和读者朋友不吝指正。

《中医理论传承丛书》编委会

2022 年 7 月

孟庆云
学术传承文集

第四篇 《伤寒论》十讲 /275

医家自传

为学而学是从容

佛家称"人生一缘"，我从一个西医医生半路学中医，算得是缘分。

我姓孟，名庆云，字国瑞，1939 年 6 月生于黑龙江省齐齐哈尔市。父亲是西医，受其影响，我也立志学医。1965 年毕业于哈尔滨医科大学医疗系后，被分配到黑龙江省的一个公社卫生院，从事过内科、儿科、妇产科等的工作。那个年代，传染病流行猖獗，1966 年当地流行麻疹，1967 和 1968 年全国很多地方流脑大流行，危重病例很多，我倒是颇长见识，得到了锻炼。很多幼儿麻疹因合并肺炎而住院，又因心衰而死亡。我曾见过现在教科书已经不再描述的出血性麻疹，抢救过很多流脑华弗氏综合征的病例。当时山梨醇、甘露醇等脱水剂已经在基层广泛使用，在快速静脉注射时观察病人的瞳孔，立刻就能见到散大的瞳孔缩小，转危为安。当时，在医院里我算是学历最高的，我作为一个刚从大学毕业的学生，遇见疑难病例只有查书和翻杂志。《内科学》教材和《实用内科学》是我的案头书。我曾收治过一例肺炎的病例，那是一个年轻力壮的小学教师，入院时仅有发热和胸痛，胸透时发现左侧 2 个肺叶和右侧 3 个肺叶都呈肺实变的阴影。翻阅《内科学》教材都没有记载，倒是从古旧书店买的苏联塔列耶夫所著的《内科学》（中文译本）书中写了一段，说全叶性肺炎死亡率百分之百。当时的条件实在有限，我给予抗感染治疗，由于医院没有医用氧气，只好把当地一个铁工厂的工业氧气拉过来给他吸氧，用尽力所能及的处理后我已经意识到病情危重，又经过两个多小时病人因呼吸衰竭而死亡。我对此感到很无奈。在妇产科工作时，还下过几次产钳，做过内倒转。这些病，当时在有条件的医院全是行剖腹产术，但我们医院没条件做。遇一例产后乏力性子宫出血，血出如水龙头喷水，我当时急中生智，以手用长针头在产妇的腹壁外握压子宫后向子宫直接注射麦角新碱，果然立即有效，转危为安。这是抓住了出血这个主要矛盾的应急办法，否则产妇会因大出血而致死。那个年代要求医生往诊，这个病例是在患者家里面发生而处置的。那个时候急重症似乎比现在多，本院的中医们往往都把急重症交给西医处理。我在工作的头几年里，除了"忙"和"累"，还有那深更半夜，风天雪地的往诊，对学中医从无时间思考。

1970 我有机会参加黑龙江中医学院（现黑龙江中医药大学）开办的"第三期西医离职学习中医班"，这成为我工作转折的机运。学习班于 1970 年 2 月开班，1971 年 5 月结业，之后我留校任教。从此，中医成为我事业的天地，按"人与天地相参"之论，我的工作、学习和志趣都离不开中医，这个情结的关键，一个"学"字而已。

一、三次学艺三景观

我从 1960 年开始学医，至今已 60 余年。从 1970 年开始学习中医，也 50 多年了。1990 年获正高级技术职称。从学术进步来划分，我自己认为有入门之学、根基之学和化境之学三个阶段的层次。

我于 1970 年西学中时开始了入门之学，所学内容是大学本科课程的浓缩，就学的起点可谓不低。

我在大学时代就养成了主动学习的习惯和有条理的治学方法。大学时代已养成做卡片的习惯。大学二年开始记劄记,把自己这个札记本命名为《涉猎与泛音》,其中也记录我的偶尔感受,本子是精装硬皮的,到1981年已记了20本,之后改为专科笔记,按《黄帝内经》《伤寒论》《辨证论治》《西医》《方法论》《诗词》等分为十几种,有心得随时而记。笔记是我学术体系的重要部分。对于学术体系中的"脑记",因学中医时已年过三十,采用了以少总多的方式。我只背诵经文和方剂,在短期内记住了200余条经文和100多首汤头,这是"以方带药"的背法。对于医理,我抓住证型的环节,在理解的基础上,记熟了百余个证型的脉证结构和治方。这样,200条经文,100首汤头,100个证型,共"400句"成为我入门的框架,是为我的"基本功"。虽然后来不断增扩,如今还是这些基本的东西可以从容地"倒出来"。从学习方式来看,学中医和学中国文字一样,都是先要死记硬背,然后再在实践中逐渐消化和理解。第一次接触就扎实地记住,以后就不容易忘记。所记的东西,有的可能一辈子也遇不上,但却仍然值得背诵。因为医生永远应当用自己充裕的知识等待疾病,何况没用上的知识在思维活动中是有启发作用的。毕业后到1978年在黑龙江中医学院教书八年,但总还没有离开西医的思路,从中医学术角度来看,还仅仅是入门层次。

1978年全国恢复研究生学制,我以西医院校本科毕业、基层工作五年、中医药院校教学八年的资历参加考试,被录取为中国中医研究院(现中国中医科学院)第一期研究生班的研究生,这也是中医史上的第一批研究生。这是我对中医的第二次学艺。我们的班主任老师是岳美中先生,书记是许云浓先生,副班主任是方药中、任应秋、刘渡舟、董建华、施奠邦、王伯岳等老先生,院内聘请的导师有赵锡武、程莘农、耿建庭、王岱、马继兴、余瀛鳌、曲峰、霍荫寰、时振声、王洪图、于天星等老先生;院外聘请的导师有金寿山、邓铁涛、赵恩俭、孟澍江、黄星垣、潘澄濂、万友生、李金庸、张琪、卢央、张德二、刘长林等老专家。这些老师给我的中医之途留下深深的烙印。攻读经典是我们的主要目标,几位副班主任老师分别主讲,还力邀全国各地名师来上课。通过通读、精读、熟读、注评等,我以一年半的时间把《黄帝内经》《伤寒论》《金匮要略》《温病条辨》四部缣缃黄卷通读一遍。宋代王安石说过,"读经而已,则不足以知经",此话大有见解。读经,仅从文字训诂是不够的,汉代已经有传有纬有注,南北朝以后又有义疏。但因医经是实践理论,章句之学非尽原义。譬如《伤寒论》,仲景对《黄帝内经》的突破是为一变,但金代成无己又把《伤寒论》回归于《黄帝内经》,当代不少名家皆著书撰文从之,又把六经归于脏腑,蹈袭陶华,未尝不可,但终非善解,这是淡化了仲景之创造,不承认他对《黄帝内经》的发展。又如民国时代陆士谔,创立以条文解条文的内证读法,有道理但不全面。还有名家按清代王引之的治学方法,主张"读无字处"。学习固然应该提倡悟性,但证据更重要,否则猜的多难定边界。20世纪60年代又有"以方测证"之说,然而一代人有一代人的处方思维,伤寒方所能治之证,并非当年仲景用方之原意。例如四逆散现代多用于治消化系统疾患,但《伤寒论》条文中是治少阴厥逆、心悸者,属于心血管系统疾病,近年得知其中炒枳实具有扩张冠状动脉之功。由是而知,当时的"以方测证"也不全面。可见,读完了四本书,并不尽通晓,何况读书有随读随丢的事。清人郑板桥曾云:"学一半,撇一半,未尝全学。非不欲全,实不能全,亦不必全也。"在老师们的指导下,我在读原著、读注家的过程中,不惜下"笨功夫",熟读精读了大量章节,为进一步学习中医立下了根基。由此再读其他中医书籍皆有似曾相识之感,我自觉学术有所提升,又有新的识见,可以说这是步入了根基之学的层次和景观。

读研期间,正值我国学术界处于改革开放初期,学风浓郁,文翰向新。全国科协向学术界介绍"三论",即控制论、系统论、信息论的"老三论"和协同论、突变论、混沌论的"新三论"等。我阅读了维纳《控制论》的中文译本和有关三论介绍文章，也抄读一些 60 年代后发表的中医学与控制论有关论文，也通过通讯和拜访，请教了几个有关专家，发现中医学理论中有很多与之相合之处。例如，《素问·天无纪大论》中的"五行之治，各有太过不及也。故其始也，有余而往，不足随之；不足而往，有余从之。"这一段，和《素问·六微旨大论》的"亢害承制"一段，皆是负反馈调节的思想。又如《伤寒论》的治法，有很多体现了工程控制的艺术。这是对中医学博大精深的又一次感受。从 1979 到 1984 年，我发表的论文以"三论"为多。研读控制论对我最大的启发是，认识到中医是从不确定性认识疾病过程的，《黄帝内经》非常强调这一点，《黄帝内经素问》两次论述"神转不回，回则不转"，又论及"神用无方易无体"，故而中医临床的操作体系是辨证论治。这是先进的科学思想。在西方，牛顿以前，一直着眼于以事物的确定性阐述宇宙规律，西医论"病"，也是这种科学思想的体现。直到爱因斯坦，才提出事物不确定性的认识和某些规律。当代西方医学也开始想突破"病"的观念而演进。又从工程控制论的程序控制，使我联想到辨证论治的过程，医家设计了"套路"体系性治疗，这也是控制论与系统论方法在中医学的运用。

1984 年以后我系统学习《周易》，这是我对中医的第三次学艺。用学医的一套办法研读易学，经传并举，也兼及注本和术数杂书。学一段时期后即对天人相应有灵犀洞开、金丹换骨之感。现已读完古今易学著作几十余种。发现中医之医学观和人体观即是易学之观念，《黄帝内经》之藏象导源于易象，有实体的现象，模型化的意象和取类比象、比拟四时的象法，真而不近实、虚而不为假，是源于解剖又超越解剖的虚拟模型，又含时间、方位等诸多因素，不同于血肉的脏腑；仅《黄帝内经》中，就记载有五行藏象、六节藏象和八卦藏象等几种。我发现中医证候的模型化特征与中国科学体系的模型化特征是一致的。中医学的范式和特点都与易学相关。恽铁樵先生所谓"是故《内经》之理论，即《易经》之理论"，其论不虚。《易经》的思维方式，如联系思维，易变思维和阴阳对峙等，也是中医学的思维方式，这也是中医临床以辨证论治为操作体系的原因。在这方面，我发表了一些论文，并出版《周易文化与中医学》的专著，又沿此脉络研究各时代的医学思想史，又把医学、哲学、文化三者联系和进行比较研究，可以"阐献征之潜德，述典籍之源流"，使学术自得而"得之于心"。有关论文曾常发表在《医学与哲学》杂志，曾获得该杂志颁发的突出贡献奖"吴孟超"杯。

从中国中医科学院基础理论研究所所长位置退下来后，我着重在五运六气学说、学派流派研究与中医基础理论等方面读书与研究，撰写论文，我自以为这是领略了化境之界。体会到中医就是中国文化的一部分，是有自己的体系的，是不可以用别的体系来代替的。

二、以著为学相得益彰

以著为学是指把著术当作一种学习手段，写作是表述、训练和征引资料的过程，"学"才是我的终极目标。大学时代，我"课罢闲暇学填词"，培养了文学素养，训练了文字能力。我最早在公开出版物发表学术论文是 1971 年。多年来，在杂志和报刊上发表的论文有 400 余篇，还有大量科普短文、医话、序和书评等。我以《周易·系辞》的"修辞立其诚"和清代章学诚在《文史通义·文德》中所言"临文必敬"的态度对待写作，是在著述中开启了思维，训练了准确性，增长了知识，我寓著于乐。经典是不可替代的。

我曾创立过两种期刊。1971 年创办的"中医药学报"，后来成为黑龙江中医学院的校刊。1995 年创办了"中国中医基础医学杂志"，使之成为核心期刊，并任主编至今，撰写创刊以来每年的第一期第一篇卷首语。后来我成为中医局的《中国中医药年鉴》的资深编委。编写出版杂志，为我提供大量阅读学习的机会，增长见识。从 2001 年开始，我成为《中国大百科全书·中医》卷的副主编，撰写了概观词条，为了完成这些任务，我阅读了大量参考文献。

近些年，我还浏览了一些大部头书籍，并受托为他们撰写序言、书评等。虽然很累但也乐此不疲。比如为朱良春先生的《朱良春全集》、尚志钧先生的《本草人生》撰写了序言。不管是写序言，还是写书评都是需要以读书为前提的。

2010 年开始，出版社为再造古籍善本，大概有近二十几种古籍孤本交于我阅读并撰写内容提要，我为此阅读了大量古籍孤本，增加了对古籍校勘训诂的认知。

三、教学相长学学半

"教学相长"来自《礼记·学记》，是说教与学相辅相成。"学学半"出自《尚书·兑命》，教与学结合，形成教学的全过程。每个教师，对这一条都有其切身的体会。我先后在黑龙江中医学院、北京针灸骨伤学院、香港浸会大学（短期）、中国中医科学院研究生院等院校任教，也到过清华大学、北京示范大学、北京中医药大学等多个院校做过讲座，"教学相长"和"学学半"就是我在勤恳耕耘中所获之泽惠。

在教学中增长知识的理念，使我喜欢讲课，也喜欢承担不同的课程的教学工作。时代赋予我机会讲授多门课程。比如，在黑龙江中医学院讲授过《中药学》《西医诊断学》《中医各学家说》《数理统计学》。在北京针灸骨伤学院我讲授《黄帝内经》，同时为北京中医学院管理系（现北京中医药大学管理学院）讲授《医药卫生事业管理》课；2005 年又在香港浸会大学中医学院讲授《中西医比较医学》和《医案医籍选读》；为中国中医科学院研究生院研究生讲授过《黄帝内经》《中医经典》《中医药文化》《中医科研方法》等；曾作过无数次的各种"专题"讲座；等等。诸多的教学实践，使我认识到一是学而知不足，二是教师应厚积薄发。

学而知不足，在讲课前，需要运用穷尽性研究方法，为课程内容，竭泽而渔地占有资料，但是往往材料愈多愈困惑。困惑感是达到问题前沿的标志，困惑之处，正是问题的关键，既成为继续探索的动力，又可遇到不同知识，将其与本问题联系起来，而为问题提出解决的可能。所以说，知不足，知困，是获得新知的动力。例如，多年来我就思考，中医为什么走上辨证论治的道路而没有走上辨病论治的道路呢？经多方的探索，我找到几点理由。我又在讲解《医案医籍选读》中深刻地认识到，因为中医从疾病过程的不确定性，故而强调疾病的"不可重复性"，因而重视个案，这与西医重视共性、讲求大样本分析是不同的。

厚积而薄发是对教师备课的基本要求。拟给学生一碗水，可能要准备一桶水。许多高等学校曾推行过工作量制，计算方法是，讲师以授课时数乘以 7 或 8，教授是乘 5 或 6，理由是讲师讲好 1 学时的课，得花 7 或 8 小时备课，教授讲 1 学时的课，得花 5 或 6 小时备课。我为自己定的讲课要求是"讲通"两个字，为了讲通首先就得学通。蓝英年先生曾说："深入浅出是功夫，浅入浅出是庸俗，深入深出尚可为，浅入深出最可恶。"我以深入浅出为目标，就必须以勤补拙，以"人十知之，我百知之"的努力，认真备好每一堂课，讲好每一堂课。我不习惯坐着讲课，也不喜欢用 PPT 课件，更愿意用传统的黑板、粉笔，但学生们爱听我讲课，他们把我的讲课录音整理成书出版，《孟庆云讲中医经典》《孟庆云讲中医基础理论》就是这样成书的。在这里我要向他们表示感谢。我也将教学研究与心得写成多篇论文发表。我的努力得到认可，获得中国中医科学院"庆祝新中国成立 70 周年优秀教师奖"，奖杯上写着：立德树人担使命，教育报国守初心。

四、随缘读书书中乐

我对人生的理解是学习，对工作的体会是读书。从 1991 年 3 月到 1999 年 12 月，在中国中医研究院基础理论研究所就任副所长、所长。"始于一，终于九"，正好九年。九年的总体会，是任职为我提供了更为广阔的读书机会。书，包括著作的书和人世间的"活书"。我以"正其谊不谋其利，明其道不计其功"的心态和理念"在职读书"，有两点领悟：一是磨合了性格，与其说是增长了雅量，不如说是洗练了棱角；二是见识大增，视野更开阔了，有了亲自体会了。任职九年就以耐得寂寞，随缘读书，书中求乐为乐。退休以后，更有大把的时间随缘读书。

所谓随缘读书，就是顺随工作需要和接触的机缘读书，或读点杂书，以抄书、买书、编点书为轴，一线贯通。能坐住板凳，不当学术老板。我之读书，从来就犯大道多歧亡羊之忌，但不悔也不肯收缩目标。倒是 80 年代那次"动中求静看《周易》"之时，有点收缩的意思，但同时还是铺开了方法论和中医学术史研究。

在随缘读书中，我对中医学术及其发展有些认识。中医从来就不满足于"照着讲"，更要"接着讲"。80 年代末我参加编写《中国大百科全书·中国传统医学》卷，任 1992 年第一版分支副主编，2002 年第二版与 2012 年第三版《中国大百科全书·中医》卷副主编，撰写主要词条概观条，全面阐述中医药历史渊源、科学研究和现代发展。曾获国家新闻出版署奖励。1990 年 4 月中国科学报连续发表《经络研究不应列为国家重要科研项目》与《对经络的研究列为国家重大项目的异议》两篇文章。针对这两篇文章的观点，中国科学报在 7 月 20 号发表了我写的《中国科学界应该关注经络研究》的反驳文章，并被当月的《新华文摘》收录，发出了中医声音，阐述了中医立场。研究中医，既要面对现实、为现实服务，也要解决传统和现代关系问题。传承精华，守正创新。我将竭力参与这一伟大实践。

总括我的学习生涯，自从立志向学以来，我以书为家，以文托命，以笔为友。好书堆案转甘贫，不图功利不图名。我将在商量旧学和培养新知中从容地度过我的余生。

谢谢。

（此文原载于张奇文主编的《名老中医之路续》，2015，中国中医药出版社，本次略有修改）

孟庆云于北京寓所
2021 年 5 月

第一篇 中医经典理论探讨

中国传统医学

中国传统医学是中华民族在长期的医疗、生活实践中，不断积累，反复总结而逐渐形成的具有独特理论风格的医学体系。今天，它不仅在中国现代医疗保健事业中占有重要地位，而且在世界许多国家中，也越来越受到重视。

中国是多民族国家，中华民族是 50 多个民族的总称。每个民族在其历史发展过程中，受不同地域、文化等因素的影响，产生了各具特色的民族医学。中国传统医学就是中国各民族医学的统称，主要包括汉族医学、藏族医学、蒙古族医学、维吾尔族医学、朝鲜族医学、壮族医学、傣族医学、彝族医学，以及苗族、拉祜族、畲族、鄂伦春族等民族医药。各个民族医学的发展和现状，因历史和文化的不同，文字产生的早晚等原因，有的民族医学，不仅有丰富多样的诊疗方法，而且较早形成了独特的医药理论体系；有的则以民族文字保留少量的医药书籍，服转抄录，散在民间，目前尚在进行系统整理；有的则没有文字记载，而只是民间采用的一些单方验方或简易的医疗方法，有待进一步发掘和整理。

由于汉族人口最多、聚居地域最广、文字产生最早、历史文化较长，因此，在中国传统医学中，汉族医学（简称"汉医"）在中国乃至在世界上的影响最大。在西方医学传入中国以前，我们不在医学前冠以"汉"字。在 19 世纪西方医学传入中国并普及以后，汉族医学又有"中医"之称，以此有别于西方医学（西医）。

一、中国传统医学的发生发展及学术特点

远古人类生活在恶劣的自然环境中，其寿命是很短的。据考古证明，周口店的 22 名北京猿人遗骨中，寿命最长的为 50 ～ 60 岁，只有 1 人。

人类对火的利用，不仅促进了生产力的发展，而且对人类的健康，也起到重大作用。如用火熟食，改善了饮食卫生，使食物易于消化。人们还逐渐懂得借助火的温热作用治疗疾病。《素问·异法方宜论》载："脏寒生满病，其治宜灸焫。"王冰注："火艾烧灼谓之灸焫。"藏族人民有用热的酥油止血，也用艾灸治病；《三国志·魏志》提到北方鲜卑人"知以艾灸，烧不自熨"；维吾尔族早已用灼热的细砂埋肢来治疗关节疼痛。火的利用，为后来酿酒创造了条件，而酒与医药的关系也非常密切。《汉书》以酒为"百药之长"。《史记·扁鹊仓公列传》称，疾"在肠胃，酒醪之所及"。蒙古族人民可能早在汉代以前，已能制成马奶酒，在元代以前已用马奶酒治疗大出血昏厥的患者。藏族人民用青稞酒糟外敷治疗创口。所以尽管时间前后不一，但用酒治疗疾病是比较一致的。另外，汉、蒙、藏、壮等不少民族，皆有用挑针放血方法治疗疾病。

医和药是密切相关的。药物的发现使用，同样有着悠久的历史。《三皇本记》有"神农……始尝百草，始有医药"的记载，这启示，药物的发现与原始人的植物采集及后来农业生产密切相关。战国时期的《山海经》一书，已记载 120 余种药物。藏族人民的祖先，在公元前几个世纪，已认识到某些

动物、植物、矿物有治疗疾病的作用。据记载，约在公元前 200 年，就有人用动物药马宝解救食物中毒者，《神农本草经》已载有内蒙古特产药物肉苁蓉，古代北方如鞑靼、突厥、匈奴等民族，也早已知道从自然界的植物、动物、矿物中寻找药物来治疗疾病，在《北史》《魏书》《新唐书》等书中，就分别记载有马酪、乌头、石硫黄等用作药物。这些与蒙古族的医药起源，均有密切关系。

从以上这些内容不难看出，中国传统医学所包括的各民族医学，其起源是基本相同的，都来自生产、生活的实践，是长期经验积累的结果，而且在医药发展过程中，相互渗透，相互影响，相互促进。只是在其发展中，受不同条件的影响，逐步形成各具特色的民族医学体系。这就是中国传统医学所以具有丰富内容和多样性特点的原因。下面简要介绍几个比较主要的民族医学的发展和特点，以便于了解中国传统医学的实质。

1. 汉族医学

汉族医学在中国传统医学中的历史最悠久，实践经验和理论认识最为丰富。

（1）简史：汉族医学发源于古代中国黄河流域，其学术体系建立甚早，秦汉时代成书的《黄帝内经》（简称《内经》）和东汉末年张仲景所著《伤寒杂病论》奠定了汉医理论基础，一直指导着汉医的临床实践。它的根源主要来自广大人民的长期医疗实践，但也受到民族文化背景，特别是中国古代哲学思想的影响。天地人的整体观念，古代朴素的辩证法如阴阳消长和五行之间生克制化等观点，都用于分析自然界对人体的影响以及人体的内在变化，用于研究健康和疾病间的转化关系和指导疾病的防治实践。汉族医学在漫长的发展过程中，历代都有不同的创造，出现了许多名医，形成了许多重要学派和名著。在三千多年前的殷商甲骨文中，已经有关于医疗卫生及十多种疾病的记载。周代已分医学为疾医、疡医、食医、兽医四科，已经使用望、闻、问、切等诊病方法和药物、针灸、手术等治疗方法。秦汉时期，在先秦哲学思想影响下，形成了诸如《黄帝内经》这样的具有系统理论的著作。《黄帝内经》一书，是现存最早的一部汉医理论性经典著作。秦汉时期的临证医学已经有长足的进步，张仲景所著的《伤寒杂病论》，专门论述了热病以及其他多种杂病的辨证诊断、治疗原则，为后世的临床医学的发展奠定了基础。汉代外科学已具有较高水平。据《三国志》记载，名医华佗已经开始使用全身麻醉剂"麻沸散"酒服进行包括腹部手术在内的各种外科手术。据《史记·扁鹊仓公列传》记载，名医淳于意曾创造性地将所诊患者的姓名、里籍、职业、病状、诊断及方药明文记载，谓之"诊籍"，这也是汉医历史上最早的病案记载。从魏晋南北朝到隋唐五代，脉诊取得了突出的成就。晋代名医王叔和著《脉经》，在前代著作《难经》"独取寸口"诊法的基础上，进一步总结，使之规范化，并归纳了 24 种脉象，提出了脉、证、治并重的理论。该书不仅对中国医学有很大影响，而且影响到国外。6 世纪传到朝鲜、日本，11 世纪阿拉伯帝国著名医家阿维森纳（Avicenna 980—1037 年）所著《医典》中便吸取了《脉经》资料，17 世纪时《脉经》已被译成多种文字在欧洲流传。除《脉经》外，这一时期医学的专科化已趋成熟。针灸专著有西晋皇甫谧的《针灸甲乙经》，炼丹和方书的代表著作有西晋葛洪的《抱朴子》和《肘后备急方》，制药方面有南北朝雷敩的《雷公炮炙论》，外科有南北朝龚庆宣的《刘涓子鬼遗方》，隋代巢元方的《诸病源候论》是病因病机专论，隋唐之间的《颅囟经》是儿科专著，唐代苏敬等的《新修本草》是世界上第一部药典，唐代还有眼科专著《银海精微》、孟诜的食疗专著《食疗本草》、蔺道人的伤科专著《理伤续断方》、昝殷的产科专著《经效产宝》等。此外，唐代还有孙思邈的《备急千金要方》和王焘的《外台秘要》等大型方书。从南北朝开始有太医署的设置，这也是世界上最早的国立医学教育机构。宋代，随着经济文化的发展，政府创设"校正医书局"，集中了当时一批著名医家，对历代重要医书进行收集、整理、考证、校勘，出版了一批重要医籍，对促进医学的发展起了重要的作用。宋代开始设立官办药局，推广以成药为主的"局方"。在宋代医学教育中，针灸教学有了重大改革，王惟一于1026年著《铜人腧穴针灸图经》，次年又主持设计制造等身大针灸铜人两具，针灸教学时供学生实习操作，这一创举，对后世针灸的发展影响很大。金元时期，出现了医学流派，称为"金元四大家"，即指刘完素的寒凉派、张子和的攻下派、李东垣的补土派和朱丹溪的滋阴派。在金元学派发展的基础上，明代中后期又形成了一个温补学派，首倡者为薛铠、薛己父子，影响及于明后期之赵献可与张景岳，继而发展了肾与命门、阴阳的理论。这一派认为，人之生气以阳为主，治病则应重用温药和补药。明代时，就有一批医学家要把伤寒、温病和温疫等病区别开。到了清代，温病学说达到成熟阶段，其中一批影响较大的医学家，如著《温热论》的叶天士，著《温病条辨》的吴又可，著《温热经纬》的王孟英等，这一学派被称为温病学派。从明代开始，西方医学逐渐传入中国，至19世纪，产生了中西医汇通学派，其中一批著名医学家如唐容川、恽铁樵、张锡纯、张山雷、杨则民等人，他们主张"中西医汇通"和"衷中参西"等，成为当代中西医结合的先声。历史上各医学流派，此伏彼起，互相争鸣，互相补益，促进了学术的发展。

（2）基础理论：汉族医学的基础理论是对人体生命活动和疾病变化规律的理论概括，是临床医疗和保健防病的指导思想。它主要包括阴阳、五行、运气、藏象、经络等学说，以及病因、病机、诊法、辨证、治则治法、预防、养生等内容。

阴阳是中国古代哲学范畴。人们通过对矛盾现象的观察，逐步把矛盾概念上升为阴阳范畴，并用阴阳的消长来解释事物的运动变化。汉族医学运用阴阳对立统一的观念来阐述人体上下、内外各部分之间，以及人体生命活动同自然、社会这些外界环境之间的复杂联系。阴阳对立统一的相对平衡，是维持和保证人体正常活动的基础；阴阳对立统一关系的平衡失调和破坏，则导致人体疾病的发生发展，影响生命的正常活动。

五行学说，用木、火、土、金、水等五个哲学范畴来概括客观世界中的不同事物属性，并用五行相生相克的动态模式来说明事物间的相互联系和转化规律。汉族医学主要用五行学说阐述五脏六腑间的功能联系以及脏腑失衡时疾病发生发展的机理，也用以指导脏腑疾病的治疗。

运气学说又称五运六气，是研究、探索自然界天文、气象、气候变化对人体健康和疾病的影响的学说。五运包括木运、火运、土运、金运和水运，指自然界一年中春、夏、长夏、秋、冬的季候循环。六气则指一年四季中风、寒、暑、湿、燥、火六种气候因子。运气学说根据天文历法参数推算年度气候变化和疾病发生规律。对于运气学说，历代医家都有着不同的观点。多数人持肯定意见，但也有人持否定态度，如清初张倬认为"四方有高下之殊，四序有非时之化，百步之内，晴雨不同，千里之外，寒暄各异，岂可以一定之法，而测非常之变耶。"（《伤寒兼证析义·运气》）

藏象学说，主要研究五脏（心、肝、脾、肺、肾，包括心包时称六脏）、六腑（小肠、大肠、胃、膀胱、胆、三焦）和奇恒之腑（脑、髓、骨、脉、胆、女子胞）的生理功能和病理变化。五脏属阴，主要功能是藏精气；六腑属阳，以消化、腐熟水谷，传导排泄糟粕为主要功能。脏与脏、脏与腑、腑与腑的功能活动之间，还存在着相互依存、相互制约的关系。藏象概念还包括体内精、神、气、血、津液等，这些既是脏腑功能活动的物质基础，又是脏腑功能活动的产物。脏腑功能正常，这些生命元素也就充足旺盛；若其因病而损伤，则脏腑的功能也会失常。

经络学说与藏象学说密切相关。经络是人体内运行气血的通道，有沟通内外，网络全身的作用。十二经脉、奇经八脉以及相连的络脉，分别联系不同脏腑，各具特殊的生理功能。在病理情况下，经络系统功能发生变化，会呈现相应的症状和体征，通过这些表现，可以诊断体内脏腑疾病。还可用针灸、推拿等方法调整经络气血运行，以治疗脏腑躯体疾病。

病因学说在汉族医学中占重要地位。治病首先要辨明病因，而明确病因才能有针对性地进行预防。汉族医学强调整体观，强调人体内外环境的统一以及体内各脏腑间的功能协调。疾病的发生发展，其根本原因在于上述统一协调关系的失常，也就是正气和邪气交争过程的表现。正气是机体防御致病因素侵袭、防止疾病发生发展的因素，邪气是可以造成疾病发生发展的致病因素。致病因素包括外感六淫、内伤七情和饮食劳倦等，它们在正气不足的情况下，都可导致疾病的发生。正邪相争，双方的力量对比是决定疾病的发生发展和病程演变的基本机制。在临床上扶助正气，祛除邪气，是治疗疾病的重要原则。

（3）临床诊治：汉族医学的主要诊治原则是辨证论治，在辨证的基础上制定治疗方针，并进而选择具体的药物或非药物疗法。但辨证之前必须深入了解病情，这就要依靠诊法。

诊法指望、闻、问、切四种诊察疾病的方法，简称四诊。汉医强调四诊合参，全面诊察，综合分析，但结合具体病情，可能侧重某一或某几方面的诊察。问诊，意在了解症状、掌握病程、探寻病因，是掌握动态情况的主要途径。切诊中的脉诊则最具汉医特色，有时对判断病情和指导治疗起决定性作用。

辨证是临床诊治的核心部分。通过四诊取得临床资料后就要认真分析判断，辨别疾病的原因、性质、部位、阶段、邪正盛衰，以及发病机制等。这样得出的综合性结论便是"证"，是进一步决定治疗方针和对策的主要依据。通过长期的临床实践，已总结出八纲辨证、脏腑辨证、经络辨证、六经辨证、卫气营血辨证、三焦辨证等多种辨证方法。其中有的具有普遍意义，有的主要是针对特定类型的疾病。掌握这些方法进行正确辨证，才能制定合理的治疗方案，取得预期的疗效。

治则治法指治疗原则和在其指导下的具体治疗方法。治病求本是汉医治疗的基本法则，许多其他法则都是建立在它的基础上的。根据对"证"的正确判断，对相同的疾病可以采取不同的治疗方法，对不同疾病可以采取相同的治疗方法，这便是"同病异治"和"异病同治"的法则。而用"寒者热之，热者寒之，虚者补之，实者泻之"的原则来调整阴阳，扶正祛邪，这是最常用的方法，称正治。汉医强调鉴别疾病的本质和现象，分析病证的主次先后、轻重缓急，乃有"急则治其标，缓则治其本"的法则。汉医还重视个体差异及时令地域对疾病的影响，于是又有"因人、因时、因地制宜"的法则。

在具体治法方面，汉族医学有着更为丰富的内容。汗、吐、下、和、温、清、消、补等八法是基本治法。八法不仅概括了药物方剂的主要功能，对针灸、推拿等非药物治疗也有一定的指导意义。

药物以天然药（包括植物、动物和矿物的药用部分）为主。药物知识来自临床实践，具体应用的效果也要通过实践来验证。但在基础理论的指导下，已总结出四气五味、升降浮沉和归经等药物理论，可用以指导临床用药。

临床药物治疗的主要形式是方剂，就是根据君、臣、佐、使等配伍原则，将相关药物综合成方，用以加强药效便于临床应用。

针灸包括针和灸两部分。针是针刺人体腧穴，灸是以燃烧艾绒熏灼腧穴部位的皮肤或病患部位，目的都是治病保健。其作用主要是刺激穴位，疏通经络脏腑气血运行，调和阴阳，扶正祛邪，消除疾病和恢复正常的功能状态。针灸治疗也遵循辨证论治法则，根据疾病与脏腑、经络的关系，疾病的寒热、虚实、阴阳、气血等不同证候，选取穴位，以不同的补泻手法，或针或灸，才能取得较好的疗效。

按摩又称推拿，是用特定的手法在人体的体表进行按压推摩，用以疏通经络、流畅气血，调整脏腑功能和滑利关节，从而消除疾病、保健强身。按摩的理论，也是以阴阳五行、气血津液、脏腑经络为基础，常用的按摩部位即经络腧穴。除医生根据病情操作外，常人也可以自我按摩作保健养生之法。

预防疾病方面汉族医学推崇未病先防和既病防变。《黄帝内经》早就提出"不治已病治未病"的预防思想。历代以来，对预防方面有着很多措施和经验，包括锻炼体质、讲求卫生、预防免疫等内容。五禽戏、太极拳、导引按摩及人痘接种术等，都是行之有效的方法。

养生又称"摄生"，旨在通过自身的调摄达到防病治病、延年益寿、身心健康的目的。汉医养生，由整体观出发，重视身心的交互影响，强调对时令地域的顺应，而且特别注意生活调理和体质锻炼以扶助自身正气。养生的具体方法，大致包括养护精神、调节饮食、起居有常、劳逸结合、药物调养、气功按摩和医疗体育（如五禽戏、太极拳、各种武术）等内容。

气功源于古代"导引术"，是一种自我锻炼的方法，也是养生保健的重要内容。气功强调要身心息并调，精气神并练，达到疏通经络、运行气血、平衡阴阳、调养元气的作用。

2. 藏族医学（简称藏医）

藏医历史悠久，有史可考的已达一千多年，并且具有比较系统的理论和多样的治疗方法。藏医基本上是青藏高原上藏族人民在当地自然条件和社会条件下的医疗经验总结，同时吸收汉族医学的内容，并受到古印度呋陀医学的影响。藏医的理论体系以"隆""赤巴""培根"三因学说为基础，用这一学说解释人体的生理、病理现象。在诊断方面特别重视尿诊及脉诊。治疗方法包括内服、外用药物及放血等。藏医的系统理论在藏医经典著作《四部医典》中有明显的反映。

3. 蒙古族医学（简称蒙医）

古代的蒙古族人民早已知道应用火灸、刺血、酸马奶等疗法。蒙医的正骨疗法、脑震荡疗法均颇具特色，热器疗法更是蒙医所特有。随着喇嘛教传入蒙古地区，蒙医又吸收了藏医的内容，在蒙汉两族人民的交往中，也吸收了汉族医学的内容。蒙医的理论系统以"三根"（赫依、希拉、巴达干）学说为主，也包括阴阳、五大要素等学说。蒙医以藏医名著《四部医典》为主要理论依据，也留下不少医书，如《医法海鉴》《甘露滴珠》《蒙药正典》等。

4. 维吾尔族医学（简称维医）

维吾尔族居住于东西方交通要道——丝绸之路的两侧，因而得以广泛吸收东西方的医疗经验，其中影响较大的有中世纪阿拉伯医学，此外，还吸收了汉医和藏医的内容。维医的理论体系主要包括四大物质学说、气质学说、四种体液学说等内容。维医的治疗方法也多种多样。

5. 朝鲜族医学（简称朝医）

19世纪中叶，中国邻邦朝鲜有大景移民定居于中国吉林延边，随之将朝鲜的传统医学——东医带进我国。古代朝鲜东医受中国汉族医学影响较大，理论框架相近。朝医把"天、人、性、命"四者的对立统一整体观作为理论基础，阐明人与自然、社会之间的关系，提出了天人对立统一的观点。但朝医理论的核心却是"四象医学"。朝医阴阳学说认为"太极生两仪""阳变阴合四象生焉"，将此应用于医学，乃有四象医学。四象医学将人分成太阳、少阳、太阴、少阴四象人，临诊时辨象施治。

6. 彝族医学（简称彝医）

流行于云南、贵州、四川等省内的彝族居住地。彝族有自己的文字，有医学著作传世，如明代的《彝族医药书》，记载了彝医的医疗用药经验，颇具特色。书中涉及内、外、妇产、五官等多科疾病，所用药物有不少是彝族居住地所特有的。

7. 傣族医学（简称傣医）

傣族历史悠久，早期文献都写在贝叶上，称为贝叶经。傣医认为，人体生命活动物质为土、水、火、气四大生机，任何一个生机出现偏胜或不协调，均可使人生病。对每一个生机不协调而引起的疾病，都有固定的方剂治疗。治疗多采用当地所产的药物。

除以上所提的几种民族医学外，尚有一些历史悠久但无文字的民族，也有自己独特的医疗实践经验，在当地民间流传。近年来由于政府的重视，已开始有组织地对少数民族医药进行发掘整理。如广西壮族民间流行的针挑、药线灸、灯花灸、角吸雾化法、陶针、角弓括等外治法，苗族中防治蛇咬伤的"锐姀棍""焦馈降"均有较好的疗效。云南拉祜族，福建畲族，黑龙江、内蒙古东北部的鄂伦春族等都有大量的当地特产药物，以及本民族独特的医疗方法和经验。在中华大地各民族中蕴藏着大量的医药财富，汇成中国传统医学的伟大宝库。

二、中国传统医学的内外交流及现代进展

各民族医学虽然在理论上、医学思想上，以及医疗实践中等，都保持着各自的特色，但它们在历史发展中又不断地相互影响交流与渗透。早在秦汉时期，汉族就通过陆上丝绸之路得到大量少数民族常用的药材。汉代张骞出使西域，从少数民族那里学会种植诸如胡桃、葡萄、菠萝等既是果蔬又是药物的植物。闻名世界的唐代药王孙思邈的《备急千金要方》中就汲取了西州、匈奴等少数民族的医药经验，明代李时珍的《本草纲目》中所载的少数民族药物就更多了。各族医学在临床技术上、理论上也是相互为用。从历史上看，由于汉族占全国人口绝大多数，一般说，文化也比较先进，古代少数民族在相当大程度上都学习汉族文化，在医学上一方面学习汉族医学，同时也对汉族医学做出了贡献。如元代蒙古族人忽思慧的《饮膳正要》等，就是少数民族的医学杰作。这样广泛的民族间的文化交流，就使各民族医学具有了一定的共性。以药来说，今日许多药物流传全国，但人们多不知其源起何处。基础理论是医学体系中较稳定的部分，但汉医的阴阳五行学说却屡见于少数民族医学之中。

一些少数民族医学除吸收汉族医学之外，还吸收其他国家的医学，由此丰富了本民族的医学。例如，藏族医学既吸收汉族医学，也吸收古印度吠陀医学；蒙古族医学既吸收汉、藏医学，也曾吸收俄罗斯医学；维吾尔族医学除了继承回鹘医学、吸收汉族医学之外，还吸收了阿拉伯医学（其中包括大量古希腊、罗马医学的内容）。

学术交流必然是双向的。在中国近邻之中，中国传统医学（主要是汉族医学）传入越南、朝鲜和日本，至少已有千年以上的历史。而经陆上丝绸之路，中国传统医学在中世纪便已远传西方。阿维森纳的《医典》是当时欧洲医学的经典著作，其中便吸收了中国脉诊的内容。综上所述可见，中国传统医学是一个不断发展的开放体系，精深的理论、丰富的实践、对异域文化的择优吸收和不断的自我更新，使它永葆青春。这正说明，为什么在世界几大传统医学中，只有中国传统医学仍显现出旺盛的生命力。

1949年中华人民共和国成立，政府重视继承发扬祖国医药学文化遗产，大力扶植中国传统医学，并提出中西医结合的方针。中医院、民族医院、教学院校、科研机构相继建立，学术刊物大量出版。20世纪50年代以来，对医史、古籍文献的发掘、整理和出版，以现代科学方法进行中药研究和临床研究，均取得有价值的成果。针灸和气功等疗法远传海外，日益受到国际医界的重视。这一切说明，中国传统医学是一个伟大的宝库，它将继续为人类健康做出贡献。

（孟庆云执笔）

【施奠邦，孟庆云. 中国传统医学 // 中国大百科全书［M］.

北京：中国大百科全书出版社，1992：1-6.】

中医药学

中医药学是中国的传统医学和药学，是中华民族在长期医学实践中逐渐形成的具有独特理论风格和诊治、预防、养生保健特点的医学体系，是至今仍然屹立于世界科学之林的传统学科。她的发生，是各民族在长期生命保健实践中发明创造、理论技术，以及经验和文化的积累。中国传统生命文化天人合一和生成论的生命观，重道贵时、宝命全形和阴阳辩证等思维方式，启导了中医药学理论体系的发展。近代西方医学传入以后，为了对二者区分，遂有国医、中土医学、中医、国药、中药等称谓，以后逐渐统称中医药。2015 年，国际标准化组织技术管理局（ISO/TMB）正式为之冠名"中医药"（TCM，Traditional Chinese Medicine）之誉。

一、对象与方法

中医药学以维护人体健康、养生长寿、防治疾病、调节身心平衡，以适应自然环境和社会变化为主旨，研究与其相应的科学理论、技术乃至工程、经验和关乎医者操作行为的人文道德规范等。属人体生命科学，也涵盖技术和人文之学。中医药在初创之时就非常重视行医者的医德修养，确立以"医乃仁术"为医学行为的标准，要求医生济世施术、恒德慎医和谦虚善学，唐代名医孙思邈有"大医精诚"之训，历代以来延续光大，以为传统。

中医药学在创立之初就从多个视角审视医学。在《素问·示从容论》中就指出研究医学要"览观杂学，及于比类，通合道理"，《素问·气交变大论》还引用《上经》的话说："夫道者，上知天文，下知地理，中知人事，可以长久。"这是从天、地、人的大系统及其要素间的相互作用来考察人体的健康和疾病。其中主要运用观察方法、临床试验方法、调查方法、文献学方法、类比方法和分类方法、建立假说和理论模型方法，以及系统方法等。

20 世纪初叶以后，中医药学开始引进了现代实验研究方法，之后在临床及理论研究方面也继而扩展。至 20 世纪末，又顺势应势地援用了信息技术方法。在方法论方面，中医药学既弘扬继承，又能变而益工。

二、中医药巡礼

中医药学在中华文明的发展中玉汝于成，薪传中从未间断，是中华各族人民的共同创造，其学术和事业在历史进程中，不断探骊得珠，其发生、发展自有其历史线索，不断以故生新，在不同的历史条件下顺势而生，异世而立，以不胜数的发明创造成为科学史上的奇迹。

没有中华文化就没有中医药。中医药学很多技艺和理论，是先民生存之道孕育而成。火的应用遂发明艾炳灸法，石器时代始用砭石，之后发展为针刺。神农尝百草，始有药物。对时间的昼夜交替、对空间向阳背阴的应象感知，以及对事物的有对意识而发生了两种宇宙势力的阴阳概念，辉张为民族的辩证思维方式，成为中华文化的本根论。阴阳的太极式对称，被当代科学界赞为智慧之光。远古的先民对数字五崇拜，宋代邵雍称五为"数主"，明代张景岳称五为"数祖"。先民依据五星应季节而观象制历，《史记·历书》说黄帝发为五节历法："黄帝考订星历，建立五行，起消息，正闰余。"《国语·周语》讲："尧临民以五。"原始社会就以5人组合为基本劳动御敌团队。《汉书·艺文志》以"五行者，五常之形气也"定义五行。在数学上，5以5重对称的自稳态见优，又能与河图洛书互释。五行的五种势力形势被视为生机之本。阴阳五行结合以后，以其对天人合一观念的阐释和方法论的互补，成为古代中华文化的总框架，也是中医药学的理论框架。

中医药是中华各民族的共同创造。各民族的医学多元一体，分立互融。除汉族医学外，其他民族的医学也各具特色并自成体系。各民族医学又互相吸收融合，以各自主体理论为核心，不断完善。例如，汉族医学不断吸收民族医学的技术和药物而丰富，一些民族医学著作译成汉文以后，就逐渐成为汉族医学的内容了。各民族医学有"性相近"之处，也有"习相远"之别。例如藏医以《四部医典》为经典，以龙隆、赤巴、培根三大元素为构成人体的物质基础，认为三者间失去平衡即发生疾病，治疗的目的就是调节三大因素盛衰，重新平衡。藏医也认为人身有四百四病。诊断用问诊、尿诊（望诊）、脉诊三诊法。治疗除用藏药外，还用放血、灸法、催吐法及一些外治法。蒙医也以阴阳五行的整体观为指导思想，但又吸收藏医的《四部医典》，以"六基症"理论为论述病因，"六基症"指赫依、希拉、巴达干、血液、黄水、黏虫等六种。以"三根七素"间的平衡失调阐述发病，其著名典籍有《方海》《甘露之泉》《蒙医正典》等。维吾尔医学则以"艾尔康"四大物质说论述人体，以火（太阳）、气（空气、风）、水、土四种物质的全生、全克、半生、半克规律来解释气质、体液之间的相互滋生、相互制约关系，以"合力提"学说阐述人的血液质、胆液质、黏液质、黑胆质四种体液。其艾扎学说和现代医学的解剖器官基本相同，而诊断则分望、听、问、脉、尿、大便和痰等七诊。此外朝鲜族四象医学、回族医学、壮族医学、傣族医学等，也都以自家理论和疗法自成一体，与其他医学相互吸收，共同发展。可见，在中医学理论体系中，各民族医学虽然多元分立，但并无排他性，而是互相吸收、融合、发展。总之，中医学即是一个伟大的科学宝库，又是在历史和现实社会中以其特质和活力不断发展的医学体系。中医药从文化信仰角度，有儒医、道医、佛医等分支，各有特长，但都是从天人合一的观念出发，自成派系发展。

中医药自有独特的发展历程和演进规律。中医药自萌芽创立以后，其理论、医疗及养生技艺、医事制度和医学教育不断随时代生产和文化的发展而代有创新，大体上经历了周朝以前的原始中医学时期、春秋战国时期的理论奠基期、秦汉时代的体系形成期、魏晋南北朝的开拓整理期、隋唐至宋金元的繁荣期和明清时代的继兴期。从20世纪至今，开始了现代发展期。

中华民族发祥之时就开始了医学活动。中华文明从黄帝时代至今已历经五千年之久，从仰韶、红山、河姆渡等文化遗址出土砭石与五千年之久的有手术痕迹的头骨、葬墓文物及出土甲骨文中关于医学的记载考证可知。

从远古至夏商周时代，属于原始中医药时期。此期疫疠对人类危害最大，当时以占卜探病、跳傩除疫，也认识一些病症，以原始经验从治。后来从巫医并用逐步发展为以医为主。在周代，天人合一、阴阳、五行已成为时人的基本观念，《周易》已成书，遂成为文化流脉的发端、哲学的原点与科技的理则。在其影响下，从巫术医学到巫医并行的时期都尊崇天人合一，加之生活经验的积累，当时已形成一些疾病概念，治疗从依赖巫祝、随机治疗向对症治疗发展。夏代时已开始酿酒并用于治疗。周代已有一套包含医师编制和医师考核等的医事制度。周代医师有食医、疾医、疡医和兽医四科。原始医学时代已经有名医为后世遵奉。如黄帝、僦贷季、岐伯、雷公、俞跗、少俞、巫彭、桐君、伯高、马师皇、鬼臾区、苗父、巫咸、伊尹等。

春秋战国是中医药的理论奠基期。春秋战国时代，是生产力大发展，社会变革急激，科学技术和文化发展的第一个繁荣时期。此期学术风气促进造化新意，开创学科，百家飙骇。中医药已超拔了医巫并行的行医方式，从经验医学逐渐向理论医学发展。从历史书籍和出土竹简的记载，春秋战国时期，已经有以医术专长的学派崛起和发展。有尊崇黄帝、彭祖为代表的养生学派，尊崇神农的汤液本草学派、扁鹊及其弟子们的经脉脉诊针灸学派等。《黄帝内经》《难经》《神农本草经》等医著都在这一时期成书，它们和汉代张仲景所著的《伤寒杂病论》一起，成为中医药的"四大经典著作"，传用至今。

秦汉时代是中医药理论体系的形成时期。此期开始了对先秦医书的注释引申，《汉书·艺文志》把医学列入"方技"，有医经、经方、房中三类。中医药理论体系形成的标志是辨证论治临床模式的确立，内科、外科、妇科、产科、急救及食物中毒的解救均有其理论和实践的规范，中医药理论体系的结构已经齐备了。此期以治外感热病的伤寒之学为带头学科。经方学派成熟而播扬。医案之学发轫并为后世景从。医家首次系统整理先秦以远的医学文献资料，在《汉书·艺文志》归入"方技"和目录学著作《七略》。此期医家张仲景以《伤寒杂病论》被后世尊为"医圣"，华佗创用麻沸散，擅长胃肠吻合术被奉为"神医"，名医淳于意（仓公）、李柱国、涪翁、郭玉、吴普、董奉等人，都以其医著、医艺和医德载入史册。

魏晋南北朝时期是中医药的开拓整理期。医学家在注疏经典中援入创新。西晋王叔和著《脉经》，皇甫谧著《针灸甲乙经》，齐梁之际的全元起著《素问训解》，梁陶弘景著《本草经集注》，载药730种，比《神农本草经》增加了一倍。临床学科发展著作丰富，《刘涓子鬼遗方》是首部系统的外科专著，葛洪《肘后备急方》是首部急症专书。在手术技艺方面，唇裂修补术获得成功，金针拨白内障术用于临床。医家重视方剂的搜集和研究，《小品方》《集验方》《删繁方》等一大批方书问世。炮制药物方面，雷敩著成《雷公炮制论》。士人注重养生，炼丹和服食盛行，炼出红升丹和白降丹等外用药物，还分离出矿物药和单体。在医学教育方面，除师承、家族传承外，在刘宋朝廷的太医署施行的医学教育，首开官办高级医学教育的先河。在医学交流方面，有印度医学传入，中医药开始传播到朝鲜和日本。

隋唐至宋金元是中医药的繁荣期。隋唐时代国家统一昌盛，经济文化发展，国力富强。中医药各学科部门前铺垫后，独超前代。隋太医博士巢元方为首研究编著了含1700余条病证病因病理的巨著《诸病源候论》，唐代孙思邈的《备急千金要方》和王焘的《外台秘要》都是百科全书式的医著。杨上善的《黄帝内经太素》、王冰的《黄帝内经注》阐发经论，尽宣其理。临床发现并记述了许多新的疾病，如对天花、麻疹等的记载为世界传染病史之首次。很多外科技艺，以其巧发奇绝开临床之先河。如蔺道人所著《理伤续断方》记载的椅背整复肩关节脱臼和手术整复复杂性骨折。多种医案记载了施用肠吻合术，创造了"8"字缝合法。唐高宗显庆四年（659年），苏敬奉命编写的《新修本草》，载药844种，是世界上第一部药典。

宋代朝廷重视医学，活字印刷的发明推助了医书刊行，医事制度及医学教育督励明范全备。经五代战乱，医书佚失残存，宋初朝廷奖励献书，政府成立"校正医书局"，命掌禹锡、林亿、高保衡、孙兆等主持其事。一大批医学典籍出版莅世。医学教育、医学临床和考试都重视理论，对五运六气理论尤为重视，其天人合一是许多理论的萌发点，启导了金元四家的创新，并传承为学派，有刘完素的主火（寒凉）派，张子和的攻下（攻邪）派，李东垣的补土（脾胃）派和朱丹溪的滋阴派。伤寒之学也名家名著纷呈，庞安时著《伤寒微旨论》，朱肱著《伤寒类证活人书》，韩祗和著《伤寒微旨论》，郭雍著《伤寒补亡论》，许叔微著《伤寒发微论》，等等，金代成无己的《注解伤寒论》则开张仲景著作的注疏先河。为针灸教育和考试之用，宋代政府命王惟一制造铜制人身经络穴位模型两具，标识经络和 354 个穴位，称之为"天圣铜人"。宋代国家多次组织编修本草药书，唐慎微主编的《经史证类备急本草》载药达 1746 种。宋代主管医事的有太医局，主司教育和政令，又有翰林医官院主管分 20 个阶次的医馆。宋代提升了医师的社会地位，"儒医"的称谓始自宋代。宋代有许多名医，凡其名著以其学术价值传承至今。北宋钱乙的《小儿药证直诀》为儿科名著，南宋陈自明的《妇人大全良方》是著名的妇产科专著，南宋宋慈的《洗冤集录》是法医专著，成书后远传国外。元代饮膳太医忽思慧著的《饮膳正要》是饮食保健的专著。

明清两代是中医药发展史上唐宋繁荣的继兴期。学术理论是沿历史流脉继续实践拓展。清代初中之期，受训诂考据学即乾嘉学派的影响，在解读诠释医学经典著作方面，甫出很多著作，但其保守倾向也影响了医学发展。清代末期受西学东渐的影响，在学术发展走向方面，开始了中西医学的比较和论争。明清之际，有新学说和新学派的崛起，如命门学说、瘀血学说、温补学派和温病学派。明末清初，瘟疫流行，吴又可以实践经验和理论，著《温疫论》，清代叶天士创卫气营血辨证，薛雪创湿热辨证，吴鞠通创三焦辨证等，以其理论和创新的新方，以及察舌苔、验齿痕、辨痘疹等诊法，形成了别开蹊径的温病学派，又在与伤寒学派的对峙中交流争鸣。明清两代也是医学巨著丰富的时代。明代有徐春甫主编《古今医统大全》100 卷、王肯堂编《证治准绳》、张介宾著《景岳全书》等类书。针灸著作有高武著《针灸聚英》、杨继洲著《针灸大成》等。本草学著作以李时珍著《本草纲目》最为称道，全书 52 卷，载药 1892 种，收集医方 11096 个，绘制精美插图 1109 幅，分为 16 部 60 类。英国生物学家达尔文认为它是"中国古代的百科全书"，18 世纪到 20 世纪期间，被全译或节译成日、法、英、德、俄等多种文字。清代中医药丛书有《古今医统大全·医部全录》及《四库全书·子部医家类》等，类书有《医宗金鉴》，还有很多专科名著，如儿科陈复正著《幼幼集成》、眼科黄庭镜的《目经大成》，喉科郑梅涧的《重楼玉钥》，等等。《吴医汇讲》是中医药首部医学期刊，共出版 11 卷，后经汇编成书。在学术组织方面，明代隆庆二年（1568），太医院医官徐春甫在北京组建"一体堂宅仁医会"，参加者为在京的名医 46 人，有明确的宗旨和会款，定期组织《黄帝内经》等学术研究，是世界学术团体的首举，比英国皇家学会早一个世纪。

三、中医药理论体系的特质

中医药自创立以来，以其特质形成了理论体系，一脉相承，积淀着中华民族的智慧和深蕴的精神追求，属于优秀的民族文化，又是彰显民族文化的标识之一，从其理论体系的特质即可参见要谛。

一是以"气"为本，天人合一的生成论人体观。中医药的人体观是中国古代自然观和文化的体现。人体以"气"为本，天地也是由"气"构成的《黄帝内经素问》论道："夫人生于地，悬命于天，天地合气，命之曰人。"人是天地之元气逐渐生长壮大而成，以此天地与人有共通之处，"人与天地相参"。这一点是中医药阐述人体生理、病理和养生治病的基点。

二是依据"象"的认知方式。依据信息和模型原理，建立的脏象经络学说表述人体的功能和结构。在中国传统文化中，物生而有"象"，"象"是见诸事物的所见（实象）和蕴发的观感，包括现象（意象、法象），也包括信息。古代据"以类名为象"之论，把解剖所见的脏腑等，依据功能推理和用针刺治疗等反应的经验事实，构建了脏象经络的人体模型。这一模型，既含人体的实体因素，而又不等同于实体。真而不是实，虚而不为假。脏象经络的理论，除表述脏腑功能和人体信息传导外，还以其时空的天人相应，具有时间结构，例如肝应春季、心应夏季、脾应长夏、肺应秋季、肾应冬季，显扬了中医药的智慧。脏腑经络的信息观与天人合一的整体观相契接，发脉了人与天地"应同"的理念，即人生为"小宇宙"，有宇宙的信息，这也是中医药在科学上的独到见解。

三是临床操作体系（主要）是辨证论治。其理论思维特征是阴阳辩证思维，其逻辑结构是理法方药，在选就方面以重视个体化的三因制宜，即因时、因地、因人而异。

四是富赡而有特色的医学发现和医学发明。中医药发现了人身有几百个穴位，穴位间以经络连属脏腑，传递信息，以用诊断和治疗疾病；发现了"人身小宇宙"的"应同"现象和规律，发现了人体的自相似的全息结构；发现了生命过程中，生命的节律节奏和自然节律节奏相应，"含吐应节"；发现了称"本草"的植物以其性味升降等功能经炮制而入药，等等。医学发明如针灸术、各种特技的接骨术、以药物配伍而研制成的数以万计的复方等。在中国历史上，从甲骨文时代起，就把中医药知识载入文献，先后以竹简、石刻、织帛和纸等为载体，成为一个中医药文献体系。在 2007 年出版的《中国中医古籍总目》中，就记载中医药文献有 13455 种，仅从药论，1997 年出版的《中华本草》一书就载药 12807 种，这是一个伟大的宝库，衔珍串珠，显臻辉煌。

五是养生理论和技艺。中华民族以其"尊生"的文化传统，在卫生保健的实践中，创造了"可以保身，可以全生，可以养亲，可以尽天年"（《庄子·养生主》）的养生理论和实践。除儒、道、佛等养生体系外，还有导引、气功、服饵、内丹、辟谷、武术、房中等，虽有多家门派流派，但都贯穿了防治一体，修身养性同功，筋骨并重，各取所宜。属于中医药，也是文化，为生命之福祉。

四、当代中医药发展与国际交流

中医药循步于中华科技文化的发展及医疗保健的需求而与时俱进。20 世纪初叶以降，社会政治经济文化发生巨大变革，西学东渐，西医西药进入之后，传统的医与药逐渐被定称为"中医"和"中药"，从此开始了有中医药和西医药并存的卫生保健时代。但在西医药引进之初，又正是在中西医体用西化之争和科玄论战的大背景下，对中医药的认识和价值观有过曲解，以致阻碍了中医药的发展。是时广大中医药从业者，坚持在实践中尽瘁，从其对中华传统文化的铮铮之情，在逆境中奋起，使得中医药薪传不绝。

1949 年中华人民共和国成立后，政府重视继承发扬中医药文化遗产，1982 年将发展传统医药载入《中华人民共和国宪法》，1986 年成立了专司中医药管理的政府机构——国家中医药管理局。2016 年 12 月 6 日，国务院新闻办发表《中国的中医药》白皮书，向世界宣告了中国坚定发展中医药的信心与决心。同年 12 月 25 日，首部中医药专门法律《中华人民共和国中医药法》，经全国人大常委会会议表决通过，该法律于 2017 年 7 月 1 日起施行。2018 年 6 月，世界卫生组织把传统医药列入《轨迹疾病分类》，中医药临床各科的证候皆在所列。

中医药以进取能变而益善的品格，在新的时代，坚持传承发展挖掘创新，以振兴中医为总目标，中国科学家们注意到中医药的学术资源可为生命科学的突破提供新理路，在月计数一体化的当代，弘扬特色，融合创新。在教育、医疗保健、科学研究和组织管理等方面都卓有成就。20 世纪 50 年代，就开始建立了中医医院、中医药大学和中医药研究院。1978 年以后又建立了研究生体制，并实施学位制。中医药学术著作和学术刊物大量出版发行。在医学考古方面，出土了砭石、九针等重要文物。

在中医药文献研究方面，对甲骨文医药文献、敦煌医书，以及从战国、秦汉医简的研究等，例如长沙马王堆汉墓医简《五十二病方》、郭店楚墓竹简《太一生水》、武威汉墓的《汉代医简》、成都老官山医简《六十病方》等研究中，对中医药理论体系发脉于先秦的认识有所深入，对《黄帝内经》中经脉与切脉理论的诸多学说，给以文献的坐实，对战国时方剂的成熟和发端辨证论治的思想，提供了凭借。中医药研究呈现多模式、多途径、多方法的特征。研究模式大致包括对传统内容的挖掘和深化、中西医结合、中医药现代化三种类型。既秉持沿用传统的方法手段，也使用现代科学的方法手段，用于基础研究和临床诊治，获致了一批瞩目于世的创新和成就。1958年研创了针刺麻醉，针刺用于抢救昏迷、抗休克、抗炎症都取得了较好的效果。并从神经和内分泌方面探索针刺镇痛原理，得到了有力的科学论证。在骨伤方面，根据"动静结合，筋骨并重"等原理，运用手法复位、小夹板固定治疗某些骨折，使骨折愈合时间较单用切开复位、内固定方法缩短了三分之一，全疗程缩短二分之一。方先之、尚天裕等团队，在国际骨科界被尊称为"CO学派"，与当时美国、意大利、瑞士等专家组成的"AO学派"并峙。吴咸中院士及李翰卿、于载畿等名医，以据"六腑以通为用"原理，运用"通里攻下""活血化瘀""理气开郁""清热解毒"等四法，治疗急性阑尾炎、胃十二指肠溃疡穿孔和异位妊娠出血等，提高了非手术率，降低了复发率；并可以调整过度的炎性反应和异常免疫反应，在治疗急腹症中的多脏器衰竭也展示了中西医结合的优越性。中医药治疗危重症和难治病的能力不断提高，如用中药治疗白血病、再生障碍性贫血、心脑血管疾病、脉管炎、糖尿病、肝炎等都取得了较好的疗效。在中药制剂方面，除丸、散、膏、丹、酒、露等传统剂型外，新发展了胶囊剂、口服液剂、袋泡剂、气雾剂、注射剂、含服剂、药膜、滴丸、栓剂等40余种剂型。从1985年以后，获得国家批准生产的中药新药有1000多种，如青蒿素、白血宁、醒脑静、消痔灵等。2015年10月5日，中国中医科学院研究员屠呦呦以其和团队成功研制青蒿素的贡献，荣获2015年诺贝尔生理学或医学奖。

中医药在各个历史时期也不断地吸收其他国家和民族的学术成就。早在汉代就通过路上丝绸之路得到西域等地的药材并引种入药。魏晋南北朝以后，印度、阿拉伯、亚洲南部诸国的药材、方剂及治疗方法不断被中医药吸收，中医药传入越南、朝鲜和日本已逾15个世纪。阿维森纳的《医典》是当时西方的经典著作，其中吸收了中医脉诊。明代郑和7次出洋，曾带去人参、麝香、大黄、茯苓、肉桂等药物，又从亚非各国带回犀角、阿魏、没药、丁香、血竭、苏合油等药。针灸17世纪传入欧洲，18世纪，欧洲出版的针灸著作已达50种之多。20世纪70年代以来，中医药大规模地甫出国门，在世界各地行医办学，国内各大学研究机构也招收外籍学生。中医药已遍布世界180多个国家地区。日本、美国、加拿大、英国、法国、德国、意大利等国都建有多所中医药大学。在各地的孔子学院也都开设中医药课程，很多国家有中医药学术团体。世界性的中医药学术组织有"世界针灸学会""世界中医药联合会"等。2017年1月18日，国家主席习近平出席中国向联合国世界卫生组织（WHO）赠送针灸铜人雕塑仪式。习近平在致辞中指出，我们要继承好、发展好和利用好传统医学，用开放包容的心态促进传统医学和现代医学更好地融合。中国期待世界卫生组织为推动传统医学振兴发展发挥更大作用。当月，国家中医药管理局、国家发展和改革委员会印发《中医药"一带一路"发展规划（2016-2020）》。中医药将以此为契机，阔步走向世界，为人类卫生保健做出新贡献。

（本文为《中国大百科全书》第三版中医药卷概观词条，孟庆云为该卷副主编）

《周易》与《黄帝内经》中的藏象学说

藏象是中医学关于人体结构和功能的说明模型，当代称之为藏象学说。这一理论的建立有其深刻的科学文化背景，其魅力不仅在于有临床实践价值，也是中医学理论特色的体现。

一、藏象的三元构建

《黄帝内经》的藏象来源有三：一是关于"藏"的知识；二是《周易》关于"象"的观念；三是联系"藏"和"象"及建立藏象学说的方法论。

对事物认识的一般过程是对结构研究在先，功能研究在后。《黄帝内经》对深藏于内的人体脏腑的研究也是如此。古人对人体认识的一个主导观念是：人体的外部功能受体内脏腑的主宰，即有诸内必形于外。因此，所建立的藏象虽然是一个说明模型，也概然从内部实体研究入手。故《灵枢·经水》开宗明义地说："夫八尺之士、皮肉在此，外可度量切循而得之，其死可解剖而视之。"运用解剖学而获得了关于深藏于内诸如肝、心、脾、肺、肾、胃、肠、胆、膀胱、大小肠等脏腑的形态学和格局方面的知识，也从形态结构中推测出脏腑的有关功能，如心主血脉、胃为水谷之海等。

"象"是中国文化的原型系统之一。这种原型是超个人认识的，是集体的历史积沉物。从原始先民的"观物取象"到《易经》特别是《易传》关于"象"的诸多论述，"象"已成为中国古代科学、艺术、哲学等对认识原型的理论表述，其中最富于联系和富于传统的是，它是古老的象征系统。古代对"象"的抽象观念发轫于占筮。《左传·僖公十五年》说："龟，象也；筮，数也。物生而后有象，象而后有滋，滋而后有数。""象"和"数"是通过占筮的形式表现出来的。象数之学，企图以符号、形象和数字来推测宇宙变化，当然也包括人。对"象"的认识由浅而深，其范畴从现象、意象而有法象。开始是"见乃谓之象"的直观所见，以后"拟诸形容，见其物宜"用最简单的物象，经过"近取诸身，远取诸物"的守约而施博的过程，成为涵盖广大的事物演变规律，最后又据"易则易知，简则易从"的原则，以"象"为简约的模型，即《易传·系辞》所说的"象也者，效此者也"，《易经》之"象"，就是通过卦爻等抽象的符号或数字系统来表现事物的特征的。这样，"象"就从所见实物发展成为象征系统。其发展的结果，"象"规定了研究对象的层次。《易经》的卦爻之象，都是"效天下之动者也"，"象"是动态观察的结果，只有"象"才分阴阳，故"一阴一阳之谓道"。所谓"道"就是规律，是动态规律。但"道"论述的是高层次的动态规律，而非低层次的实体和行止。故"形而上者谓之道，形而下者谓之器"。因此，在中国传统文化中，以动态功能之象为事物之本，重视规律的道，轻视实体器物。

《黄帝内经》把"藏"和"象"联系起来建立藏象学说的方法论，是《灵枢·外揣》和《素问·阴阳应象大论》等所提出的"司外揣内""由表及里""因发知受""以病知不病"和"阴阳应象"等方法。是把"所见于外可阅者也"的象——分组，把各组特征与"解剖而视之"的形体特征联系起来，从而形成了"藏居于内，形见于外"不同系统的藏象。每个系统都包含有形与神、精与气、生长化收藏等不同要素的综合模拟。但因"象"以"形而上者谓之道"，故藏象学说在发展中，对"形而下者谓之器"的解剖方面的研究就逐渐冷漠。

经上论述表明，藏象学说的建立，是从解剖到功能，从经验到概念，从具体到抽象和从实体到模型的过程。

二、《黄帝内经》的三种藏象

《黄帝内经》关于藏象有"脏""腑""器""官"四种称谓，"脏"和"腑"已为诸篇所习用，"器"见于《素问·六节藏象论》："脾、胃、大肠、小肠、三焦、膀胱者，仓廪之本，营之所居，名曰器。"是把六者共为一藏，称为"器"，以司盛为主要功能。"官"即是《素问·灵兰秘典论》之"十二官"，乃脏腑功能之谓。"器"和"官"因其应用偏狭，渐被扬弃，此两篇在很大程度上为文献保存之模本而辑入。西医传入中国以后，翻译西医著作的学者，把人体脏器和独立的解剖功能单元笼统译为"器官"，以示与藏象学说中脏腑的区别。随着关于"藏"和"象"认识的发展，医学家们在进行理论建制化之时，必须有一个框架，才能把诸理论要素串联成一个系统。最早在《周礼》中曾言"九藏"，《庄子》有"六藏"，《素问·三部九候论》及《素问·六节藏象论》也均提及"九藏"故神藏五，形藏四，合为九藏"。其意在说明"六六九九之会也"。两篇所言之九藏均未形成完整系统，故流传不广，《庄子》六藏之说并无详论，因而"九藏""六藏"都被其他的藏象模式所取代。在构建藏象学说时，随着传统文化发展的不同时代，也就有不同的理论模型，其构建思路不变，但框架不断递嬗。

1. 八卦藏象

八卦藏象乃是从巫史文化之占病而孑遗于医学。在八卦风行之时，先民认为"人生而应八卦之体"(《易经·乾凿度》)，《周礼·春官》言："以八卦占筮故"，依八种卦象推测所占之八事：征、象、与、谋、果、至、雨、瘳，其中的"瘳"就是推占病愈与否。从八卦之卦象来推占病变之脏腑，其各卦所应如《易传·说卦》所言："乾为小肠，坤为脾，震为肝，艮为大肠，离为心，坎为肾，兑为肺，巽为胃。"这种占测脏腑的因迹在《灵枢·九宫八风》篇中有进一步的发挥，是篇从观测之八个方位而定八风，八风所伤害乃应于九宫八卦之位的八个脏腑：在离卦位之南方大弱风伤心，坤卦位之西南方谋风伤脾，兑卦位之西方刚风伤肺，乾卦位之西北折风伤小肠，坎卦位之北方大刚风伤肾，艮卦位之东北方凶风伤肠，震卦位在东方婴儿风伤肝，巽卦位在东南方弱风伤胃。随着诊法的发展八卦藏象之位测逐渐淡化而趋于消弭，但脏腑的"象"的内涵和时空方位的特征却作为合理的内核而被保存。例如，各种藏象学说都以离卦的特征指心、坎卦的特征指肾等。

2. 六节藏象

六节藏象是以复卦之六爻为原型，按"以象为本"的原则，建制起以六脏六器模拟六节的藏象理论。格遵"人与天地相参"的命题，天与人被视为同源同构之物，故人之六脏六器，要与天地时序六节之三阴三阳相应。《素问·六节藏象论》指出六脏即：一是心，为阳中之太阳；二是肺，为阳中之太阴；三是肾，为阴中之少阴；四是肝，为阳中之少阴；五是统称为"器"的脏，为"至阴之类"(笔者认为至阴即阴中之太阴)；六是胆，原文中关于胆的三阴三阳属性缺如(笔者据文意分析，胆应为阴中之少阳)，但对其功能则强调"凡十一藏，取决于胆也"，其六器，即是脾、胃、大肠、小肠、三焦、膀胱六者。明代医学家张景岳，深知此篇立意是模拟六爻的藏象理论，故他在《类经图翼·医易义》中说："故以爻象言之，天地之道，以六为节。"六节藏象比之八卦藏象，不仅在内容上有所完善，而且各脏与一年时间节律的对应，在逻辑上进一步契合。

3. 五脏六腑全息藏象

秦汉之际，五行之说盛行于世。西汉之初的易学家们就曾把易学的卦爻象数之学与五行相结合，例如，京房始创"纳甲说"包融卦爻和五行。医学家们则沿此思绪，建立了以易理为引导，经五行为核心的五脏六腑全息藏象论。

《易传·系辞》说"天五地六"，"天五"可推测从五星到五行的类比系列；"地六"可衍为六气或六合的系列。医家们遂以此象数为原象，应象出五脏六腑。即如《白虎通》所说："人有五脏六腑，何法？法五行六合也。"《黄帝内经》宣称，它的方法论之一就是"法于阴阳，合于术数"。《素问·五脏别论》说："五脏者，藏精气而不泻也，故满而不能实；六腑者，传化物而不藏，故实而不能满也。""天五地六"，以天统地，故与之相应的五脏六腑也以五脏统六腑。由此，五脏成为人体五行系统的核心，加之，五行能很好地表示横向的生克关系，用以为脏腑说明模型的原型是比较契合的。

以五行之理论说藏象，其配合方式也曾有其沿革。按古文经学所论的五脏与五行相配规则：脾配木，肺配火，心配土，肝配金，肾配水。仅肾配水和《黄帝内经》的记载一致。《黄帝内经》关于五脏和五行相配，是根据今文经学的说法。汉代经学大师郑康成在《礼记注疏·月令第六·祭先脾》孔疏中说："今医疾之法，以肝为木，心为火，脾为土，肺为金，肾为水，则有瘳也；若反其术，不死为剧。"可见，《黄帝内经》确定的五脏与五行的配合方式，是实践的选择，曾有血的教训。

以五行为构架的藏象，除吸收八卦藏象和六节藏象中的合宜于实践的因素和优点外，更有新的发展。一是因于运用五行生克规律，使五脏所表述的人体功能，不再是简单的相加，而是通过彼此的生克制约，成为一个能够自调和稳态系统。二是具有多维和全息的特征。这是受西汉初象数派的易学的影响，特别是京房的"纳甲说"即是把阴阳、五行、八卦、五方、月相和天干等诸因素结合为统一的象数图式。《素问·金匮真言论》等篇和作者们，按此思路，建立了以五脏为核心，以五行为构架，联系时间空间等不同层次的多维的藏象理论。《易经》本身即含全息的思想，六十四卦已经构成一个全息系统。它的每一别卦，又潜含着所有六十四卦的内容；从时序而言，它有六爻；从演进而论，其太极、两仪、四象至八卦，有全部吉凶大业的演讲过程；从空间方位看，每一别卦又隐藏着其他六一卦阴阳推荡刚柔相摩的全部变化。可谓"象中有象"。现代全息理论指出，在一个有联系的整体中，任何一个局部都能反映出整体的属性。《灵枢·五色》的作者，在实践认识的基础上，创造性地发挥《易经》的全息思想，提出了按五行藏象系列观微知著的面部五色诊的全息图。把《黄帝内经》各篇关于五脏六腑藏象的各种论述综合起来，则呈现出多维的和全息的特征，我们把这种藏象学说称为五脏六腑全息藏象。

三、《黄帝内经》藏象学说的意义

《黄帝内经》中三种主要藏象学说建构演变过程和人类认识规律是一致的，但也体现了中国传统文化思维的特征。藏象学说以"象也者，效此者也"为始基构建了人体的功能模型。从运用解剖方法到模拟类比，认识了人体有五脏、六腑、五体、五形、五官、五液、五志、五色，自然界五方、五气、四季、五化、五味、五音等的不同层次的功能，以及人体与自然界的关联，以此藏象学说具有层次性与关联性。因于藏象学说是象数和五行的综合模拟，从《易传·象·节卦》的"天地节而四时成"到五行的"四时五方"，而赋以藏象学说具有时间和空间的特性，《灵枢·本藏》说："五脏者，所以参天地，副阴阳而连四时，化五节者也。"恽铁樵在《群经见智录》指出时空性是藏象的特征之一，他说："《内经》的五脏，非血肉的五脏，乃四时的五脏。"模型性、层次性、关联性、时空性、全息性是藏象学说的五大特征，这也是中医学的特点之一。理解藏象的特征，对于认识中医学的科学结构和发展尚有如下几点启发。

第一，藏象学说理论内涵的丰富性，它的发展程式是外延式，从思维科学而论，藏象学说是从"观物取象"的形象思维开始，继而发展为抽象的理论模型。因形象思维的外延能力总是高于自身的原型，而系统模型的功能总是大于其结构，故藏象学说建立以后，从不同角度去认识都有新的发展，并能与新的知识相结合，甚至它的理论框架从八卦经六节到五脏六腑不断扩大，其内容也不断丰富。在《黄帝内经》成书以前如是，其后亦如此。例如，明代温补学派的孙一奎、赵献可、张景岳等医学家，就引介易学的太极图思维，以命门、肾间命门和水火命门等诸命门学说，使藏象学说又一次得到发展。

第二，藏象学说与西医关于器官的实体论有不可通约性。中医学的藏象与西医学的器官，二者既有不同的理论背景，又有不同的内涵，因此其二者的关系合乎库恩和费耶阿本德提出的不同可通约性的原则。这足以说明中医和西医，是不同的理论体系，不存在一种抽象的普遍性，因而也就没有一组中性的规则和中性的语言，来作为理论之间走向共通和同化的桥梁。这样，在中西医学理论的发展中，二者只能以互补为归宿，即扬弃差别，而不是消融差别；可以在互补中达到某种整合，却不能合并。

第三，藏象学说必然导致临床操作体系的辨证论治。证者，标也，象也。《玉篇》释"证"为验。证是人体健康和疾病的表象、审验。象是变易的，因此在临床上也要唯变所适，以动尚其变，以唯象和动态综合之，便讲求"有是证，用是方"或"随证治之"。证是医患双方的耦合判定，信息反馈在辨证论治过程中殊为重要。

第四，藏象学说对中医学理论的发展也有一定负面作用。藏象学说是按"易与天地准"的原则建立起来的，易理的先验性，也带来其学说的约定性和模糊性。例如肾必须合坎卦和水的特征，又如肾主生长发育，则必须"肾无实证"。随着经验和理论的发展，就需要不断突破其约定，而建立新的规范来。导致藏象学说的模糊性有两方面原因：一是它的理论是应用"取象比类"方法所建立的，类比的方法产生的事物皆有不同程度的模糊性，特别是研究对象是最为复杂的人体，因之，用任何单一模型来模拟人体都将有不同程度的模糊性，藏象学说更不例外；二是因于藏象学说以"重道轻器"和整体综合研究为特征，故而难以进行分析，特别是微观分析，这也是导致模糊的原因。世界万物有得必有失，作为模型的藏象学说，也未尽极至无缺，其模糊性在一定程度上对中医学的发展尚有滞后作用。因此，藏象学说还需要与关于人体的解剖知识互相补充。清代医学家王清任也兼务解剖，从汇通学派到当代的中西医结合，也是中医学为适应需求的一种实践选择。

综上所述，《黄帝内经》中的藏象，不仅是医学理论，也是民族传统文化和智慧的结晶，还有独特的方法论意义，目前的研究尚未尽其端倪，仍需深入探索。

【孟庆云.《周易》与《黄帝内经》中的藏象学说 [J].
中国中医基础医学杂志，1995（1）：12-14.】

五运六气在中医学术史上的地位

金代医学家刘完素在《素问玄机原病式·序》中称"医教要乎五运六气"，明代马莳称《黄帝内经素问》的七篇大论为"医籍中至宝"。明代学术通人宁王朱权在《乾坤生意》中，对五运六气的医学价值做了很精辟的概括，他说："运气证治者，所以参天地阴阳之理，明五行衰旺之机。考气候之寒温，察民病之凶吉，推加临补泻之法，施寒热温凉之剂。古人云：治时病不知运气，如涉海问津，诚哉言也。"朱氏距今已近500年了，况对运气的评价仅仅是从临床的试合认同，时至今日，我们可以从中医学术发展史的层面，揆诸其蕴义，纵然是时运交移，质文代变，但仍能发覆展获，深见其理论的穿透力。五运六气对中医学术发展的贡献有以下几端。

一、扩展了中医理论体系的框架

中医学成为独特的理论体系，是因为有理论框架支撑着学术大厦，而且随着框架的拓展和层次的提升，这个大厦日渐壮丽辉煌。这也是中医自身发展规律之一。《黄帝内经》的文本是以阴阳五行为框架。这个框架堪为科学史专家库恩所谓的"科学范型"（paradigm），是指在一定时期学术共同体成员所共有的信念、价值、技术手段等的总体，是学术操作的共有基础和准则。阴阳五行是认识自然的观念、方法，也是基本的思维模式和对自然事物的分类判据。中国古代自《易经》起，就把阴阳作为一种本体论，用以说明万事万物的发生、发展等变化，之后又发展为方法、思维方式并抽象为哲学理论。五行从《尚书·洪范》的五种势力形式（见陈遵妫《中国天文学史》)，经《管子·五行》的"作立五行，以正天气"，到《史记·历书》"黄帝考定星历，建立五行"，《史记·日者列传》"人取于五行者也"。由是五行从物而及天地人，是对自然图式及规律的认识。但是随着人类对自然认识的发展，阴阳五行的原初框架在术数和医学中已经不敷所用了，正值期待突破之际，有学者把阴阳五行发展为五运六气。阴阳的一分为二演为三阴三阳，五行又有五运太过不及之化，五运又和六气交叉联系。仅从气象因素而论，五运六气及其太过、不及的气候模式，比按时序的五季更为丰富。而且因于对运与气交叉的"与天地同和"的观察中，人们认识到更多的自然现象，特别是生命现象，其解释能力也远远超越了以前的相生、相克、离合，等等。五运六气发现了许多自然和生命的规律，例如气候和生命的周期现象，人在不同气候模式中的常见病、多发病情况，自然和人的气化规律和病机问题等等。这一拓展和增高的新理论框架，不仅纳入了东汉以前的医学实践，其后的一些医学成果，也往往续接在这个框架上，例如金元四家的医学成就乃至温病学说等。可见五运六气对拓展中医理论的意义之重大。

"七篇大论"自王冰推出以后，或因非《黄帝内经素问》原文则被视为伪书而不取，或因过于重视格局推演的准确性而争议不休，以致对其构建《黄帝内经》理论框架的重要意义反而被忽略了。对于运气的推演，《素问·五运行大论》就说过，应该持"不以数推，以象之谓也"的态度。大论本身也没将推演视为第一要义。五运六气的理论框架对于中医学的发展无疑是最为重要的。

二、建立了五运主病和六气为病的流行病学纲目

人类进入农牧社会以后，对季节等时间因素和六气非常重视。《黄帝内经》多篇论述四时和六气的致病问题。但在七篇大论里，把五运主病和六气为病论述得最为确实而系统，不仅是病象逼真准确，而且奠立了中医病因学和时病疫病的理论基础。

五运六气的总则是"顺天察运，因变以求气"。五运是五行之气运行于气交之中，运气学说认为它源于五行，以五行的特征和时序的五季相应而影响人的健康。五运可以用天干符号来表达，在五种不同气候模式中，对人体的藏象经络呈不同的亲和性，这种以时间顺序为特征的致病为五运主病。《素问·五运行大论》指出五运主病原因是"五气更立，各有所先，非其位则邪，当其位则正"，即按一年五季的当令时序提前或错后，都是"非其位则邪"而致病。《素问·气交变大论》详述了岁运太过和不及所累及的脏腑和主要症状表现的 10 种情况，论中虽然没有述及是否有统计资料为凭，但这种概括今天看来已经是成熟的病因学内容了。又在《素问·六元正纪大论》叙述了五运回薄，盛衰不同，郁积乃发，发生五郁的情况。以其天人相应，气候有五郁，人的五脏也呈现五郁而发生五种郁证。此中论述了五郁之证的特征，也推论出相应的治则治法。这也是对中医证候学的丰富。金元医家朱丹溪正是在研究五郁中以其独到的见解而卓成一家的。

从医和到《黄帝内经》，都把风、寒、暑、湿、燥、火六种因素作为影响健康和疾病的重要因素，称为六气。在五运六气中，六气间阐述的是地面垂直气候的特征，以地支为符号，可按阴阳论其属性划分为三阴三阳。如果说，五运是以时间气象因素为特征的话，六气则以空间的垂直气象为主。但六气在不同的年代有其变化，而在一年的六个节段中变化就更大，故六气重视的是客气的司天、在泉。

作为致病因素的六气，在"七篇大论"纳入《黄帝内经》前，古人已经认识到六气太过可为六淫，六气致病都可引起发热，以六气杂至相合来解释痹证、诸风、泄泻、水肿、疼痛等，而在五运六气中的六气为病，则更具有深刻性、丰富性与系统性。此之六气，既是可以周期循环出现的六种气候模式，又是以其气化胜复、太过、不及、同化、兼化、非其时有其气的重要因素。《素问·五运行大论》以"不当其位者病"，《素问·六元正纪大论》以"非气化者，是谓灾也"，以此，六气的异常气化都成为致病的病因，比之六淫具有更多的致病要素。

六气为病的理论，对于致病情况的认识，远不是一种病因产生一个症状，而是一种病因引发一系列的证候群。《素问·六元正纪大论》论述了六气同化之常导致的六大类型常见病、多发病情况，称为"病之常也"。此六大类堪为一种疾病模式，可以"各归不胜而为化"，转化为另一类疾病模式，论中称之为"十二变"。又在《素问·至真要大论》中，以六气胜复和司天在泉，阐述了六气相胜、六气之复、六气司天和六气在泉，每项分六类共二十四类的病型证候纲要。这些应是以实践观察为依据的。实为对值年疾病流行和各季节流行病的纲领性概括。其中"化代违时"致病成为明清温病学派"原温病之始"的理论依据。

三、提出了气化学说的理论纲领

气化之论是中国古代传统科学与哲学的核心，是以天人合一和气的运行来阐述自然造化本体、造化之变和人体功能的发生、运行、转化的学说。气化的认识来源大致有三个方面：一是对自然现象包括天文气象大地等自然现象的观察；二是对生命现象的观察；三是《易经》和中国古代哲学中气的理

论。《易经》的变易思想，泰卦的阴阳升降交泰，到汉代荀爽详述升降之后，已经把易理和气论结合，《易纬》提出了"元气变易"。《图书编·乾象典》说"气至而物感，则物感而候变"，以气化感应论气候之变。汉代王延寿在《鲁孟光殿赋》中道"包阴阳之变化，含元气之烟煴"以阴阳和元结合来本根万物。气化论是构建《黄帝内经》理论的思想骨干之一。例如《黄帝内经》的人身小宇宙观念，把气化融进了解剖的脏腑，发展为藏象，从而建立了中医学的"真而不实，虚而不假"的人体范式。人体藏象和经络穴位也按气化功能命名，如代谢之脏为三焦，足心和盘状血管区定名"海底"，踝关节运动处定名"照海"，足弓韧带处定名"然谷"等。《素问·阴阳应象大论》把气化的激发作用称为"少火生气"，而《素问·六节藏象论》把少阳的启动作用称为"十一脏皆取决于胆"。甚至生理、心理现象也释以气化，如《素问·举痛论》言之"怒则气上""恐则气下"。气化论贯穿于《黄帝内经》理论前后，使其人体的模式从解剖的构成论转为气化的生成论。

《黄帝内经》之运用气化论，并无系统的专论或质认其渊源，倒是在七篇大论里系统地论述了其哲学、天文学的来源和气化规律，提出了气化学说的理论纲领。《素问·天元纪大论》引用《太史天元册》说："太虚寥廓，肇基化元，万物资始，五运终天，布气真灵，总统坤元，九星悬朗，七曜周旋，曰阴曰阳，曰柔曰刚，幽显既位，寒暑弛张，生生化化，品物咸章。"这是以元气为资始，继而发生五运，再而星曜，又而阴阳，化为世间万物的宇宙生成论，其元气－五行－阴阳的化生顺序，与习见的元气－阴阳－五行之序迥异，此中概括的是五运六气气化的哲学依据。《素问·六微旨大论》对气化的运动形式的观测法做了具体的论述，乃是"因天之序，盛衰之时，移光定位，正立而待之"，从天文气象测六节气位的标本中见之应见的数据，进而推衍出气化理论。五运六气中的气化论其纲领是：①升降出入；②五运及六气皆因时、因盛衰而化，又皆应人应脏腑、六气之化为三阴三阳，有开合枢之变；③气在自然及人体中皆有循行，人体有营卫等诸气在十二经中依时序而循行；④人气有食饮之化，气有精气神之化；⑤气化有亢害承制规律；⑥气化之天人相应，有标本中见之别；⑦五运和六气两种气化五六相合之周期，气化异常致病也有周期，周期可呈现规律性与可预测性，即"顺天之时，疾病可与期"。五运六气以此堪称中医学的周期表。

七篇大论所叙及的气化到金元及明清仍有发展，例如金代刘完素将"君火以明，相火以位"曲论为"君火以名"，据此人身也有相火，又著《素问药注》以气化论药性；元代李东垣论述脾胃为人身气化中枢主决升降；朱丹溪发扬河间之论创相火论；明代温补学家把气化动力归于命门，其中孙一奎的动力命门阐述最为详赡。在气化论之应用方面则历代医家最有创新，如王冰在注文中提出引火归原、李东垣创甘温除热、朱丹溪论提壶揭盖、喻嘉言立畜鱼置介、吴鞠通用增水行舟法等，把气化之用发扬得至为传神。在药学方面，刘完素在《素问药注》中，提出气化论药性的理论问题，其后张元素在《珍珠囊》中为之响应，明末王象晋在《保安堂三补简便验方》中，具叙了升降浮沉药理和应季节加减用药之理。无怪乎清代蒋廷秀在《吴医汇讲》中称升降出入为"辨治百病之纲领"。

四、具论病机并衍发为病机学说

"病机"，在中医经典有两见：一见于《神农本草经·序录》"凡欲治病，先察其源，先候病机"，再就是见于七篇大论的《素问·至真要大论》："岐伯曰：审察病机，无失气宜，此之谓也。帝曰：愿闻病机何如？"以下即是著名的"病机十九条"，后世由此发挥为病机学说。

"机"为"几"字演来。春秋时出现了"机"字。甲骨文之"几"字，上为脐带形象，下为板斧的形状，表示新婴诞生与事件的发生。所谓"万变发于一机"。东汉许慎未见过甲骨文，其《说文解字》言"机""从丝从戍"虽误，但他也说"主发谓之机"。钱钟书先生认为"机"的蕴义源于《易经》。《易传·系辞上》曰："易，圣人之所以极深而研几（机）也。"《周易正义》曰："极未形之理曰'深'，适动微之会则曰'几'（机）。"钱钟书引证智者《法华玄义》总括曰："机有三义：机是微义，是关义，是宜义。"（《管锥编·卷一》）五运六气之言病机，是在五运与六气交合因变而致病在其初动之时，从微小的征兆可推断发展趋势。《鬼谷子·揣》讲"几（机）之势"，《阴符经·下篇》言"机在目"和其后的"烛照机先"，以及《素问·灵兰秘典论》的"至道在微"，都是从微小的征兆去预见推断发展态势和格局，是反映论而不是凭空推算。

《素问·至真要大论》依据"岁主藏害"和"以所临藏命其病"的观察所得，精辟地归纳出五脏病机和六气病机，从"诸风掉眩，皆属于肝"到"诸呕吐酸，暴注下迫，皆属于热"共176字，指出据运气作用于脏腑的病象，就可以凭一而断。这在识病上真可以做到"其变机微而所动者大"，从初萌之微变能把握全病的机要，可谓"知其要者一言而终"。金代刘完素深得病机的机要价值，用了35年的时间研究《黄帝内经》，在病机上把176字发展为277字，反复论辨以申之，凡两万余言，著成《素问玄机原病式》。此书"盖求运气言象之意，而得其自然神妙之情理"（《郑堂读书记》）。

清代以前，大医屡倡"一断于经"，而"病机十九"条，则成为"经中之经"，其病机的意旨仍是"机要"之义。只是到了20世纪50年代以后，一方面是阐发理论的需要，另一方面是受西医"机制"的影响，中医学著作中对"病机"一词诠释成"机理"。从机要到机理的衍伸，也体现了当代中医学理论观念的某些改变。

金元医家对气化理论的创新和对病机的重视，改变了汉唐以后中医学的理论范式。如果说《黄帝内经》的"理论－整体"范式，远较《五十二病方》及以前医著的对症用药优越成熟的话；《伤寒论》建立的"经验－案例"医学范式则是一次重要的范式转换。金元医家依据气化和病机的理论建立的是"整体－病机"范式，此后的医家则可以根据气化和病机理论处方治病，医家可以据"升降出入"而用药以补中益气治阴火，以疏通卫气、逐瘀化痰治疗失眠，可以见痰休治痰、见血休治血，等等，突破了方证对应的局限以此把中医学的理论范式提到一个新的层次，是所谓"医之门户分于金元"。

五、养生理论之龟镜

七篇大论原本是推测灾害、防病养生的书。唐代王冰"夙好养生，幸遇真经"，将其纳入《黄帝内经素问》。七篇大论中在预测病害因素指导下的养生理论，堪为古籍中最完备者。

中国古代从《左传》以降就认为天年是一百二十岁，"上寿百二十年，中寿百岁，下寿八十"。《灵枢·天年》《灵枢·五色》皆以百岁为中寿。《素问·上古天真论》所言之"度百岁乃去"，王冰注曰："度百岁，谓至一百二十岁也。"此天寿为一百二十岁是两个甲子周期，故他在《玄珠密语·序》中道："此者是人能顺天之五行六气者，可尽天年一百二十岁矣。"既是如此，养生首要的就是遵循五运六气的规律。人与天地相应，与天地同元同息同化，就要按五运六气"顺天时，善天和"来养生。对此，七篇大论中的养生，远比象阴阳、法四时、应五脏、避八风等论述更为深刻系统。

在中国古代养生理论中，有主动说，如循《易经》"天行健"之论，有《吕氏春秋》的"流水不腐"及清代颜元的"养身莫善于习动"之论；有静养说，如汉代桓谭的"人生如燃烛"的节耗之论；也有动静和谐之说，如《黄帝内经》言"能动能静，解以长生"；还有讲生命在于激荡者，如《周易·大壮·象》之"刚以动故壮，大壮利贞"、《易传·系辞上》"鼓之舞之以尽神"，古代养生还重视顺天避邪和食养等。五运六气之论养生，则是在天人合一观的指导下，在顺应五运六气的节奏和框架下，建立起应时宜地的防灾避邪的理论系统。根据气化理论更强调"动"，《素问·六微旨大论》言："成败倚伏生乎动"，所应避之"邪"就更为丰富，不仅包括五运六气之太过不及、生气、杀气、胜气、复气、毒气等，还包括非其时有其气、非其位则邪等。《素问·五常政大论》指出"阴精所奉其人寿，阳精所降其人夭"，论述了地理环境与寿命的关系。论及气化和饮食及药物的关系时，《素问·至真要大论》提出了"久而增气"之论，指出在人体对饮食和药物代谢中，久用产生气化惯性，可改变人体的反应机制，这一论断不只可指导养生，也有指导用药的意义。五运六气的养生理论一再强调"神机"的作用。《素问·五常政大论》说："夫经络以通，血气以从，复其不足，与众齐同，养之和之，静以待时，谨守其气，无使倾移，其形乃彰，生气以长，命曰圣王。故大要曰：无代化，无违时，必养必和，待其来复。此之谓也。"此语可谓五运六气养生理论之总要。《素问·至真要大论》对此又进一步强调："气血正平，长有天命。"

从上可见五运六气的"顺时气，善天和"的养生理论，具有丰富性和实践性。王冰在《玄珠密语·序》中称"可以修养五内，资益群生"，王冰又说他的祖师称其为"本无之机，其来可见，其往可追。"以此说，五运六气养生理论确实是值得弘扬的民族文化之瑰宝。

【孟庆云. 五运六气在中医学术史上的地位［J］. 中医杂志，2008，49（12）：1061-1064.】

对《伤寒论》六经含义之探讨

《伤寒论》六经，是研究《伤寒论》之重要课题之一。诚如恽铁樵在《伤寒论研究》中所指出："伤寒论第一重要之处为六经，而第一难解之处亦为六经。"历代医家为此争论已久，作舍道边。现从各家学说和仲景对《黄帝内经》的继承和发展两方面，作一追本溯源的探讨，希求指正。

一、关于《伤寒论》六经含义的各家学说

自金代成无己在首注《伤寒论》中提出以表里分析六经和少阳为半表半里之论以来，现大致有如下诸种见解。

其一是经络说。宋代朱肱在《伤寒类证活人书》中依据《黄帝内经》，从六经的循行来联系症状，说明是六条经络发病。后世汪琥等人响应此论又有所发展，他在《伤寒论辨证广注》中说："仲景书止分六经，不言手足，其实则合手经而皆病。"

其二是脏腑说。明代李时珍，清代之程郊倩、高学山等人所主张。

其三是气化说。张子和、张志聪、黄元御、张锡驹、陈念祖等人所主张。系以三阴三阳之六气气化理论来分析六经，言天有六气，人亦有六气，三阴三阳病者，多半是六经气化为病，而不是经络本身病变。

其四是八纲说。认为六经含义无非是表述八纲。如陈逊斋在《伤寒改正标注》中说："伤寒六经者，阴阳寒热虚实表里之代名词也。"

其五是八法说。清代钱潢着重以治法分析六经。他在《伤寒论证治发明溯源集·附录》中说："大约六经证治中，无非是法，无一句一字非法也。"

其六是三焦说。如何廉臣在《重订通俗伤寒论校勘》中言："张长沙治伤寒法，虽分六经，亦不外三焦。"

其七是邪正说。认为六经是邪正不同阶段。祝味菊在《伤寒质难》中说："太阳之为病，正气因受邪激而开始合度之抵抗也；阳明之为病，元气偾张，机能旺盛，而抵抗太过也；少阳之为病，机能时断时续，邪机屡进屡退，抵抗之力，未能长相济也；太阴少阴之为病，正气懦怯，全体或局部之抵抗不足；厥阴之为病，正邪相搏，存亡危急之秋，体工最后之反抗也。"上海中医学院（现上海中医药大学）之程门雪、刘树农等人均赞同此论。

其八是阴阳说。上海第一医学院（现复旦大学上海医学院）姜春华认为："欲认识仲景六经，必须从《黄帝内经》全部阴阳概念（包括经络脏腑气血营卫等）来理解"。

其九为时空说。中国中医研究院（现中国中医科学院）岳美中教授认为伤寒六经病在生理和病理上，都是时间和空间的综合概括，六经病各有一定的当令之时，值此欲解之时可以不施治。

其十为六病说。中国中医研究院赵锡武副院长认为，伤寒六经之命名如"太阳病""阳明病""少

阳病""太阴病""少阴病""厥阴病"等，系相对独立之六种疾病，各经都可直接发病，临床也鲜有从太阳依序传到厥阴病者。

其十一为分证说。前述经络、脏腑等说也是一种分证法，但因强调生理含义，即以经络、脏腑四物质基础，故与其说是分证，不如说是辨证，以重视证候为特点。最早提出六经分证者是宋代之许叔微，他说："盖仲景有三阴三阳，就一证中又有偏胜多寡，须是分明辨质，在何经络，方与证候相应，用药有准。"（《伤寒九十论》）其赞同者有陶华、包兴言和沈明宗等人。在六经分证的基础上，近代又有六段说、六界说、六经形层说和证候群说等。

柯琴把六经范围，由经脉扩大到领域分区，他以《素问·皮部论》为据，言六经是"经界之经，而非经络之经"。

持六段说者为陆渊雷，他在《伤寒论今释》中言："盖伤寒六经，不过就病变上分作六个阶段。""徐荣斋在《重订通俗伤寒论·按》中也说："概括地说：六经病证是根据急性发热病的经过而分做六个阶段。"持此论者还有胡友梅、陈伯涛等人。

恽铁樵认为六经是病状之界。他说："六经者，就人体所有之病状，为之界说者也。是故病然后有六经可言，不病直无其物。"

六经形层说是周学海在《与友条论读伤寒论法》中提出之论，俞根初在《通俗伤寒论》中进而扬之，把六经假定为机体方面的六个层次，也认为是病理上某一分野的暂作"代号"，言此可为钤百病的总诀。

提出症候群论者如陈帮贤，他指出六经"是六类的症候群，一切外感疾病都可以分做六大类。"

其十二为日本学派之众论。丹波元简、丹波元坚、喜多村直宽等人多赞同八纲之论，与我国学者互为影响呼应。但又有一些人由于受西医"症候群"的影响，多认为六经是对证候的概括和划分。如喜多村直宽在《伤寒论疏义》中指六经为六层，矢数有道在《中国医学初桃》中视六经为六个病位；森田幸门在《伤寒论题解》中认为六经是证候的进一步概括。鹤冲元逸又有六纪说："伤寒六经，非谓病在六经也，假以为纪也已；及其施治也，皆从证而不拘焉。"（《医断》）藤本廉又有六等之论："三阴三阳之目，何为而设焉？凡病有六等之差，而地位脉证不同也，概观诸说，皆以六经为病之假称，而不取于经络之义。"

以上为中外医家对六经含义见解之一斑。近年又有视六经实质为"神经病理性单位""非特异的时相过程"等提法。多数学者主张以脏腑、经络、气化、正邪等因素综合地分析六经。如北京中医学院（现北京中医药大学）刘渡舟教授认为六经是脏腑经络具体的体现。中国中医研究院方药中副教授认为当从正邪和证候分类来理解六经。上海中医学院（现上海中医药大学）沈济苍先生认为，六经是急性热病过程中脏腑、经络、营卫气血、阴阳消长及正邪等方面的综合概括。这对历代各家学说的见解已有重要发展。但《伤寒论》六经到底是独立的六个病还是六组证候？仲景为何以太阳病、阳明病、少阳病、太阴病、少阴病、厥阴病为名冠以篇首？为何各经之病可有联系而又无联系？笔者认为，要从张仲景对《黄帝内经》的继承和发展来认识六经，才能进一步揭示六经的含义。

二、从《伤寒论》对《黄帝内经》的继承和发展来认识六经含义

《伤寒论》六经综合了《黄帝内经》关于三阴三阳的几种概念，并结合作者在这方面的实践经验，创造性地发展为独特的辨证论治理论体系。它既有六气致病的病因学含义，也有标本中气、脏腑经络乃至病邪传变和分证论治的意义。

　　六气致病的系统理论，首见于王冰补注的《黄帝内经素问》"七篇大论"。六气的变化，分别标以厥阴风木、太阳寒水、少阴君火、太阴湿土、阳明燥金、少阳相火。此六者分别表示一年中的六种气候和六个季节，六种气候的到来和历法相应不变者为主气，随之变迁者为客气，往往使人致病。客气是依一阴（厥阴）、二阴（少阴）、三阴（太阴）、一阳（少阳）、二阳（阳明）、三阳（太阳）的顺序相生。在三阴三阳的气候当令之际，各有一定的季节多发病。《素问·五常政大论》分叙六气司天引起气候变化所致发病规律。如：少阳司天，火气下临，肺气上从，此时多发病为咳，嚏，鼻衄，鼻窒口疡，寒热胕肿，心痛，胃脘痛，厥逆，膈不通等；阳明司天，燥气下临，肝气上从，此时多发病为胁痛目赤，掉振鼓慄，筋痿不能久立，小便变，寒热如疟，甚则心痛等。其他如太阳、厥阴、少阴等司天时，所致病分别具有寒风、热、湿等气的特征，此为"天气制之，气有所从也"。这是单纯的六气致病模型。此外在《素问·六元正纪大论》里还提出了六气正常之化和异常胜复之变所致病的六种模型；《素问·至真要大论》提出了三阴三阳、司天、在泉、客胜、主胜的六种致病模型。这就比较系统地概括了气候环境对人体健康的影响。《伤寒论》之三阴三阳六经，正是六气之为病。太阳病、阳明病、少阳病、太阴病、少阴病、厥阴病乃是以致病之六气为病因来命名和类分疾病的。《伤寒论》以病因名病的思想，并不仅仅来源于"七篇大论"，《素问·阴阳别论》中言："二阳之病……三阳之病……一阳发病"等，《素问·四时刺逆从论》中也有三阴三阳之气有余所致各种证候的论述等。因《黄帝内经》中的三阴三阳，相应于人体来说还有气血多少的含义，而气血多少与发病正相反，故《伤寒论》六经中三阴三阳的顺序与客气相生顺序正相反——从太阳（三阳）到厥阴（三阴）。即张子和所谓："缘伤寒为病，逆而非顺也。"伤寒六经是六气之为病，还可以从《伤寒论》六经病中的六条"欲解时"得到支持。六气是三阴三阳之本，是由干支推演而来，干支既表示时间也表示空间，六经之欲解，各占三时，太阳是巳午未，阳明从申酉戌，少阳从寅卯辰，太阴从亥子丑，少阴从子丑寅，厥阴从丑寅卯。一日十二时辰中，三阳在昼，三阴在夜，以天时三阴三阳之多少，可以弥补人体三阴三阳之不足，得以平衡，从而有欲解的趋向。这表明伤寒六经有和六气一致的时间空间含义。

　　伤寒六经的辨治还继承了六气的标本中气理论。风寒热湿燥火六气为本，它化生了为标的六个运季、六种气候：风化厥阴，热化少阴，湿化太阴，火化少阳，燥化阳明，寒化太阳。天气和地气又可相互作用，而表现为另一种与季节不相应而又有一定关系的气候，即为中气。《素问·至真要大论》概括了标本中气和致病的关系是"是故百病之起，有生于本者，有生于标者，有生于中气者"，故而在治疗时"有取本而得者，有取标而得者"。"少阳、太阴从本，少阴、太阳从本从标，阳明、厥阴不从标本，从乎中也。"《伤寒论》的辨证施治运用了上述理论。少阳从本化火，故柴胡剂用黄芩清相火；太阴从本化湿，治用温脾燥湿，用理中汤；少阴从本有热化证，治以育阴清热，用黄连阿胶汤，少阴从标有寒化证，治以温经解表，用麻黄附子之剂。太阳从本化寒者，用辛温解表之麻桂，从标化热者，用辛凉清宣的麻杏石甘汤；阳明从中气燥为湿化，轻者食谷欲呕可用吴茱萸汤，湿盛濡泻可用五苓散；厥阴病从中气而化火，热利下重者可用白头翁汤清热燥湿。可见，标本中气理论，是在六气本性基础上气候变化致病的一个规律，《伤寒论》六经辨治中贯穿着这一精神。

　　六气皆伤人，但张仲景非常重视寒邪的致病作用，其原因有二：一是《黄帝内经》许多论篇很强调寒邪最易伤人而又常夹风。《素问·热论》说："今夫热病者，皆伤寒之类也。"《素问·水热穴论》说："人伤于寒而传为热，何也？岐伯曰：夫寒盛则生热也。"《素问·玉机真脏论》说："今风寒客于人，使人毫毛毕直，皮肤闭而为热。"认为风寒中于人是外感发热最常见的病因。二是根据观察实践，他在《伤寒论·原序》中说："余宗族素多，向余二百，建安纪年以来，犹未十稔，其死亡者，三分有二，伤寒十居其七。"据此，他以"伤寒"二字命名自己的著作。

《伤寒论》认为外感热病系风寒为主的六淫之邪直中为病外，还可以由外至内，逐步深入传变。此即是说六经具有传变趋势的含义，这种见解是在《素问·皮部论》《素问·热论》基础上进一步发展而来的。《素问·皮部论》说："是故百病之始生也，必先客于皮毛，邪中之则腠理开，开则入客于络脉，留而不去，传入于经，留而不去，传入于腑，廪于肠胃。"这是伤寒六经传变方向的理论根据。《伤寒论》第4条："伤寒一日，太阳受之，脉若静者，为不传，颇欲吐，若躁烦，脉数急者，为传也。"第5条："伤寒二三日，阳明少阳证不见者，为不传也。"以上两条的论述，很明显来自《素问·热论》的"伤寒一日，巨阳受之……二日阳明受之……三日少阳受之……"只不过是仲景之论更客观而灵活了。

《伤寒论》六经又是以《黄帝内经》脏腑经络理论为依据的。《素问·六节藏象论》指出三阴三阳之气与人体脏腑相应："心者……为阳中之太阳……肺者……为阳中之太阴……"《素问·热论》又指出三阴三阳之证候是以经络为基础的，把它与《伤寒论》之六经略加比较，即可见二者有许多相吻合之处，如《素问·热论》云："伤寒一日，巨阳受之，故头项痛，腰脊强。"《伤寒论》第1条云："太阳之为病，脉浮，头项强痛而恶寒。"《素问·热论》云："二日阳明受之，阳明主肉，其脉侠鼻络于目，故身热目疼而鼻干，不得卧也。"《伤寒论》第182条云："阳明病外证云何？答曰：身热，汗自出，不恶寒反恶热也。"《素问·热论》云："三日少阳受之，少阳主胆，其脉循胁络于耳，故胸胁痛而耳聋。"《伤寒论》第264条云："少阳中风，两耳无所闻，目赤，胸中满而烦者。"《素问·热论》云："四日太阴受之，太阴脉布胃中络于嗌，故腹满而嗌干。"《伤寒论》第273条云："太阴之为病，腹满而吐，食不下，自利益甚，时腹自痛，若下之必胸下结硬。"《素问·热论》云："五日少阴受之，少阴脉贯肾络于肺，系舌本，故口燥舌干而渴。"《伤寒论》第282条、311条、320条等分别指出少阴证有自利而渴、咽痛、口燥咽干等证。《热论》云："六日厥阴受之，厥阴脉循阴器而络于肝，故烦满而囊缩。"《伤寒论》第326条、375条则有"气上撞心，心中疼热"和"下利后更烦"等。由此可见，《伤寒论》六经的证候是在《素问·热论》六经证候的基础上发展而来的。

《伤寒论》在继承《黄帝内经》关于三阴三阳几种含义的同时，张仲景又融合多家之论述，结合自己的临床经验，把六经做为一种分证方法，有常有变地概括证候。分而观之它们是相对独立的一种病，合而察之，它们又有传变的联系而可视为病中的一个过程、阶段。"太阳之为病"，既是太阳寒水之气为病，又是太阳经脉之为病。故仲景以太阳病、阳明病、少阳病、太阴病、少阴病、厥阴病等各自独立名篇；然而从各病的发展和变化来说，它们又是以经络为基础互相联系着的。故《伤寒论》六经既是辨证又是分证。张仲景以此创立了崭新的辨证论治体系，成为中医学理论的特色之一。《伤寒论》六经对《黄帝内经》有继承更有发扬，这种治学方法也是我们学习的典范。

【孟庆云. 对《伤寒论》六经涵义之探讨［J］. 中医药学报，1981（2）：18-22.】

从火看中医理论体系的特点

火是中医学中具有特色性的内容之一，中医学理论的重要学说，例如阴阳学说、五行学说、运气学说、六淫学说、温病学说、肾命学说，以及河间学派、易水学派、温补学派等皆与之有关，现仅就火的概念及实践等有关问题略示一斑，冀以探赜中医理论体系的特点。

一、火概念的多元性及其发展

中医学中属于火的名词术语有一百个左右，它既属于自然现象，又引为类比人体生理功能，既为病因病机，又用以辨证论治。自《黄帝内经》以降，火的概念不断延伸，其理论不断发展。

《黄帝内经》之中火的含义，来自《易经》中的八卦爻象。八卦是古人长期观察宇宙万物变化规律，用取类比象的方法，以乾、坤、震、巽、坎、离、艮、兑之八卦，分别类比天、地、雷、风、水、火、山、泽等八种物象。《易经·系辞》谓："故水火相逮，雷风不相悖，山泽通气然后能变化，既成万物也。"八卦中总是阴阳对应，即"一阴一阳之谓道"。以坎象水，因水声坎坎，有利于物也，此坎之基本卦象。阴亦为坎，因坎水为阴物也，属癸，在脏为肾。以离象火，因火能照见万物也，此离之基本卦象。离亦为日，因日乃最大的发光发热之物也。离亦为阳，因火为阳物也，属丁，水之与火，乃"天一生水""地二生火"的关系，先有水而后有火。火在脏为心。《黄帝内经》发挥《易经》之处颇多，如《素问·阴阳应象大论》云："天气通于肺，地气通于嗌，风气通于肝，雷气通于心，谷气通于脾，雨气通于肾，六经为川，肠胃为海。"在《灵枢·九宫八风》篇中，古人依八卦的位置，配合九宫二十四节，以推算"太一"（北极星）转向，从而预测气象情况，进一步推求将流行什么疾病，以作防病治病的依据。离卦在南方，属火，主夏至；坎卦在北方，属水，应冬至。

《黄帝内经》火的含义还来自《尚书·洪范》："水曰润下，火曰炎上，木曰曲直，金曰从革，土爱稼穑。"但已非五种元素，而是《素问·示从容论》的"援物比类"的方法，从方法论上讲，《素问·阴阳应象大论》以"水为阴，火为阳"来论述阴阳互根、相对相成、互资互用的自然界事物特征，既表示在天为气之"风热湿燥寒"之热，又表示在地成形中"木火土金水"之火，诚如《素问·天元纪大论》所谓"神在天为风，在地为木""在天为热，在地为火"。《黄帝内经》关于火的具体概念有少火与壮火、五行之火与六气之火、君火与相火三对火，自此开拓了以火论医之先河。

《黄帝内经》以少火与壮火来论说火的两重性。《素问·阴阳应象大论》以"壮火之气衰，少火之气壮，壮火食气，气食少火，壮火散气，少火生气"之论，来说明少火在正常为生理之火，能养气并促进气化；当为火盛之壮火，则耗气、食气、散气，为病理之邪火。《黄帝内经》中又有五行之火与六气之火。五行之火，以论述一类事物的特征及与人体生理的关系："南方赤色，入通于心，开窍于耳，藏精于心，故病在五脏。其味苦，其类火。"（《素问·金匮真言论》）六气之火如《素问·天元纪大论》所云："寒暑燥湿风火，天之阴阳也，生长化收藏下应之。"天阴阳有二火，地阴阳也有二火，六气较五行又多一火，在一年六个运季中有二个火热季节，说明火的多发性与广泛性。君火与相火之论，原出王冰在次注《黄帝内经素问》时所补入的"运气七篇"，语出《天元纪大论》中"君火以明，相火以位"句，就运气而论，少阴君火，主春分后六十一日；少阳相火，主夏至日前后三十日，讲的是六个运季中的两个季节。有温暖和炎热之别，并非只是为配合之需才把火一分为二。运气之二火与《素问·逆调论》中的"一水不能胜两火"全然不同。后者指心阳与肝为阴中之阳。因唐以前"七篇大论"尚没补入《黄帝内经》，故《备急千金要方》《外台秘要》等医籍均不见君火、少火之痕迹。由于王冰在对"君火以明"的注解时，以"名"注"明"，言"以名奉天，禀命守位"，故自此开始，把君火、相火运季的概念比附到人身，逐渐渲为人体之火。

北宋钱乙在《小儿药证直诀》中已提出肝有相火，但没言君火，而其相火也与运气无涉。南宋陈无择在《三因极一病证方论》中，有《君火论》言："五行各一，火有二者，乃君相不同。"以为相火属五行阳用之火，又结合佛儒二家之说，言及君火之重要，并把君火比附于人，然而他并没明确君火即是心火。

金元两代之诸家，均以火立论。刘完素在《素问玄机原病式》聋条下注曰：《仙经》曰：心为君火，肾为相火。"他又在《素问病机气宜保命集·病机论》诸寒热条注文中说："故左肾属水，男子以藏精，女子以系胞，右肾属火，游行三焦，兴衰之道由于此，故七节之旁，中有小心，是言命门相火也。"（按《素问病机气宜保命集》一书，少部分为刘氏之著，大部分为张元素之著，此文当属刘氏）刘氏当是君火相火论之首创，以其对应于脏腑，命门相火一词也发轫于此，把火－三焦－命门－肾四者联系起来，又和运气学说相结合。刘氏火热不分，言："君相虽为二火，论其五行之气，则一于为热也。"刘氏把相火用为病理，又从对"病机十九条"火热的研究，论证了56种疾病因于六淫之火，从而提出主火学派的三大论点：六气皆从火化；伤寒是热病；五志之过皆可化火为病。同时有张元素者，也言相火，但他着重从生理而论及。他在《脏腑标本虚实寒热用药式·命门部》中说："命门为相火之原，天地之始，藏精生血，降则为漏，升则为铅，主三焦元气。"《脏腑标本虚实寒热用药式·三焦部》说："三焦为相火之用，分布命门元气，主升降出入，游行天地之间，总领五脏六腑，营卫经络，上下左右之气，号中清之府。上主纳，中主化，下主出。"张氏之论，是在《难经》三焦为六气之基础上发展而来，但又吸收了《中藏经》总领五脏六腑的观点，增加了相火内容，以命门相火配三焦，不专指右肾，是为张元素论相火之特征。

河间学派之张子和在《儒门事亲》中言："夫君火者，犹人火也，相火者，犹龙火也。人火焚木其势缓，龙火焚木其势速。"张子和的"龙火""人火"之说引自王冰，王氏原意龙火是火之微甚，而张子和言："龙火虽用凉药而不可使令服，宜以火逐之；人火者，烹饪之火是也。"张子和的"龙火人火说"主要从病理论火，这一点主要是对刘完素的继承，例如他说："盖扰攘之世，政令烦乱，徭役纷冗，朝戈夕戟，略无少暇，内火与外火俱动。""八卦之中，离能大亘物，五行之中，惟火能焚物；六气之中，惟火能消物。故火之为用，燔木则消而为炭，焚土则消而为伏龙肝，炼金则消而为汁，煅石则消而为灰，煮水则消而为汤，煎海则消而为盐，干汞则消而为粉，熬锡则消而为丹。故泽中之燎，涸于炎晖，鼎中之水，干于壮火。盖五脏心为君火正化，肾为君火对化，三焦为相火正化，胆为相火对化。得其平，则烹炼饮食，糟粕去焉；不得其平，则燔灼脏腑，而津液竭焉。故入水之物，无物不长；入火之物，无物不消。"张子和之火虽有平与不平之别，但与水而言，仍是强调火的病理意义，故言："百端之起，皆自心资。心者火也，火生土之故也。"后世龙雷之火，滥觞于张子和。

李东垣虽是张元素之继承者，但他所论之君火相火都为病理。他在《内外伤辨惑论·饮食劳倦所伤始为热中论》中，指出火与元气不两立："若饮食失节，寒温不适，则脾胃乃伤……其系于心，心不主令，相火代之。相火，下焦包络之火，元气之贼也，火与元气不两立，一胜则一负。"虽没明言心为君火，但已语"心不主令，相火代之"，其心为君火之意已寓于其中。君相之火都为元气之贼，但相火为罪魁。相火却实为元气之死对头，"元气即生于下焦包络，为五脏六腑根本"，而相火也出下焦包络，自初始就不两立。李氏据火与元气不两立之说，而以甘温补元气之法可除大热，找到了气虚发热的治疗途径。李氏还针对内伤外感之辨证，将内伤之火统称阴火，将外感之火称为阳火。阴火要内消，阳火当直折。阴火可由脾胃虚弱元气不足、脾失闭塞郁而化火及七情扰心化而为火等因素而发生，可以通过补中益气、调节升降和安养心神等法治之。李氏之相火，显然属于他所论之阴火，而与五运六气所化之火不同。李氏以相火为元气之贼的提法，虽然与中医"气一元论"的核心思想有相悖之处，按"气一元论"，火也是气的一种，本为一家；既有生理的一面，又有病理的一面；一而二、二而一。纵然相火为邪，也不宜言贼。故其后朱丹溪云相火不可言贼。程国彭以相火喻逆子，颇为恰应。然而李氏之论，终是很有重要的实践意义的，不失为论火之一大家。

朱丹溪是以相火论为核心的医家。从其论火也可看出，他对河间、易水两派都有继承。如他对火的生理言"天非此火不能生，人非此火不能有生"。对火的病理言"凡动皆属于火""人有此生亦恒于动，其所以恒动于动，皆相火之为也"系来自张元素。他在《格致余论·相火论》中关于"相火元气之贼"和"相火易起"之论又来自李东垣。他虽不言中气不足，但言下焦阴精易走，而自创滋阴之方，从下焦论治。他的"相火者，天火也""见于天者，出于龙雷，则木之气；出于海，则水之气也。其于人者，具于肝肾两部，肝属木而肾属水也。"这显然是对张子和的"龙火人火说"的发展。朱丹溪的相火妄动的理论，与宋明理学特别是与北宋周敦颐的《太极图说》有较密切的关系，如他说："太极动而生阳，静而生阴。阳动而变，阴静而合，而生水火木金土，各一其性，惟火有二：曰君火，人火也；曰相火，天火也。"他以动为相火之为："天主生物，故恒于动，人有此生，亦恒于动，其所以恒于动，皆相火之为也。"此一动字，显然是由《太极图说》演绎而来。朱氏认为妄动起于心火，心火动而致相火动："心，君火也，为物所感则易动。心动则相火亦动，动则精自走，相火翕然而起，虽不交会，亦暗流而疏泄矣。"各种原因皆可引起心火动："温柔之盛于体，声音之盛于耳，颜色之盛于目，馨香之盛于鼻，谁是铁汉？心不为之动也？"只有在养心上下功夫，则相火不易妄动，便可预防疾病，这便是朱丹溪的"道心主静，动皆中节"的学说。朱丹溪以相火寄于肝肾，他在《格致余论·阳有余阴不足论》中说："主闭者肾也，司疏泄者肝也，二脏皆有相火，而其系上属于心。"后世谓肝主疏泄也源于此语。此君火一，相火二配肾水的一水三火论，为后世李中梓概为乙癸同源论。他把龙雷之火与肝肾相结合，而有两组相火：雷－木－肝、龙－水－肾。雷伏于地，龙潜于海。相火藏于命门真水之中，正常不为害，一旦妄动（腾越）则危害。《相火论》还进一步指出膀胱、胆、心包等处也有相火："胆者，肝之腑；膀胱者，肾之腑；心包络者，肾之配。三焦以焦言，而下焦司肝肾之分，皆阴而下者也。"他也和刘完素一样言"五志之动各有火起"于是又有一水配五火之说。朱丹溪由相火论而用出"阳常有余，阴常不足"的推论来，而有滋阴就是降火，降火即是滋阴的滋阴论，把一味黄柏称为大补丸，视为补阴丸，把三黄称为三补丸。多以滋阴清火同时并用，诚为滋阴派之特点。

明代以后，论火者多在朱丹溪基础上进一步发展，其特点是水火气互根，相火寄于命门。如张景岳每言"气有余便是火"。张景岳更谓"水气一体""水中藏气，水即气也；气中藏水，气即水也"。张景岳又云："火为水之主，水即火之源，水火原不相离也。"此论得到不少人的赞同。如何梦瑶在

《医碥》中说："人中润泽之气，即水也；温暖之气，即火也。"清人冯兆张也说："水火宜平，不宜偏，宜交不宜分。"张景岳在《景岳全书·大宝论》中更重视火的生理意义，他说："天之大宝，只此一丸红日；人之大宝，只此一息真阳。"以火为真阳，又以君火为神，相火为本，君相相成，如他在《景岳全书·传忠录·君相火论》中说："明（君火以明）即位之神，无明则神用无由以著；位（相火以位）即明之本，无位则火焰何从以生？故君火之变化于无穷，总赖此相火之栽根于有地，虽分之则一而二，而总之则二而一者也。"相火即为人之大用，当然"君相之火，正气也""邪火可言贼，相火不可言贼"，而妄动之相火方可言贼。张景岳又以《刺禁论》之"七节之旁，中有小心"论说相火寄于命门；更用相火总寄于命门，到处都有君火相火之论，来说明命门相火之神用，于是由论火而发展起来了他的"阳常不足说"和"命门相火论"，以此成为他的温补学派的理论根据。

张景岳还总结了前人假热之证，而又概为"虚火"，他认为虚火有阳虚阴虚之别，病源有二，而外证有四："凡虚火证，即假热证也……如虚火之病源有二，虚火之外证有四，何也？盖一曰阴虚者能发热，此以真阴亏损，水不制火也；二曰阳虚者亦能发热，此以元阳败竭，火不归源也，此病源之二也。至若外证之四：则一曰阳戴于上而见于头面咽喉之间者，此其上虽热而下则寒，所谓无根之火也；二曰浮阳于外而发于皮肤肌肉之间者，此其外虽热而内则寒，所谓格阳之火也；三曰阳陷于下而见于便溺二阴之间者，此其下里热而中则寒，所谓失位之火也；四曰阳亢乘阴而见于精血髓液之间者，此其金水败而铅汞干，所谓阴虚之火也，此外证之四也。然证虽有四，而本惟二，或在阴虚，或在阳虚，而尽之矣。第阴虚之火惟一，曰金水败者是也；阳虚之火有三，曰上中下者是也。凡治此者，若以阴虚火盛，则治当壮水，壮水之法，只宜甘凉，不宜辛热。若以阳虚发热，则治宜益火，益火之法，只宜温热，大忌清凉。第温热之效速，每于一二剂间，便可奏功。甘凉之力缓，非多服不能见效也。"（《景岳全书·十五卷·杂证谟·论虚火》）

除张景岳外，明代医家多重视命门之火，故明代有温补诸家，对命门也各有立论。如虞抟在《医学正传》中言"两肾总号为命门"。而李梴在《医学入门》则言："肾有两枚，左属水而右属火，重各九两，右主女而左主男。"而孙一奎在《赤水玄珠》中倡"动气命门说"，否定左水右火之分，并否定"七节之旁，中有小心"之说，而肯定两肾中间是命门为原气之所在，为人生之根本："命门为两肾中间之动气，非水非火，乃造化之枢纽，阴阳之根蒂，即先天之太极，五行由此而生，脏腑以继而成。"赵养葵则认为心非君主，五脏皆有水火是为五水五火说，而"七节之旁，中有小心"即命门所在，才是真君真主，相火是先天无形之火，心火为后天有形之火。命门位置在"两肾各一寸五分之间"，命门左右有两窍，右窍是三焦相火，左窍是真阴真水，把火在人身之作用，譬之走马灯之动力，颇为形象。赵氏在《医贯》中，又总结了虚实之火的治法，他说："燎原之火可以水灭，可以直折。相火以水折之，适足以光焰烛天，浓阴骤雨之时，龙雷之火愈炽，惟太阳一照，火自消灭。"

清代医家之论火，多沿用前人之说，如程郊倩言："火有余必病阴，水有余必病阳。"不算发展。唯对于温病，以温邪立论，冲破伤寒之桎梏，乃是把中医理论推向一新水平。温病学说，不单对治外感实火有进步，对治阴虚之火，也别具道眼，对火的认识，达到一个新的境界了。

除上所论之外，中医论火尚有火风、湿火、痰火等六气化火，又有五志诸火、伤寒六经诸火、毒火、血症之火、郁火、五脏六腑十二经之火等，多为相兼之火，不加赘述。

二、对火认识的发展促进了医学实践

《黄帝内经》中对火的论述已具有辨证论治的原则，如《素问·热论》之分经，"七篇大论"中之诸司天在泉之治，特别是"热者寒之"之语，为治热病之准绳。张仲景发挥《黄帝内经》而有《伤寒论》，其白虎剂、承气法、柴胡辈等，为传用千古之名方。唐代王冰又据《素问·至真要大论》提出"无火"之论，遂有"壮水益火""引火归原"的治则，不失为治火热之发明。钱乙的六味丸，乃治肾虚火热，是当归芍药散基础上发展起来的甘酸化阴之剂，其三补三泻更合阴阳离合之理。刘完素之伤寒是热病，可视为温病学派之开山。他以三阳为表热，三阴为里热。病初即辛凉双解，创双解散、凉膈散等，对《伤寒论》有所突破。东垣以"劳者温之，损者益之"为据，创甘温除热法治气虚发热，其补中益气汤、当归补血汤等，对热病治法和认识又开新河。朱丹溪以滋阴降火之剂治肾虚火旺，其大补阴丸等方能充其任。古人很早就注意到骨蒸虚热为独特热型，张景岳明确指出当属有邪之虚火，是为元气之贼："致动相火，为劳为瘵者。"（《景岳全书》）自宋代始就有《局方》地骨皮饮等有效方剂。对温补肾命之剂，中医学早有实践。从《金匮要略》之肾气丸到张景岳之右归丸（饮）等，说明中医学对火的理论是以实践为基础的，理论既是实践的总结，又能指导实践，二者互相促进，使中医学丰富起来。

三、从火看中医理论体系的特点

从以上对火的论述可以分析中医学理论体系有如下特点。

1. "火"不是实体而是模型

中医之火虽引喻自然之火，但并无特指、无标本而是功能模型。中医其他理论，如脏腑学说、气血学说等也具这一特点。

2. "火"是一个多元性概念

不同医家、不同时代，对火各有不同理解。甚至同一医家之言火，也不尽统一，这与在不同实践条件下、不同场合有关。为此，在目前尚难以一个名词概念，将数个古代医家所言之"火"统一起来，而关键在于完整地、准确地理解古代各家之论述。

3. "火"的概念与哲学有密切关系

火与《易经》《尚书》及宋明理学等都有密切关系。说明中医理论具有浓厚的自然哲学色彩。因此，学习中医要对中国古代哲学有一定程度的了解。

4. "火"是一个不断发展的概念

它从水火同源演为五水五火，又与其他学说互相交织联系。它与运气学说、六淫学说，命门学说、脾胃学说、伤寒学派、温病学派等都有一定关系。只从一个角度来言火，都将有管窥之嫌，如现在各教材言火，只把火视为六淫或辨证，都有遗珠之失，有损于中医学的发展。

综上所述，中医之"火"，是一个有多种含义的概念，应全面地看、发展地看，方为正确的研究与治学之道，而要继承与发扬中医学，也应作如是观。

【孟庆云. 从火看中医理论体系的特点［J］. 中医药学报，1983（5）：15-20+77.】

“七篇大论”是东汉郑玄解《易》之作

唐代医学理论家王冰，在次注《黄帝内经素问》时，补入了“七篇大论”（又称“运气七篇”，下简称“七大论”）。历代以来，不仅因其阐述运气的内容深奥被称为“医门之玄机”，而就其来源和作者问题，也堪为“千古疑案”，自宋代林亿等根据“七大论”“所载之事，与《黄帝内经素问》余篇略不相通”、七篇卷帙浩大、《针灸甲乙经》等史书不载等理由，质疑“七大论”非《黄帝内经素问》原文，认为是王冰“并《阴阳大论》于《素问》中”。后人也因《太素》中无此内容，一些作者也赞成林氏之论，成为“并论补亡”派。故日人丹波元简言：“宋臣之说，乃难从焉。”有人认为是王冰前道家伪托之书，为王冰所信从，更有人直言为王冰所撰。多数作者认为“七大论”非先秦《黄帝内经》原文，如明代缪希雍认为“起于汉魏之后”，当代范行准认为，系唐代末年至五代时的著作，以上的作者形成了“后世所撰”的一派。近年来，多数学者如龙伯坚、任应秋、李今庸、钱超尘等人认为是东汉末年的作品。此外，尚有王树芬等，仍认为“七大论”是《黄帝内经素问》所失之卷。至于“七大论”作者，古今诸家从未有言及名姓者。笔者十余年来，广搜文献，腹笥云俭，考据出“七大论”的作者是东汉学者郑玄，主旨是以“气一元论”解《易》。现将主要证据略述如下。

一、郑玄的生卒年代与学识

笔者赞同诸家关于“七大论”成书于东汉末期之论。郑玄正是这一时代的名家。撰著“七大论”的学者应具有三方面的学识与能力。他撰著的《天文七政论》正是“七篇大论”。七篇大论是以《易经》的天人合一思想为主旨，以《系辞传》的“天五地六”为框架，探讨五运六气的应变治学。

郑玄，字康成，生于东汉顺帝二年（公元127年）。卒于汉献帝建安五年（公元200年）。经历了顺帝、冲帝、质帝、桓帝、灵帝、少帝、献帝7任黄帝（冲、质、少三帝在位均不到一年）。郑玄的生卒年代与近年学者们认定的“七大论”成书时间及反映的时代特点完全吻合。

“七大论”所引用的天文、气象、物候等资料以中原地区为主，也和郑玄的生活圈相一致。郑玄乃“伊洛以东，淮汉以北”的第一名家。当时，与郑玄齐名的“谈天”学者如虞翻，乃江南人，不可能以北方为背景著“七大论”。

郑玄博学，尤精象数易学。《后汉书·郑玄传》说：“玄，字康成。北海高密人也。……遂造太学受业，师事京兆第五元先，始通《京氏易》《公羊春秋》《三统历》《九章算术》。又从东郡张恭祖受《周官》《礼记》《左氏春秋》《韩诗》《古文尚书》。以山东无足问者，乃西入关，因涿郡卢植，事扶风马融。……时年六十，弟子河内赵商等自远方至者数千。……其年六月卒，年七十四。遗令薄葬。自郡守以下尝受业者，缞绖赴会千余人。门人相与撰玄答诸弟子问五经，依《论语》作《郑志》八篇。凡玄所注《周易》《尚书》《毛诗》《仪礼》《礼记》《论语》《孝经》《尚书大传》《中候》《乾象历》，又著《天文七政论》《鲁礼禘祫义》《六艺论》《毛诗谱》《驳许慎五经异义》《答临孝存周礼难》，凡百余万言。"郑玄反驳何休还著有《发墨守》《箴膏肓》《起废疾》等，并为《周易》之多种纬书作注。其中《礼记·月令》《易纬·通卦验》等已为五运六气勾画出了框架，而这些书恰是郑玄所注。可以说，郑玄在注释此类书中，物化并综合出五运六气的思想。运气的五运推演与六气推演两派在西汉以前就已经成形了，到郑玄时代综合二者的条件已经具备。把五行的生机称五运主各年，把六种气象模式称六气主一年中六季，综合起来就成为五运六气。

郑玄不仅因博学而知医，还应列入东汉末期医学家之列。郑玄注"三礼"，其医学内容承上启下。我们从郑注中不仅了解到周代医学情况，而且注文中所提供的明确概念沿用到后世。例如在《周礼·天官》中，郑玄对"医师"的定义是："医师，众医之长也。"对"疾医"中"五药养其病"的定义是："五药，草、木、虫、石、谷。养，犹治也，病由气胜负而生，攻其赢，养其不足也。"郑玄还指出"疡"字即"伤"字之义："身伤曰疡。""金疡"乃统指开放性创伤："金疡者刀创也。"开放性外科感染为肿疡："肿疡，痈而上创者。"在注"祝药剟杀之齐"中，明晰地解说了周代开放性创伤用清创疗法的过程："祝，当如注，谓附上药（外敷包扎）。剟，刮去脓血（切开搔刮）。杀，谓以药食其恶肉（用药追蚀死骨腐肉疗法）。"对《礼记》中有关医学的内容，因其注释之贴切准确，如"九藏""方诸水"等，多被后世医家援用。对《易纬·乾凿度》中"四渎"之注也很独到："水有信而清洁为渎。"郑玄对古文经学与今文经学的比较中，发现两家经学关于五行配五脏的不同，他按今文《尚书》的配法注《礼记·月令》，孔颖达在《五经正义》中引他的话说："今医疾之法，以肝为木，心为火，脾为土，肺为金，肾为水，则有瘳也；若反其术，不死为剧。"驳诘了许慎在郑玄注《周礼》"疡医"的一段话，显示了他注文的准确性与实践性："今医方有五毒之药，作之，合黄垫，置石胆、丹砂、雄黄、礜石、磁石其中，烧之三日三夜，其烟上著，以鸡羽扫取之以注创，恶肉破骨则尽出。"此制药方法即炼丹。今日伤科用之五烟丹即郑玄五毒之医方。非但如此，在近年甘肃出土的《武威汉代医简·治百病方》中，也载有郑玄注的此方，而名为"大风方"，用以治《素问·长刺节论》之大风病，即今麻风病。两个方剂的相合，不仅表明郑玄注释《周礼》时还有《治百病方》其他抄本在世，也足以说明郑玄的医学造诣甚深。

"七大论"的文笔冠世，词语之精彩，非名家不能操觚著就，各篇皆有简透秀逸似锦之言，尤其是《素问·至真要大论》，神韵灵秀，读后令人萦绕于怀。《素问·六元正纪大论》曰："太虚苍埃，天山一色，或气浊色，黄黑郁若，横云不起雨，而乃发也，其气无常。长川草偃，柔叶呈阴，松吟高山，虎啸岩岫，佛之先兆也。"此段写景绝妙，其"天山一色"句，意蕴不凡，为六朝庾信的"春旗一色"，王勃之"长天一色"句之先声。近年有学者马植杰指出，开建安风骨之先河者，乃经学大师郑玄。像《素问·至真要大论》这样气势贯通、起伏转合的华章，当是郑玄等辈大儒之笔。结合其易学之运用和医论之深刻，非郑氏无以言他。

二、"七大论"的天文、历法学说和郑玄的哲学观一致

"七大论"是在易学统规下，以天文、历法结合物候等，推演了系统的生物医学规律。郑玄坚信"易与天地准"，以"爻辰"与天文星象结合释卦解易，是郑氏易学的特点。"七大论"的主旨和程序也是如此。首篇《素问·天元纪大论》，以天文为开端，说明星象决定天气季节，天气主宰地气，天地合气主宰人的健康和疾病。继之《素问·五运行大论》也以"天垂象，地成形，七曜纬虚，五行丽地"及"仰观其象，虽远可知也"来"先立其年，以知其气，左右应见，然后乃可以言死生之逆顺"。进而在其后各篇，阐述"五运六气"的系统规律，这乃是对《易传》"天五地六"命题的论证，而"七

大论"所运用的四时五音六律、十干十二辰二十八宿，与郑玄其他著作的四方五行六气、十干十二辰二十八宿完全一致。

郑玄的哲学思想有两点成就都与天文学有关。一是提出一年四季地在太空中的四游升降有关的论点，"七大论"论述的恰好正是这些。例如《素问·五运行大论》所言之"天地动静，五行迁复""地为人之下，太虚之中者也"，《素问·六微旨大论》论述的"升降出入"等，与郑玄的观念最为契合。郑玄哲学的第二个独特见解，是他在《易纬·乾凿度·注》中提出元气之所本始寂然无物亦忽然而自生的观点。《乾凿度》提出了比较系统的宇宙生成论，其图式为：太易→太初→太始→太素→浑沌→天地→万物。认为由寂然无物的"太易"到"太始"，是一个从无形到有形的过程；"太易"是"未见气"的一种虚无寂静的状态，郑玄注曰："以其寂然无物，故名之为太易。""太初"是"气之始""太始"阶段才有形可见，形变而有质是"太素"，气、形、质三者浑然一体，而未分离就是"混沌"，又称为"一"，也就是"太极"，由"太极"而一分为二，"清轻者上为天，浊重者下为地"，再由天地而产生人和万物。郑玄在注文中提出了以元气为本始的观点。在《素问·天元纪大论》中，作者正是提出了论说宇宙万物起源"肇基化元"的"气一元论"的元气说："太虚寥廓，肇基化元，万物资始，五运终天，布气真灵，总统坤元，九星悬朗，七曜周旋，曰阴曰阳，曰柔曰刚，幽显既位，寒暑弛张，生生化化，品物咸章。"这里不仅明确提出万物起源于元气，还以五运解说昼夜四时和万物之所成，和郑玄对《乾凿度》的注文是一致的。

五运六气是一种独特的历法系统，天文学家卢央称其为"五运六气历"。《后汉书·郑玄传》说郑氏推崇刘歆的《三统历》。五运六气历法的特征，就是把天、地、人的综合规律统布于一个格局之中，以《三统历》的"太极元气，函三为一"之论为纲，以元气统天地人，结合物候，以五行化为五运，六爻演为六气构成了"五六相合"的历法格局，此历法的构架是元气–三统–五运–六气的系列模式，此也是五运六气的推演格局。五运六气历法处处体现了"肇基化元"和"函三为一"，这种历法以天文解易为特征，其独特性在古今 102 种历法中罕有其俦。在汉代有此种哲学思想又精通历法者，只能是郑玄。

三、"七大论"天五地六的框架与《立即·月令》《易纬》一致

近年来一些作者曾论及七大论框架的来源，例如范行准氏指出推步望气："如《易纬》《易通卦验》等书，都有此种记载。"龙伯坚在论及"七大论"的来源时，也说：《易纬通卦验》卷下里面讲二十四气的天时民病，正和这一部分《黄帝内经素问》的理论体系相类似，但没有《黄帝内经素问》这样详细，所以这一部分《黄帝内经素问》应当是受了《易纬通卦验》的影响而发展出来的。"赵洪钧在《内经时代》中，论及《月令》与"九篇大论"的关系时指出"运气说创始人把《月令》思想搬到医学"。郑玄用元气——五气在天为五运，在地为六气，共为"五运六七之应见"的框架（《六元正纪大论》）。

五运六气又是一种物候历法，并由物候联系到人体健康和疾病的演化规律，即如《素问·五常政大论》所说"无代化，无违时，必养必和，待其来复"的一年中生、长、化、收、藏的规律。物候之论述，《夏小正》《吕氏春秋·十二纪》均有记述，但以《礼记·月令》最为详瞻，它述四时令乱则："孟春行夏令，则雨水不时，草木早落，国时有恐；行秋令，则其民大疫，飙风暴雨总至，藜莠蓬蒿并兴；行冬令，则水潦为败，雪霜大挚，首种不入。"对四时的物候和相应祭祀脏腑，均有详述。"七大论"则按阳历历法，以甲子为历元，以大寒为岁首，对生物的回归年周期节律做了赅备的叙述，堪

为《礼记·月令》的发挥。所发挥者，如将一年分为六个运季，以甲子为历元和提出的"七衡六间气"的气候区划分等，均可找到与郑玄熟悉的《易纬》等书有联系。

五运六气将一年分为六个运季，以合天五地六；又合十天干中数五，十二地支中数六，叙述时以五音六律为纪。郑玄在《易纬·乾凿度》的注文中的解说正是这样："五音六律七变由此作焉，故大衍之数五十，所以成变化而行鬼神也。日十干者，五音也；辰十二者，六律也；星二十八者，七宿也。"《易纬》各篇，多阐述大衍数，河图、洛书及五行生成数，"七大论"也正用此解说五运六气。

五运六气以甲子为历元，《素问·六微旨大论》说："天气始于甲，地气始于子，子甲相合，命曰岁立，谨候其时，气可与期。"在《易纬·乾凿度》中有"甲子始数"和"尧以甲子受天之为推求"的说法，郑玄注云"甲子为部起"，可见，"七大论"中历元的确立和郑玄注《易纬》的说法一致。又七大论所阐述的五运三气之纪，与《易纬·通卦验》所述之二十四气天时民病体系相类似，为此段作注的正是郑玄。

五运六气提出了"七衡六间气"的气候区的划分，这种见解也与郑玄熟悉的内容有关。《礼记·王制》论五方风土，东方南方有不食火者，西方北方有不粒食者。郑玄分别注为"地气暖，不为病""地气寒，少五谷"，指出地域不同，气候有别。由此进一步引申出海拔高度的"地高多寒，地卑多热"，这与《素问·五常政大论》所论述的"高者气寒，下者气热"是多么惊人的一致。

四、"七大论"的文辞音韵与郑玄一致之证

将"七大论"中的某些文辞和郑玄著作相比较，在内容和词语上，竟有惊人的相同之处或有某种联系。《素问·天元纪大论》是"七大论"的首篇，为何称"天元纪"？郑玄在《易纬·乾凿度》"至哉易一元以为天纪"句下给以明确的注释"天地之元，万物所纪"，此八字可质为"天元纪"三字。刘歆《三统历》云"道据其一，一即元也""三统合于一元"，郑玄最推崇《三统历》，特别是其中关于气一元论的思想，他把天地人的总规律及起源概之为"肇基化元"，为"七大论"的总纲，故以"天元纪"名篇。

"七大论"中有些"行业语"也多是郑氏常用言辞，如"气交""倮虫""四维""六元"等。"七大论"中言"气交"之处甚多，对"气交"二字的概念则导源于《易纬·乾凿度》"分于二，通于三"句下的郑氏注文："清浊分于二仪，阴阳气交，人生气中，故为三才。"这和《素问·六微旨大论》中的"上下之位，气交之中，人之居也。"《素问·六元正纪大论》中的"上下交互，气交主之"，语义一致。郑玄在《礼记·月令》注文中，即已经按五行类分动物，有"五虫"之称，把人类归为"倮虫"，而《素问·五常政大论》也正如此划归人类。"七大论"中的"四维"，和《素问·生气通天论》之"四维相代"之"四维"含义不同，却和《易纬·乾凿度》中的"四维"辞义一致，皆指"四方之隅"。以六元言六种气候的六气，郑玄有独特的辞义，古有《左传》医和之六气和《庄子·逍遥游》"御六气之辨"的六气，都与运气之六气大异。而郑玄在《尚书·洪范》中的注文"以六元言，曰六气""自六气之偏胜者言曰六淫"，此等六元之论，正是《素问·六元正纪大论》的主题思想，与《楚辞·远游》之"餐六气而欲沆瀣兮"，以及《灵枢·决气》以精、气、津、液、血、脉为六气皆不同。郑玄贯言五六。如"五音六律""五际六情"（《六艺论》）之类，以合天五地六。《易纬·河图数》中，以五运和六气分别指天地之气："五运皆起于月初，天气之先至乾，知大始也。六气皆起于月中，地气之后应坤，作成物也。""七大论"合此二者称"五运六气"，颇合乎郑氏联用五六的用词习惯。

《素问·至真要大论》堪称《黄帝内经》诸篇最有文采的一篇，有些语句深奥而有引源。例如，

从"甚者从之"一语的脉络也可循及郑玄。《诗经·伐柯》郑笺言："伐柯如之何？唯斧乃能之，此以类求其类也。""以类求其类"的思想，在《素问·至真要大论》中转为"甚者求之。"这当是熟悉《诗经》郑笺而又兼研医学的名家才所能及。

再从"七大论"的语音特点看，也可系及郑玄。《素问·天元纪大论》"知迎知随，气可与期"，《素问·五常政大论》"阳和布化，阴气乃随"之"随"字，乃汉魏之音韵。清代学者顾炎武从"随"字又与"期"的押韵上，提出一个重要论点："按随字自《素问·天元纪大论》：知迎知随，气可与期，始入之韵。"提出"随"字入了"之"韵。而段玉裁在《六书音韵表》中，进一步从郑玄以"鱼虞"之字的入韵特点进一步指出："古韵第十七部，古独用无异辞。汉以后多以鱼虞之字韵入于歌戈。郑氏以鱼虞歌麻合为一部，乃汉魏之韵，非三百篇之韵也。"《素问·天元纪大论》中的"知迎知随，气可与期"恰好是东汉人郑玄文章的常用音韵。

又从文风上看，也令人思索到郑玄。郑玄在学术上"宏通博大，无所不包"，是"集大成的通人"。"七大论"正好体现了郑玄的善于整理、最喜综合与"多附会""以不同为同"的两大学术特点。五运六气融天文、地理、生物、医学知识为一炉，其论视野宛如《后汉书》作者范蔚宗对郑玄的评论——"括囊大典，网罗众家"。"七大论"所论及的规律最多，诸如干支历法的时间规律、气候规律、疾病规律、时间与气候关系、气候与疾病的关系等，附会之处不少。可见，"七大论"文风的优点、缺点都斯如郑氏。

《后汉书·郑玄传》记载，郑玄之师，除马融外还有另一人，即贾逵。贾逵精通当时推称"内学"的"推步"，郑玄就是继承了他的推步之学。《后汉书·方术列传》还记载在他以前有杨由著《七政元气风云占候》，也是以七政论天文气象"推步"的。可见，郑玄的《天文七政论》正是讲运气的，《后汉书》的这一系列记载合笼了证据链，以此说郑玄的《天文七政论》就是"七篇大论"。

【孟庆云. 七篇大论是东汉郑玄解《易》之作 [J]. 中国中医基础医学杂志，1995（3）：3-5.】

命门学说的理论源流及实践价值

在中医学理论体系中，以命门学说的学术思想最为丰富，同时又是争论最多至今尚未能统一的重要理论。中医的命门学说是在概念的调整和观察视角的开阔中发展起来的，它既是对五行的突破，也使藏象理论提升到一个新的层次。

一、命门学说源流

中医学理论的构建，多是在实践的拓展经验丰富的情况下，旧理论已经不能概括和解释新知识，便把新知识和有关哲学思想结合起来，以此创立新的学说，这些新学说经常续接于经典著作（例如《黄帝内经》）的某一茎枝上，命门学说就是这种模式所构建。

参与构建各种命门学说的哲学思想，主要有道家的天一生水、古代气论的元气（原气）学说《周易》的太极和卦象。不同时代的医学和当世流行的哲学相结合，便推出了种种丰富多彩的命门理论。

"命门"一词首见于《黄帝内经》，但并非指言脏腑，而是指眼目的穴位。命门在《黄帝内经》中三见：一是《素问·阴阳离合论》说："太阳根起于至阴，结于命门，名曰阴中之阳。"二是《灵枢·根结》："太阳根于至阴，起于命门。命门者，目也。"此二论皆说命门是睛明穴。而《灵枢·卫气》言："足太阳之本在跟以上五寸中，标在两络命门，命门者目也。"此处仍以命门为目，说明《黄帝内经》的作者非常看重目。正如清代徐灵胎在《医贯砭》中所言："今日所指命门，皆以目焉。目为五脏六腑之精气所注，故曰命门。"这反映在中医理论演进的早期重视器官。而在《黄帝内经》的六节藏象或五脏六腑藏象理论，乃至奇恒之腑理论中，命门皆未能入列。

最早提出人身有命门一脏的是《难经》。《难经·三十九难》提出了人身有男子以藏精、女子以系胞的"右命门"："五脏，亦有六脏者，谓肾有两脏也，其左者为肾，右为命门，命门者精神之所舍也，男子以藏精，女子以系胞，其气通肾，故言脏有六也。"《难经·十八难》和《难经·三十六难》说命门脏的功能及重要之处在于它为"肾间动气"和"原气之所系"《难经》命门"肾间动气"之说，与《明堂经》命门穴在两"肾俞"之中有关，以此成为系统的"右肾命门"学说，此说在后世医家著作中引起广泛的反响。晋代医家皇甫谧之《针灸甲乙经》、北宋医家陈言之《三因极一病证方论》、元代注《难经疏证》之滑寿，以及清代姚止庵，在论述中均承袭右肾命门之说。如姚止庵在《素问经注节解·天元纪火论》"君火以明，相火以位"下的注文中注曰："命门居两肾之中，体阴而用阳，与右肾同功用，故亦根源于丹田。"命门既为一脏，则有脉诊之定位，晋代王叔和在所著《脉经》中，以肾和命门对应左右两尺脉，左尺为肾，右尺为命门。其后五代之高阳生所著《脉诀》遵从王叔和，其定位是"左心小肠肝胆肾，右肺大肠脾胃命"。在右肾命门的一派人中，还有论及男女有别者，如宋代朱肱在《伤寒类证活人书》中论道"男子以右肾为命门，女子以左肾为命门"，其部位是与道家称为"生门"的脐相对。

命门既为重要的一脏，其属性如何？

最早是命门属水论。源自道家论宇宙万物生成。道家以水为天地之源，在五行中以水为先，五行生成数也，"天一生水，地六成之"。1993年郭店楚墓出土竹简《太一生水》，是道家关于宇宙生成理论的最早表述："天地者，太一之所生也。是故太一藏于水，行于时。"继后《管子·水地》也论道："水者集天地而藏于万物，万物莫不以生。"万物源于水，人也初生于水，命门必然要和水联系起来。此命门主水之说，只是依据"命门"二字的字义，对胚胎时期各脏腑的形成论及其始发，其理论本质还是属于《黄帝内经》"肾者主水"的范畴，其论述的命门也大致属于"肾精命门"。例如宋代《太平圣惠方》言："肾与命门，神精之所舍，元气之所系。"明代著作《海樵子》言："天地六阳藏于九地，人之六阳藏于二肾，故地雷曰复，肾精曰命门。"都是说肾命一家。

突破命门属水论的是刘完素与张元素，他们也都是依据道家的说法。刘完素把《黄帝内经》五运六气中的"君火以明，相火以位"的君火、相火用之于人体，以心为君火，命门为相火。他在《素问病机气宜保命集·病机论》中说："左肾属水，男子藏精，女子以系胞；右肾属火，游行三焦，兴衰之道由于此，故七节之旁，中有小心，是言命门相火也。"也在《黄帝素问宣明论方》中，引用道教的《仙经》为据证，说："《仙经》曰：心为君火，肾为相火，是言右肾属火不属水也。"刘完素创命门相火之说，突破了命门属水之论，把前代医家以温肾治疗虚寒纳入命门的范围，但他的命门仍是右肾。易水学派创立者张元素在同一时期也论及命门相火。他在《脏腑标本虚实寒热用药式·三焦部》说："三焦为相火之用，分布命门元气，主出升降出入。"又在《脏腑标本虚实寒热用药式·命门部》说："命门为相火之原，天地之始，藏精生血，降则为漏，升则为铅，主三焦元气。"他关于命门相火和三焦元气关系的推导，依据的是道教炼铅的丹灶之术。不过这里的元气之论，被其弟子李东垣发挥为阴火说。刘完素与张元素都始论命门相火，刘完素讲阳火，他的河间学派成为明清温病学派的嚆矢；张元素重脏腑元气，其弟子李东垣据此提出"火与元气不两立"，创阴火说并演成脾胃学派。

二、三大命门学说

金元以后，随着医家临床经验的丰富，对命门早已超越了性和生殖的范畴。对于发热，金元医家已经把外感与内伤的辨证作为重要专题，除阳火、阴火之辨外，还注意到痨瘵之热与甘温所除的大热不同。已经注意到人体的免疫和获得免疫问题，明代李氏曾为所著方书命名为《免疫类方》，由是而首创"免疫"一词。思考到人体生长化收藏的原动力问题，又设想到人体还有一个高于五脏六腑的更高的主宰。这是在宋明理学"太极"学说的影响下，沿着朱丹溪"人身各有一太极"思路，对藏象理论的重大突破。由是而先后或同时产生了既相近又不同的多种命门学说，其中以孙一奎的动气命门、张介宾的水火命门、赵献可的君主命门最为称著。

明代很多医学著作都论及命门，例如李时珍曾在《本草纲目》中阐述了我们可以概括为"结构命门"的学说。其意旨在从结构上提出一个主宰原气又联系并超越脏腑的实质器官，对此从本草学上还列出了一类补益命门的药物，如胡桃、淫羊藿、仙茅、石硫黄、补骨脂等药物。此外，还有虞抟的两肾命门、李梴的心包命门、程知的包络命门等。明代诸家命门以孙一奎、张介宾、赵献可三家之论最为卓著，据此后世称他们为温补学派或命门三家。

孙一奎（1522—1619年）最早创动气命门学说。孙一奎字文垣，号东宿，别号生生子，安徽休宁人，曾随汪石山的弟子、徽州黟县黄古潭习医，汪石山又是朱丹溪的再传弟子。孙一奎自幼精研《易经》，尝援易论医，批评"以方为捷径"的治医流风，经30余年的研思，著《赤水玄珠全集》

三十卷、《医旨绪余》两卷及《孙文垣医案》五卷，在阐述命门理论中有其卓见。他承袭朱丹溪"人身必有一太极"之论，将太极之理论融入医学，结合《难经》原气之论来阐发命门，认为"天地万物本为一体，所谓一体者，太极之理在焉"。又在南宋炼丹术士白玉蟾（海琼老人）《金华冲碧丹经秘旨》中"两肾中间一点明"的思想启发下，提出了"命门乃两肾中间之动气，非水非火，乃造化之枢纽，阴阳之根蒂，即先之太极。五行由此而生，脏腑以继而成。"（《医旨绪余》）他虽然发挥《难经》命门为原气的说法，但脱却了左肾右命之说。他的命门是五脏六腑之原根。此动气命门之理论有两个特点：一是命门是非形质器官，而是功能的藏象；二是命门动气是元气，是人体生生不息之根，是"五脏六腑之本，十二经脉之根，呼吸之门，三焦之源"，人体营气、卫气、五脏六腑之气、十二经脉之气都属于它，肺之能出气而呼，肾之能纳气而吸，都由命门之动气所统。按此理论，呼吸之为病，可从补益命门来论治，这一点具有临床和养生的实践价值。

张介宾（1562—1639年）创立了水火命门学说。张介宾字会卿，又字景岳，别号通一子，会稽（今浙江绍兴）人，幼承庭训，通易理天文、兵法及医学。年十四随父张寿峰入京师，又从金英（梦石）习医，尽得其传。壮岁从戎，晚年返籍浙越，专心医学。著《类经》三十二卷，并撰有《类经图翼》《类经附翼》，编辑成《景岳全书》六十四卷，为医学巨著，暮年著《质疑录》。张介宾的水火命门学说有两个思想来源，即用宋明理学的太极理论阐述命门之论。

张介宾也是用太极理论阐述命门，他在所著《类经》的序言中说道："太极者，天地人之心也，即所谓性命也。"他把命门述为人身太极，统括阴阳、五行和精气。他的命门主精气之说，也源自道教《黄庭经》之"黄庭命门"。他在《景岳全书·求正录》中做了引证："亢阳子曰：命门者，下丹田精气处也。"他所论之命门既有形质又赋功能，认为命门位置"居两肾之中而不偏于右"，为先天后天"立命之门户"。他强调"谓左肾为肾，右肾为命门则不可也"。即"命门总主乎两肾，而两肾皆属于命门"，故"命门为水火之府，为阴阳之宅，为精气之海，为死生之宝"。他的有形质的命门，是在承袭前人重视命门的性生殖论说而进一步发挥。他言道："子宫之下有一门，其在女者，可以手探而得，俗人名为产门，只在男者，于精泄之时，自有关阑知觉，请问此为何处？客曰：得非此即命门耶？曰：然也。"他认为天和人皆有太极，皆称命门。天的太极即"命门为北辰（北斗星）之枢，司阴阳之柄"，在人则是"命门居二肾之中，即人身之太极，由太极生两仪，而水火具焉，消长系焉。故为受生之初，为性命之本。"此命门有火有水。火为元阳、真阳，主"生"主"化"，即所谓的"神机"，代表生命的功能。如《景岳全书·传忠录》所言："命门有火候，即元阳之谓也，即生物之火也。"命门之水为元阴，又称真精、元精，主生命之"长"和"立"，也即是"天癸"。即如在《景岳全书·求正录》所说："故五液皆归乎精，而五精皆统乎肾，肾有精室，是曰命门，为天一所居，即真阴之府，气由此而化。"张介宾的水火命门，结合易学思想把中医学的阴阳理论发展到一个新的高度。从太极到两仪阴阳，又从"先天无形之阴阳"，化生为"后天有形之阴阳"，以元阳之火论功能，以元阴之水论气血津液和脏腑，以水火之关系，体现了阴阳互根和阴阳互制。他发挥唐代王冰"壮水益火"之论，所倡言的"善补阴者，必阳中求阴；善补阳者，必阴中求阳"，此语已经为后世医生尊为"平治于权衡"的医家箴言。沿着水火命门的理论，深化了中医对命门火衰和真阴耗竭疾患的认识，其所制定的左归丸、右归丸实用而有效，也丰富了方剂学理论。张介宾晚年尤重视补益阴精，因大剂量用熟地而得"张熟地"之绰号。水火命门学说的理论，也为他驳斥朱丹溪的"阳常有余，阴常不足"提供了补充论据，他又据水火命门学说而概括为"阳常不足，阴本无余"。他的水火命门，虽然对单一的主水、单一的主火有所突破，但他还不能完全摆脱左肾右命，他所创的左归、右归即有此印迹。

赵献可（1573—1644年）的君主命门学说，彻底脱离了肾，构建了一个比五脏六腑更高层次的脏象，这是对五脏六腑脏象论的新发展和根本突破。他论述的命门是十二经、十二官的君主，可以把他的命门称为君主命门。此君主命门也论水火，尤以火为重，火乃是君主，有位无形，其思想来源除续接于《黄帝内经》之外，也是受了道教黄庭命门和太极、坎卦等易学的影响。

赵献可字养葵，号医巫闾子，浙江鄞县（今宁波市）人。《浙江通志》说他一生"好学淹贯，尤善于《易》，兼精医，其医以养火为主。"他不求高官厚禄，或隐居或游历，又通儒道佛之学，被誉为"江湖状元"，人称逸士、游仙。著有《医贯》《邯郸遗稿》《内经钞》《素问注》《经络考正》《脉论》《二朱一例》等，除前两书外，余均佚失。君主命门之说也以人身太极和坎卦立论，认为坎卦中的阳爻为命门，上下二阴爻为肾，命门与肾是先天与后天、无形君火与有形之水的关系。其命门"是为真君主，乃一身之太极"，故尔人身之主非心，命门统摄十二经、十二官，命门有位无形属火，定位于肾间："对脐附脊骨，自上数下，则为十四椎，自下数上，则为七椎。《黄帝内经》曰，'七节之旁，有小心'此处两肾所寄，左边一肾属阴水，右边一肾属阳水，各开一寸五分。中间是命门所居之宫，即太极图之白圈也。其右旁一小白窍，即相火也；其左旁之小黑窍，即天一之真水也。此一水一火，俱属无形之气。"（《医贯·内经十二官论》）他以两肾和其中的命门合为太极。两肾之中为命门之宫，两肾皆为水，左肾为阴水，右肾为阳水。在中宫命门的两旁，左为真水之穴，右为相火之穴。此真水与相火，一水一火俱无形。因太极之中宫命门在两肾间。此君主命门，一是司性与生殖，主"人之初生受胎"；二是为十二经、十二官之君主；三是以君主之火为生命的原动力和"主气"。此火包括先天无形之火，即"命门君主之火，乃水中之火，相依而永不相离也"，安宅于两肾之中，由三焦执行其君主之命。三焦是两肾"其右旁有一小窍，即三焦"。当三焦"禀命而行，周流于五脏六腑之间而不息，名曰相火"，此相火是君火的下一层次，也是无形之火。命门火的第三层次是后天有形之心火，此火可以被两肾所主的后天有形之水所克。后天有形之水包括血、津、液、涕、唾、痰、汗、便、溺等。他以走马灯之烛比拟命门火为生命的原动力，"火旺则动速，火微则动缓，火熄则寂然不动"。又由君主之火推出人身之"主气"，即《医贯》所论"主气固，客气不能入"，此"主气"相当于是御抗邪气之免疫力。由此，命门的功能又包括了人体的免疫功能。理论上对火的提升，在养生和治疗上则反对过用寒凉或纵欲伤命门之火；又因君主之火乃水中之火，阴精真水乃是命门火的物质基础，火有余之为病，是真水不足引起，在治疗上绝不可泻火，只能补水以配，"壮水之主以制阳光"，用六味地黄丸。如果是火不足，因见水之有余，亦不必泻水，宜于水中补火，即"益火之源，以消阴翳"，用八味地黄丸。赵献可命门水火之论，又推衍到五行："论五行俱各有二，奚独一火哉？若论其至，五行各有五，五五二十五，五行各具一太极。""近世人皆曰水克火，而余独曰水养火；世人皆曰金生水，余独曰水生金；世人皆曰土克水，余独于水中补土；世人皆曰木克土，而余独升木以培土。……谁知君相二火，以肾为功，水克火者，后天有形之水火也，水养火者，先天无形之水火也。"（《医贯·五行论》）把五行发展五水五火，不仅很好地解释反克反侮，又开辟了治疗的新思路。

清代学者对命门学说主要是发挥明代以上三家之论。陈士铎遵从赵献可而言"命门为先天之火"（《石室秘录》）；徐灵胎综合张介宾与赵献可而述"命门为元气之根真火之宅"（《杂病源》）；周省吾整合孙一奎的动气命门与张介宾的水火命门，而提出"两肾为主命门，命门穴在中间"（《吴医汇讲》）；魏荔彤提炼了各家的共同要点，提出了"命门主寿夭"，作为虚证的内因。独有陈修园据《难经》的七冲门之论和道教《黄庭外景经》"后有幽门前命门"之语，言"命门为人之生命处"（《医学实在易》），此为另一家之言。

三、命门学说的理论意义

命门学说是藏象、阴阳五行学说的进一步发展，它拓展了中医理论体系的构架，完善了以往的理论，它既是临床治疗经验的概括成果，又以其理论价值推动和丰富了中医临床。明代的三家命门都援用人身太极之说，其位都定在两肾中间。孙一奎的动气命门无形而有位，以动气为原气，补充了气化学说的动力机制中的基元。张介宾的水火命门有形而有位，以水火关系理论深入论证了阴阳互根和阴阳互制的关系。赵献可的君主命门无形而有位，所主的是在两肾水之上的先天无形君火，此火的下一层次是三焦的无形相火，再下一层才是五行的有形之心火。三家命门虽不尽统一，但都能为临床辨证论治提供空间和思路。

1. 为有关虚证提供了病因依据论治体系。如虚劳之命门火衰可温补命门，元气虚损的喘证，可以补益命门来调理动气。据此理论又发展了很多治则，如补火生土、回阳救逆、阴阳双补、气阴两补、壮水治阳、益火治水、引火归原等，用于虚劳、消渴、慢性泄泻、脚气诸病症。

2. 为发热病辨证提供了理论依据和治疗思路。李东垣非常重视外感与内伤发热之辨，创补中益气汤以甘温除大热。但发热远不止于此，例如对虚人外感的发热，赵献可就曾以地黄汤治伤寒，清代汪昂说这是"赵氏之创见也"。明代张昶在《痎疟问对》中，就用气和命门相火理论解说痎疟之发热和多种复杂症状。医学发展到今日，已知还有血液病，如白血病及再生障碍性贫血的发热，自身免疫性疾病，如红斑性狼疮等的发热，以及获得性免疫缺陷综合征伴发机会感染的发热等，都有元气不足的表现，显然可以从补命门元气论治。

3. 对一些老年病、内分泌和自主神经功能低下病、泌尿生殖系统疾患，也多有元气不足或命门火衰的因素，也可从补命门、益元气论治。上海颜德馨教授用通阳补命门火治疗慢性前列腺炎，以附子温阳，加小茴香、泽泻、沉香、琥珀治疗有效。

4. 清代痘疹及种痘术的普及。医家在探讨种痘机理时，有王应奎在《柳南随笔 续笔·卷三·种痘》中提出命门散毒假说，认为痘本胎毒，种痘后，痘苗由肺窍鼻孔入，由上而下，"直贯命门，引毒而出，无使内状，亦法之至善者也"。就以种痘引命门火来解释种痘的获得性免疫的功效，这是对赵献可君主命门火之"主气"理论的运用。

关于命门和西医学的联系，自20世纪60年代以后也有尝试性探索。如张可仁在《西安医学院学报》1960年7月号著文认为"命门是腹腔神经丛"；赵隶华在《新中医》1974年1月号发表文章，认为命门"可能是下丘脑－垂体－肾上腺系统"，此等解释远非惬意。中医不是以器官和组织学来阐述人体，其藏象也远非器官组织。中西医研究对象的不同，概念体系的差异，决定了中西医两家的具体理论，尤其是那些特色性的东西是不能互换互释的。

【孟庆云. 命门学说的理论源流及实践价值 [J].
中国中医基础医学杂志，2006（7）：483-485，488.】

生命是时间的函数

——《黄帝内经》中的"神转不回"

《黄帝内经》鲜明地提出神是人的生命本质，并由此而贯通着对人体时间结构特征的认识。恩格斯说："一切存在的基本形式是空间和时间。"人体也不例外，由空间结构和时间结构二者组成。空间结构指的是各层次的形体，而时间结构指的是生命过程、节律、周期等。西医学从解剖学研究入手，由构造性的人体观出发，探索人体空间结构和功能的关系建立起相应的理论体系，从器官组织到细胞，现已达到基因和分子水平，取得了卓越的成就。《黄帝内经》全书对人体时间结构极为重视，许多篇论皆重点讨论，虽然各论篇成书年代不一，作者又非一人，但其思想主旨是从时间结构的不同内容阐发有机论人体观，提出了关于阴阳终始、脏象经络、四时气化、诊法治则等学说中时间要素的生命特征，具有独特的科学价值。

一、神及时间结构是生命的特征

先秦思想家们认为，人为万物之灵，有形的神不是别的，正是人本身，他们将人称为"神器"。《老子·无为》曰："天下神器，不可为也。"称人为"神器"，由"神"和"器"二者构成，其生存行为应顺应自然无为而治。"器"是形而下者的有形之物，"神"则是形而上者能变化妙用的生命活动。《黄帝内经》把《老子》的神器说加以提炼，提出神即生命本质。《黄帝内经》中有的篇论如《素问·六微旨大论》神器并称外，其他篇多用"神形"的称谓，而"器"在《素问·六节藏象论》中，成为对应于六节中的一节，属于"至阴之类，通于土气"，为脾、胃、大肠、小肠、三焦、膀胱的统称，相当于一个脏器，是"仓廪之本，营之居也"，为特指的脏象。

神是功能和时间结构二者的组合。《黄帝内经》关于时间结构的认识，承启于先秦的时空观念。《周易·系辞》谓："法象莫大乎天地，变通莫大乎四时。"人的生命、功能活动和时间结构二者互载不可离异，有功能活动便有时间记述，无功能活动便是生存时间的终止。时间结构是神的体现，故以人的生存年龄作为生命生存的终极指标，比之人的形象、身长、体重等更为重要。《黄帝内经》独钟于神，生命功能称为"神机"，主宰思维并统帅全身活动的作用称为"神明"，以"神气"充旺为健康的标志，包含时间因素的神之消失为生命终结，即《素问·移精变气论》所说："得神者昌，失神者亡。"还进一步认识到，人的活动是生命的活动，而生命活动的初始就是循着神的固有特定轨道，即生、长、壮、老、已的程序，用现代遗传学的认识来说，就是规律所确定的遗传密码主宰生命的演进过程。

《黄帝内经》坚持神器或神形统一之论。器和形是物质结构，器大为天地小为诸身：天地是大器，属于诸身的人，是"小生化之器宇"（见《素问·六微旨大论》王冰注）。运动是器的特征，"是以升降出入，无器不有。故器者生化之宇，器散则分之，生化息矣。"从这一点看，人的"小器宇"与天地之"大器宇",二者具有统一性。中医学以此一贯坚持人为小宇宙之论。《黄帝内经》的神器和神形一体论即人体生命是形器、功能、时间三者的统一,三者分离就不堪为生命。

二、人体时间结构的特点

《黄帝内经》在对人体时间结构的论述中,极为精辟地指出了生命的有序和人体的时间之序与自然之序的统一。

先秦的思想家已经认识到时间的有序特征。《管子·乘马·失时》说:"时之处事精矣,不可藏而舍也。"《素问·玉版论要》进而提出了"神转不回,回则不转"的绝响至论。近代医学家恽铁樵在《群经见智录》中说此语是《黄帝内经》全书的关键。生命特征的神,其时间结构和生命是统一的,而物质的形器在生命结束后仍可保存。在时间上,生命科学也和物理学不同。按大爆炸宇宙学说,物理学认为时间是可逆的,而生命科学认为时间是不可逆的。生命的时间结构体现于过程、节律并有和自然某种相一致的周期性,《黄帝内经》称为"各有定数",这种定数有计时性和震荡性的特征。

计时性指人的体能、精神活动有时间流向的过程特征。"世界不是事物的集合体,而是过程的集合体。"《礼记·月令》指出,一年四季有生长收(杀)藏的不同。《左传·昭公元年》记述医和将一年"分为四时,序为五节",按此论说人体疾病。《黄帝内经》也指出人体和生物在一年中应春、夏、长夏、秋、冬各季节有生、长、化、收、藏的改变,并体现于人体的五脏功能,分别对应于肝、心、脾、肺、肾。五脏功能和对应时间感受性在不同季节各有高峰,肝气在春季,心气在夏季,脾气在长夏,肺气在秋季,肾气在冬季。气血在体内的盛衰趋向也是"春气在经脉,夏气在孙络,长夏气在肌肉,秋气在皮肤,冬气在骨髓",这也能在脉象中体现出来,表现为四时脉的特征。五脏功能的时间特征才是藏象理论的机要之处,诚如恽铁樵所说:"《内经》之五脏,非血肉之五脏,乃四时之五脏。"不仅在生理情况下如此,在病理状态下更是因时而异,如患麻疹、肠伤寒等疾病以后,其体质与病前就有很大的差异,此获得免疫的机体,也是"神转不回,回则不转"的特征。

《黄帝内经》概括人的属性时说"人与天地相参,以四时之法成",这一特征主要体现于人体的时间之序具有周期节律的震荡性的特征,它又与自然之序相一致。《黄帝内经》的作者天才地把这种现象称为"藏气法时"。这是古人"仰观乎天文,俯以察于地理,是故知幽明之故,原始反终"(《易传·系辞上》)而取得的发现。《黄帝内经》又据《周易大传》的终始之论,提出关于人体时间、结构的终始的规律。宇宙间日出日没,日往月来"终则有始,天行也"(清代傅以渐《易经通注》),终而复始,普照大地,逐日、逐月、逐年循环不已。人体的时间结构也有如环无端的终始现象。《素问·四气调神大论》明确指出:"阴阳四时者,万物之终始也。"《素问·四时刺逆从论》也谓:"春气在经脉,夏气在孙络,长夏气在肌肉,秋气在皮肤,冬气在骨髓。"《黄帝内经》似年周期节律除有按四季分四节、按五行分五节的划分法之外,尚有把一年分六节或八节者。一年分六节如《素问·六节脏象论》和《素问·诊要经终论》,两篇又有所不同。《灵枢·九宫八风》记述了一年为八节对应八风的划分,从太一常以冬至之日起,间隔三个节气即46或45日,至立冬日,分别对应肾、大肠、肝、胃、心、脾、肺、小肠。此种划分法,与洛书和后天八卦有联系,《灵枢经》之《九针论》《岁露论》等与之相呼应。

除年周期节律外,尚有似周月节律和似昼夜节律。《灵枢·岁露论》指出,月满和月廓空时,人气血虚实的不同变化。此等似周月节律对女性影响更为明显,《黄帝内经》称妇女月经为月事。《黄帝内经》提出了一日分阴阳、分四时和气血充盈经脉似潮汐的似昼夜节律。《素问·金匮真言论》指出,一日可分阴阳，又有"阴中有阴，阳中有阳"等的区别，《灵枢·顺气一日分四时》指出，一日内也有如四季的节律，《灵枢经》之《卫气行》《大惑论》指出卫气昼行于阳，夜行于阴的节律。《灵枢·经脉》指出，一日内气血流行贯注十二经脉，自寅时而流肺经，至丑时而流肝经，也似一日之潮汐，昼夜流行，与天同度，终而复始。此论使经络具时间特性，它以此和脏腑一样，可以决定人体生长发育和衰老，定百病而决死生。

《黄帝内经》认为，人体的时间结构和天地相应的"藏气法时"是生命的基本特征之一，并以"生气通天"来解释其发生的机制。生气是生命活动能力，通天是和自然之气相通。张志聪说："凡人之有生，受气于天，故通乎天者，乃所生之本。天以阴阳五行，化生万物，故生之本，本乎阴阳也。"这是具有耗散结构理论的思想来解说人与天地相应，在物质空间上如此，在时序节律上也一样。《灵枢·本脏》说："五脏者，所以参天地，副阴阳而连四时，化五节者也。"既然自然的大宇宙与人的小宇宙，其日、月、年都受"日掌阳，月掌阴"（《管子·四时》）的影响，二者应该在时间结构上有一致的节律。《黄帝内经》还认为天气主宰地气，天之星辰也主宰气候，《素问·气交变大论》说"太过不及，上应五星"，故人之五脏也合之五星，法五节，从五运之化，从时间结构来体现其功能的特征。

现代科学关于生物钟的认识和《黄帝内经》中藏气法时之论有相近之处，但作为理论晚于《黄帝内经》二十个世纪之多。18世纪瑞典分类学家林奈（Karl van Linne）发现花瓣定时启闭而称"花钟"，1927年法国天文学家梅伦（De Mairan）观察到某些植物的叶片随昼夜有张萎之变，到1939年在美国成立了国际研究会，在1960年长岛的一次国际专题学术会上，始把生物体内在节律的时间特性命名为生物钟，此后才有时间生物学（Chronobiology）的确立。这个学说认为，地生物钟是地球上的生物适应四季循环、潮汐涨落和昼夜交替的"烙印"，"适者生存"，经过世代遗传被保留下来，通过自然界的不断"校对"，提高了对环境适应力的结果，这与《黄帝内经》"天地相感"（《灵枢·根结》）之论证相吻合。《黄帝内经》还认识到，这是"化不可代，时不可违"的规律。更深层的含义是：周期性振荡是维持生命正常而最经济的运动方式。由是而论，《黄帝内经》关于人体时间结构的认识，是关于生物学规律的一大创造性的发现。

三、《黄帝内经》时间结构理论的实践意义

《黄帝内经》关于时间结构的理论是预防养生、预测疾病转归和辨证论治的根基。

人的生命有"因天之序"的特征（《灵枢·邪客》），其"生化之期，乃可以知人之形气"（《素问·五常政大论》），在认识到"无化代，无违时"的时间规律后，便可"上工治未病"。预防养生之要在于"因天时而调气血"，在操作上把握好"法于阴阳，合于术数，食饮有节，起居有常"和"春夏养阳，秋冬养阴"等要领，便可形与神俱，而尽终其天年。

脏象经络的时间结构特点，开拓了从时间角度认识疾病的领域。疾病不仅有形体结构的表现，也有属于时间结构紊乱而为病者，其典型者如潮热、五更泻、月蚀疮、阴阳易等，又有多种因素诸如发热等导致节律改变，以及"定时病"和"同步缺失证"等。古代医家还注意到"病遇节发"的疾病现象（首载于《诸病源候论·尸病诸候》），特别是风、痹诸病，在二分（春分、秋分）、二至（夏至、冬至）之时发病独多，医家们在"必知天忌"的实践中，提出了时辰辨证的理论，近年又发展了时间药理学等。

对时间结构的重视，引发了中医学对"证"的认识，进而形成了辨证论治的操作体系。《黄帝内经》中有疾、病、证之别。"病束疾，故从矢；矢，急也。"疾是会意词，疾发展到危困、沉重的地步，

便成为病，故"疾甚曰病"。《素问·四气调神大论》云："病已成而后药之，不已晚乎？"说明病是疾的沉重晚期。经过了很长的一段历史时期以后才疾病无别，而且转以病为泛疾之称。"证"字则见于《素问·至真要大论》言"病有远近，证有中外"，以病和证对应，二者的主要区别就在于时间结构上，都包含时间结构的异常，关键在于时间坐标的方向不同，病是远近的走向，证则是中外节段，故证是一定时间病理的功能态，中医学重视动态的随时变化，故尔发展为辨证论治。疾病有时序性，疾病和六气"时有定数，气无必至"。《伤寒论》在应对外感热病时，按一年之六节分证而有六经辨证，治疗上则"顺者为工""顺而已矣"。既然时间特征是健康人和疾病者所共具，则在治疗上以顺应自然去乘势，即"顺天之时，而病可与期"（《灵枢·顺气一日分四时》）。《灵枢·岁露论》论述了顺者为工的"三虚""三实"："乘年之衰，逢月之空，失时之和，因为贼风所伤，是谓三虚。""得三虚者，其死暴疾也。""逢年之盛，遇月之满，得时之和，虽有贼风邪气，不能危之也……命曰三实。""得三实者，邪不能伤人也。"在时间结构方面顺应自然的治法，还包括"春宜吐，夏宜汗，秋宜泻，冬固密""月缺无泻，月满无补""月缺宜驱虫，月圆宜种子"等，以及应时选经取穴。《灵枢·卫气行》指出："谨候气之所在而刺之，是谓逢时。"又可据伤寒六经之欲解时而不用药或减轻药量来治疗。

综上所述，中医学的藏象、经络、气血等基本理论，其重点都在论述生命的持续性和顺序性、节律性，这是时间结构的特征，由此而形成的辨证论治，也同样重视人体时间结构，这也正是中医学理论的特色。

【孟庆云. 生命是时间的函数——《黄帝内经》中的"神转不回"［J］.
中国中医基础医学杂志，1998（05）：9-11.】

从"病机"的语义特征剖析其内涵

"病机"称谓之始，约首见于《素问·至真要大论》和《神农本草经》。《素问·至真要大论》在叙述"病机十九条"时3次提及"病机"两字："岐伯曰：审察病机，无失气宜，此之谓也。帝曰：愿闻病机何如？岐伯曰：诸风掉眩，皆属于肝……故《大要》曰：谨守病机，各司其属……"《神农本草经》卷一序录中也言及"病机"："凡欲疗病，先察其源，先候病机。"由是"病机"一词不断为后世医家援用引申，并演成病机之学。

及至当代，各家医著对"病机"的解说，或言"疾病的机理"，或谓"疾病发生、发展、结局的基本规律"等；或随文解词，或无凭拓展。笔者以为，对"病机"一词应在弄清原意的基础上进行界定，使其有明确的概念和解说。今试阐述如下。

先秦诸家多言"机"（几）。《老子》第十四章："视之不见名曰机（一作夷）。"范应元《道德经古本集注》引唐傅云："几者，幽而无象也。"《易传·系辞上》曰："《易》，圣人之所以极深而研几（机）也。"《周易正义》曰："几者，离无入有，是有初之微。"《易传·系辞下》曰："知几其神乎，几者，动之微，吉之先见者也。"《周易正义》曰："几，微也。"《阴符经》曰："心生于物，死于物，机在目。"以上诸家之言"机"，是为心理活动，从《老子》的"视而不见"的猜度，到《易传·系辞》的有征兆的推断，以"机"为"初之微"和"动之微"。此其含义一。

"机"的第二个含义，是由"弩机"引申而为机关、动力。《孙子兵法·地篇》有"帅与之深入诸侯之地，而发其机"，说是像击发弩机一样，矢箭飞出，一往直前。《礼记·大学》篇云："其机如此。"郑玄注称"机，发动所由也"；《庄子·至乐》言"万物皆出于机，皆入乎机"，进一步引申为变化的原因和必然性。

"机"的第三个含义，是指最有利而适宜的形势。如《鬼谷子·势》篇所言"机之势"，有时间与空间的双重因素，有方向性，表示发展趋势和最佳时机、机会。

《法华玄义》卷六曾对"机"的如上三个意义予以概括："机有三义：机是微义，是关义，是宜义。"于此，以"机"论病的"病机"，当也有其多方面的含义。从上述《黄帝内经》和《神农本草经》中"病机"之使用，结合词义的分析，可知病机的含义和特点如下：①病机是指病初对病的微细所见。所谓审察病机，是一个见微知著的过程。从"诸风掉眩"就知病在"肝"，从"诸湿肿满"就知病在"脾"，此等病之"微"，包括对病位和病性的判断。②病机是指发病的缘由和关键。如"诸暴强直，皆属于风。诸病有声，鼓之如鼓，皆属于热"。在此，病机是对病因和发病途径的判断。③其特征之一是从唯象决定论的意识进行推理。这种以临床微小的有特殊意义的个别症状为依据而进行的简洁快速的逻辑推理，是建立在"病机"蕴含了发病的必然性及把握了病的规律的基础之上的。因此，有"机"即见，是唯象的。在辨证论治过程中，虽然有一证多因、一因多证的辨析法，但绝不是无规则的灵活无边，而是决定于病机，以病机决定论为特征。④其概念的使用，体现了中医学在方法论上的实用性，此特征之二。在古代不具备采用仪器和解剖手段观察人体、分析病情的条件下，医家不是以病理形态学为论述疾病本质的依据，而是靠动态的"辨"及对唯象的"证"的病机分析，进行定位、定性的判断，然后处方用药，采用的是实用的现实主义方法。以此，审察病机成为中医理论连接临床证治的桥梁。

综上所述，可知病机是根据临床对病象的分析而做出的包括病因、病位、病性、发病关键、致病途径以及病变趋势在内的综合判断。

【孟庆云. 从"病机"的语义特征剖析其内涵［J］. 上海中医药大学学报，1999（2）：6-7.】

《黄帝内经》中的心痛

　　心是人类最早认识的内脏器官。甲骨文记载了很多人体外部形态的部位和病名，对胸腹腔内器官仅有"心"字，这也说明中医和中国传统文化之所以重视"心"的原因。早于《黄帝内经》的著作，对心病的诊治，已达到令现代人叹为观止的水平。例如帛书《足臂十一脉灸经》中，曾描述过现代诊断学称之为奔马律的脉，在"三阴之病乱，不过十日死"后有"循脉如三人参春，不过三日死"的脉象记载。就是说，如果患者的脉搏，好像3个人手执杵棒联合参加春谷一样，很快地以三联的节律协调地用力进行，则这个人极其危险，过不了3日就会死亡。这种西医学称为"奔马律"，总是发生在危重患者心力衰竭时。此条即形象地描绘了脉诊的特征，也提示了预后判断，不能不使人惊叹两千年前中国古代医学家们高超、卓越、先进的临床诊断水平。这条经验后来被《黄帝内经素问》的作者吸取而纳入《三部九候论》，即"上下左右之脉相应如参春者，病甚。上下左右相失不可数者，死。"

　　《黄帝内经》关于心病的论述，是全书最重要又最为精彩的内容之一，从其对心痛的论述也可显见中医学体系理论特点之一斑。综其关于心病的诊治有以下特点。

一、诊法

　　在诊法上以色、脉为主，特别是脉诊，是中医学的创造，是中医学对世界医学的贡献。

　　色、脉诊是以观五色和切脉为主的诊法。《素问·五脏生成》说："夫脉之大小、滑涩、浮沉，可以指别；五脏之象，可以类推；五脏相音，可以意识；五色微诊，可以目察；能合脉、色，可以万全。"这一段话里，即包括目察五色的望诊、五脏相音的闻诊，以及指别辨脉的切脉。这是对古代医学理论的继承和结合汉代以前医学家病案而后的又一次升华。

　　《周礼·天官·冢宰》说疾医"以五气、五声、五色视其死生"，即以望气色、听声音和切脉为判断预后依据。《史记·扁鹊仓公列传》中，记有仓公为齐丞相舍人奴治疗的病案，说"所以知奴病者……望之杀然黄，察之如死青之兹"，说明了色诊在临床上的应用。这些经验在《素问·五脏生成》中有所论述："故色见青如草兹者死，黄如枳实者死，黑如炲者死，赤如衃血者死，白如枯骨者死，此五色之见死也。青如翠羽者生，赤如鸡冠者生，黄如蟹腹者生，白如豕膏者生，黑如乌羽者生，此五色之见生也。"其中对"草兹"历代注家有所争论。王冰训"兹"："滋也，言如草初生之青色也。"清代朱骏声在《说文通训定声》中，指出王冰训为"滋"的错误，但他又训"兹"为"兹"（按 xuan）字，由两个玄字构成，当"黑"讲，他依据《左传·哀公八年》曾使用过这个字，这于理也不通。北京中医药大学的钱超尘教授又改正了朱骏声之误。他据《尔雅·释草》"兹，草席"，用枯草编成的草席叫"草兹"。最准确的训诂者是清代于鬯，他训"兹"应读作"荐"，说："兹之言荐也；草兹者，草席也"。他根据郑玄注《周礼》、郭璞注《尔雅》、斐骃《史记集解》等，训兹言"荐"，为草席，有根据又合医理。《素问·脉要精微论》也有类似五色诊的论述，说明不同作者理论的一致性。

五脏相音是根据五脏对应宫、商、角、徵、羽来做出判断，要求医家应有一定的音律知识。

《黄帝内经》中的脉诊，是在血液循环生理规律发现的基础上创立的。其中，用健康人的呼吸为标准来测定患者的脉搏速度，显示了古人的智慧。其中《素问·平人气象论》提出的"闰以太息"，显示了古人观察的细微，也是一大发现："人一呼脉再动，一吸脉亦再动，呼吸定息脉五动，闰以太息，命曰平人。平人者，不病也。常以不病调病人，医不病，故为病人平息以调之为法。"这段话，龙伯坚先生在《黄帝内经概论》中，最欣赏张介宾的解释：出气叫作呼，入气叫作吸；一呼一吸，总起来叫作一息；一呼，脉跳两次；一吸，脉也跳两次；一息已完，正在换息的时间，就叫作呼吸定息，那时脉又跳一次；所以在一呼一吸的时间，脉一共跳五次。平常呼吸的时候，偶然有一息较长的，这一息犹如闰年闰月一样，就叫作闰以太息，在这偶然一息的时限内，脉就不止五跳了。这样的脉就叫作健康人的脉，称为平人。以健康的医师的呼吸为时间尺度测量患者脉搏的尺度，是可操作的方法。

《黄帝内经》中不同的篇章，记载有不同的诊脉法。主要有《素问·三部九候论》的三部诊法（也有人称之为遍诊法）和《素问·五脏别论》中气口"独为五脏主"的寸口脉诊法。后世《伤寒论》采用人迎、寸口、趺阳诊法，说明《伤寒论》理论来源与《黄帝内经》不尽一致。《黄帝内经》的脉象，除有浮、沉、迟、数、缓、紧、滑、涩、盛、瘦、粗、细等之外，还讲究五脏脉、四时脉和真脏脉。认为真脏脉是生机尽现之死候。《黄帝内经》诊脉以平旦为准，显示了那个时代已具有的科学规范观念。《素问·平人气象论》所观察到的"虚里搏动应衣"，认为是宗气失藏外泄，西医学称之为心尖搏动，是心脏望诊、触诊的重要指标。

二、对心病的辨证观念

《黄帝内经》认为心主血脉，可及于全身各脏腑器官，故心病为最重要的、也是全身性疾病。其中最重要的表现是疼痛，这确系最敏感而又最为严重的症状。

心痛据严重程度和临证特点分真心痛和厥心痛两大类。《灵枢·厥病》称"真心痛，手足青至节，心痛甚，旦发夕死，夕发旦死"，指出了真心痛三大特点：伴发休克（手足青至节）、痛的程度严重、短期内死亡。即西医学心肌梗死。真心痛在古代死亡率非常之高，直到明清时代，才有医家如方隅（《医林绳墨》）、陈士铎（《辨证录》）、虞抟（《医学正传》）、林珮琴（《类证治裁》）等突破了真心痛不能救治的成说，并结合他们的经验，提出"亦未尝不可生"的卓见，并在著述中列出救治方药。

《灵枢·厥病》指出各种厥病都与阴阳气血逆乱有关，认为阳虚而少阴之经气逆，即阳虚而阴厥之证为厥心痛。《难经·第六十难》谓"其五脏气相干，名厥心痛"，即因心与肾、胃、脾、肝、肺相关联而又有 5 种证型：其痛"与背相控，善瘛，如从后触其心，伛偻者，肾心痛也""腹胀胸满，心尤痛甚，胃心痛也""痛如以锥针刺其心，心痛甚者，脾心痛也""色苍苍如死状，终日不得太息，肝心痛也""卧若徒居，心痛间动作痛益甚，色不变，肺心痛也"。肝心痛与情志疏泄有关，呈面色苍白，不能呼出长气；肾心痛是疼痛牵引背部而表现为弯腰曲背；胃心痛是出现腹胀胸满等胃的兼症；脾心痛是运化失司呈明显刺痛状；肺心痛是卧床休息时减轻，劳动或深呼吸时加重。可见厥心痛类似现代医学所言的冠心病心绞痛。唐代孙思邈在《备急千金要方》中已经用"心痛暴绞急绝欲死"来描述痛状，这是西医学使用病名之所本。《黄帝内经》把厥心痛分 5 种类型，对西医学心绞痛的分型也应有所启迪。

值得注意的是，东汉以后对心痛的病名乃至概念有所沿革和混乱。如张仲景因强调胸阳而称其为胸痹，这也表明对此病的认识另有渊源。自宋代陈无择《三因极一病证方论》起，又有九种心痛之说，把心痛和各种类型的胃脘痛统为一谈，甚至得到元代朱丹溪的支持。《丹溪心法·心脾痛》说："夫心痛，其种有九。一曰虫痛，二曰疰痛，三曰风痛，四曰悸痛，五曰食痛，六曰饮痛，七曰寒痛，八曰热痛，九曰来去痛。"甚至还明确说"心痛，即胃脘痛"。徐灵胎也在《临证指南医案·心痛》评注中，正告读者胃脘痛与心痛有轻重之别，不得相混："心痛、胃脘痛确是二病。然心痛绝少，而胃痛极多，亦有因胃痛而及心痛者，故此二症，古人不分两项，医者细心求之，自能辨其轻重也"。

以辨证的思维方式命名疾病或分析病因，是《黄帝内经》的特点之一，特别是以五行辨证的运用，如言五脏六腑皆令人咳；五脏皆可致痹，有心痹、肝痹、肺痹、肾痹；五脏皆有风，肝风、心风、脾风、肺风、肾风等。其厥心痛分五种，既与临证经验契合，又和五行脏象的理论相应，也包括对病情传变的认识，是辨证思维的体现。后世关于心痛病名的混乱，乃是一种倒退的逆流，应还《黄帝内经》心痛病名的本来面目。

三、对心痛时间医学的认识

对人体时间结构的认识和把时间因素贯穿于辨证论治，是中医学理论的一大特色。《黄帝内经》把自然界气的运行和人体时间结构认识结合起来，创立了气化论，并有《素问·生气通天论》《素问·脏气法时论》《灵枢·顺气一日分四时论》《灵枢·通天》等名篇。《黄帝内经》对心痛的时间因素有详致的论述，如《素问·脉要精微论》提出脉诊"诊法常以平旦"，理由是该时"阴气未动，阳气未散，饮食未进，经脉未盛，络脉调匀，气血未乱，故乃可诊有过之脉"。

《黄帝内经》讲求"上应天光，星辰历纪，下符四时五行，贵贱更立，冬阴夏阳，以人应之"。《素问·诊要经终论》指出，一年四季中，"九月十月，人气在心"。对于发病，《素问·金匮真言论》指出"冬善病痹厥"，在冬天，痹证和各种厥证，特别是厥心病发病率高。近年来西医学也已经注意到这一点，并据临床统计，提示人们在冬至日冠心病发病率明显高于其他时间。心痛除"旦慧、昼安、夕加、夜甚外，并"日中慧，夜半甚，平旦静"（《素问·脏气法时论》）。有人统计了129例心肌梗死发病情况，从子时到午时发病者有101人。据此，《黄帝内经》提出了"四时养生""择时服药"和"四时刺逆从"等时间治疗理论，这对心痛的预防治疗，殊有意义。

四、《黄帝内经》创立了针灸疗法

针灸是中医学的一项伟大发明，并伴随此项技术实践又发现了经络。针灸对治疗心痛有效，不仅在缺少特效治疗方法的古代为必用之术，即便在科技发达的现代，针灸治疗心痛也是一项实用方便的疗法。针灸学家通过对心痛的治疗引发出经络的概念，由经络积累，形成了完整的理论体系。其中如《灵枢·厥病》认为：肾心痛，先取京骨、昆仑，发狂不已，取然谷；胃心痛，取大都、太白；脾心痛，取然谷、太溪；肝心痛，取行间、太冲；肺心痛，取鱼际、太渊等。一系列针灸选穴的理论，直到现在也有效地指导临床实践，这些都展示了《黄帝内经》的永恒价值。

【孟庆云.《黄帝内经》中的心痛［J］. 中国中医急症，1999（5）：224-226.】

《伤寒论》中的七日自愈

中医学很早就认识到人体的一些时间节律，当代称之为生物钟。《黄帝内经》有年生物钟、月生物钟、周生物钟和日生物钟。《伤寒论》的"七日自愈"之说就是对《黄帝内经》周生物钟认识的发展。

《黄帝内经》中曾有以七日为疾病转归观点的论述。《素问·热论》说："今夫热病者，皆伤寒之类也。或愈或死，其死皆以六七日间。"《伤寒论》第八条称："太阳病，头痛至七日以上自愈者，以行其经尽故也。"言病气在经络中循行到了尽头，故其主症头痛到第七日可以自愈。王叔和《脉经》继承了这种认识，又提出以针刺截断阳明经传经为治，《脉经·卷七·病可刺证第十三》文曰："太阳病，头痛至七日，自当愈，其经竟故也。若欲作再经者，当针足阳明，使经不传则愈。"七日见愈，把临床经验提升为理论，与《易经》的"七日来复"有关。按象数易学家们的解说，"七"是"今阳爻之象"，故《复卦》及其《象传》的卦爻辞均有"七日来复"。如《象传·复》："七日来复，天行也。"认为阴阳变化有一个七日的小周期，是自然规律。《黄帝内经》"法于阴阳，和于术数"，以六七日间符应《易经》"七日来复"。《伤寒论》既为"述经叙理"之"论"（《文心雕龙·论说》："述经叙理曰论。"），张仲景的此条可谓合《黄帝内经》《易经》的经旨。汉魏时代以"七"为吉祥，《东方朔占经》和《岁时书》都以七日为"人日"，言天地初开，一日鸡，二日狗，三日猪，四日羊，五日牛，六日马，七日人，八日谷，把灵辰大吉的正月初七定为"人日节"。南北朝诗人薛道衡的《人日诗》名传千古，诗曰："入春才七日，离家已一年。人归落雁后，思发在花前。"古代还开展"人日登高"的健身活动。《汉书·律历志》，用七为三才四时之始来解释七的重要性，说："七者，天地人四时之始也。"晚清经学大师俞樾在《文体通释叙》中说："古人之词，少则曰一，多则曰九，半则曰五，小半曰三，大半曰七。"汉魏学者自谦，言能通晓大半，故书名篇名多用七，如枚乘《七发》、崔瑗《七厉》、曹植《七启》、王粲《七释》、桓麟《七说》等等。张仲景在《伤寒论·序》中言："若能寻余所集，思过半矣。"也系自谦而又有数之喻。《伤寒论》著于素尚言"七"的时代，自愈之日的病情又与"七日来复"相合，便将"七日愈"写进条文，这也是文化情愫的体现。但更主要的是，古人认为"七"是气化规律的概括，这是对《易经》"七日来复"的发展。宋代戴侗在《六书故》中说："凡自无而有，自有而无，皆曰七。气化曰七，形化曰变，《易》曰变化者，密移而迹泯，变者革故而其迹著。"明代郎瑛在《七修类稿·续稿卷三理类·七数》中说："天之道惟七，而气至六日有余，则为一候，故天道七日来复；人身之气惟七，六日而行十二经络有余，故人之疾至七日而轻重判焉。"无独有偶，古埃及在六千年前也有"七日神力"的七日周期的理念；在四千年前的古巴比伦，也将一月分四段，每段七天；传至古罗马，在公元前即有七日为一周的历法了。

当代科学家对七日节律的规律研究又有很多新认识，20世纪80年代，郑军和傅立勤等学者分别在《太极太玄体系》和《干支纪年、五运六气与太极》中，通过天文计算，得知一年有53个月亮单位，每个月亮单位 6.89 天，近似 7 天。说明以七日制为一星期（周），其理论来源于近月点而非朔望月。一年有 53 个星期，从而认为人体的七日节律是月亮节律在人类进化过程中积淀的天文特征。七日愈是气化的转机也能取得现代病理学上的支持。一般来说，炎症的发热，经变质、渗出、增生的病理过程，大抵在七日左右。近些年来发现，人体内有许多物质是以七天为周期循环变化的。可见《伤寒论》的"七日自愈"是临床经验、文化和科学三方面综合的结论。

【孟庆云.《伤寒论》中的七日自愈［J］. 中医杂志，2004（12）：948.】

论辨证论治

辨证论治是中医的临床"操作系统"。它是在临证时运用中医学理论和技术，并针对病证具体情况施以个体化治疗，因此而称著于世。其原理是以"辨"的逻辑推理形式和"证"的模型化理论为基础，重视病象中症状随机显现的偶然性，以实用的心智选择较佳的治疗方法。这是中医学理论体系的特色之一，也是中国传统科学特征在医学中的体现。

一、辨证理路的推本溯因

从中医和西医两种医学而论，中医重辨证而西医重辨病，中医学何以形成辨证的理路？这与先民创造的传统文化以辨证的思维方式、"天人合一"的阴阳明辨思维方式、《周易》哲学的变易观念、传统科技重视时间因素以时间统摄空间，以及承袭针灸治疗的操作习惯等有关。

1. 中国传统的思维方式是天人合一的阴阳明辨的辨证思维，重视辨。例如：《礼记·中庸》中讲："博学之，审问之，慎思之，明辨之，笃行之。"《墨子·公孟》说："人之所得于病者多方，有得之寒暑，有得之劳苦。"在这种情势下所形成的中医学的理论本身是辨证的。如中医论咳嗽，讲五脏六腑皆令人咳；论痹证，风寒湿三气及五脏都可为痹；论中风，五脏受邪皆可致中风；论失眠，五脏皆可发为不寐，等等。中医学的理论是辨证的，临床也应当从辨证以求之才行。例如对于肺风粉刺（痤疮），可依据肺主皮毛从肺风论治，用《医宗金鉴》枇杷清肺饮治疗；也可依据肺与大肠相表里用承气类方甚至单用大黄一味为治；也可从毒热用五味消毒饮、牛黄清心丸或《万病回春》清上防风汤治疗；还可以从血分用凉血四物汤论治，更可以从汗下清利多种途径用防风通圣散治疗。

2.《周易》的变易观念（或称动态观）是中国科技乃至先民思维的特点。《周易》讲变易、简易、不易，《老子》讲"道可道，非常道"，《孟子》谓："观水有术，必观其澜"，讲求"活处观理"，由是中医以改变的、动态的观念审视疾病。又据《周易》天、地、人之三才观，认为疾病也有因时、因地、因人之异，以此提出了"三因制宜"的理论，这也是引发辨证思维的理路之一。

3. 恩格斯说："一切存在的基本形式是空间和时间。"与西方科学重视空间，以空间统摄时间相比，东方科学重视时间，以时间统摄空间。《黄帝内经》两次提到"神转不回，回则不转"，认识到时间和生命的不可逆性。中医理论以重四时、讲节律见长，故尔重视疾病的时间特性，在《脉经》中就把空间表现的证和时间节奏的候结合，提出了"证候"的概念："百病根源，各以类例相从，声色证候，靡不赅备。"而证候又有恒有变，因时有别，临床上则在不同时间有不同的治法用药。

4. 自产生医学以来，先民最常采用的方法是"宜法"，即《灵枢·九针十二原》中所说的"任其所宜"，就是把最适合临床应用的方法用于临床。针刺的操作习惯也是针对一组症状（即证候），选用一组穴位，这也导致医生在临床上对证候的重视，进而发展为辨证论治。

据以上 4 点，中医学在长期实践中，便逐渐形成了辨证论治的理路，并不断向纵深发展。宋代陈无择在《三因极一病证方论》中就提出了"因病以辨证，随证以施治"；明代张介宾在《景岳全书·传忠录》中提出"诊病施治"，周之干在《慎斋遗书》中称为"辨证施治"；清代章虚谷在《医门棒喝》中称为"辨证论治"。可见，辨证论治一语，是经数百年很多医家意蕴升华的提炼，方铸成今日之名言隽语。

二、辨证论治的特点

辨证论治的特点，主要体现在思维方式上、框架体系上、辨析的内容上、论治原则上和操作技巧上5方面。

1. 丰富的辨证思维

辨证论治，如果把它的诊治技术视为辨证论治的硬件，那么医生的思维便是辨证论治的软件，它有如下5方面的内容和特征。

（1）模式思维：模式思维就是利用规范进行辨证。规范，在《黄帝内经》称之为"法式"，后世医家又称之为"轨范""准绳""金镜""金鉴"等。《灵枢·逆顺肥瘦》篇说："圣人之为道者，上合于天，下合于地，中合于人事，必有明法，以起度数，法式检押，乃后可传焉。故匠人不能释尺寸而意短长，废绳墨而起平水也，工人不能置规而为圆，去矩而为方。知用此者，固自然之物，易用之教，逆顺之常也。"这里所言的"法式"就是规范。科学理论家库恩在《科学革命结构》中说科学规范："它包含了一门学科的研究方法，总体的框架，以及最基本的概念、理论和定律。"中医学因于自己的科学规范，才把不同的知识单元凝集起来，构建了独特的理论体系。可见，中医学的科学规范是中医知识体系的硬核。

对辨证论治的发展来说，规范有3个意义：一是增强理论的清晰性；二是便于学习和临床运用；三是有利于实现中医现代化。

辨证论治在有了病、证、症的规范以后，就有一定的标准和检验尺度，就增加了理论的清晰度。规范具有易用性，能令人顺势就熟地掌握辨证论治的基本规律。从规范的角度审视辨证论治，《黄帝内经》曾提出两种思维方法，一种即是所言的"法式检押"，即现代所言的模式思维方法，把患者的症状体征，和被认为规范的理论相对照，"对号入座"，与其对上号，就乃从其证。例如，《伤寒论》言："太阳之为病，脉浮，头项强痛而恶寒。"在临床上，见到有脉浮、头项强痛而恶寒者，便可对号为太阳病，进而治之。这种利用规范进行模式识别的方法，是人们广为运用的方法，不失为"易用之数"。这些规范再经系统的整理，也是中医现代化实践中要建立新的规范化和标准化的内容之一。

（2）非模式思维：非模式思维主要是在患者的临床表现呈非典型性的"无号可对"之时，往往采取对症分析的方式，其具体分析方法是通过抓主证的方法，以主证为核心，通过次要症状与主证的关系，用阴阳、表里、寒热、虚实的八纲确定病证的性质、病位，以此确定治则、治法，再根据次要症状决定辅佐药物的配伍和加减。

（3）悟性思维：辨证论治除运用临床资料，依据医学原理之外，在很大程度上还要发挥医生的思维能力，中医学甚至以此被称为"工夫医学"。特别是在症状与文献记载的理论和经验不相应时，就需要发挥医生的悟性思维。此时，医生以症状特征和症状之间的关系为思考原点，运用经验和类比来引发灵感，从而得到证治概念的处治活法，把医学实践和想象力结合起来，有所创新。曾记得福建漳州名医叶彬，曾用旋覆代赭汤治愈一呃逆呕吐患者，他以前的几个医生也曾用过此方，都因为吃药时吐药无功而弃，他则每10分钟煎1剂，令患者尽服，患者服他药头几剂药也尽吐，但胃中总要少有积累，服到第9剂药时，胃中的积累和吸收已达1剂药之药量，便收功而愈。这是由于服药方法的创新而取得疗效，是发挥了医家的悟性思维所致。这种思维方式在《素问·八正神明论》称之为"慧然独悟"，《后汉书·郭玉传》称此为"医者意也"。此种思维在理论规范不丰富的今天也非常需要，因为它能更大程度地发挥医生的主观能动性，显示了临床医学思维的特有品格。《四库全书总目》在评论辨证论治时说："然儒有定理，而医无定法，病情万变，难守一宗。"在这种复杂的情况下，以"意"为特征的悟性思维的运用是非常重要的。

（4）系统思维：辨证论治的系统思维表现为"套路"的运用，这是中国传统文化和传统科技的特点。例如水利上都江堰的系统工程、武术的套路、京剧中的程式，乃至文学中的律诗、词牌、八股文的承转启合皆为套路。辨证论治应用套路，使一些难治疾患迎刃而解。例如《伤寒论》第100条，阳脉涩阴脉弦，腹中急痛者，先用小建中汤，不瘥再用小柴胡汤。又如《伤寒论》第159条，服药后下利不止又心下痞，仲景依次用泻心汤、理中汤和赤石脂禹余粮汤，也构成了套路。再如外科创口治疗时的煨脓长肉疗法，第一步托里透脓，第二步化热化燥，第三步补气生肌，三步依次使用而使创口愈合。曾见有某医治2型糖尿病者也分三层次施治，先用乌梅丸以截厥阴，次用小建中汤引病达太阳，再用五苓散引邪外出，病得治愈。

（5）整体性思维：整体性思维在辨证论治表现为"四诊合参"进行整体的综合的判断。四诊合参是在辨证过程中把望、闻、问、切得到的资料加以分析、综合，进而确定疾病的病机所在，正确指导治疗。四诊手段各异，所提取的信息，有时所表述的病机并非一致，甚至相互矛盾，通过四诊"合参"可起到"信息互校"的作用，在脉症不一的情况下有时"舍脉从症"，也有时"舍症从脉"。辨证论治以"证"为认知和处理疾病的单元，用现代的模糊学理论来分析，构成证的症状体征。如症状的恶寒头痛，脉象上的浮沉迟数，都体现了客观的模糊性。"证"的边缘不清，不是望、闻、问、切等各子集清晰的集合，而是模糊集合，辨证就是要把模糊集合变成有诊断意义的清晰集合。论治也具有模糊集合的特征，治法和治则是一种用语言表述的定性判断规则，如疏风清热、活血化瘀等都属于模糊治法，何况语言本身也具有模糊性，故论治本身即便在辨证清晰的情况下，也要通过不断反馈来校正在动态变化情况下的辨证和治疗的误差。由此而知，四诊合参是从模糊现象中寻找规律，起到对不同模糊子集合的综合判断作用。

2. 多元的框架理路

辨证论治的框架体系是多途径多层次的。例如外感辨证有六经辨证、卫气营血辨证和三焦辨证；辨治内伤又有脏腑辨证、气血湿痰辨证；从病因则有六淫辨证；从症性判别有八纲辨证；从信息和用针灸则有经络辨证等。每种辨证方法，既有对某类病的针对性，又有与其他疾患的兼容性。近年来随着现代诊断技术在辨证方面的应用，中医临床上开展了微观辨证和影像辨证。这也是对传统的观象以求理的发展，元代医家滑伯仁很早就指出："至微者理也，至著者象也。"微观辨证、影像辨证不仅仅发展了辨证论治的方法和途径，也有深入探讨病理的价值。

3. 多视角的辨证内容

《素问·方盛衰论》说："知丑知善，知病知不病，知高知下，知坐知起，知行知止。"辨证论治以视角广、要素多而称善。

（1）辨证候。中国传统科学理论造成的特征是模型化，与西方科学的公理化大异其趣。中医的脏象经络是理论模型，而疾病的基本模型是证候。辨证论治的主旨是辨证候。尤其重视的是证候中要素（症状、体征等）的随机性，强调不同时间有所差异。不同时间气化不同，病是发展的，故辨证论治讲"病无定证，医无定法"。

（2）辨个体特异性。重视个体特异性是中医辨证的特点之一。与西医"特殊是普遍中的案例"迥异，明代张介宾所谓"证随人见"，针对不同的患者，设计一套适合的治法乃是辨证论治的真谛。虽然中医临床近年也开展了群体分析以探讨病证共性，但并不能改变个案的特殊认识和处理。

（3）辨标本。旨在分析其本质性和一般性的疾病因素，进而实现治病求本和随证治之的统一。从标本之辨引出"急则治其标，缓则治其本"的先后判断，明代医学家程杏轩对此进一步补充说"急则顾命，缓则疗病"。这一论述在急症的临床辨治中更有意义。

（4）四诊合参与"但见一证便是"。这是全面地辨与找特征值的辩证统一。例如小柴胡汤证的辨证眼目是"休作有时"，仅据此一语，就可以用小柴胡汤，此特征值，不仅是特异指标，更堪为"金指标"。

4. 论治要则

辨证论治在思考治疗时有两个重要原则。一是重视神机。《黄帝内经》所言之神机，是指患者的自适应、自协调、自修复、自塑造能力，现代系统论称为自组织能力。以此，论治以开发调动患者神机为上工。二是讲求阴阳平衡以求其和。此即《素问·至真要大论》所云："谨察阴阳之所在而调之，以平为期。"

5. 论治艺术

辨证论治重视发挥医生的创造性和经验。经验虽然未达到理论的层次，但以其实践性和特殊性仍然是医学理论的宝贵资源，纵然是医学步入实验医学和技术医学的界域，医生的经验仍然最为可贵，有些是理论还概括不了的经验。经验的运用为辨证论治带来技巧，也使辨证论治成为一种艺术，其中有些是合乎控制论原理的。

从控制论看，疾病之病因相当于干扰，证象是信息群。所谓辨证，就是用四诊分辨疾病信息，判断干扰，找出疾病函数的特征值过程。而商讨治法处方用药，是一个输入治疗信息，排除干扰即校正的过程，最终目的是达到改善被控系统的质量。辨证论治把人体视为一个多变量系统加以分析和调节，对复杂疾病的辨治，一般多不是一次调整（全疗程一方到底），而是不断根据病情的变化，根据上一次用药后反馈的病情信息，决定下一步治疗，不断变换方剂、加减药物、调整用量。控制论称这种"再兼服药参机变"为负反馈误差调节。

辨证论治的原则和方法，与控制论的理蕴颇有相合之处，又可称为一种艺术。例如，中医治疗的重要原则之一，就是调和人体阴阳气血的偏盛偏衰，使其达到相对的平衡状态，这相当于控制论的平衡原理或补偿原理。辨证论治时，有时把疾病过程视为线性系统，可以运用迭加原理，由单变量控制达到多变量控制。如在《伤寒论》中，太阳病用汗法治以桂枝汤等，如太阳少阳合病，则以汗法与和法联用治以柴胡桂枝。又如气虚用四君子汤，血虚用四物汤，气血两虚则用八珍汤。八纲是辨证的主干，与其相应的治法有八法，迭加原理的应用，使辨证立法与药物加减有很大的灵活性，这也是"八法之中，百法备焉"的道理，闭环控制系统，可以用分流原理实施控制。按中医学理论，水液代谢、营卫之气都循环运行，是一个闭合系统。临床用分流原理来分利水湿、泄热和排毒邪。如治疗水气病时，据《黄帝内经》提出"开鬼门，洁净府，去菀陈莝"的原则，从发汗、利尿和泻下等多种渠道分利水湿，如用疏凿饮子、中满分消丸、己椒苈黄丸等从二便逐水，治肝硬化腹水、肾炎和肺心病水肿等。据大小便都与水液代谢有关的道理，可以用分流原理来治疗泄泻。《伤寒论》用五苓散治疗呕吐下利的霍乱，起到利小便实大便的功效。在自动控制系统中，常有"不稳定区"的态势，其控制则以尽量缩短与不稳定状态相接触的时间为原则，如战士通过危险地带时要尽快"冲过去"，此理论称为快速通过"不稳定区"。《伤寒论》中用大承气汤急下存阴，治阳明、少阴三急下证即是此理。有时用反佐亦是此理，以"甚者从之"之法，起到引导诸药加速通过"不稳定区"的作用，如《伤寒论》用白通加猪胆汁汤，使药物不被阴寒所格拒，达到回阳救逆的目的。生物系统的功能有时对输入信息呈"非灵敏区"的特征，在该区内对药物反应不敏感。此时，用药之初宜用大剂量突破，如用通里攻下治疗肠梗阻时，大黄、芒硝用量宜大，此系大剂量突破"非灵敏区"的控制方法。辨证论治重视"上工治未病"，当属控制论的前馈控制的思想；其"治有先后""先治新病，后治痼疾"，相当于程序控制；用五行生克关系治疗可比肩为控制论的多路多级控制。

辨证论治的方法中展示的控制论艺术，是中医临床不凡智慧的体现，呈现了中医学的超凡魅力。但是，辨证论治与控制论毕竟是不同范畴的学术，尤其是辨证信息的症状变量多是表面的、定性的参数，有待于向内在的、定量的参数方向发展，使四诊信息能够客观化，使辨证论治进一步与控制论结合而有所发展。

三、辨证论治的境界与评价

辨证论治是中国科学技术在医学实践中的一大创造，它建立在理论模型化的证候与"辨"的思维推理基础之上。其效果除决定于理论的正确性之外，更主要的是医生的学养、经验和创造性。据此，可把医生运用辨证论治的境界分三步，即法式检押、对号入座境界，圆通活法、医者意也的境界和神用无方、协辨开新的境界。第一境界是基本的。第二境界是悟性而能自如运用治法。如《素问·八正神明论》所言："请言神。神乎神，耳不闻，目明心开而志先，慧然独悟，口弗能言，俱视独见，适若昏，昭然独明，若风吹云，故曰神。"第三境界要"从无入有"，有所创新。即《素问·天元纪大论》所云"神用无方谓之圣"。但是，因为辨证论治主要是建立在以功能为主的模型化的理论基础上，以至对结构性疾患认识不足，又因证候的唯象特征，对无证可辨的疾患也乏善可陈。科学界有句名言说："有效的都是有限的"。有鉴于此，辨证论治要提高、要发展、要突破。恩格斯说"体系是暂时性的东西"，辨证论治所信赖的理论体系要有所突破，同时要加强病的观念，吸收现代新技术，使偏重个人技巧的操作，发展到老子的"乘众智"的地步。如是而笃行，辨证论治将在扩大医疗覆盖面和效能上提高到一个新层次。

【孟庆云. 论辨证论治［J］. 山西中医，2005（2）：1-5.】

论气化学说

气化学说是以气的运动变化来论述人体生命过程的理论。自从《黄帝内经》构建其基本理论以来，后世不断发展补充。在晚期汇入《黄帝内经》的"七篇大论"中，气化概念更为宽泛，认为宇宙万物"各从其气化也"(《素问·气交变大论》)，以气化为一切自然现象的根本特征，升降出入为基本机制；金元时期的刘完素，以气化论病机和药性，张元素也提出了气化药性论，李东垣以脾胃为人体气化中枢，以少阳之气为启动气化之先机，创立脾胃论，为一些疾病的治疗提供了新思路、新方法；明代孙一奎把人身气化的原动力归于命门，创动气命门学说。由是而使气化学说日趋系统完善，成为指导辨证论治的重要理论。

一、气化学说的理论渊源

《黄帝内经》气化理论有3个来源：一是关于先秦气论的哲学思想；二是天人相应的观念；三是在此二者理念下对观察和实践资料的整理提升。

气是中国古代哲学的一个重要概念。先秦诸子百家皆言气。《左传》论"六气"，《国语》言天地阴阳之气，气已经是一个涵盖自然、社会和人生的普遍概念。《管子》的精气根源论，《鹖冠子》的元气自然论，皆以气为人和万物之本体。自称老子弟子的文子在其所著《文子·下德》篇说："阴阳陶也，万物乘一气而生。"《庄子·知北游》以气的变化论生命的发生："杂乎芒芴之间而有气，气变而有形，形变而有生。"《荀子》又进一步发展为："人有气，有生，有知，亦有义，故为天下贵也。"说人的生命就是由于气而生发，由构成论发展为生成论。

人与天地相应是气化理论的意象依据，也是气化学说阐述的规律之一。远古以降从事农牧业的先民们，观察作物及人的生长，和一年春夏秋冬时序的关系，萌育了"贵时"观念。《易传·象·节卦》有"天地节而四时成"之论，以人与天地同步的生命现象为天人相应的论据之一，以后进一步发挥为气化感应论，之后的气一元论认为，人与自然皆由气构成的同一性，可以由天地之气应人体。古人观测到天地之运动是"天左旋，地右动"(《春秋纬·元命苞》)，《黄帝内经》又以左升右降为宇宙气化的一般规律，《素问·阴阳应象大论》所谓"左右者，阴阳之道路也"论脏腑气化升发则是"肝生于左，肺藏于右"(《素问·刺禁论》)，自然界之升降是"清阳为天，浊阴为地"，人体则是"清阳出上窍，浊阴出下窍"。《黄帝内经》中还有重要的定则，把《素问·六微旨大论》提出的"亢害承制论"，作为人体自我调节机制，并非来自人体实验，而是从气象的气化规律推演到人体的。

观念可以开发知觉，古人在气化意识的观察中积累了自然与生命的气化现象，例如在一年四季中，人和动植物都有生、长、化、收、藏之化之变。除在归纳中发现联系之外，又从外而推测其内，从内而推远外，即《灵枢·外揣》之"若是则内外相袭，若鼓之应桴，响之应声，影之似形。故远者司外揣内，近者司内揣外。"以此建立了气化理论的研究方法。

由上述理路、观念和方法论构建起来的气化学说，也必与之相因，气化学说的特色有四：一是重视时间因素，气化是一个过程，渐变为化，剧变为变，在生命世界中，气化的生命过程是不可逆的，故《黄帝内经》两次论及"神转不回"；二是气化规律的普适性，认为天人一体皆从气化，例如《素问·阴阳应象大论》所论的"形归气，气归精，精归化"既是食物、药物在人体气化的规律，也是人的高级生命活动生长发育的规律，乃至自然界的规律；三是认识方法的唯象的特征，气化理论不是来自解剖的分析，而是依"象"的认知方式推揣而来；四是观察推理始终贯穿着动态观念，以此"气化流行，生生不息"。这也与《易传·系辞》"以动尚其变"和《易纬》"元气变异"的思想相一致。

二、人体气化的过程机制

早在《黄帝内经》即已论述了人体气化有"食气化精"和"形能转化"两种形式。食气化精是人体与外界环境的物质交换，包括饮食的消化、吸收、排泄和气体交换。食物气化过程如《素问·经脉别论》所述："食气入胃，散精于肝，淫气于筋。食气入胃，浊气归心，淫精于脉。脉气流经，经气归于肺，肺朝百脉，输精于皮毛。毛脉和精，行气于府。府精神明，留于四脏，气归于权衡。权衡以平，气口成寸，以决死生。"其水饮的气化过程是："饮入于胃，游溢精气，上输于脾；脾气散精，上归于肺；通调水道，下输膀胱。水精四布，五经并行。"气的交换主要以肺吸清呼浊，吐故纳新为主，还要靠肾纳气、肝疏泄，并依赖三焦流行于经脉，方能内充脏腑，外达肌肤，以发挥真气的作用。呼吸把自然界的清气吸入肺，它与食饮所化生的水谷之气相合而积于胸中便是宗气。宗气与人体先天之气结合便是真气。

"食气化精"既化生了营卫之气，又有赖于在营卫循行中各脏腑参与化精。营卫之气皆生于水谷，都在人体中循环。营气出于中焦，"泌其津液，注之于脉，化以为血，以荣四末，内注五脏六腑"（《灵枢·邪客》）。卫气运行于脉外，温养脏腑组织，有保卫肌表抗御外邪之功能，其运行与昼夜变化及睡眠有关，白昼行于阳人寤，黑夜行于阴人寐。卫入阴，内行五脏，从下焦入，《灵枢·卫气行》篇说："其始入于阴，常从足少阴注于肾，肾注于心，心注于肺，肺注于肝，肝注于脾，脾复注于肾为周。"卫气行于阳，则是从上焦出，行于体表手足三阳经脉，其功能是"温分肉，充皮肤，肥腠理，司开阖者也"（《灵枢·本脏》）。

在"食气化精"过程中，三焦殊为重要。三焦既是由气化器官构成的通道，又是气化的机制。存在决定认识，对功能的意象是以结构的认知为前提。《黄帝内经》没有论及三焦具体结构和对它气化功能认识的方法。《难经·三十一难》阐述为，三焦是指人体食道胃肠等部分及相关生理功能，还对上中下三焦作了具体定位：上焦从心下到胃上口，主水谷入内；中焦在胃中脘，主腐熟水谷；下焦从相当于膀胱上口水平起，泌别清浊后排出浊物。用"三焦"二字为称谓来命名食气化精的腑，渊源甚古。在甲骨文、金文的时代，先民以火烤熟鸟为食，创造了"焦"字，此会意字：上部是"隹"（读zhuī）字，是"鸟"，是象形独体字，不同于"佳"；下部四点是"火"。"焦"字本义是"烫焦"，是烤黄，不是后世所说的烤焦了，如《世说新语·德行》将烤黄的饭称"焦饭"。"三焦"以烤熟食物的三种火候来说明上中下各焦，通过不同的工作形式消化食物，消化道在不同时间充盈不同，故而三焦"有名而无（定）形"。《黄帝内经》明确指出三焦是主持诸气，疏通水道的腑，关系着整个人体的气化功能。

气化的另一种形式是"形能（读tài）转化"，即精、气、神三者之间的转化，是生命活动的高级形式。"形"是看得见摸得着能感知的存在实体，是作为物质基础的"精"由"气"变化而来。《灵枢·本神》篇说："故生之来谓之精。"指出"精"是禀于先天的物质。《黄帝内经》以"阳化气，阴成形"为概括"形能转化"的总纲。化精是精充养于后天的过程。和"精"相对而言，言"气"则侧重于活动动力。《素问·阴阳应象大论》指出："精"与"气"之间，既有"气归精""精化气"的互生关系，又有"精食气"和"气伤精"的耗竭。"气归精"充实了机体的营养物质，"精化气"使物质转化为动力。"精"和"气"都可以转化为"神"，《灵枢·本神》说"两精相搏谓之神"，《灵枢·平人绝谷》又说"神者，水谷之精气也"，都说明神和精气之间也转化，物质可转化为精神。神也可转化成精，如《灵枢·决气》说："两神相搏，合而成形，常先身生，是谓精。"是精神转化为物质。以上食气化精和形能转化二者，既是气化的两种不同形式，又是气化的两个阶段，二者的统一，是生命气化的全过程。

《黄帝内经》的"七篇大论"依据"肇基化元"的"气一元论"，论述了宇宙万物的"五运"和"六气"两大气化系统：五运气化是循一年季节演进时序的气化，坐标是地日关系；六气气化是风寒暑湿燥火六种气候模式的气化，以三阴三阳来表述，其原因在于空间因素，坐标是月地关系的十二地支。其五运的气化内容，远比《黄帝内经》其他论篇的五脏气化更为丰富和深入。《素问·至真要大论》把五脏气化和六气气化的关系结合起来，以气化之机论述疾病之征兆，即著名的"病机十九条"。

气化的形式和机制是升降出入。《素问·六微旨大论》说"是以升降出入，无器不有""无不出入，无不升降"。其方式是"升已而降，降者谓天；降已而升，升者谓地。天气下降，气流于地，地气上升，气腾于天。故高下相召，升降相因而变作矣。"在天地间，气机升降形成了气候变化：地气上升为云，天气下降为雨。在人体各脏腑之气机是，脾阳主升清，胃阴主降浊，肝阳主升发，肺阴主肃降，肾阳主升腾，肾阴主降敛。气机的内外交换是出入。升降出入是《周易·泰卦》交泰的发挥，主旨是开放。《黄帝内经》把人作为自然界中的开放体，是耗散结构的思想，科学地论述了生命物质的特征。

气的哲学理论在北宋时期达到了一个新的高峰，当时的思想家都以气为构成万物的原始材料，承认气具有阴阳对立的属性。张载以气为宇宙的本体，认为理是气聚散变化即气化的规律。而程颢、程颐则认为理是本体，有理则有气，"万物之始，气化而已"。在宋代气论的影响下，医学家更深入探讨气化的理论，金元时期的医学大家都曾对气化理论有重大创新。刘完素指人体与外界气化通道之门户为"玄府"，以气化论五运主病和六气主病，著《素问玄机原病式》，他以气化来论说本草药性，并诠释"七方""十剂"的机理，惜乎其《素问药注》亡佚，现只能从遗文中略知他的气化药性理论的线索。在这一点上，张元素、李东垣与之共鸣，依气化之说，建立了本草学药性理论。李东垣对气化理论的贡献是他认定脾胃为人体气化中枢，并注意到少阳春升之气在启动气机的作用，使得很多气化之为病，经过调理脾胃和配用升麻、柴胡等升阳之剂而有突出的疗效，李东垣以此而享"内伤法东垣"之美誉。朱丹溪以"万物同此一气"论人与自然气化的一致性，他在《格致余论·夏日伏阴在内论》中指出："故气升亦升，气浮亦浮，气降亦降，气沉亦沉，人与天地，同一橐龠。"可以从自然之升浮沉降推论人体之升浮沉降。明代的孙一奎以其原气命门学说，把气化的动力归结为人身命门所藏之原气。至此，气化已成为有系统结构、有动力机制的理论：气化的中枢是脾胃，气化的启动在于少阳肝胆，人体与外界气化门户在玄府，气化的动力为命门原气。

三、气化病及其辨证论治

中医学从以气为本的人体观发展到以气化为生命力，对健康和疾病的认识是以气化正常为生理，气化异常为病理。《素问·五常政大论》指出：自然界与人的气化都是"化不可代，时不可违"，气化有自己的规律，时序有自己的节奏，不能代替，不能违背，应该"无代化，无违时，必养必和，待其来复"。《黄帝内经》以此建立了气化论疾病观，其论病和养生，都要"各从其气化也。"

按气化论疾病观，气化过度或气化不足，精、气、神转化障碍、升降出入紊乱都可导致疾病，堪称"百病生于气也"（《素问·举痛论》)，《素问·经脉别论》说"生病起于过用"，人体如此，自然界也如是。例如人体五志过极则有七情之变，自然界风、寒、暑、湿、燥、火六气气化太过则为六淫。人体气化不足，在气化中枢的脾胃，则是脾胃虚弱或中气不足，脾胃虚弱用仲景建中法的小建中汤，中气不足用东垣补中益气法的补中益气汤。气化不足如发生在蕴生原气的基地命门，则为命火衰，治当温补命火，填精益肾，在补阴的基础上，略加温阳之品，开启发机，使少火生气。李时珍在《本草纲目·胡桃》项下，论及了胡桃（核桃仁）能"益命门，利三焦"，明代命门学派的医家已经归纳出补益命门的一类药，如胡桃、鹿茸、紫河车等。饮食代谢异常之病多属气化之为病，例如消渴主要是气化能力低下而导致多食，癃闭、关格等病证，皆系三焦气化失常所致。精气神三者的转化障碍，常引起虚证和情志病。例如因脾虚气化功能低下，不能化精，可发生肾虚精亏；因气化功能低下，不能化水湿而生痰，可发生郁证和癫狂等。

气化的机制是升降出入，其失调则为病变。如肝阳不升则肝气郁结，肺气不降则喘满，脾胃升降失调"清气在下则生飧泄，浊气在上则生䐜胀。"人体吸入清气呼出浊气，三焦的摄入水谷精微、排出糟粕浊物，以及玄府排出汗液和热量才能维持代谢，这些过程失调失控皆能致病，甚至"出入废则神机化灭"。这一点，清人蒋廷秀深得其要，他在《吴医汇讲》中称升降出入为"百病之纲领"。

气化的立论及其过程和机制，是中医学理论中称绝之处，在辨证论治时，临床家每能据食气化精、形能转化、营卫水气循环和升降出入之理，创造出工意新奇的治法来。例如孙思邈在《千金方》中用升麻、柴胡升阳，李东垣将其合以补气建中之药，创制了名方补中益气汤。明代张景岳依"气化水自化……不行气亦行"重用行气药以治肿胀。明末清初喻嘉言，以解表合清热利湿导滞，改变了痢疾的升降出入，以逆流挽舟法见称于医林。清代叶天士以"通阳不在温，而在利小便"治疗湿温。近人周雅南以紫菀、桔梗、沙参、石斛等药"提壶揭盖"以治尿闭；用龟甲、何首乌、龙齿、桑椹等固肾之品治久嗽久喘，效如桴鼓（见赵恩俭《诊余集》)。著《医学衷中参西录》的张锡纯，以增强肝的气化治疗大气下陷。笔者指出，在治疗泄泻时，用五苓散利小便以实大便，其机制是分流原理对水液循环的调控。

近年来，已经有运用脾虚和肾虚动物模型探讨气化功能。也有研究者试图从肺和经络气化功能探讨针麻原理。虽说未能向纵深发展或有所停顿，但已能展示出理论价值，应予关注和支持。总之，气化学说也约略地提出了人体营养物质和形能转化理论的"总画面"，其论述也并非详尽无遗，尽管如此，它仍不失为中医学之精蕴，有待我们用现代科学方法深入研究。

【孟庆云. 论气化学说 [J]. 中医杂志，2007（5）：389-391.】

探寻五运六气理论的历史渊源

五运六气是在"天人合一"、周期学、"气一元论"等理念下，以观象制历为基础，运用天干地支等符号和一定的推演格局，推求值年及各运季时段的气候物候，以及对生命健康的影响，进而提出预测疾病、预测灾害及防治措施的术数体系。五运六气本属于术数，其诞生系多种学术聚集而成。

五运六气的来源可归结为以下三点：一是天人合一的生命理念和包括生活经验、实践及以此为基础的天文学、气象学、灾害学等方面的知识；二是气和阴阳五行等理论；三是《周易》的易经、易纬体系的术数推求方法。五运六气理论有三个组成部分，即医学气象历法、推演格局和联接运气要素的医学理论。包括气象病因学、五运六气病证纲领、气化理论、病机十九条、运气养生理论等。五运六气的内容，在《后汉书·方术列传》《晋书·天文志》《旧唐书·孙思邈传》都称为或属于"推步"之学。北宋以后，才以"五运六气"命为专名。

一、五运六气的演进发展

五运六气的系统理论，虽然出自唐代王冰在次注《黄帝内经素问》时所补入的"七篇大论"，但此理论从发生到形成，却与医学同步，是一个漫长的历史过程。它经历了滥觞期、酝酿期、奠立期、隐传期、经传期等多个历史时期。

1.滥觞期——从远古到周代

此时期主要是产生了五运六气理论来源的知识，并提出了"五运"和"六气"的称谓。此期主要贡献是产生了天人合一的理念，开始了察天道以明人事的探索。

先民自形成社会以来，积累了关于天文、历法、气象、地理等知识，以及它们与灾害、疾病关系的知识。先民从生活和生产的需要中总结经验，很早就"观乎天文，以察时变"（《易经·彖传·贲》），《淮南子·天文训》称："仰以观于天文，俯以察于地理，是故知幽冥之故。"天体虽远，地域辽阔，因与生活生产关系（如农业、航海）密切，都是先发的古老科学。中国古代天文学偕时而进，有完整的历史，各时代继续不断地有记录、有发现、有创解。中国古代天文学可以分为观象派和制历派两派。观象派，如《周礼》的保章氏，春秋时代的梓慎、裨灶等人；制历派，如《周礼》记载的冯相等。殷商时有宇宙结构的"盖天说"，还有系统的"干支记日法"，以后逐渐建立起系统的立法。

中国古代历法丰富，据朱文鑫《历法通志·历法总目》记载，从黄帝历起，到太平天国的天历止，一共有102种历法。五运六气"推天道以明人事"，既观象又制历，以其一套独特的历法成为推演格局的历法。庐央先确认这是在102种之外的独特历法，称"五运六气历"。滥觞期虽未形成系统的五运六气历，但《周礼·医师》已有郑玄注"察天之五运，并时六气"，说明已经被列入医师的思考内容之一。

医学知识和灾害方面的知识及它们与天文气象的联系，也是萌发五运六气的来源。周代已有医师的分科与考核制度。中国古代常有瘟疫流行，自然灾害多发。它们都与天文气象因素密切相关。对这些相关资料的归纳，初步形成了五运六气的气候病因说，进而成为推演五运六气格局的理念。

推占类的术数也是五运六气理论的重要来源。在巫术文化的时代，巫觋们掌管祭祀、战争的决策和医疗。占卜是各方面预测的重要手段，又随着文化的演进不断发展。占卜形式有多种，有星占、龟占、鸟占、风占、梦占、鬼卜、筮占、五星占、杂占、式盘等。此诸占法不断孳发出学术内容，科学性和神秘性乃至迷信内容互相糅杂。殷末周初，术数中有些内容条理化为《周易》，之后又有"十翼"而为《易传》，成为中华第一部哲学著作。术数又称数术，成为"明堂羲和史卜之职也"。其中，八风占、望气占和五星占等，都是以观察星象气候以预测疾病，并在发展中式盘化，是五运六气的原始形式。

周代虽然是巫术与术数并行，但总趋势是巫术向术数发展，《国语》的"天六地五"，为五运六气的发轫铺盘了框架思路。

2. 酝酿期——春秋战国时代

春秋战国时代是中国文化大发展的历史时期。中国古代天文学在这个时期初步确立了自己的独特体系。可以说，春秋战国时代为五运六气的成熟积累了资料，做了充分的理论准备。

随着天文观测资料的积累，人们逐步认识了天体运行的一定规律，进而做出理论上的概括，产生了对宇宙起源、结构和演化的推测，继"盖天说"之后，发端了"浑天说"和"宣夜说"的思想。对日、月及五星的研究已相当深入，"二十八宿""十二次"等体系更趋成熟和完善，楚人甘德的《天文星占》和魏人石申的《天文》著作，载有石氏星表，首次提出金星、火星有逆行，已测定出金星和木星的会合周期。有圭表、漏壶等天文观测仪器，在天象记事方面，有丰富的日月食、流星雨、陨石记事，最早记录了哈雷彗星。论述天文算法的《周髀算经》在战国时已苫世。

医学方面，春秋晚期医巫分离，在医术传承中已经有用药为主的汤液本草派，秦越人和弟子们组成的扁鹊学派，以及注重养生的道家学派等。各派把口耳相传的医术编撰成书，唯气象病因学是各派都遵从的。

战国时代，方士的崛起，使术数向系统化、理论化及专攻的方向发展。此方士并非《周礼·秋官》之方士，乃方术之士，以占筮、推步、求仙、炼丹为业者，尝自言能长生不死者。起源于七雄齐燕滨海地区。后来不断发展，除卜、星、相之流为方士外，医家也被列入方士。如《素问·至真要大论》言："余锡以方士，而方士用之尚未能十全。"方士之学术成为方技（伎）。如《汉书·艺文志》云："方技者，皆生生之具，王官之一守也。太古有岐伯、俞拊，中世有扁鹊、秦和，盖论病以及国，原诊以知政。"方士各有专长而分门派，有阴阳家、五行家、堪舆家、姑布子卿术、相马术等，随着《易传》的推行，方技逐渐理论化，如邹衍提出"五德转移""五行相胜"等理论。

此时期阴阳与五行不仅各自发展，进一步理论化，两者还结合成一个系统。1993年湖北出土的郭店竹简即有《五行》《太一生水》等专著；1973年湖南长沙马王堆汉墓，曾出土《篆书阴阳五行》与《隶书阴阳五行》，是西汉人抄写的先秦著作。这些出土文献表明，五运六气格局的框架，早在先秦时代就已经构建了。与五运六气相联系的，如马王堆出土医书《五星占》《天文气象杂占》；1985年湖北江陵张家山出土的《日书》《历谱》；1993年江苏连云港温泉镇汉墓出土的《神龟占》《六甲占雨》，等等。早在《管子·五行》中就记载冬至后睹甲子、丙子、庚子、壬子，而木、火、土、金、水相继用事，为五运各主72日的先源。《礼记·月令》记载要关注疫气发生的原因："人受疫气，何以异此？"并记载疫气的发生，可依据它与一些自然现象的联系预测之，如说："孟春行秋令，则民大疫""果实早成，民殃于疫""诸蛰则死，民必疾疫"等。未臻成熟的运气理论也被用于商业。如《史记·货殖列传》记载，范蠡的老师计然，巧妙用运气理论经营而赢利："故岁在金（星），穰（丰收）；水（星），毁；木（星），饥；火（星），旱。旱则资车，水则资舟，物之理也。六岁穰，六岁旱，十二岁一大饥。"另一位善于经营的白圭，也因有预测气象而"积著率岁倍"。

3. 奠立期——秦汉时期

阴阳五行和《易经》是秦汉时代的学术骨干，也是五运六气理论的构架。秦汉时代，作为五运六气学术背景的三方面来源及其发展和成熟，援发为五运六气的三个组成部分。

五运六气的三个组成部分即以天干地支符号系统表述的历法和周期，以"气一元论"和一分为三贯穿的推演格局，由气象医学、疫病流行和气化学说及治法治则，这三个组成部分共同构建成五运六气的医学理论。

五运六气历、律、候三位一体，推天道以明人事。气候物候依循节气，节气的至与不至依凭历法。五运六气在天文观测基础上建立了独特的历法。秦汉时代天文学的成就和制历的技巧，都能体现于"五运六气历"。汉代重视实际观测，以及从赵君卿（爽）注《周髀算经》到"盖天说"与"浑天说"的争论，促进了天文历法的发展。汉代以前的秦朝尊邹衍的"五德终始说"，认为秦得水德而有天下，天一生水，地六成之，以六为度，以六为节，服色宜黑，以十月为岁首，即所谓周正。历法采用了比较接近实际的颛顼历。以 365 又 1/4 日为一回归年的长度，29 又 499/940 日为一朔望月的长度，以"十九年置七闰"的办法调节节气。

汉初仍沿秦时历制。后来逐渐发现实际节气有所提前，汉武帝下令征召民间天文学家进一步测算，经 30 年的争论，于公元 104 年颁布了太初历。当年为太初元年，以正月建寅为岁首，一朔望月为 29 又 43/81 日，又称"八十一分法"，仍用"十九年置七闰"法。历法内容包括二十四节气、朔晦、闰法、五星、交食周期等，这是历法学上的一次大改革，是落下闳、邓平制定的。东汉末年，刘歆附会夏、商、周三代的三统说，又补充了日月食周期和五星运行资料，制定了三统历，也有其价值。东汉章帝时发现，三统历与天象实际不尽符合，由贾逵、编䜣、李梵等人又制定了四分历，它载有合朔弦望、月食加时的方法，还测定了二十四节气的晷影。五运六气历法的创立者，在 1 周天 365 又 1/4 四分法的基础上，主要考虑 1 年 24 个节气和疾病流行的相关而制历，"五日谓之候，三候谓之气，六气谓之时，四时谓之岁"（《素问·六节藏象论》），即 365 又 1/4 日为 1 年，四时气候的变化可用三阴三阳的六气分六步。六步分主气、客气。主气的六步是气候变化的常令，大体按风、温、热、雨、凉、寒 6 个季节次序排列，实际是火分为二的五行相生顺序。每一步 60 天 87 刻半，年年不变。客气也 6 步，但顺序按三阴三阳（运气以厥阴为一阴，少阴为二阴，太阴为三阴；少阳为一阳，阳明为二阳，太阳为三阳。厥阴主风木，少阴主君火，太阴主湿土，少阳主相火，阳明主燥金，太阳主寒水）而且与各步的相合各年有轮变。6 步每一气为 30 日 43 又 3/4 刻（百刻制），即《素问·六微旨大论》所说的"位有终始，气有初中"和"初凡三十度而有奇，中气同法"。于是建立了 1 年 12 个月，有 6 个运季，以春分为岁首（《素问·天元纪大论》云："少阴所谓标也，厥阴所谓终也。"）的历法。此历法以天干地支为符号，一日按百刻制，以 60 年甲子为周期推算。

五运六气格局推法理论的形成，经历了西汉的五运和六气的分立时期，到东汉的五运六气结合的推步时期。

西汉及其以前有很多占候和预测气象之书，如《娄景书》《九宫八风占》《天文气象杂占》及《五星占》等，很多纬书中有论及运气的语句，如《易纬·河图数》有"五运"和"六气"之名词。《易纬·通卦验》论及二十四节气灾异及"当至不至""未当至而至"之应。《易纬·是类谋》有"六十而一周"。《孝经纬·钩命诀》云:"五气渐变,谓之五运。"《易纬·乾凿度》记载最多,"五气以立,五常以行""日十干者,五音也""辰十二者,六律也",等等。在西汉时已经有五行派与六气派两大派。五行派据五星推占,马王堆出土的《五行占》属于此派,《史记》所记的夏侯始昌、夏侯胜等人也以五行推占。《史记·天官书》所记之王朔与魏鲜属于六气派:"夫自汉之为天数者,星则唐都,气则王朔,占岁则魏鲜。"魏鲜以"四始"决定一年的有余、不及、正岁。

东汉时期,术数家把各自独立的五运和六气合而为一。五运六气虽然都以阴阳五行和易理为据,但推理的依据不同,五运以时间平移推演为标,六气则指与地面垂直气象的风、寒、热(暑)、湿、燥、火六种气象因素。循"天气制之,气有所从也",天气统地气,天地合气于气交,把两种推演方式"五六相合",使"五运并时六气"为"五运六气之应见"(《素问·六元正纪大论》)。由是而五运与六气合而为一。

在此同时,气一元论的哲学思想成为"五六相合"的理论依据。《素问·天元纪大论》开宗明义地说:"太虚寥廓,肇基化元(元气),万物资始,五运终天,布气真灵,总统坤元,九星悬朗,七曜周旋,曰阴曰阳,曰柔曰刚,幽显既位,寒暑弛张,生生化化,品物咸章。"近代诸多关于哲学的"气一元论",多以为成熟于北宋,殊不知早在东汉就发轫了成熟而实用的"气一元论"的宇宙生成论,其模式是元气—五行—阴阳。又以"一分为三"的思想,把阴阳分为三阴三阳,成为六气之本。

统一的五运六气的格局,推演时分五步。

第一步,观星象定值年干支。

第二步,推五运之大运、主运、客运。

第三步,推六气的主气、客气及主客关系的客主加临。

第四步,推五运六气相互关系的"五六相合"。五六相合有运盛气衰的小逆、不和,气盛运衰的顺化、天刑,以及运气同化的天符、岁会、同天符、同岁会、太乙天符。

第五步,根据气象模式推断疾病流行与灾害。

客气的司天和南北政,也是古老的名词。传说颛顼帝命南政重司天以属神,北政黎司地以属民。五运六气把式盘上方统上半年者称司天,式盘下部统下半年为在泉。其推演的式盘按六步分六格,则左右共4个间气。

五运太过不及、客气司天在泉之胜复,如无承制为平气则成为病邪。五运六气以此建立了气象病因学,进而把东汉以前的诊治理论纳入五运六气的框架。五运六气遂成为有预测机制的从病因到治疗的医学理论体系。

《后汉书·方术列传》记有天文推步、河洛推步等推步之术。五运六气为"天文推步之术"或"内学"。记有樊英、杨厚、朗顗、冯允、廖扶等推步术者。《后汉书·苏竟杨厚列传》还记载因推步有验,先拜议郎,三迁为侍中的杨厚。杨厚出身于推步世家,祖父春卿,推步为业。其父杨统除绍其学外,又拜学于郑伯山、周循,杨统著《家法章句》及《内谶》二书,尽传于杨厚。杨厚教授门生、上名录者三千余人。死后立庙,乡人谥曰文父。此传可知,称推步或内学的五运六气,在东汉时已经被确立为术数中的专门之学了。值得注意的是东汉郑玄曾著《天文七政论》,惜此书已佚多年。

4.隐传期——从三国到唐初

五运六气立学以后,从三国到唐初的500年间,未能很好地传承,其主要原因就是"在形式和取义上都近似纬书"。

李学勤先生指出，看七篇大论的标题，如去掉"大论"两字，就有六篇为三字题，即"天元纪""五运行""六微旨""气交变""五常政""至真要"，在形式和取义上，都近似纬书。这种现象，很可以同《参同契》对比，它们都是纬学盛行时期的产物。

纬学的兴盛，始于西汉晚期，至三国已趋衰息。曹魏"科禁仙学、兵书"，凡谶纬均须上缴，否则坐罪；西晋也"禁星气谶纬之学"，此后南北朝皆有厉禁，"七篇大论"被当作纬书，只能在道家或道教人中秘抄传承。在《易经》各派传承中，魏之王弼，殊论义理，尽扫象数，也是抑制纬书和五运六气的学术契因。

再者，术数家皆有根深蒂固的治术意识，不轻易示人，传承时也只讲其然而不讲其所以然，令人羚羊挂角，无迹可寻。本来就深奥难学，少许人学后，也难得再传。以至500余年几近湮没。但是作为被禁的图纬之书，其推步在皇家司天监中，仍是重要科目之一。而在民间仍被医学家、养生学家们所秘传。如《晋书·天文志》上说葛洪同"张平子陆公纪之徒，咸以为推步七曜之道，以度历象昏明只证候（此处证候指气候）……莫密于浑象者也"。《旧唐书·孙思邈传》称孙思邈"推步甲乙，度量乾坤"。据《唐六典》卷二《尚书·吏部》对官员们的考核，以"四善""二十七最"为指标，对司天监人员"二十二曰：推步盈虚，究理精密，为历官之最。"唐代医学理论家王冰，次注《黄帝内经素问》时新纳入的"七篇大论"，就是取自"先师张公秘本"。

5. 经传期——唐代王冰次注《黄帝内经素问》以后

唐代医学家王冰在次注《黄帝内经素问》时，将运气"七篇大论"补入，从此运气之学便成为医经，这就进入了经传期。

五运六气学说成为"医经"的内容，当按"经"的意识对待和传承，但历代不乏异议者。如宋代林亿就以"篇卷浩大，不与《黄帝内经素问》前后篇卷等；又且所载之事，与《黄帝内经素问》余篇略不相通。窃疑乃《阴阳大论》之文，王氏取以补所亡之卷，犹《周官》亡《冬官》，以《考工记》补之类也。"也有人认为这七篇是王冰之作。历代以来，关于是否《黄帝内经素问》原版之争的意义并不大，关键在于运气的内容是否为有价值的学问。

二、五运六气具有重要的学术价值

运气理论将天人相应理论提到一个新层次以此扩大了阴阳五行理论的框架，并提出了多种疫病从病因到治法治则的论治提纲，提出了著名的病机十九条，完善了《黄帝内经》的气化学说，提出了亢害承制、天人应同等重要规律，提出了疾病灾害，特别是疫病可预测之论并有系统的预测格局及应时养生的理论原则等。仅以此数项，足可以说，运气学说发展了中医学理论，提升了中医学的理论层次，成为宋以后的带头学科。

运气之学在宋代因朝廷重视，每年皇帝颁发运历，令民司岁备药，医师考试运气在"三经大义"中为重点内容等，使运气很长一段时间成为显学。以至有"不学五运六气，遍检方书何济"的谚语流传。在此氛围下，解读、发挥运气之学的著作不时涌现。金元四家的崛起，也皆因发挥运气而成学，故当代章巨膺先生提出："没有五运六气，便没有金元四家。"伤寒学派诸家中许叔微和张志聪的气化学派，乃至《温病条辨》之著，都引运气条文"原温病之始"。

宋元明清以降，诸名医中尊运气和排斥运气犹如两派。尊运气者，如宋元之韩祗和、杨子建、史堪、王炎、沈括、刘完素、马宗素、程德斋等，明之王肯堂、汪机、张介宾、徐亦墀等，清之陆九芝、王朴庄等。排斥运气者，如宋之庞安时、杨介、郭雍等，明之缪希雍，清之张倬、徐灵胎、何梦瑶等。其争执毕竟是理论问题，很多医生还是能不机械执于推演，灵活地运用运气原理，从气候因素思考辨证论治，传世了很多有价值的医案和论著，不仅用于时病，也用于杂病，还提出许多关于生病规律的问题，如《素问·至真要大论》提出的"天地之大纪，人神之通应也"，为天人相应的总规律。《素问·六微旨大论》提出的"升降出入"、《素问·五常政大论》提出的"化不可代，时不可违"、《素问·六元正纪大论》提出的"郁积乃发"及《素问·至真要大论》提出"胜复相薄""久而增气"等，都是现代生命科学的重要命题，历代研究者积累了丰富的医案，不仅验证了临床价值，还显示了辨证论治借助天地之力，疗效显著，应以实践的观点对待五运六气。笔者也认为这是一门有价值的学问，应该深入研究。

【孟庆云. 探寻五运六气理论的历史渊源［N］. 中国中医药报，2018-05-23（003）.】

睡里乾坤大，梦中日月长

——中医学睡眠与梦的理论及现代研究

睡眠占生命的1/3，几乎和食物一样至关重要。它是人体所具有的一种规律性的自我保护性抑制，也是人的"睡眠－觉醒"与大自然的昼夜交替规律相适应的体现。希腊神话说"睡眠和死亡是兄弟"。如果从意识消失这点来说尚属相似，但是，死亡是一切功能的停止，而睡眠时则保持正常的生命功能。由是而论，死亡并非是"永远不会醒来的睡眠"。睡眠的意义在于调节人体与环境的昼夜变化，使其协调统一，以保证人体生理和生态活动的相对稳定，提高人体的免疫能力。睡眠涉及人体的生长发育、健康与疾病，以及夜班工作疲劳、运动员的时差效应，等等，睡眠涉及医学、心理学和文化等多学科领域。

在中医学和文化思想史上，对睡眠的认识大致分三个阶段：在巫术医学时代重视睡眠中的梦，充斥着神秘主义；在经验医学时代，提出了关于睡眠的有关学说，并以失眠和多寐为主，有其系统的理法方药论述，但此时也有另一种关于梦的理念，由神秘化而演为有系统说词并有可操作性的占梦；20世纪后期，中医睡眠研究和现代科学认识结合，有分化为独立学科的趋势。

原始先民把梦同灵魂联系起来，以后这种梦魂观念又同神灵联系起来，以梦为神兆。晋代皇甫谧《帝王世纪》记载着，黄帝时代就开始了占梦活动："黄帝梦大风吹天下之尘垢皆去，又梦人执千钧之弩驱羊万群。"醒后"依占而求之"，得风后，力牧两位名臣。甲骨文中已有"梦"字，据甲骨学家胡厚宣的归纳，殷王在卜辞所占问的梦景或梦象中，有人物、鬼怪、天象、走兽、田猎、祭祀等，其中鬼梦殊多，故《礼记·表记》说："殷人尚鬼。"《周礼·春官》记载，太卜为卜官之长，掌占龟、占易、占梦之法，常三法合参。在《诗经·小雅·斯干》和《诗经·小雅·无羊》中，称占梦者为"大人"。《周礼》已有"物感而梦"的思绪，把梦分六类："一曰正梦，二曰噩梦，三曰思梦，四曰寝梦，五曰喜梦，六曰惧梦。"《左传》把王侯将相的梦，当作史料记述下来。秦汉时代，梦是一种世俗迷信，是方术的重要内容之一。《汉书·艺文志》说："众占非一，而梦为大。"在东汉王符所著《潜夫论·梦列》中，将梦分为十类，并把占梦理论化。在此后的漫长时日里，关于梦的天验神秘主义流传不衰。但在中国古代，也有以梦为心理活动的朴素认识。如《墨子·经上》："梦，卧而以为然也。"《庄子》提出"情化往复"则梦。东汉王充在《论衡·纪妖》中以梦为"精念存想"。许慎在《说文解字》中言："梦，寐而有觉者也。"北宋张湛提出"忧乐存心"则梦。南宋学者朱熹也说："梦者，寐中之心动也。"（《朱子大全集·答陈安卿》）在古代对梦的论述中，以《黄帝内经》中《灵枢·淫邪发梦》篇最具科学价值，它脱却了鬼神天验，从现代科学分析，也具有一定的理论意义。清代医学家王清任，把梦归于"脑气阻滞"，把梦归于脑的精神活动，使中医学的认识又提升了一个新层次。

睡眠原是两个单词。《说文解字》曰："睡，坐寐也，从目垂。"说睡是坐着打瞌睡，眼皮打架。《史记·商君传》曰："孝公既见卫鞅，语事良久，孝公时时睡，弗听。""眠"字通"瞑"，是闭上眼睛，汉代以后才引申为睡着。如《后汉书·第五伦传》："吾子有疾，虽不省视而竟夕不眠。"可知眠比睡要深入一个层次。古代还有"寐"字泛指睡觉，如《诗经·卫风·氓》："夙兴夜寐"。睡和眠二字真正合成一个词，最早见于翻译后的汉文佛经。南朝慧影《智能疏》："凡论梦法，睡眠时始梦。如人睡眠中梦见虎畏号叫，觉者见之知其梦耳。"

　　《黄帝内经》奠定了医学睡眠理论的基蕴，主要从阴阳营卫之气和脏腑论及睡眠，后世又从血从湿从痰论治睡眠之为病。《灵枢·口问》将生理性睡眠归之阴阳："阳气尽，阴气盛，则目瞑；阴气尽而阳气盛则寤矣。"同时又把阴阳之气落实到营卫上："卫气昼行于阳，夜半则行于阴。阴者主夜，夜主卧。"《灵枢·营卫生会》用营卫盛衰解释老年人睡眠少的原因："老者之气血衰，其肌肉枯，气道涩，五脏之气相搏，其营气衰少而卫气内伐，故昼不精，夜不瞑。"值得注意的是《灵枢·大惑论》观察到胃肠大的人（食量大）和皮肤湿的人欲瞑而多卧："人之多卧者，何气使然？岐伯曰：此人肠胃大而皮肤湿，而分肉不解焉。肠胃大则卫气留久，皮肤湿则分肉不解，其（卫气）行迟。夫卫气者，昼日常行于阳，夜行于阴，故阳气尽则卧，阴气尽则寤。故胃肠大，则卫气行留久；皮肤湿，分肉不解，则行迟。留于阴也久，其气不清，则欲瞑，故多卧矣。"这解释了为何饭量大和肥胖之人睡眠多。对于睡眠疾患之病理，《黄帝内经》认为，凡邪气作用于脏腑影响了卫气，使其不可入于阴者皆可致失眠。如《灵枢·邪客》所言："今厥邪气客于五脏六腑，则卫气独卫其外，行于阳，不得入于阴，行于阳则阳气盛，阳气盛则阳跷陷，不得入于阴，阴虚故目不瞑。"如《素问·逆调论》提及的"胃不和则卧不安"。在《黄帝内经》十二方中，即有《灵枢·邪客》中的半夏汤以治失眠。五脏六腑皆可治睡眠障碍是辨证论治的重要原则。《黄帝内经》以后的医学著作以此认识到，失眠是多种疾病的伴发症状之一，如《伤寒论》将不寐病因归为外感热病、百合病及虚劳病等，其病机的最后环节是心血不足。历代医籍对睡眠疾患最早专门别类的是隋代巢元方的《诸病源候论》，其书中设有"大病后不得眠候""霍乱后烦躁卧不安候""嗜卧候"等。后世医著对失眠与不寐记述最多，多从气虚、血虚与脏腑受邪论治。唐代孙思邈从脾寒虚和胆虚寒论治较多，元代朱丹溪从温论多寐，清代唐容川则从热痰内扰论治不寐。医家们注意到睡眠之长短与不同季节、不同人的体质有关。如言瘦人多火而少眠，肥人多湿而多寐，故睡眠异常的治疗要因人而异，辨证论治。历代以来还创立了很多助眠的有效方剂，如黄连阿胶汤、温胆汤、酸枣仁汤、朱砂安神丸等名方，以及朱砂、琥珀、酸枣仁、半夏、远志、茯神、曼陀罗等与睡眠有关的药物。值得注意的是，有些方剂如温胆汤具有双向调节睡眠的作用，凡证见痰湿内扰者，不论其失眠或多寐，都可用它加减以治。20世纪70年代，中医在睡眠疗法基础上推广了中药麻醉，意外发现睡眠治牛皮癣有效；80年代以后，又开展以气功催眠减肥和治疗厌食综合征等。由于中医治疗失眠和睡眠疗法简捷易行和无毒副作用，以此受到学术界的注目。

　　20世纪以来，人们从医学、心理学、文化学、比较生物学乃至航天医学等多角度研究睡眠，在生理、病理、药理、治疗、养生方面都取得了很大的成就。学者们以精的实验设计，运用动物实验、人体实验和计算机模拟实验等手段研究睡眠生理。美国芝加哥大学睡眠研究室的研究人员，将老鼠放入封闭的转盘式装置，只要老鼠的脑电波表示出睡意，转盘就会转动，不让老鼠睡觉。1周以后，老鼠表现出紧张、烦躁、体温下降，食量增大1倍，体重却下降10%～15%，17天后死去。这一实验说明，没有睡眠，生命将走向死亡。生命有各种类型的睡眠方式，但像人这样的睡眠方式，是在种系进化中适应环境自然选择的结果。不同年龄的人，睡眠态与觉醒态的时间比例不同。睡眠中又有快速眼运动睡眠态（REM，又称脑快波睡眠）与非快速眼运动睡眠态（NREM，又称脑慢波睡眠）之分。梦觉是睡眠的重要内容之一。睡眠受光照的影响，睡眠与生物节律特别是与昼夜节律相应。学者们在 20 世纪先后提出了抑制扩散学说、睡眠中枢学说和睡眠物质等三大学说。30 年代巴甫洛夫据条件反射实验，提出了大脑抑制扩散学说；50 年代以后，脑的研究者们提出大脑睡眠中枢的理论，实验者发现在鼠大脑的前部、眼球后部的神经细胞团具有"睡眠开关"的作用，称此处为睡眠中枢。80 年代以后，研究者们先后发现了大脑松果体分泌的松果体素（褪黑素）、前列腺素 D2、尿核苷、肠分泌的胞壁酸（又称睡眠因子）等人体内物质与睡眠有关，此理论即睡眠物质学说。研究者们深入研究了睡眠对呼吸、循环及免疫系统功能的影响，发现睡眠中 T 淋巴细胞、B 淋巴细胞数目明显增多，儿童睡眠时生长激素的分泌为醒时的 3 倍多，睡眠时皮肤细胞分裂活跃，比白天快 1 倍，等等。可知通常所说"健康的体魄来自睡眠""睡眠是治病的良药""睡眠促进儿童智力发育身体长高""睡眠增益美容"等说法有其理论根据。有著文指出，睡眠朝向南北，和地球磁极一致时，有利于人体功能调整。睡眠理论促进了睡眠药物的研制。睡眠药是能诱导生理性睡眠或接近生理性睡眠的药物，它作用于脑干和视丘下部。20 世纪用于临床的睡眠药主要有溴剂、巴比妥类和非巴比妥类镇静药；80 年代以后褪黑素类药物也用于临床，多种药物的配合使用，将使睡眠障碍之治疗妙境同臻。

梦是睡眠的组成之一，一般成年人的梦，占睡眠时间的 1/4。梦以视觉性为多数，听觉性则次之，视觉性尚有颜色感。临床调查资料表明，精神病患者在发病时，睡眠时间少，甚至整日不寐，做梦也少，甚至无梦。1900 年奥地利心理学家弗洛伊德提出了精神分析法，他在《梦的解析》中指出："梦是愿望的满足。"由此创立了梦的生物欲望说，以后又有荣格提出宗教神性说。曾因提出 DNA 双螺旋结构模型而获得 1962 年诺贝尔生理学医学奖的克里克，对梦有独到见解，他认为大脑贮存信息越多，信息传递就会发生紊乱，梦可以消除大脑中无用多余的信息。其机理是：从脑桥网状体发出脑桥 – 膝状体 – 枕叶波（Pontine-Geniculate-Occipital waves, PGO 波）刺激外侧膝状体，从而把不需要贮存的信息从记忆库的海马回中提取出来，投射到如同电影屏幕的大脑枕叶上，把这些信息消除即忘掉。这即是有名的反向学习理论。从脑电波看，做梦都发生在快速睡眠期（REM）。20 世纪 90 年代末期，美国国立卫生院研究所和沃尔特·里德陆军研究所研究人员使用正电子断层扫描术（PET），研究 10 名男睡眠者睡眠时大脑核团活动，指出，做梦是大脑低级部分对高级部分的一种检测手段。关于做梦的大脑细胞核团定位问题，以色列科学家曾对一个不做梦的患者进行脑部扫描检查，发现患者脑部有块弹片，该块弹片是 1970 年一个炮弹爆炸后穿入脑中的，这块弹片损害了蓝斑核部位，以此指出蓝斑核是做梦中枢。此论断后来为法国生理学家秋柏以破坏猫大脑蓝斑核实验所证实。日本研究者指出，人脑中存在两种催眠肽，一类催无梦睡眠，一类催有梦睡眠。经动物实验证明，有梦催脑肽能使梦期延长，并使实验动物活力增强，平均寿命提高。学者们普遍认为，梦与所受刺激有关，其梦境产生刺激有外源性（外界环境，如"淫邪发梦"）致梦刺激和内源性（做梦者本身生理功能的变异）致梦刺激两类。学者们还认为，梦和思维能力一样，是一种学习过程。从儿童到成年，知识、智力不断发展，梦境也不断丰富复杂。关于梦的形成有两种机制，即缩合机制与修饰机制。前者说做梦时排除许多隐含的成分，融合了许多生活元素、经验片段而缩合成梦；后者是做梦者对现实生活认识过程经过缩合、移置、象征化以后，综合修整，整合成比较有逻辑的梦境。

对于梦的价值，现代认为梦是健康的体现。日本学者斋藤认为，梦是人生的体验之一，也应该是一种愉快的享受。梦能诱发科学家和艺术家的创造思维，已为古今中外的多数事例所证实。诸如司马相如梦作《大人赋》、北魏卢元明梦作《梦友人王由赋别》、唐玄宗梦作《凌波曲》《霓裳羽舞曲》、邢凤之梦听《阳春曲》、李贺梦作《升天诗》、苏东坡梦作《回文诗》《裙带词》等，以及德国化学家凯库勒受梦的启发提出苯的环形分子式结构、俄国门捷列夫受梦启发创立元素周期表、美国发明家豪在梦中解决缝纫机针穿线的难题、爱迪生的许多发明都是在梦中建立模型、日本著名物理学家汤川秀树在梦中发现介子理论等等，可见梦具有开发人类思维潜能的作用。

在医学中，梦既有预测疾病的意义，也可以利用梦来治病。前已述及，内源性致病刺激可以致梦，人体病变部位的微弱信息，不断送入脑中有关部位，引起联想，并寄于梦境之中，此时梦境的内容可以成为发病的一种客观征兆，称之为"预兆梦"，以神经系统、消化系统、呼吸系统、心血管系统疾病最为多见，其梦境与疾病及醒后感觉每每有对应关系，对诊断有重要参考价值。近年来心理学家们开展了诱梦疗法，对一些心理上有变态行为，以及自主神经功能紊乱、内分泌失调、神经官能症、更年期综合征、老年性动脉粥样硬化及睡眠障碍的患者采用诱导梦幻的方法取得一定疗效，患者自诉晨起后心情舒适，精神振奋。早在20世纪80年代末期，英国学者还发明了戴在手上的"造梦机"，可以制造有利于患者的美梦。

睡眠是健康的标志之一，特别是对于老年人，睡眠时脑波的变化是衰老的指征之一。睡眠障碍门类繁复，既有功能性，也有器质性原因。有失眠、睡眠过多（即多寐，包括发作性睡病、睡眠呼吸暂停综合征等）、睡眠行为异常（包括夜惊、梦魇、睡行症等）。各种病态睡眠障碍往往是脑动脉硬化、忧郁症、神经症、酒精中毒、老年性痴呆等的反映。躯体疾病如心脏病、糖尿病等都会影响睡眠，夜间尿频的肾脏疾患和前列腺肥大等也会妨碍睡眠。对这些继发性睡眠障碍，临床要重在治本，标本兼治。

高质量的睡眠有益于健康，有些睡眠障碍疾患又需要通过睡眠来治疗，临床上以此创立了睡眠疗法，其适应证包括：一些变态行为、自主神经功能紊乱、内分泌失调、神经官能症、更年期综合征、老年动脉硬化等疾患。此疗法正方兴未艾，随着21世纪脑科学的发展，睡眠疗法也将得到进一步的普及与推广。

从中医学对于睡眠的认识及学术发展来看，既源流久远又属年轻，无论是从资料的积累和临床的要求，还是理论的发展，都期待构建起中医睡眠医学这一新的学科。为此，广大中医学人，应该以丰富的临床治疗为底蕴，致力于融合现代睡眠理论，识别心载，为营建现代中医睡眠这一新学科贡献力量。

（为《中医睡眠医学》一书而作）

【孟庆云. 睡里乾坤大，梦中日月长——中医学睡眠与梦的理论及现代研究［J］. 中国中医基础医学杂志，2001（10）：78-80. 】

《易经》与中医学理论

中医学是中国的传统医学，和中国古代的其他发明相比，它是唯一的完整体系、科学思想与操作技术完美结合的发明创造，又是唯一的继续发挥着功能并仍旧产生着影响的东方科学。和西医学相比，中医学从医学观、思维方式、理论构成皆大异其趣。以此，中医学的行进路线和学术大厦的形态完全不同于西医学。同是以防治人体疾病为目标的医学能有如此不同，关键在于中医学受易学的理论和思维方式的影响。中医学以有机论整体观审视人体，重点研究人体功能和变化过程而非实体结构；中医学重视人体的时间特性，以时间统摄空间，明显区别于西医学着重阐述人体空间，以空间统摄时间；在理论构建方面，中医以模型化的方式和西医、西方科学的公理化截然不同。中医学的这些特色是受易学的影响而铸就的。中医学的经典《黄帝内经》就是在《周易》的影响下结合医学实践而形成的。此后又随着医学实践的丰富不断援用新创生的易学理论而构建医学理论，在汉代象数易学"爻辰说"的影响下，中医发轫了五运六气。在宋代易学"图书学派"盛论太极图时，明代中医学有几种命门学说的形成，呈现了中医学理论演化进程中"医易相关"的特征。易学对中医学的影响，主要表现在医学观念、医学理论和医学方法三个方面。

一、易学与中医学的有机论人体观

在古代科学未分化以前，医学和易学源出一家。人体知识曾是易学素材之一，《易传·系辞》曾说"近取诸身，远取诸物"。易学把人体脏腑器官纳入易的框架，例如《易传·说卦》："乾为首，坤为腹，震为足，巽为股，坎为耳，离为目，艮为手，兑为口。"这是在巫术医学时代以占断疾病所循接的依据，可谓"医易同源"。

随着先民实践的发展，医学分化为独立的学科，但医家的基本观念仍和"大道之原"的易理一致，易的基本观念也便成为医学的基本观念，这些观念集中体现于《黄帝内经》并延续至今，我们把中医学的医学观概之为有机论人体观。有机论人体观着重于人的整体性和自发性，研究人体自身和人与自然之间的协调和协同，从天地人之间的复杂内在联系探求人体的健康和疾病。有机论人体观是由整体观、动态观和阴阳稳态观等构成。

中医学的整体观是易学天地人三才统一的整体观在医学的体现。《易传·说卦》言："立天之道，曰阴曰阳；立地之道，曰柔曰刚；立人之道，曰仁曰义。兼三才而两之。故《易》六画而成卦。"这种三才统一的思想，又称"天人观"，把人看作是自然界之一分子，即从天地人的大系统的开放体系，以其联系、变化、相互制约等关系审视人。由此《黄帝内经》多次强调"人与天地相应""人与天地相参"，甚至对人的定义也是："夫人生于地，悬命于天，天地合气，命之曰人。"（《素问·宝命全形论》）《易传·文言传·乾文言》提出了人身小宇宙之论："大人者，与天地合其德，与日月合其明，与四时合其序，与鬼神合其吉凶。"后世进而广论，《吕氏春秋》曰："天地万物，一人之身也，此之谓大同。"《淮南子》曰："天地宇宙，一人之身也。"《黄帝内经》则发挥了"小宇宙"的思想,《素问·天元纪大论》曰："天地之大纪,人身之通应也。"值得论及的是,西医学也讲整体观,但所论述的是由器官组织等部分合成的整体,是共性的整体,却从没将人与天地大系统联系在一起。《灵枢·营卫生会》以"故人生,有两死而无两生"对中医人体的整体观做了深刻的描述,中医学就是循此思想阐述健康、论治疾病的。

中医学的动态观就是易学"唯变所适"的变易观在医学的体现。《易传·系辞上》谓"富有之谓大业,日新之谓盛德,生生之谓易",肯定万物变化"日新",新事物"生生"不已。认为"变动不居"是宇宙万物的基本特性,人们处理事情应"唯变所适",即《易传·系辞下》所论:"《易》之为书也不可远,为道也屡迁,变动不居,周流六虚,上下无常,刚柔相易,不可为典要,唯变所适。"中医学就是以运动、变化和发展的观点去审视生命的健康和疾病《素问·六微旨大论》把"动而不已"作为自然界和生命的基本规律:"成败倚伏生乎动,动而不已,则变作矣。"动态观引导古代医家对人体进行联系时间和空间的详尽观察,发现生命在时间维度上不可逆转的特性,即《黄帝内经素问》两次强调的"神转不回,回则不转",中医学以此重视时间,以时间统摄空间。又发现了人体具有自适应、自修复、自组织的能力,《黄帝内经》称此为"神机"。《素问·移精变气论》认为动态观最为重要:"变化相移,以观其妙,以知其要。"动态观又成为中医研究和认识的一种方法,以此认识到人体生长发育状态,包括脉象变化有常有变,例如四时三脉有弦、钩、浮(或毛)、营(或石、或沉)之异。以此训告医生要"知常知变"或"通权达变",这正是《易经》的不易和变易之理的运用。

"易以道阴阳",《易传·系辞上》说"一阴一阳之谓道"。中医学不仅承袭《易经》阴阳的理论,而且在《黄帝内经》成书的两千余年后,对阴阳学说不断发展,不只是丰富了《易经》哲学的阴阳理论,而且有其质的提升,其中重要一点就是建立了人体的"阴阳稳态观"。在《黄帝内经》中就提出了阴阳对待、阴阳匀平、阴阳互根、阴阳消长、阴阳逆顺、阴阳离合、阴阳交争、阴阳转化等一系列规律,并用以概括医学现象成为医学理论。由此,阴阳在医学中不仅仅是观念、方法和思维方式,已经成为中医学的一种理论范式,成为中医学的本体论内容,例如八纲有阴阳两纲,五脏经络皆有阴阳,如肾阴、肾阳等。阴阳的发生,从先民农业文明的方位观念,草原文化的生殖、交媾观念,到占筮诸卦的阴爻、阳爻的比应关系,在《黄帝内经》中被升华为"阴阳应象"的系统理论,其中最重要的是阴阳平衡的法则,认为阴阳相交为泰,不交为否;阴阳平秘是稳态,是健康,阴阳失衡是偏态,是疾病,即"偏阴偏阳之疾"。这是中医学发展易学阴阳建立的"阴阳稳态观",是中医对健康和疾病界定的原则,而对疾病的治疗也是如此《素问·至真要大论》曰:"谨察阴阳所在而调之,以平为期。"故而治病讲"平"与"和",以此成为中医治病的第一原则。这里还应该指出,阴阳虽然具有辩证法思想,但是阴阳不等于矛盾的对立统一,因为第一,阴阳是一个事物中的"对峙"或两种相反的运动形式,存在于一体中不能分割,而矛盾是两个对立的事物;第二,阴、阳之间互相依赖和补充,而矛盾的双方是对立和排斥,无涉于相辅相成。

二、易学与中医学的基本理论模式

医学理论源于实践。中医学把实践升华为理论一般是以哲学为间架,把实践攀附于其上。受经学的影响,中医学理论体系奠立之初也走上了经学化的道路,把原创的初始著作称之为"经",如《黄帝内经》《神农本草经》等。汉代经学以《易经》为首,影响最大。在它的影响下当时医学家们的思维模式也是取象比类的思维模式。它由"象"和"数"两方面内容构成。《易经》六十四卦的推演主要看卦象，对卦象的分析有实象、假象、义象、用象四者。例如乾卦象天，为实象；以乾为父，为假象；以乾为健，为义象；乾有元、亨、利、贞为用象等。战国时代《易经》哲理化《易传》成书以后，对"象"尤为重视，《易传·系辞上》所谓："《易》者，象也。""象"作为《易经》的重要观念之一，可分为现象、意象、法象三者。《系辞》之"天垂象""在天成象""观象于天""见乃谓之象"是为现象；所言之"设卦观象""八卦成列，象在其中""君子居则观其象"，以及"进退之象""昼夜之象"是为意象；"天垂象，圣人则之"和"圣人有以见天下之赜，而拟诸其形容，象其物宜，是故谓之象"为法象。就是说，事物自然的人为的静态或动态的显露，能为人目视所见的对象为现象；由抽象思维的意念虚拟的想象为意象；由现象和意象的推理而取法者为法象。象数易学的"数"和卦爻一样，也属于易学的符号系统，用数字把卦象的含义进一步抽象，使"数"表达一种规律，由此"数"也从符号而达到比类思维的效果。象数易学就是以"象"和"数"来表达事物特征，进行比类推理。故《黄帝内经》强调医者要"合于术数"。

中医藏象理论的构建就是象数易学运用于医学的体现。《黄帝内经》里已经有"器"（《素问·六节藏象论》）、"官"（《素问·灵兰秘典论》）、脏腑等概念，但医家们对脏腑、经络、器官等除有"其死可解剖而视之"（《灵枢·经水》）的"现象"认识之外，还采用了活体的、动态的、联系的观察方法，包括由表推里及由病理反推生理。《素问·五脏生成》说："五脏之象可以类推"。此类推的有关论述是藏象理论中的意象。对活的生命，内部脏腑的功能不能直接观察或解剖而视之，但可用"司外揣内""司内揣外""由我知彼，由表知里"（《灵枢·外揣》）的间接方法而达到"视其外应，以知内脏"。例如，汗出过多而心慌，可推出"汗为心之液"，因受寒尿多而推理为"寒气通于肾"等。《素问·玉机真脏论》所言之"善者不可得见，恶者可见"，是由病理而推生理，该篇作者认识到有时只有在疾病情况下才能捕获到健康情况的信息。

藏象理论所论述的人体特征，也有因于法象者。古人把脏腑功能和四时等因素联系起来，如恽铁樵所言"《内经》的五脏，是四时的五脏"，并包括方位、颜色等诸多因素，如肝的特征是"东方青色，入通于肝""其色苍""通于春气""诸风掉眩，皆属于肝"等，皆为法象。由是而知，《黄帝内经》的藏象，包括现象、意象、法象的综合，直观所见的脏腑是现象，形见于外可阅的功能论述援自意象，由于取法比类而论述的是法象。这表明藏象理论是解剖观察、临床实践和理论思维的综合，远远超越了脏腑。这也是中医和西医理论重大区别之一。

又因为取象比类的原型不同，仅《黄帝内经》中就有三种藏象。《灵枢·九宫八风》是人体脏腑和八卦对应，是为"八卦藏象"；在《素问·六节藏象论》中，有按六爻递进，把一年分为六节，对应六腑的"六节藏象"等。在《黄帝内经》中，最有价值的是"五行全息藏象"。《易经》的六十四卦已经具有全息的思维方式，认识到任何一卦，可有六十四卦的信息。《吕氏春秋》等也有人身有天地万物信息的思想。《黄帝内经》也多处详论了人身局部狭小区域内有五脏六腑的信息，如《灵枢经》之《五色》《大惑论》《师传》等篇，这种局部和整体在功能或信息上有对应、同构和共效的关系为全息。又在西汉初的京房"纳甲"易学中，已经把阴阳、八卦、五行、五方、月相、天干等综合起来，建立了统一的象数模式，《黄帝内经》的几篇作者，如《素问·金匮真言论》《素问·阴阳应象大论》等，就是把纳甲的框架和藏象理论、全息思路结合起来，形成了五脏同五行、五数、五味、五色、五方、五季等体系的藏象理论，笔者称此为"五行全息藏象论"。这一理论不仅体现了人体有序性和整体最优化的原则，而且具有诊断和治疗的实用价值。

易学在汉代又有多种预测疾病和灾害的方法，如五行预测、六气预测。东汉时郑玄将"十二爻""十二辰""十二律"与"二十八宿"相配推出了象数易学的"爻辰说",这个学说可以兼容五行和六气两种预测法。后来,在"七篇大论"中又以干支的配合与医学知识相结合,就形成了五运六气学说。它虽然在唐代被王冰纳入《黄帝内经》,但学者们多数认为成书于东汉晚期。五运六气对医学的贡献不仅仅是预测,而且把五行发展为五运,提出了亢害承制和"病机十九条"等理论,这是易学对中医理论构建的又一大贡献。

宋代理学的图书学派推出了多种易图,包括河图、洛书、太极图、无极图等多种。太极图又有五层太极图、阴阳鱼太极图等数种,其中,黑白回互的阴阳鱼太极图最为精炼概括,当时的医家们不仅接受了"物物具太极"的全息思想,而且在实践中探索人身之太极。开始时,李东垣以脾胃是人身之太极,之后孙一奎、赵献可、张介宾都认定,命门就是人身之太极,主宰一切。孙一奎提出了"动气命门"学说,赵献可提出了"肾间命门"学说,张介宾提出了"水火命门"学说。三家命门理论虽然内容各异,但都企图以命门为最高主宰,统一阴阳和五行,虽然没能得到公认,但是,其突破意识并以此推助了温补学派的创立,这对中医学理论的发展是有贡献的。

三、易学与辨证论治

辨证论治是中医临床的操作体系。中医临床重视因时而异的证,重视个体特异性,而又提出六经等分证模型,易的思维方式是其产生的最重要原因之一。

蛮荒时代,人和动物一样对创伤也有一定的治疗本能,对疾病是采用尝百草的随机治疗方式,之后逐渐积累一些"对症"治疗的经验,但此时仍是以巫术为主,巫术中也可能包括一些经验方法。再之后,经验的积累形成了医学理论,开始了理论医学的时代。巫术医学时代或巫医并存的时代,医生曾经以《易经》作为治疗疾病的依据。例如《左传·昭公元年》晋侯有疾,求医于秦伯,使医和视之,诊为"蛊"。赵孟问何为蛊,医和按蛊卦之卦理解说:"在《周易》,女惑男,风落山,谓之蛊。"可见《易经》的卦曾被用为病证的模型。类似情况后世也有所沿用,例如否证与否卦、未济卦为心肾不交等。《易经》的变易观念和它的辨证逻辑思维方式是中医学走上辨证论治道路的根本原因。易学的动态观则是动态地看待疾病。《易传·系辞下》言"开当而名,辨物正言",要求对待疾病重在"辨"。《易传·文言传》强调"先天而天不违,后天而奉天时",要符合客观规律。在"唯变所适""通权达变""与四时合其序""与天地合其德"等思想合力的影响下,在《黄帝内经》理论的基础上,以《伤寒论》为标志,中医创立了辨证论治。

从《黄帝内经》到《伤寒论》,是在中国医学史上的一次重大的范式转换,它从《黄帝内经》的整体通治性思维范式,转向个例针对性思维范式,其主要突破有三点。一是六经辨证的确立。《伤寒论》把热病按其表现分六个层面,每经都有明确的界定标准,即后世医家所言之"提纲",并对不同的变证有针对的治法治方,这是《黄帝内经》三篇热论所不能比拟的。六经有《易经》六爻之变的思想,但以其具体而有"垂方法,立津梁"的意义。二是体现个例分析与精确相结合,不仅理法方药一线贯通,而且对观察的病程及方剂中诸药剂量都做了详细的论述。三是以其治疗的"套路"体现了中医辨证论治的系统性。六经是一个大套路,其中的某些证,也可以因为用方之先后形成有效的套路而提高疗效。《伤寒论》有些证名如"心下痞",有些方名如白虎汤、青龙汤、承气汤等与《易经》理论有些关系。但对《黄帝内经》的范式转换才是至为重要的。

《周易》对医学理论的影响,除上述三方面外,其"思患而豫防之"开"上工治未病"的中医学拟豫卦、颐卦等思想之心智,开发了武术、导引、气功等养生保健手段。为此,《黄帝内经》把"法于阴阳，和于术数"作为理论纲领，这正是最恰当的概括。

综上所述，中医学从观念到理论再到临证方法，受从《易经》到《易传》再到易学的影响随处可见。特别是易学的联系性原理和易学把规律统一起来的范式，被中医学接受和运用，使中医学成为一个"理论体系"。正是由于中医学的理论得以体系化，它才有"生生不息"的生命力而发展至今，这也是从《周易》到易学对中医的最大贡献。

【孟庆云. 《易经》与中医学理论 [J]. 江西中医学院学报，2005（2）：5-7.】

激荡的中医百年

　　20世纪是中医药学永远值得纪念的世纪。这是中医药学转型、新变、发展的百年，其历程令人感到悲怆激越。前50年在逆境中抗争自奋，后50年在颓势中崛起，在求新中走向辉煌。

　　19世纪末，西学东渐，刚刚传入的西学和西医，一开始就没能成为中医药学的合作伙伴，却使中医面临挑战，二者互相阻抗和拒斥。这是不同文化交汇时，在冲突与适合过程中开始接受的前声。清末民初，维新派一些思想家，曾把宣传西医与变法维新联系在一起，视中医为末技；在"五四"时代的科玄论战中，全盘反传统的激进主义者，也曾视中医学为"庸医废药"，如康广仁、吴汝纶等人均有废弃中医之论。以后又从学人议论演为官方议案。1914年北洋政府教育总长汪大燮极力主张废弃中医药，当即遭到中医药界的强烈反对。1929年南京政府第一次中央卫生委员会竟通过余岩等"废止旧医以扫除医事之障碍案"，引起全国中医药同业人士纷纷罢工停业抗议，该案被迫取消。废止中医的议案标志中医药学陷入了危机。危机激发了中医界的奋起抗争，围绕存废问题还有不同题目的争锋论战。论战中，增强了中医药同道的学术自立意识，激励了他们的实践和求新精神。在半个世纪的时间里，中医药虽然经受住了疾风暴雨的考验，但也付出了沉重的代价，中医药已日趋式微，更谈不上学术发展。

　　新中国建立以后，时移势转，政府力挽前代之蔽，克成善举，中医药学在回黄转绿中以勃然生机高拨振兴。至为关键的是，三代领导人高瞻远瞩，从文化遗产和科学的高度审视中医药学的发展。毛泽东主席在1958年指出："中国医药学是一个伟大的宝库，应当努力发掘，加以提高。"邓小平同志在1978年9月7日批示："要为中医创造良好的发展与提高的物质条件。"时任总书记江泽民在1991年6月3日为中医药界题词："弘扬民族优秀文化，振兴中医中药事业。"1982年将发展传统医药列入《中华人民共和国宪法》第一章总纲第21条，明确指出"发展现代医药和我国传统医药"，这是对中医药的学术肯定，也是国际上对传统医学施以法律保护的首举。

　　中华人民共和国成立50年来，中医药事业取得的成就主要有以下5个方面。一是中医医院的建设和发展。目前全国各省、市、县的中医院已形成了医疗网络，中医药在卫生医疗保健中发挥着重大的作用。二是中医药教育从传统师承方式向现代教育方式转变。早在1956年就开始成立中医学院，1978年以后中医药教育开始了研究生学制以及七年制教育、第二学位教育，并配合师带徒形式传播授艺，50年来为中医药事业培养了大批高级人才。三是学术繁荣、科技进步。广大中医药学人以继承为本，创新为务，通过中医药期刊和学术会议进行交流。在古典医籍整理方面，校勘、注释、辑复、影印出版了大量古医书，同时编纂了《中华本草》等现代大型中医药丛书、类书，呈现了盛世修典的兴旺景象。临床方面对重大疾病、常见病和多发病，特别是在对心脑血管病、恶性肿瘤及病毒性肝炎的防治方面，取得了重大成果。在基础研究方面，创建了中医药实验研究体系，通过实验阐明治疗机理，研制了青蒿素等多种新药，标志着中医经验医学时代的结束并步入了实验医学的新时代。四是中西医结合的崛起和学术创新。自20世纪50年代开展的西医学习中医和中西医结合，为中医药创新注入生机，使中医融进了新方法、新技术，既为中医药的发展起到吸收现代自然科学的中介作用，又实现中西医二者的综合创新，涌现了中西医结合治疗急腹症和多脏器衰竭、中西医结合治疗烧伤、针刺麻醉、小夹板治疗骨折等诸多成果。五是中医药学阔步走向世界，对外交流与合作迅速发展。特别是1978年以后，中医以多种形式对外医疗服务，世界卫生组织在我国建立了3个国际针灸培训中心，现已为国外培养了12000名针灸人才，在华的中医药外国留学生，有专科生、本科生、硕士生和博士生，中医药的留学生的数量，为自然科学各类学科的首位。

一个世纪以来，自然科学从分析复归到综合，其发展趋势从还原论转向整体论，这一趋势和中医药学的理论正相契合，表明中医药学大有前途，人们也以此期待着中医药学的发展。回顾百年来中医药的发展历程，概括地说，20世纪的中医药学，在继承和创新方面从拯衰起弊到成就卓著，在学术上不仅开拓了新领域，进行了方法的探索和资料积累，也成长了一大批新型中医药人才。中医药学将以坚实的步伐和实现中医药现代化的目标步入21世纪。

【孟庆云. 激荡的中医百年［N］. 光明日报 2000 年 12 月 25 日】

中国科技界应该关注经络研究

经络学说不仅是解释针灸治病机制的假说，也论述了一些西医学没有描述的事实和规律。经络学说认为人体各部分之所以能协调动作，形成一个生命整体，全靠经络来沟通。"经脉者，所以能决生死，处百病，调虚实，不可不通也。"古人在两千多年前能认识到这点，也可称为一大发现。经络学说还勾划了人体的全息特征和机制，可以据此来诊断疾病，如针刺投影部位，可以治疗全身相应部位的一些疾病。这种生命全息现象的机制，就在于经络的联系作用。经络学说的价值已为千百年的临床实践所证实，而且也向现代生理学提出了挑战。

对经络的初步研究就使人们认识到，人体内在联系是极其微妙复杂的，我们对经络的认识远落后于临床实践，这说明医学的基础研究任务之艰巨。自 20 世纪 50 年代开始，国内外学者们开始用皮肤电阻、电位探测法、循经感传测试、循经声信息检测、体表超弱冷光检测、循经路线的同位素示踪等方法研究经络，目前，已经可以用不同方法将部分经脉循行路线显示出来。

然而，长期以来对经络的研究颇有异议。其一是由于缺乏对经络的理解。人们如果总是注目于已经掌握了的知识范围内，囿于线性因果链的功能结构对应的思维方式和传统的结构性原则去探讨经络，那就会认为，针刺治病是虚的，经络是空的，担心搞到最后竹篮子打水一场空。就是研究者也因有经典决定论的意识，把这项有多面性意义的研究，视为验证古人的话，言必出《黄帝内经》。其实，作为古代一个历史时期论文集的《黄帝内经》，关于经络的理论模型，不仅有十二经脉、经筋、经别、经水，尚有四经、五经、六经、九经、十经、十一经等不同的模型；除有一脏一线，尚有一脏多线，一线多脏，把经络视为水、气、血的复合信息通路。因此，《黄帝内经》有些篇章所论的经络不是生命，而是生命得以维持的基本机制，它是随生命的存在而存在，随生命消逝而消逝的机制。这种协调机制，不是解剖学的对象，是几个器官系统复合而成的复合系统。因此，我们必须从中医学和西医学研究对象的基本差别来探讨经络，不应该以一个侧面作为标准体系来判定另一个侧面研究课题的价值，更不应该以此来决定应不应该列为"国家重大科研项目"。其二，也毋庸讳言，以往对经络研究的报道和评价曾出现过一些偏颇和夸张。例如，把一些初步成果描绘成"已经解开经络之谜"；把几条经脉的显示，说成"和《内经》的记载完全一致"，这显然与《黄帝内经》关于经络的多模式格局相悖。然而，即便经络的功能果真是"神经体液调节的表现"，或者，经络是"已知结构的未知功能"，也都预示着在经络的背后，深藏着重大的客观规律。

当代学者们提出了诸多关于经络的假说是不足为怪的。"只要自然科学思维着，它的发展形式就是假说"，正因如此，经络学说是手段不是目的，它引导人们去开拓新领域，成为发展科学理论的桥梁。即便在研究中否定了经络的特异物质存在，也有助于揭示关于人体的统一性的认识，而对于经穴的相对特异性的研究，对于人体中结构与功能关系的研究，对于经络复合系统的生物物理和生物化学特性等问题的研究，也都堪称向现代生命科学提出一系列新的挑战的课题。

据目前统计，当代用针灸治疗的疾病已达 307 种之多，也用于戒烟、戒毒、减肥、防癌、养生等，仅这一点，经络就应列为重点研究课题。自 20 世纪 70 年代中国针灸再次走向世界以来，针灸除用于治疗疾病之外，还用于兽医（牛、马、羊、猫、狗、猪、金鱼等动物疾病治疗）和植物学、园艺学等。在太空人防治"失重综合征"时也派上了用场。当代对经络的研究，早已超越了"还原主义"的思路，而从信息观念，用声、光、电、热、磁等方法，从分子物理学、细胞生物学等多学科的先进技术来研究经络，在某些方面，国外起步甚早，这更令我们有一种紧迫感！

当今时代，从国家的科学发展战略而言，研究自己的独特长处远比跟踪外国的先进研究水平更为重要。科学无国界，但愈是民族特有的东西愈是被世界注目，把经络研究推向一个新的层次，既是民族的使命，又是探索生命科学的一方面内容，这无疑是中国科学界的重要课题。

【孟庆云. 中国科技界应该关注经络研究［N］. 中国科技报，1990 年 7 月 20 日，
2 版；1990 年 12 月，《新华文摘》】

第二篇 中医科研方法探索

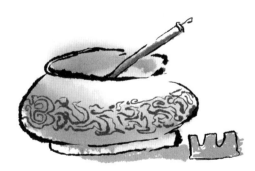

中医科学研究方法概述

中医科学研究是兼用中医学理论观念和方法为基础，探讨医学新知识的实践活动。它不仅仅是获得医学现象的信息，取得经验层次的知识；更是为了深入地、清晰地了解涉及人体与疾病的各种关系，发现规律，创造性地提出治疗方法，上升到理论层次，为人类保健服务。特别是中西医结合的基础理论性研究，以其超前性、带动性，指导临床工作，更有可能取得医学理论上的突破。每门学科的研究对象不同，采用的研究方法也不完全一样，各有自己的特点。然而，由于物质世界具有整体性、协同性的特征，各门科学在研究方法上尚有相通之处。中西两种医学在长期的发展过程中，逐渐形成了自己的独特研究方法，并且不断吸收和运用当代各种新的科学方法。如果把这些研究方法结合起来探讨有关医学命题和医学现象，不仅可以促进医学的发展，本身也是宝贵的科学财富，很有探讨价值。

一、掌握中医科学研究方法的意义

（一）掌握中医科学研究方法的意义

科学研究方法是科学的灵魂，是科学进步的动力之一。古人说："工欲善其事，必先利其器。"器者，乃方法与工具之谓也。做任何事情，都要讲究方法，方法对头，才能事半功倍。科学的历史告诉我们，每一项重大科学成果的取得总伴随着科学方法上的突破与创新。所谓科学研究方法，就是人们如何运用自己的智慧去寻找观念世界与现象世界之间的联系，就是在科学研究活动中，运用科学的实践与理论思维的技巧。也就是说，科学研究方法，是研究人的认识过程和规律的科学。

科学研究方法可以作为科学发展水平的标志，也决定着不同门类科学发展的方向。中医学能成为一种独特的医学体系，在很大程度上取决于它的科学研究方法体系。这个方法体系包括认识人体生命活动特征和疾病的方法，加工经验材料的方法，建立科学理论和检验科学理论的方法，叙述科学结果的方法等。西医在长期的医学实践中，与现代自然科学密切结合，形成了以分析和受控实验为特征的研究方法，使西医学获得日新月异的进步。掌握中西医两种科学研究方法，对研究中医无疑是非常必要的。中医科学研究工作者必须掌握有关的科学研究方法才能开展科学研究工作。科学研究方法不仅包括研究的基础理论、基本实验技能、训练等具体方法，还涉及搞科学研究采取什么步骤、策略以及工作注意事项等，这些对完成某项确定任务来说，都是必要掌握的，按科学规律办事，就要研究和掌握科学方法。

通过对科学研究方法的研究，有助于深刻地认识中医的特征及发展方向。任何一科学的方法，都不可能忽视其具体对象及客观历史条件。随着时代的前进，现代中医运用的研究方法也不断发展。但从这些方法的分析，可以显露中医学的某些特点。例如，中医学以整体观和动态观著称，这从它建立理论的方法和运用于临床的辨证论治中都能清楚可见。

科学研究方法是培养和造就科学人才的要素。对培养新一代中医人才来说，传授科学方法比传授已有的知识更重要。如果把科学知识比做"干粮"，而科学方法就是"猎枪"。因为科学方法既包括成本成章的系统理论，也包括灵活运用的方法和工具，特别是思维方法就更为重要。科学研究方法可以帮助我们养成思考的习惯，学会正确的思维方法，丰富科学研究的思路，提高我们的科学素养，更好地运用我们的才能。这无疑是最有意义的。科学研究方法还与科学观、世界观紧密相连。对科学方法的系统研究，能够提高人们的创新意识。科学工作者总是向前看，并且较少保守，处理问题比较客观，这也是科学方法长期训练的结果。

（二）医学科学研究的程序和一般方法

医学科学研究，虽然有着不同的内容与课题，但从工作程序来看，大体不离乎以下几步：①选定课题；②积累资料；③建立假说；④课题设计；⑤着手研究；⑥整理资料，分析讨论；⑦撰写论文和报告。这7步仅仅是科学研究的一般过程，可因内容之异相机而变。例如：积累资料工作应该贯穿于科学研究的始终。研究人员的职责之一就是永远要跟上文献，要以充分思考和批判的态度来对待文献，而不应把文献当作最初的投资。还可以随着文献情报的新发展随时调整课题设计，着手研究包括调查、观察和实验。研究的初步结果和最后结果，时时都可以对以前的各步骤构成反馈，来修订课题、假说和设计。整理资料工作也并非是在研究工作完成以后进行，而是随时随地进行总结，分析讨论。上述7个步骤，虽然有的可以是几步同时进行，但其过程是存在的。如果按阶段划分，又可分为3个阶段：从选题到设计是科学研究的准备阶段；着手研究是研究阶段；整理资料到形成论文是总结阶段。

医学学科的性质，属于应用科学为主的综合自然科学。自然科学的研究方法按其方法论来说，分为自然科学特殊方法、自然科学一般方法和哲学方法3个层次，这些方法在医学科学研究中都有所适用。中医学术的范畴中，尚有医籍文献、语言文字等方面的内容，故有关人文科学、社会科学等方面的研究方法，也被中医科学研究所应用。

（三）常用中医科研方法

目前在中医学科学研究中，常用方法有如下11种。

1.考据学与文献学方法

中医学除前瞻性研究外，还包括医学史、古典医籍文献等回顾性研究，这就需要应用考据学、文献学的各种研究方法，包括目录学、版本学、音韵学、校勘学、训诂学、辑佚学、避讳学、辨伪学、金石学、考古学等。这是中医学传统的研究方法之一。这些方法，不但起辨章学术、考镜源流、提供资料的作用，也可径直得到关于古代医学知识的新发现、新考证和新认识。文献研究是继承的基础，完整地、准确地继承是保持与发扬中医学特色的前提。

2.观察方法

科学研究始于观察。观察方法是人们有目的有计划地对在自然或人为条件下所发生现象进行系统考察。观察的任务是发现新事实、准确地记录研究对象的有关资料。整体的动态的观察是中医学研究方法特点。中医学通过这种独特的观察方法，发现了经络现象、脏气法时现象、人体全息观现象等医学发现，奠定了中医学理论的基础。随着时代和科学的发展，现代医学的科学观察步入了微观层次、超微结构和分子水平的观察，通过这些，将有助于实现宏观与微观观察的结合，感官与仪器观察结合，定性的观察与定量观察结合。

3. 实验方法

实验方法是按照一定目的，把研究对象置于可控制的条件下，排除干扰，突出主要因素，利用仪器进行观测和记录，以此来探求事物规律性的一种研究方法。科学实验既是发现真理的基础，又是检验多以非受控定性的自体实验为特征。20世纪50年代以来，中医学开始应用现代受控实验的方法。实验方法是当代科学研究的最重要手段，以其超前性指导临床工作。

4. 测量方法

测量方法也是科学研究的基本组成。《黄帝内经》中就有许多关于人体脏腑度量和天文地理测量的准确记载。很多科学研究的突破，就是由于发现了新的测量方法或对原有的测量技术的改进而取得的。量化问题是中医现代化的重要内容之一。

5. 调查方法

对研究课题、研究对象的各方面问题和情况的考查了解称为科学研究调查，简称之为"调研"。调研起提供资料、确定选题、了解"行情"的作用外，还能在调查过程中形成假说的思路，甚至直接得出重要的科学结论。中医自古以来就非常重视实地考察。神农尝百草、张仲景博采众方、李时珍搜罗百氏、吴又可观临于疫区等，都是运用调查方法获得资料的范例。近年来在中医科学研究中，已较多地采用了群体调查方法，例如临床的流行病学调查方法。

6. 数学方法

数学的运用除为实验测量、调查分析提供计算方法、处理数据之外，还以其简洁的形式化语言为科学研究提供推理工具和抽象能力。中医学理论是以"象为主，数为用"的，以数学模型构建理论，还曾运用阴阳、五行等数学模型。这些数学模型对建策中医学理论，起到提供方法和思维的重要作用。此外，在处理群体资料时，在中医科学研究中已经应用统计学的方法来测定差异显著性和分析相关性了。

7. 逻辑方法

任何科学都是应用逻辑。在科学研究中，逻辑思维的作用是对经验层次取得的资料进行判断和推理，进而导出科学结论。在各种逻辑方法中，类比、演绎、综合的方法在中医学中应用较多；分析、归纳等方法在西医学中应用较多，中医应用辩证逻辑较多，西医应用形式逻辑较多。

8. 科学抽象方法

科学抽象是透过现象，深入里层，抽取本质的思维过程和方法。科学抽象的过程包括：从感性的具体到抽象的规定；从抽象的规定上升到思维中的具体，前后两个阶段。具体方法包括建立概念的方法和理想化方法，后者又包括理想模型和理想实验两种。掌握科学抽象方法，有助于深刻理解中医理论的实质。

9. 创造思维方法

学贵善用思。创造力是科学研究的动力，包括发散性思维、集中性思维、直觉思维、想象思维、求反思维、联想思维等。科学作为一种知识体系，具有更多的思维成分，它与经验常识之不同，在于创造，有系统化的验证、论证和预见性。科学研究除运用逻辑和科学抽象之外，还需要有创造性的想象，这三者被称为是科学研究的"软方法"。在创造思维方法中，机遇、灵感和想象力都起到相当重要的作用。20世纪中期以来，诞生了一门新兴的科学，即创造学，现已总结出100余种创造技法，这些方法在科学研究中具有很大的技巧性。中医科学研究应该重视汲取现代科学的思维成果，充实传统的思维精神和领域，这将是大有裨益的。

10. 系统科学方法

包括系统论、控制论、信息论、突变论、耗散结构理论、协同论及电子计算机方法等，既属于横断科学，又具有方法论的意义，可以成为科学研究的方法。这些方法，揭示了机器、生物有机体和人类社会等不同物质运动形态之间普遍存在着某种新的联系，是研究复杂系统的有效工具，突破了学科界限，为科学的整体化、综合化提供了新思路。在中医学理论中已具有这种思想的一些认识，这既有发掘价值，又是可资为方法的契机。电子计算机虽然是应用的工具，但它已克服了以往信息处理的局限性，把接收信息与加工信息汇合起来，以快速、准确和大储量等优点，开拓了"数学实验"研究和功能模拟方法等新领域。

11. 建立假说和理论的方法

凡是以客观事实和科学知识为基础，所提出关于事物及其规律的假定性说明是为假说。假说有解释性假说和预测性假说之分，中医各家学说属于假说。假说经过实践的证实才能称为理论。假说和理论之间既有联系又有区别，除作为科学体系结构之外，本身也具有方法论和方法的意义。建立假说和理论的常用战略战术的方法有逐步逼近法、元过程法和移植法等。

以上所列诸法，未至臻细，何况本身也是有待于创造的。在科学研究中，任何一项成果都不是仅靠一种单独的方法能取得的，往往是多种方法运用的结果。中西医结合理论研究和临床涉及多种科学，其研究方法也具有多学科性。上述方法在中医科学研究中有些已广泛应用，有的方兴未艾，但从发展前景来看斐然可观。

（四）研制动物模型是中医实验研究方法的重要手段

医学在长期的科学研究的实践中，创造了许多科学技术研究方法。西医学采用动物实验方法进行科学技术研究，动物模型方法就是其中之一。中医学采用动物实验方法进行科学研究有悠久的历史，但通过构建模型，把模型用为认识疾病规律和筛选方法的手段，又是中西医结合的一大创新。

中医学实验研究所建立的动物模型，是根据中医学理论的命题或学说，在一定的条件下，用实验动物再现人体生理和疾病的特征，使理论研究从以前所经历的医学生物学"唯象"阶段，发展到用模型证实理论假说，再用因果分析方法来阐明客观事实。也就是说，用动物模型作为人体实验的"替身"来探索从中医学的观察视角或思维所论述的人体生命现象、疾病的特有概念，目前在中医学实验研究方面进行最多的是建立各种"证"的动物模型。如藏象学说中的肾虚动物模型、脾虚动物模型、肝郁动物模型、伤寒的太阴病动物模型、温病中的暑厥证动物模型等。

在科学研究的认识活动中，模型是作为研究人员的主体和认识对象的客体两者之间的一种特殊中介，既是认识客体的工具，又是被研究的对象。从方法论而言，建立中医学的动物实验模型，其可行性的依据，主要有以下三方面原则。一是相似性与简单性统一的原则，人和动物虽然在基本生命过程具有共性，但因种属之异，解剖、生理特征不同，对同一致病因素易感性不同，对同一药物反应性不同。这就要求实验动物和人必须具备符合实验目标方面的相似，例如，狗不具备汗腺，就不能用狗来研制汗证或验证发汗药（或止汗药）的动物模型。建立动物模型的过程，也是对认识对象的客体进行科学抽象的过程，要分清主次，化繁为简，化难为易，突出研究目标这个主要矛盾，使复杂的事物通过比较简单的模型表述出其主要的特征。二是可验证性原则。动物模型是否具有与原型本质上的相似性和合理的简单性，需要通过实验来验证。既要"像"，又要有可重复性。则如证候模型，要其主要症状和体征与其某证候相似，病理反应一致，而且对该证的模型用相应药物治疗得以复健来反证。除研制者外，其他科学研究工作者按研制报告进行操作，也能制出同样动物模型。三是多种知识和方法综合运用的原则。研制动物模型除要求具有医学和实验技术外，还要有相应的动物学知识，也依赖于我们利用模型的能力，要有一套从假说到可操作的具体技术路线，其方案要体现出理论方法与实验方法的结合，要逻辑思维与非逻辑思维并用。

优良的动物模型应具有以下特征：①普遍性，能解决特定范围内普遍的基本问题；②易用性，易于建立和使用；③定性和定量相结合，具有表述原型的定性特征和一组相关性强的定量指标；④可变换性，动物模型也是个开放系统，应具有可变换的能力，随着技术和检测指标的发展，这个模型也不断地变换和完善。

应该看到，中医学运用动物模型进行实验研究还刚刚起步。加之模型方法本身就有局限性，因为作为塑造实在的手段的动物模型乃是实在的一种方法近似而已。但医学科学的发展表明，动物模型的方法是必要的和非常重要的。运用动物模型进行中医学实验研究，在开始阶段不应苛求能"完全符合实际"，而要立足于检验逐渐改善，以求逐步向原型目标逼近，为发展中医实验科学做出贡献。

（五）中医科学研究的思路

中医科学研究的总思路大致有三端。一是对中医经典论述的现代阐述，例如，对《黄帝内经》《伤寒论》等著作的诠释。这种思路继承性强，也铸就了传统医学延伸发展的特色，是当代中医学科学研究的重要途径之一。二是对中医学理论的实验证明，即中西医结合实验研究。例如对证的检测、微观观察等。对肾虚证、脾虚证的临床和实验研究等皆属此类。第三种是从临床治疗有效的病证入手，运用实验研究和理论思维手段，探讨治疗机制和药物、方剂的作用机理。前者如探讨针刺镇痛的原理，后者如近年来治疗热性病突破卫、气、营、血的用药顺序，而提出"超前截断"的新理论。因是对临床有确切疗效课题深入探讨，故而采用这种思路成功率大。

上述三种思路是宏观的、粗线条的思路，至于研究具体的病证或某一方面的具体内容，还得根据问题的特殊内容，结合科学研究方法去创造才行。基础研究，就是思路方法结合的实践。

二、中医科学研究的选题

选题也属于科学研究方法的范畴，是确定战略目标的方法。科学研究课题的选择与确立，是科学研究工作的起点。如果把科学研究看作是一种艺术，那么选题就是它的精髓和灵魂。因为明确了主攻目标，即已开始了战略决策，以后应该做什么，不应该做什么，研究工作沿什么轨道进行，都据此而决定。科学研究水平的高低和成败都决定于选题。选题与科学研究课题的性质、范围、方法、思路是一缆相系的。在科学发展史上，新问题的提出，是科学进步的一个标志，每项重大的科学研究课题，都以其先进性和开拓性推动了科学的发展。例如：伽利略提出了计算光速的问题，康德、拉普拉斯研究天体起源的问题，海克尔提出生物系统发育与个体发育的关系问题，魏格纳提出大陆漂移的问题等，都在有关的科学领域中推动着科学的发展。中医学的发展也是这样，如金元四家中的刘完素选定了"火"的课题，张子和选定了"攻邪"的课题，李东垣选定了"脾胃"的课题，朱丹溪选定了"滋阴"的课题等，他们不但以此自立学派，并首开各家学说的先河。嗣后，如吴又可研究温疫、王清任研究瘀血等，也皆自成一家之言，对中医的学术发展做出了卓越的贡献。即便是一般性的科学研究选题，也以其准确性、实用性、可行性等因素，左右着研究工作的质量乃至成败。选题充分反映了科学研究工作者的学术素养与胆识。

（一）科学研究选题的一般原则

一般来说，选题时要考虑实用性、先进性、可行性、效能性与可开展性等 5 方面的问题。中医科学研究也不例外。

1. 实用性原则

我国古代有一则寓言讲的是有人研究屠龙术，精虽精矣，但无以为用。对科学研究有意义的选题，主要包括以下几个方面：探索自然科学发展的空白区；理论研究向实际应用的转化；把实践经验上升为科学理论；对科学假说的实践检验；解释原有科学理论同新发现的事实之间的矛盾，或探索和确定原有科学理论的有效适用范围。

具有适用性的课题，往往以其强大的生命力带来重大的社会效益和经济效益。例如，在 20 世纪 70 年代的石油危机中，美国的汽车公司，因没有注重研究生产耗油量小的汽车，使其大耗油量的汽车大批积压而终致破产；日本丰田汽车公司的做法则与之相反，因此而得到发展。中医科学研究，应重视探讨对人民健康危害大的疾患和理论发展的关键课题，要注意时代需要的特征，要求中医医疗手段要具有高效率、无痛苦、诊治方便等特点，临床课题尤应重视这点。

2. 先进性原则

所谓先进性，是指在世界上或国内、某地区范围内没有做过，而又具有实用价值或理论意义者。物理学家李政道说过："随便做什么事情，都要跳到最前线去作战，问题不是怎么赶上，而是怎么超过。要看准人家站在什么地方，有些什么问题不能解决。不能老是跟，那就永远跑不到前面去。"在中医学科学研究中，有些课题本身就具有先进性。例如，经络实质和针刺麻醉机制的探讨，不仅是医学领域的空白，也将为人类关于人体科学的认识带来重大突破。又如，中医药治疗肿瘤的课题，也是这样。又有一些课题，如小夹板治疗骨折，虽然以往的西医学方法也有很高的疗效，但用中医方法更有方便、灵活、副作用小、无损伤等优点，这无疑具有先进性。在追求科学研究先进性时，要注意以下两点。①要明确科学原则是以事实为根据的，否则就失去了科学研究的意义。巴甫洛夫曾说"事实就是科学家的空气"，有事实为基础，才能谈得上先进性。②在自然科学的研究中，任何课题的选择，都不能与以往已经确立的科学理论或经过实践的经验事实、经验定律相违背，这也是先进性的基础。

3. 可行性原则

科学研究课题，相对地说，有大有小，有难有易，所需要的时间也有长有短。选题应从实际的可能条件出发，既要充分发挥现有条件的作用，也要积极创造一切可能的有利条件。所选择的课题在技术关、材料关、理论关，以及其他重大条件上均应有解决的可能。在没有具备实际可能条件的情况下，轻率地选择过大、过难的题目，或在较短的时间内要完成需要较长时间才能完成的题目，计划就容易落空或半途而废。忽视可行性原则的结果，除像搞"永动机"那样徒遗画饼之饥外，也有不少科学家、发明家因未遵循此项原则而"一失足成千古恨"。牛顿晚年因为选择了迷信的课题、妄图证实上帝的存在而缘木求鱼，爱迪生企图研制一种灵敏度超过神灵论中的"转碟"而能同"彼岸"世界进行联系的电讯装置，结果当然不啻水中捞月。俗话说"巧妇难为无米之炊"，没有一定条件的科学研究，犹如在沙漠上建筑摩天楼一样，难以实现。

4. 效能性原则

科学研究课题的选择，既要考虑社会效益，也要注意经济效益。为了保证研究工作既能顺利进行，又不会造成浪费，从选题开始就应注意经济上的合理性。按照这一原则，在仪器、设备的添置上，以及实验设计上，应尽量避免或减少盲目性。例如，临床观察并不全需要大样本，抽取适当例数就可以得出结论，例数太多只能造成浪费。应使课题的完善程度高、副作用小、在计划时间内可以完成、成功后便于推广、易于普及。这样的选题就较为理想。

（二）中医科学研究选题的基本类型

按照现代系统论的认识，任何自然科学都是由理论、实验与技术三个子系统组成的。科学研究的方向，一般包括：基础研究、应用研究、发展研究、中间实验、生产实验及技术推广等。当代中医学研究，也包括这些方面。但目前的中医科学研究，主要还是沿袭以"基础－临床"为轴的研究体系。按其内容，可分如下类型。

1. 疾病的中西医学史和中医学文献方面的研究。

2. 中医学基本理论的研究，包括用西医方法对中医诸学说和理论的阐述、分析及实验证实。

3. 中医学基础理论的应用性研究，包括对各种"证"的研究，各种治法治则的实验研究的临床运用。

4. 对各种疾病辨证施治规律的探讨，辨证论治临床模拟实验研究，以及疾病与证候的群体分析和个案研究。

5. 对著名中医临床经验的整理研究，包括电子计算机专家系统的功能模拟研究。

6. 中医诊疗仪器的研究。

7. 中药药理及实验药理学的研究，中药栽培、分类、鉴定、炮制、毒性、人工合成和毒理学的研究，对历代本草著作的研究。

8. 方剂研究，包括配伍机理、禁忌、制备、剂型改革，用投药方式的研究。

9. 中西医结合理论研究，中西医诊断的相关性研究，中西医结合临床最佳配合的实践与规律探索。

10. 中医边缘科学的开拓性研究，如中医心理学、中医气象学、中医地理学、中医时间医学、控制论中医学、中医系统工程等。

11. 中医学哲学研究，包括中医学理论的哲学、逻辑学、思维科学特征的研究，中医学方法论的研究，中西医比较研究，中医发展战略学与中医未来学研究。

12. 中医药文化研究，包括中医药文化内涵研究、普及、推广等。

13. 教育学与人才学研究，以及管理学与科学研究等。

（三）中医科学研究选题的方法及注意事项

从科学发展史看，科学的问题或科学研究课题的来源，一是理论同实践的矛盾，二是理论内部的矛盾。当人类遇到一些用已知的理论未曾解释过、预言过的新领域、新对象时，旧理论与实践有矛盾，这就出现了新的理论空白。此时的探索便成为新的研究课题，这样的课题是创新性的课题。当一个理论体系的内部，由于种种原因，有了不一致的地方，出现了逻辑上的矛盾，就需要补充和发展，这样的课题是发展性课题。当然，这里所说的发展也是创新，不过是针对它们以前已经有这方面的旧理论而言。中医科学研究选题的总思路，也是上述两个方面，或者研究观测到新的医学现象（包括用各种新仪器从新的观察层次的发现），或者对旧的实践资料用新的理论去解释。中医学对新病、新证、新药的不断认识属于前者，对前人理论实践的不断补充和发展属于后者。

选题依赖于丰富的实践和科学素养，包括创新意识和想象力等。训练有素的科学研究工作者，其手头上总是有很多储备课题的，也可以把这种课题储备称为"科学素养的主要标准"。科学研究的初学者，在选题上应向有经验的专家求教，得到指导，以便少走弯路。这有利于课题的顺利进行。如果是研究生，他最好在本实验室老资格科学家的研究范围内选择题目，这样既可得到导师的关注和指导，也容易利用就便的资料和设备。

科学研究选题与机遇和直觉有关，但多数是来自现实工作中实践的需要。选题本身就是一种科学创造，不同的学科，不同的人，有各自不同的选题方法，归纳起来，大致有以下几种：

1. 假想构成法

在初步假说的基础上形成选题，按此思路调查、收集资料，探索解决问题的对策。此等假想是以科学规律为依据的，绝非漫无边际的设想。此类选题多具创新意义。

2. 移植结合法

自然界事物具有同一性，科学知识也可以互相借鉴。恩格斯在《自然辩证法》一书中指出，科学研究的成果往往出在各种学科之间的"结合点"上。把现代各学科的知识，移植到中医学领域中来，可形成有意义的选题。例如用血液流变学方法研究用活血化瘀法治疗某病的经验、用控制论方法研究辨证论治的理论模型、用免疫学方法研究虚证实质与治疗机理等。

3. 旧题新探法

一项已获成果的科学研究课题和原来的理论，由于有了新的实验手段，或者发现了某些新的资料，便可以此为基础，确定为新的选题。在医学上，电子显微镜、计算机、CT 等新仪器新设备的问世，为基础和临床各学科提供了大量的新选题。中医舌诊、脉象的研究，也随着新仪器的出现而不断开拓新选题。此外，出土文物、古医籍的新发现也将使医学史和文献学方面不断增加新选题。新的研究方法、思维方法和哲学观点也将使旧的科学研究课题不断翻新。

一方面，科学研究课题要具有清晰性、确定性。科学研究课题要有明确的目标和任务。有些科学研究课题，因命题不当而造成研究内容不清晰、不确定，以致无法完成。例如："中医中药治疗肿瘤的调查""中药避孕的实验研究""八纲的实验研究等"，都是因为题目大而笼统，抽象而无明确目标，难以着手和完成。譬如"中医中药治疗肿瘤的调查"这个课题，目前在医学上发现肿瘤病有数百种之多；运用中医中药的疗法也方众人异，有已报道的，也有未曾报道的；调查的范围可以是全世界的，或是一国、一省、一市的。这样大而不明确的课题，根本无法实现。对选题大小、范围的确定，应量力而行，一般宜小不宜大。

再就是，注意观察方法指标的特异性。中医学科学研究独创性很强，在观察方法和指标上，要以其特异性来突出中医学特色。例如：整体观、动态观，是中医学特色。在选题时，就要尽多地考虑有这样指标的课题，尤其是特异性的指标，可以增加选题的准确性。

还有，中医基本理论的选题，必须抓住关键性实验和推理；临床观察的选题要有确切的疗效。中医一贯以"桴鼓相应"来形容理论与实践的切合统一。任何理论或原理，都必须以实验观察和严密的逻辑推理为依据，有疗效的临床资料才有说服力，只有具备这些，才能突出选题的主要矛盾，才有坚实的理论基础。临床选题，最好能与继承、发扬老中医的学术特长结合起来，尤其要首选那些是西医尚属空白或薄弱处，而中医又有一定特长或疗效的病种。

另外，选题要抓住关键性的时机，掌握课题的成熟程度。中医科学研究有个多学科力量搭配和实验、理论、唯象分析及运算思维工具的时机成熟问题。条件不成熟，动手过早，空耗人力物力；动手过晚，瞠乎人后。此外，选题不应赶时髦、挤热门，而应从效果考虑。但对具有潜在前途的课题，也不应因为强调即时效果，而轻易放弃之。

三、中医科学研究的文献学方法

"文献"一词泛指有价值的图书文物资料，研究文献规律的科学，称为文献学。中医文献学包括中医目录学、中医古籍版本学、中医古籍辨伪学、中医古籍校勘学、中医古籍训诂学、中医古籍辑佚学及医学文献检索学等。

（一）医学文献的意义和范畴

掌握文献学的知识和技能，是科学研究工作者的基本素养之一。马克思说科学的劳动"部分地以前人的劳动为条件，部分地以今人的协作为条件"。宏伟的科学大厦，是以前人一点点地积累起来的文献知识为基础的。要继承发扬中医学遗产，必须挖掘整理古人遗留下来的医学文献。根据目前的约略估计，现存古医书达10000余种。由于历代相传过程中，刻版、传抄和注释、批校中的差错、讹漏等情况，使现存的文献纷纭繁复，散佚较多，内容出入颇大。这就要求有志研究中医之士，应具有搜集资料和研究资料的能力。只有具有文献学的基础知识，才能循径升岱。对于那些开拓性的、前瞻性的科学研究，也有必要查阅以往的文献，以启发思路、借鉴前人得失，从而少走弯路，避免虚掷时日。目前，中医学现代化的航船已经启航，当代中医学文献业已纳入现代文献体系的轨道。同时，由于当代科学发展的综合性，研究中医学必然还要涉及西医学以及其他门类的文献。这又要求中医学工作者也要掌握现代文献学的一般知识。特别是在现今知识膨胀、信息爆炸的情况下，哪怕仅是查阅狭窄专业的全部文献，也必须借助于多种文献目录、索引及电子计算机检索系统等文献检索手段，才能高效率地获取所需资料。因此，医学生、研究生，以及各级科学研究、教学、疾病防治人员掌握查找文献、搜集整理文献资料的技能，这很有必要。总之，无论是从学术的继承性、知识的累积性、学科之间的交融性或借鉴性等方面来看，还是从医疗水平的提高、教学内容的革新和科学研究决策等方面来看，文献学都是必备的基础知识。

1. 中医学文献的载体

人类的知识、思想用文字、图形、符号、声频等手段记录下来，即成为文献资料，或称科技文献。为了保存和传播科技文献，人们将记忆中的知识和思想固定在一定的物质形态，即载体上。例如：刻在甲骨上，铸在青铜器上，刻在简策上，印在纸上，晒在蓝图上，摄在感光片上，录在唱片上，存储在磁带上。根据载体的不同，当代科技文献可分印刷型、缩微型、计算机阅读型、直感资料型等4类。

（1）印刷型：这是最古老而又最为普遍的传统形式。它包括铅印、油印、石印、胶印、复印等形式。其优点是便于阅读，缺点是体积大、笨重、不便保存。

（2）缩微型：缩微型包括缩微胶卷、缩微卡片等。其优点是体积小，可以节省书库面积达95%以上，而成本只是印刷型的1/10左右，便于保存、转移与邮递，但必须借助阅读机才能阅读。

（3）计算机阅读型：这是近年来出现的一种新型载体。它是通过编码和程序设计，把文献变成数字语言和机器语言，输入到计算机中去，存储在磁带、磁鼓或磁盘上。"阅读"时，再由计算机将它输出。它能存储大量的情报资料，按照任务体系组织这些情报资料，并以最快的速度从中读取出所需的资料。因计算机阅读型必须借助电子计算机才能使用，因此价值较昂贵。

（4）直感资料型：直感资料型主要是视听材料，如唱片、录音带、录像带、科技电影、幻灯片等。这种形式的文献，可以闻其声、见其形，形象直观，直接记录声音和图像。例如：有关心肺器官病变的杂音，可录成唱片；细菌及寄生虫的繁殖情况和生活环，可以拍成电影，用于电化教学。

目前国外有些文摘索引刊物，以印刷型、缩微型和计算机阅读型的磁带同时发行。但印刷型仍是基本的普遍的载体类型。

中医学文献，由于历史悠久，在印刷术尚未发明之前，就有更多载体类型了。例如甲骨文型、金石型、简策型、帛书型、卷子型、手抄型。

2. 中医学文献的种类

目前把科技文献分成三级。原始创作为一次文献，包括期刊论文、研究报告、专利说明书和会议文集等。一次文献经过加工、整理、简化而成的书目、索引、文摘等为二次文献。以二次文献为线索，选用一次文献的内容而编出的专题述评、学科年鉴、动态综述以及手册、大全之类称为三次文献。从文献检索来说，一次文献是检索的对象，二、三次文献则主要是检索的手段与工具。目前常见的中医文献有以下几种。

（1）教科书：教科书是专门为大专学生和教师编写的专业书籍，具有严格的科学性、系统性和逻辑性，其反映的医学科学内容是基本的理论与实践知识，也可以包括较新的科学研究成果，一般都是经过反复验证的比较可信的资料。

（2）专著：专著就是关于某方面的专门问题系统深入的著作。其内容既广又深，从发展史到现状，从各学派的观点、争论到各家实验和调查资料，既有作者个人的工作和见解，还有大量参考文献或书目，提供了丰富的学术资料来源。专著皆出自专家之笔，都是在本人大量研究工作基础上撰写的，并吸收了其他学者的材料，突出了自己的学术见解。因此，它不仅是二次文献，也有既往文献没有报道的第一手资料。

（3）会议文集：会议文集也称会议录，也是科学文献的重要来源，是某学术团体专题学术讨论会上的报告或散发论文的汇编，有的是全文，有的是摘要。学术会议文集专题性很强，常常是收编某一专题的权威性文章并附有讨论发言内容，它可以使读者更快了解这一专题研究的现状和存在的问题。

（4）进展丛书：进展丛书是专门汇集某一学科在最近时期内进展和成就的系列书籍，是综述性的。论文内容不全是著者的原始工作，大多是著者逐年积累，经选择整理后写成的。它可以帮助读者，在短时间内进入较深的近代知识领域，接触最新的科学成就，在知识上跟上时代步伐。它对确定科学研究题目很有帮助，是科学研究人员的必读书。

（5）论文集：论文集是将某些专家、学者及研究单位发表的全部科学研究论文，或部分有关文章汇编而成，有全集或选集之分。由于论文集中的文献，许多是原始的、重要而可靠的第一手资料，所以它也是科学研究时必须阅读的。

（6）手册：手册是某一学术范围内的指导性的书籍。中医学各科的手册内容，包括对某一专题的总结性的叙述、诊治原则、常规方法、常用数据、方剂组成、药物剂量、设备、使用方法等。常见者如《中医工具书手册》《中医内科手册》等。

（7）年鉴：年鉴是汇集截至出版年为止（着重最近 1 年）的各方面或某一方面的情况、统计等资料的参考书（亦可称期刊）。专科性年鉴则概括评述一年中某学科发展状况和动向，具有编年标志。年鉴具有客观性、政策性、科学性、权威性的特点。我国从 1983 年起出版首卷《中医年鉴》，其专栏内容，或摘录于权威报刊，或由专家撰写，对于学习和研究中医具有资料性、可读性与可检索性。

（8）医案集：医案是中医临床实践的记录，它记载着对每个患者辨证论治的全部内容，体现了理法方药的具体运用。《史记·扁鹊仓公列传》所载的《诊籍》为医案的起源。把诸医案汇编成集是为医案集，或者称为医案。历代医家所留医案很多，如《临证指南医案》《四家医案》等。

（9）医话集：医话是历代医家医事活动的随笔、记录，其内容记载阅读医书体会、临床心得、学术评论、见闻掌故、轶事考订、辨难质疑、奇案记述，以及遗方、用药经验等，以纵谈古今、情调隽雅、文笔流畅为特色，在谈趣中阐述寓意深刻的医学见解。著名医话如《冷庐医话》《潜斋医话》等。

（10）期刊：期刊是定期或不定期连续出版的刊物。科学期刊大多刊载各种短篇的科学论文。论文内容，有的是研究者本人的工作，叫"论著"；有的是综合别人的工作，不加自己的见解，叫"综述"，加自己见解的叫"评述"；有的是"译文"。此外，期刊往往还刊登有关各种学术活动消息、会议记录、工作报告、书评、文摘等。期刊是重要的一次文献载体，都有目录，读者在短时间内浏览之，便可了解大致的内容。

期刊的种类颇多，大体可分为杂志、学报、会讯、公报、通报、评论、文摘等。

①杂志：杂志刊载的科学论文，适合一般专业读者阅读，有综合性的，如《中华医学杂志》《美国医学杂志》；也有专门的杂志，刊载文章仅限于某一科，如《中华内科杂志》《中国针灸》等。

②学报：登载专门学会会员或高等学校教学人员和研究机关科学研究人员的学术论文。一般是专业水平较高的刊物，文章应是专业性强而又要求有创新，适合专业人员阅读。如《中国生理学报》《解剖学报》等。

③通报：通报是综合性的学术刊物，及时刊载简短的、报道最新成就的科学论文，综合报道有关学科的现状和初步研究成果。例如我国出版的《科学通报》等。此外，《公报》《快报》等，也属这类期刊。

④会讯：又称会议记录，原规定所刊登的论文必须是该会会员所撰写，而且只有学会会员才能阅读。现在这种规定已经放宽了，往往作为学会内部的短刊出现。

⑤综述杂志和评论杂志：刊登综述性的文章，由有关专家阅读大量近期文献以后，就某一专题进行概括综合后，撰写成评述或综述类文章，汇编而成。如我国出版的《生理科学进展》《国外医学》系列刊物等。

⑥文摘杂志：是专门摘录各种期刊发表的论文上的主要内容的杂志。文摘可以帮助读者了解所需资料的出处和要点，通过阅读文摘可以决定是否有必要阅读该文章的原文；可以帮助读者在短时间内去了解现实文献的趋向；其内容简短而有概括性，能提示文章的重点。如《内科文摘》《中医文摘》。另外，它还可以克服一些不懂多种外文的困难，弥补图书馆藏书不足的缺点。国外一些著名文摘杂志，如荷兰《医学文摘》《英国医学文摘》、日本《医学中央杂志》、苏联《医学文摘》等。

3.中医学文献的文体

文体就是文章的体裁。不同体裁的文章，表达方式和语言风格不同。所谓"文以足言""文以载道"，即是说一切科学知识都必须通过语言文字组合成一定的文体表述出来。当代逐渐盛行的音像文献，也不可没有一定形式的语言文字的配合。中医古典医籍文献，虽然记载的是医学内容，但却充分利用了各种文章体裁的长处，并且发展了适合自家理论体系表述和交流的文章体裁。文体丰富多样，也是中医学文献的特色之一。中医学文献文体的发展，也与语言文学的发展相同步。中医学界谓"文是基础医是楼"。历代医家往往以简洁优美的韵文和散文记述医案，撰写论文。较早的《黄帝内经》即以问答体形式，论述医学理论，其语言特点，诚如冯舒在《诗纪匡缪》中所说"《素问》一书，通篇有韵。"即便在医案中，也常运用"四六体"，以偶排比。现存战国时代的《行气玉铭》，仅用 14 节，45 字，重文符号 8 个，即清楚地记述了练气功的方法。金元以后，医家多用歌诀辞赋的形式传授针灸、脉法、方剂等理论。这些文体具有提示要领、便于记忆的优点。中医文献常用的文体，有论辩体、记述体、序跋、杂记、文摘、韵文、图表、传志等 8 大类。掌握中医文献文体的有关情况，有利于了解中医文献的特点，现简介如下。

（1）论辩体：论辩体是用立论或驳论的方式阐述作者观点，探讨是非曲直，考证事物源流。重在阐述自己观点者叫"论"；重在批驳他人观点者叫"辩"。论辩体是中医文献中最常用的文体。例如李东垣的《脾胃论》、张景岳的《景岳全书·大宝论》等，均属此体。

（2）问答体：问答体也属于论辩体，但是以问答的形式来论辩医学内容。如《黄帝内经》、汪机的《针灸问对》、鲁伯嗣的《婴童百问》等。《难经》虽未明言问者答者是谁，但以"曰""然"来引发问和答。

（3）条文体：条文体也属论辩体，是以条文的形式来阐述医学内容。自仲景用条文体著《伤寒论》之后，用条文体著书者很多，如方有执的《伤寒论条辨》、吴鞠通的《温病条辨》等。用条文形式著书可能与简策制有关。上古以竹简为书写材料，一简策的容量有限，只能记一简短独立的医学内容，甘肃出土的《武威汉代医简》就是这样，它早于《伤寒论》。

（4）记叙体：记叙体主要用来记录某些医学资料和理论，可略加议论，但主要在记叙。历代很多本草著作都是记叙体，如《神农本草经》等。

（5）医案体：医案体也属记叙体，但它主要记载对某患者临证治疗的具体内容。医案体有特定的格式和内容，包括姓名、性别、年龄、职业、病史、就诊时间、辨证论治等，辨证论治要求理法方药俱全。中医医案与西医病历相比，有两个特点：一是突出重点，只记载与辨证论治有意义的阳性和阴性症状、体征，而不是对身体情况全都载录无遗；二是文字简练优美，具有一定的文学艺术性。

（6）医方体：医方体是以方剂为主来记叙医学内容的一种文体。医方体起源也很早，《汉书·艺文志》中就有"经方十一家"，湖南马王堆汉墓出土的《五十二病方》就是较早的医方体著作。后世医方体著作颇为宏富巨大，如《普济方》《太平圣惠方》《太平惠民和剂局方》等。这些巨著中都详细地记载了方名、出处、主治、药味组成、剂量、方义、服法、禁忌、方论、验案等内容。

（7）医话体：狭义的医话体，就是以杂记的形式记述医学内容，前已述及；广义的医话体，还包括医学笔记和医学随笔。医话体著作以"摭拾见闻，随笔记述"为特点。其中笔记体多以"笔记"二字为书名，如《先醒斋医学广笔记》。随笔体则往往以随笔为书名，而且多是记录医学典故、趣闻轶事、传说故事等，如宋代魏了翁的《医事随笔》、清代顾淳庆的《学医随笔》、王学权的《重庆堂随笔》和周学海的《读医随笔》等。

（8）文摘体：文摘体是将大型医书辑录摘要，加以浓缩而成的一种文体。这种文体之书名常称为"摘要""摘录""纂要""知要""括要""节要""辑要""汇纂""宝要""汇粹""撮要"和"约纂"等字样，如明代张三锡的《本草选》（又名《本草发明切要》），是《本草纲目》的文摘，明代郭思的《千金宝要》是《备急千金要方》的文摘。

（9）格言体：格言体也属文摘，但所汇辑的皆是医书或医家的名言警句。如清代顾靖远撰的《顾氏医镜》中有"格言汇要"、喻昌《医门法律》中有"先哲格言六十七条"、明代高濂《养生八笺》中的"清修妙论笺"等。

（10）韵文体：韵文体包括歌诀、汤头、辞、赋、箴、铭等。歌诀如高阳生的《脉诀》、崔嘉彦的

《四言举要》、汪昂的《汤头歌诀》、陈修园的《医学三字经》等。古人记忆方剂，常将其编成歌诀，书于方剂之前，故又把方剂歌诀称为"汤头"。辞赋体，如金代窦汉卿的《标幽赋》、何若愚的《流注指微针赋》及金元时期以后流传的《药性赋》等。箴铭体也是以简短的韵语述写警策的内容，用以规劝别人或自警，如朱丹溪的《格致余论》中的"饮食箴"和"色欲箴"两篇即是。

（11）图表体：古代以绘图、表格和图文结合的形式著录医学知识，此即图表体。图表体历史也较悠久，在马王堆汉墓出土医书中就有《导引图》。后世医著称图者甚多，书名题之以"图经""图论""图说""图注""图翼""图解""图表""表解"等字样。例如唐代苏敬的《本草图经》、宋代王惟一的《铜人腧穴针灸图经》、明代张景岳的《类经图翼》、清代包诚的《伤寒审证表》等。

（12）序跋体：序跋是置于书前和书后的说明文体，在书前者称为"序"，在书后者称为"跋"（也有称之为"后序"者）。一种书的序跋可是一篇或几篇，可由作者自序，也可由别人代序。序跋文字多简练，内容深刻，结构严谨，以善叙事理、次第有序、语贵精实、矢中要害为特点。医书序跋甚多，著名医序如《伤寒论原序》《类经序》等，在文学史上也有一定价值。

（13）传志体：传是医学人物的传记，志是记载医籍的著录。记载医学人物书称人物传或人物志；著录医籍者，则有"录""志""解题""略""簿""记""及""提要"等称谓。医学人物传，主要是记载历代杰出医学人物，在史书和地方志中皆有。专著如李濂的《医史》中，共编录了明代以前72位医家的传记。

4. 古医籍文献整理的内容和手段

（1）点校：点校，指标点和校勘。标点，古人谓之断句。古籍大部分不断句，今人读古书，常在关键之处的断句问题上聚讼纷纭。整理古书，除善本影印之外，都要求标点。校勘是校雠古籍版本的讹误，除校误字之外，还要校时间、地点、人名及人事的错引、异说。这种校勘有时已近乎考据。

（2）诠释：诠释包括注释和校释，其内容有注音、名物训诂、释义和校误等。

（3）笺正：对古籍诊误之处进行改正，如材料丰富，对时间、地点、人事等都有把握，还可以进一步做笺释的工作。

（4）今译：用现代语言将古医籍翻译过来。要求准确、精彩、通顺，即所谓的"信、雅、达"。

（5）辑佚：在搜集佚文的基础上，把已经亡佚的古医籍辑录出来，使古籍恢复原貌。

（6）汇编：把一个时代或某一学科范围的医著加以汇集编辑。

（7）孤本、善本复印：把孤本书和善本书按原版样复印，以供更多研究者利用。

（8）编纂工具书：中医工具书，指专供读者查考关于中医词汇、药名、方剂、医家、医著、图表等的出处和各种事实的书籍，包括字典、辞典、索引、历史年表、年鉴、丛书、类书等。虽然是工具书，但也具有可读性，特别是古代的医学类书，即为现代的百科全书，很有整理价值。

（9）著述概论：整理的最终目的，是要研究和总结出一个有关的科学概论。各学科应有各学科的专科概论。中医学是在发展的，不能陈陈相因，继承的目的在于发扬，既要有各学科的发展史，还要有各专科、专病、专题的研究性、系统性的著作，使文献整理上升到一个新高度。历史上，自宋代校正医书局以来，从明代的《永乐大典》到清代的《四库全书》《古今图书集成》，都曾对古医籍做过系统的整理。在中医光大发扬的今天，我们的条件比历史上任何时代都优越，在这方面也一定要超越前人。最后还要提及的是中医文献学的方法是有一定局限性的。文献的研究，仅仅是对古人直观的或经验性认识的再现。故而光进行文献研究，并不能获得新知识。文献研究是中医学科学研究的方法之一，但不是唯一的方法，何况文献中的某些记载还可能有一定的讹误，所以要辩证地对待中医学文献才是。

（二）古典医籍的查阅与利用

古代中医学文献著作的编写体例、检索分类及整理利用等，均和现代医学文献有所不同。要了解古医籍情况，首先要具备目录学知识。唐代魏征在他所主编的《隋书·经籍志》中说："古者史官，既司典籍，盖有目录以为纲纪。"可见，掌握中医学文献，要从目录学入手。

1. 目录学的名称及意义

目录学，是研究图书目录工作规律的科学。其内容包括图书编目的原理、类序、项目及解题等。通过对书名、篇目、作者、出版（包括抄、刻、印行者、年代、地点、版式）、内容、收藏、流传、评价等的叙录和编次，使读者了解书籍的梗概，便于检索，以期更好地为科学研究服务。"目"，即篇目，是一篇或一卷的名称；"录"，即叙录，是将一书的内容、作者的事迹、书的评价及校勘的经过等写成简明扼要的文字，将二者合起来称为目录。班固在《汉书·叙传》中说："刘向司籍，九流以别，爰著目录，略序洪烈。"这就是"目录"称谓的起源。这里所说的目录，是指将一批相关的文献经过著录、分类和科学地编排而成的二次文献。目录，在我国历史上，曾经有过不同的称谓。汉代刘向称之为"录"，其著为《别录》，其子刘歆称为"略"，著为《七略》；东汉班固称为"志"，如《汉书·艺文志》；晋代荀勖称为"薄"，其著为《中经新薄》；晋代李充则称之为书目，其著为《晋元帝四部书目》；唐代毋煚称为"书录"，其著为《古今书录》；宋代陈振孙称为"解题"，其著为《直斋书录解题》；清代朱彝尊称为"考"，其著为《经义考》；钱曾称为"记"，著有《读书敏求记》；纪昀称为"提要"，著有《四库全书总目提要》，等等。名称虽异，皆指书目。然而研究"目录"，正式称为"目录学"，则是在北宋仁宗之时，首见于苏象先《苏魏公谭训》，该书卷四中有"目录之学"的提法。泊乎清代，目录学曾为一代之显学。我国现代目录学，则是在批判继承传统目录学的基础上，进一步总结和发展起来的。

通过目录学知识掌握中医文献，有以下的意义：

（1）辨章学术，考镜源流：已故目录学家姚名达说："目录者，将群书部次甲乙，条别异同，推阐大义，疏通伦类，将以辨章学术，考镜源流，欲人即类求书，因书究学之专门学问也。"（《中国目录学史》）通过中医书目知识，可以了解中医学发展的源流和概貌。

（2）驾驭资料：任何创造性劳动，都须详尽地占有资料。马克思在《资本论》中指出："研究必须充分地占有材料，分析它的各种发展形式，探寻这些形式的内在联系。"历史学家陈垣说，懂得目录学，能使我们了解"祖遗的历史著述仓库里有什么存货""目录学好像一个账本，打开账本，前人留给我们的历史著作概况，可以了然。古人都有什么研究成果，要先摸摸底，到深入钻研时，才能有门径，找自己所需的资料，也就比较容易找到了。"

（3）鸟瞰书概，指导阅读：目录学对治学起指示读书门径和要点的作用。可以通过医学目录学著作所抄录的序跋、例言等来掌握该医书的主要内容。还可以了解医书的存佚、卷数、撰者、注者、校订者、书名出处等。故梁启超在《佛家经录在中国目录学之位置》一文中指出："著书足以备读者之顾问，实目录学家之最重要之职务也。"

（4）判断年代，考察版本：可以根据目录学本身的著作年代，来判断其所收录的古医书的著作与传世年代，也可以根据它来了解一些书籍版本的情况。正如《四库全书总目提要》评陈振孙《直斋书录解题》时所说："古书之不传于今者，得籍是以求其崖略，其传于今者，得籍是以辨真伪，核其异同，亦考证之所必资，不可废也。"据以上四点可知，目录学实为读书治学的入门之学，故清代学者王鸣盛在《十七史商榷》卷七中指出："凡读书最切要者，目录之学。目录明，方可读书；不明，终是乱读。"研究中医学术，目录学也同样重要。

2. 中国古代医学文献的范畴

中医著述，蕴藏丰富，有上起周秦、下迄近代的四部典籍，除专门医书外，又挟于文史书刊中。特别是近年，随着考古的进展，对医籍的认识已有新的突破，其内容也更加丰富。下面分四方面介绍古代中医文献的范畴。

（1）早期的医学文献：早在殷商时代，就有了甲骨文，当时用刀将字刻在龟的腹甲或牛的肩胛骨上。现存甲骨文骨片有 3500～4500 块，甲骨文中就有疾首、疾身、疟、蛊、龋等病名的记载。甲骨文的发现和医药有一定关系。河南省安阳市西北五里的小屯村是殷都遗址，当地农民以挖出带甲骨文的动物骨作为"龙骨"卖给药铺。1899 年，清国子监祭酒王懿荣发现一块龙骨上有用刀痕刻着的是文字，认出其字迹与青铜器铭文相差无几，便将药铺刻有文字的龙骨全买下研究。据王懿荣的考证，龙骨原是商代卜骨，是珍贵的商王室档案，于是揭开了中国文字研究史上新的一页。甲骨文时代之后，又有"钟鼎文"，也称"金文"，即将文献冶铸在青铜器（如鼎、彝、盘、盂等）上。嗣后又有石刻碑文，即"石文"。甲骨文和金文，虽都有医学内容，但没有专门医学专籍。

现在最早的医学书，是"简策"。字刻在木板上的叫牍，刻在竹片上的叫简，用麻绳、丝绳或皮带将简编起来叫"策"。此外还有"帛书"。早在殷代就已有简书和帛书了，先秦时书籍多为简策。当时医书虽已很多，但多秘而不传，故《史记·扁鹊仓公列传》称之为"禁方"。目前保留或发现最早的医籍是汉代简书和帛书，这些均不在目录学之列。

（2）目录学及其分类的发展：我国目录著作，在世界上出现最早。徐召勋在《论中国是世界上最早有目录和目录学国家》一文（《安徽大学学报》1981 年第 4 期）中指出：从编制书目看，孔丘"序次"的《诗》《书》目录，比希腊学者卡利马赫编的《各科著名学者及其著作一览表》要早二百多年。我国早期目录学可以分三个时代，即"别录时代""中经簿时代"和"隋书经籍志时代"。公元前 26 年（汉成帝河平三年），西汉政府曾在征集全国书籍的基础上，由刘向负责"别集众录，谓之别录"。刘向校书十九年，去世时该书尚没完稿，未竟工作由其子刘歆继续，并删繁节要，又成《七略》一书。《别录》和《七略》的产生，固然以当时政府的藏书为其条件，然而也是刘氏父子总结了前人有关学术分类与揭示图书整理经验的结果。《别录》首先创立了图书分类法，即从分类角度查找资料的办法。这不仅开创了我国图书分类的先河，更比外国早十五个世纪左右。《七略》中的辑略，可视为最早的目录学理论专著。刘氏父子是世界上最早的目录学家。

刘向等在编校时，将当时所见图书分为六大类：经传、诸子、诗赋、兵书、数术和方技。刘向亲自校经传、诸子、诗赋；步兵校尉任宏校兵书；太史令尹咸校数术；侍医李柱国校方技。医学书籍收在方技中。将刘歆之《七略》与《别录》相比，一是将"经传"改为"六艺略"，以示崇尚儒术，因而六艺略列于六略之首。二是为了说明六艺略的意义及学术源流，另立辑略以为"六略之总最""诸书之总要"，故列于六略之前。

《别录》和《七略》虽早已失传，但其散佚文献尚存于其他古书中，特别是《七略》的内容，为东汉班固收录于《汉书·艺文志》中。其中医书部分收入"方技略"中，有医经 7 家（黄帝内、外经，扁鹊内、外经，白氏内、外经，白氏旁经），经方 11 家，房中 8 家，神仙 10 家，共 36 部（家），868 卷。

早期目录学第二个时代，即魏晋南北朝时期，以《魏中经簿》为代表，故亦称"中经簿时代"。此时我国出现了甲乙丙丁四部图书分类法。此法首见于魏之郑默的《中经簿》，嗣后晋人荀勖在张华的协助下，以《中经簿》为基础，又编成《中经新簿》（亦称《晋中经簿》），也是甲乙丙丁分类。《魏中经簿》和《晋中经簿》：甲部为经传；乙部为诸子、兵书、数术、方技；丙部由《七略》"六艺略"中之春秋类所附历史扩大而成，收录史部书；丁部收载诗赋书。《晋中经簿》完成后的 10 余年，中国北部匈奴族刘聪攻陷洛阳，该书被焚而失传。现在只能在有关古籍中发现零星佚文。直到东晋，江夏人李充，根据政府积聚的 3014 卷图书，依荀勖的《晋中经簿》编成《晋元帝四部书目》。由于书少，未细分，但更换了乙、丙部所收录的图书，即甲部纪经书，乙部纪史书，丙部纪子书，丁部纪集书。李充修订的四部次序，成为后世四部分类法的永制。

魏晋南北朝时期，目录学专著已有 20 余种，较重要的，如刘宋时代王俭的《七志》70 卷，梁代阮孝绪的《七录》12 卷。二书均佚。

早期目录学第三个时代为《隋书·经籍志》时代。《隋书·经籍志》为唐代魏征等撰。《隋书》"志"，原为唐贞观年间《五代史志》的原稿，后并入《隋书》。《隋书·经籍志》为我国现存最古的仅次于《汉书·艺文志》的第二部史志目录，它根据柳晋的《隋大业御正书目》，并参考阮孝绪的《七录》分类体系编成，按经、史、子、集四部分成，40 大类。医书在子集中，后附佛、道 2 类。这显示了它的编制方法的新特点。该系统被后世学者沿用至今。

以上概述了目录学的发展情况，其特点是早期尚没有专门的医学目录著作，以后其分类不断演变。还值得提及的是《别录》和《七略》已开始了撰写叙录、总序、大序、小序；《晋中经簿》则只记书名、卷数与撰人，没有提要或解题；而《隋书·经籍志》则有总序、大序、小序、注释。这几部著作，各具特点，对后世均有一定影响，特别是《隋书·经籍志》至今仍不失为考证唐代以前古籍概况的重要资料。

隋唐以后的目录学，一直沿用经、史、子、集的分类法，即"四部分类法"。医学著作可到"史部·艺文志（或经籍志）""子部·医家类"中去查找。宋以后，开始出现专门医书目录，从此便可以从中直接查找医书了。但随着历史的发展，"四部分类法"已不能满足图书种类迅速发展的需要，如勉强归类，势必导致削足适履的结果，这就要求在图书分类上要有突破。晚清孙星衍，在其《祠堂书目》中，便别开生面地扬弃了"四部分类法"，创立了新的分类体系，将诸书分为经学、小学、诸子、天文、地理、医律、史学、金石、类书、词赋、书画及小说等 12 类。民国以后，王云五在他编排的《王云五中外图书统一分类法》中，将书籍分为 10 大类，每大类下又分许多小类。医学上分在应用科学之中。由于类目分得较细，可以按类索书。近 20 年来，中医学图书多是按 1961 年《中医图书联合目录》的分类法，将有关的中医书分为 18 类。这虽然有某些局限，但有了这种分类法，便可到图书馆利用分类目录卡、书名目录卡或著者目录卡，根据需要进行检索了。

（3）历代目录中的医学著作：历代目录中涉及医学书名的目录著作，包括综合书籍目录和专门医学书目二者。以下予以简略介绍。

1）综合书籍目录：主要为以下 7 类。

①史部目录。"史书·艺文志（或经籍志）"，在历代史书中属于各种志书的范畴。有关医学的书目大多见于各书之"子部·医家类"。二十五史中只有《汉书·艺文志》《隋书·经籍志》《唐书·经籍志》《新唐书·艺文志》《宋史·艺文志》《明史·艺文志》和《清史稿·艺文志》7 种，其他各史艺文志大多是近人考证、补辑的，大都收入《二十五史补编》中。

②地方志目录。历代君臣对纂修地方志一事都很重视。他们把地方志看成是"辅治之书",即所谓"治天下者以史为鉴,治郡国者以志为鉴"。地方志是记载一个地区有关地理历史方面的资料书。历来公认现存最早的地方志,是东汉会稽(今浙江绍兴)袁康撰修的《越绝书》,距今约2000年。我国现存地方志约8500种之多。包括省志、川志、县志、镇志。民国时代仍继续纂修方志,或刻印清代未刊刻的旧稿。地方志中皆有其"艺文志"或"艺文略"。既有地方志,则有相应记载地方文献的书目,后者始于北齐北周之间。

地方志中的医书目录,也见于各志的"子部·医家类"。为了利用地方志,早在1935年朱士嘉编辑出版了《中国地方志综录》,1958年又出增订本。这是我国现有地方志目录中较为完善的1种。全书根据41所图书馆所藏地方志编成,著录地方志7413种,109143卷。20世纪70年代中期又开始修订增补,改名为《中国地方志联合目录》,著录地方志增至8500多种。

③官修目录。历代还有不附属于史书的官修目录。除《别录》和《七略》外,现存的都是北宋以后各种官修书目,如北宋崇文书院的《崇文总目》,南宋的《四库阙书目》《中兴馆阁书目》,以及清代的《四库全书简明目录》,这些官修目录中均收载了很多医学书目。

④私家藏书目录。国私家藏书之风,可谓源远流长。《吕氏春秋》记载:"殷内史向挚见纣之愈乱迷惑也,于是载其图法,出亡之周。"这说明在我国商代就已有了私藏之举。向挚,可以说是古代较早的一位"藏书家"了。宋代以后,印刷本的普及,为私人藏书提供方便。由宋至清藏书家数不胜数,较著名的,如宋代的司马光、晁公武、周密、李公择、宋敏求;明代的范钦、毛晋、宋文宪;清代的杨以增、陆心源、黄宗羲,等等。为了保存书籍,便于阅读,一些富有的藏书家纷纷筑起自己的藏书楼阁,从而形成中国文化史上别具一格的图书馆。如明朝范钦的天一阁、常熟毛晋的汲古阁、清代山东杨以增的海源阁等。各馆阁尚有自己的书目、提要和考证等。较早的有南宋晁公武的《(昭德先生)郡斋读书志》、陈振孙《直斋书录解题》和尤袤《遂初堂书目》等。明清时的"私录"已不可胜数。如清代常熟钱曾的述古堂有《读书敏求记》、江苏黄丕烈的士礼居有《士礼居藏书类跋记》《荛圃藏书题识》、浙江陆心源的皕宋楼有《皕宋楼藏书志》等。这些私人藏书,迄中华人民共和国成立以后只有部分保留,大多散佚国外,如陆心源死后,其皕宋楼藏书于1907年为日人攫夺,藏于"静嘉堂文库"。当代仍有私人图书馆,如范行准"栖芬室"藏书"卷逾二万"(中华医学杂志27卷11期),其书1975年曾整理出一个简目为《栖芬室架书目录》。范氏为当代医学文献学家。

⑤国内图书馆书目。其所藏中医古书目录,有的按四部分类法,列入"子部";有的则按现代图书分类法列入应用科学类,或专门医学类中。

⑥宗教团体书目。主要有道家及佛家两大类。李一氓指出,佛典、道经,我们应把它当成中国哲学的古籍来整理,不能仅仅意味为宗教。(《论古籍和古籍整理》,人民日报1982年1月20日第五版)佛教的中文著作总称《藏经》(或《一切经》),道家藏书总称为《道藏》。其内容不仅包括道家、佛家的经典类、教义类、修养类的著作论文,而且也包括医药、养生、导引、气功、修炼、史料等。

⑦国外书目。日本现存最早的书目是889～897年藤原佐世的《日本国见在书目》,1856年涩江全善等人著《经籍访古志》。朝鲜则有《李王家藏书阁图书目录》和《朝鲜总督府古图书目录》。以上国外图书目录中均有中国古医书之目录。

除上述之外,清季至民国,个人目录学著作甚丰,很多都注重总结、补充与阐述中国古代目录学。在综合书目著作中,皆有古典医籍的内容。从张之洞的《书目答问》、龙启瑞的《经籍举要》到孙殿起的《贩书偶记》,都有涉猎的必要。

2）专门医学书目录：主要为以下 5 类。

①早期医学书目。南宋时的目录学著作《秘书省续编到四库阙书目》卷一，"史类目录"中记有《医经目录》一书。因此，范氏在《医藏目录》跋文中推测，宋代时可能有专门医学书目，然而医经只不过十几种而已，并非真正的医学书目。明代嘉靖年间李濂有《李嵩诸医学目录》可为最早记载的医学目录。现已亡佚。现存最早的医书目录为明末殷仲春的《医藏目录》，该书按宗教分 20 函，449 部。

②近代医学书目。清代以后医书目录，有王宏翰的《古今医籍考》、余鸿业的《医林书目》、董恂的《古今医籍备考》等，均佚。所存者，如曹禾的《医学读书志》、丁福保的《历代医学书目提要》等。辛亥革命后近代藏书家裘庆元有《三三医书书目提要》《珍本医书集成总目》、曹炳章有《中国医学大成总目提要》、陈存仁有《皇汉医学丛书总目》等。丁福保、周云青于 1955 年出版《四部总录医药编》。1961 年中医研究院和北京图书馆合编《中医图书联合目录》，共收目 7661 种。

国外有丹波元胤的《中国医籍考》和岗西为人的《宋以前医籍考》。

③中医书中的医学书目。在中医学著作中，常引出一些书籍目录，并散见一些书名。这均有待深入发掘。

④医学丛书。现存历代医学丛书约 500 种。最早的，如金末张子和的《儒门事亲》；嗣后，如《卫生宝鉴》《东垣十书》《河间全书》（后改名为《刘河间伤寒三六书》）《汪石山医书八种》《薛氏医案二十四种》《万密斋医学全书》《古今医统大全》《古今医统正脉全书》《六科证治准绳》《景岳全书》等；至清代，有《喻氏医书三种》《莫氏锦囊十二种》《黄氏医书八种》《徐灵胎医书》《张氏医通》《医宗金鉴》《陈修园医书》《世补斋医书》《周氏医学丛书》等；民国以来，则有《六译馆医学丛书》《三三医书》《珍本医书集成》《中国医学大成》等。外国，则如朝鲜许浚的《东医宝鉴》、越南黎有卓的《海上医宗心领全帙》、日本丹波元简的《聿修堂医学丛书》等。

⑤医学类书。摘录多种书上有关的材料，并依照内容分门别类地编排起来，以备检查的书籍，称为类书。最早的医学类书如公元 4 世纪晋代医家范汪（范东阳）所撰的《杂药方》，次为葛洪的《玉涵方》，隋代有政府编定的《四海类聚方》，以上均佚。后世著名的，唐代有《备急千金要方》《外台秘要》；宋代有《证类本草》（包括《大观本草》《政和本草》）《幼幼新书》；明代有《普济方》《古今医统大全》《医学纲目》《本草纲目》；清代有《古今图书集成》等。外国类书，如日本丹波康赖的《医心方》、朝鲜金礼蒙之的《医方类聚》等。

（4）古代目录学未收的医学著作：任何一部目录学专著，都不可能将天下所有之书著录殆尽。秘藏之本，纰漏之篇，必然难以搜罗无遗。如《史记》所列仓公之《诊籍》《黄帝内经》所援引的《上经》《下经》《揆度》《奇恒》《从容》等篇，《七略》均未列入，马王堆汉墓所发现之古医书，也不见诸古代目录学。可见，在目录学中还有一些尚未收载的古医书，包括新出土的文献，很有研究价值。

①简策类：1972 年甘肃武威汉墓出土的《武威汉代医简》，1973 年湖南长沙马王堆三号汉墓出土 189 枚竹简和 11 枚木简，包括《十问》《合阴阳方》《天下至道谈》及《杂禁方》4 种。1975 年湖北云梦竹简也有涉及医政管理及法医学内容的篇什。

②帛书类：1973 年长沙马王堆三号汉墓还出土了大批帛书，经整理，分别定名为：《足臂十一脉灸经》《阴阳十一脉灸经》（有甲乙本）《脉法》《阴阳脉死候》《五十二病方》《养生方》《胎产方》《却谷食气》《导引图》等 10 种，共存万字以上。

③卷子类：在甘肃敦煌出土的卷子称《敦煌卷子》，其中属于医药著作有 60 余种，多是隋唐时未

见著录的古医书，但大多残缺，有待整理。此外，尚有日本卷子，为公元四五世纪至十一世纪流传到日本去的。因当时日本战乱少，而又在古寺保存更免于战祸，如《太素》，现已发现25卷。

④石刻类：最早的石刻医籍，是战国的《行气玉佩铭》，一种刻在十二面体小玉柱上的行气铭文，即今日之气功。公元575年北齐刻在洛阳龙门地方的《龙门（药）方》，今厚石尚存，已有残缺。唐末黄巢起义时，有人掘得南北朝医家褚澄之墓，得刻石18片，后为萧广所获，曾刊刻百本。萧广殁后，其子萧渊撰写序文，补刻一石，而将石刻作为其父棺椁，再次掩埋。到宋时金人南下，萧家后代，启墓得石，于1201年再度刊刻，书名为《褚氏遗书》，但石刻原物未能保留下来。此外，石刻书尚有《备急千金宝要》《海上方》等。

近代，我国的许多简册或卷子被盗往国外。如1907年英人斯坦因（Sir Aurel Stein），于敦煌西北长城故垒处，盗两汉至晋木简百枚，现藏英国博物馆。1910年罗振玉等据其图影，考释成《流沙坠简》（医书）。1930年瑞典人贝格曼（F. Bergman），在甘肃黑城附近掘得两汉木简1万枚，为美国窃去，整理成《居延汉简甲编》。1900年，莫高窟道士王圆箓在清扫16号窟时，于石室通道发现了北宋时寺僧为了防兵燹损毁而封藏的经籍写本和刻本共约3万卷以上。其内容绝大部分为佛经，此外还有史籍、书契、语言、文字、艺术、科技杂著和医药卷子，当时没引起清廷重视。1907年英人斯坦因、法人伯希和（Paul Pelliot）等将其盗购至国外，待清廷下令封存时，仅存八千六百卷劫余残卷。目前，我国通过交换方式，获得这批敦煌文物的缩微胶片副本。

3. 正确利用古典医籍文献的方法

利用中医文献的要领，在于准确无误，既要有科学作用，又要有古文字学的功夫。利用文献应注意下述问题。

（1）注意古书的版本和体例：版本学为一专门知识。古籍版本可分刻本、善本、抄本、孤本、赝本等，早期版本价值最大。目前多把元代以前书列为善本，近代又有影刊本。目前，《黄帝内经素问》金刻本只有五卷；元刻本有顾从德之明影刊本。《伤寒论》有元刻本，而以明代赵开美刻本为最好。近年发现的白云阁本，或桂林本，均为赝本。整理古籍时，必须注意它的体例（即编辑凡例）才能知道其阴文、阳文及注释的含义。古籍版本体例的内容，主要包括医书异名的种类、撰修、刊行的方式及其表示方法、卷和篇的关系、版本符号的意义，以及各种类型的注文鉴别等。这些内容往往写在序跋或凡例之中，也有未予说明者。对这种复杂情况要深入研究，方得要领。

（2）了解古籍出处和源流：首重第一手资料，对第二、三手资料不应轻率随从。

①引用古典文献时，其书名、人名、页数、卷数等要确切无误，间接引用时要注明引自何书。

②引文不可任意删节，引文之书名或简称要规范化。多次引用的名词术语或字数长的书名，如欲简化，要办理正规的"简化手续"。

③引用两种以上资料时要注意时代顺序性。

④对书籍辨章源流时，须掌握其流传过程，进一步判断其意义。应特别注意的是，不能以流证源，更不能以公认的伪书的结论来推论其他。

⑤所有引用文献，均要核实无误。注意所引文献版本的质量。有时对引用的文献也要做校勘或训诂。

通过以上介绍，读者对中医书目的内容，可以大致有所了解。余嘉锡在《四库提要辨证·序》中说："余之略知学问门径，实受《提要》之赐。"可见目录学对治学具有何等重要的意义，我们有必要掌握它。清人金榜尝说："不读破天下书，不能治《汉书·艺文志》；不读《汉书·艺文志》，亦不能读天下书。"这正说明读书和治目录学是相得益彰的。

（三）医学文献的检索

现代科技文献，类型复杂，文种繁多，增长迅猛，浩如烟海，堪称"知识爆炸"，医学文献也是如此。目前，全世界每年出版的图书近66万种。仅生物学和医学领域内，全世界有关期刊即达15000余种，医学期刊已达7000种，而且各种专业论文大约有1/3刊登在其他综合性刊物上。科技文献的数量每隔七八年就要增加一倍。一方面，边缘学科与日俱增，另一方面学科分支愈分愈细，科学文献构成了一个错综复杂的茫茫大海。教学、医疗或科学研究都要求医务人员充分占有资料，才能提高专业水平和科学研究设计能力。要想获得对文献利用的主动权，就必须掌握查阅收集文献的基本功。目前各图书馆所藏医学图书主要指教科书、专著、会议文集、进展丛书、论文集，以及各类期刊。中医学期刊有悠久的历史，早在1792年，清代唐大烈就首创《吴医汇讲》杂志，分医学原理、专题讨论、经验交流、考据、笔记、书评等栏目。

1904年周雪樵、王向樵在上海主办的《医学报》，为近代中医学期刊的先声。到目前，国内已有中医学报刊100余种，国外有中医学期刊20余种，中医学期刊论文已经成为中医学文献的重要载体之一。目前的中医学期刊的出版形式与西医学期刊的规范一致。

1. 现代图书分类法及目录组织

（1）分类法：图书馆的各种中、外文书刊都是根据其内容进行科学分类、编排的。常用的分类法有：《中国人民大学图书馆图书分类法》，简称《人大法》；《中国图书馆图书分类法》，简称《中图法》；《中国科学院图书馆图书分类法》，简称《科图法》；《武汉大学图书馆分类法》，简称《武大法》；《中小型图书馆分类草案》，简称《中小型法》等。目前科技单位的图书馆，最常用的分类法主要有《人大法》《中图法》和《科图法》等。国外有权威的《十进制图书分类法》《国际十进分类法》及《美国国会图书馆分类法》等。

各种分类法将全部的社会科学和自然科学分成许多大的类目，然后逐一地、不断地细分。例如《中图法》将图书分为"哲学""社会科学"和"自然科学"3大部类，又将马列主义、毛泽东思想列为第一部类，将一些内容庞杂、类无专属、无法按内容性质分类的图书资料概括为"综合性图书"，列在最后，一共5大部类。每大部类之下又分若干类，共有22大类，用英文字头标类号。其中自然科学部类下展开为10大类，从N（自然科学总论）至X（环境科学）。其中"Q"为生物科学，"R"为医药卫生。在每个大类下，根据每一学科的具体内容，又层层展开为二级、三级、四级类目。这样逐级复分下去，就形成了等级分明、次序清楚的科学系统，如表2-1所示。

表2-1　图书分类表示例

部　　类		自然科学
大类（一级类）	R	医药、卫生
中类（二级类）	R3	基础医学
小类（三级类）	R33	人体生理学
子目（四级类）	R337	肌肉生理学
子目（四级类）	R338	神经生理学

到图书馆查阅资料，有一个共同的原则，就是无论到哪一个图书馆，首先应向有关人员了解该馆

采用什么分类法，并浏览一下该分类法的分类表，然后根据自己的需要，找出所需学科的具体类目分类号，选择和利用检索工具进行检索。

（2）目录组织：图书馆把藏入的书籍经过登记、分类之后编入目录，一般以卡片、书本或通报形式展现给读者。在当今计算机普及的情况下，图书目录都采用计算机管理，更方便读者查找。图书馆的目录，常按不同的组织方法从各个角度加以编制，常见者有分类目录、书名目录、著作目录和主题目录。

①分类目录：即把图书按分类法组织起来。将同一类的图书集中在一起，便于查找利用。目前我国各图书馆或科技情报资料单位、出版单位，甚至书店编印的各种目录，都是分类目录。所以，分类目录是反映图书资料的主要目录。

②书名目录：按照图书资料的名称，中文书或按汉字笔画字顺排列起来，或按书名拼音拉丁字母的字母表排列起来，外文书则按外文字母顺序排列起来。这样，同书名的就可以排在一起，读者如不懂图书分类法，而记得某书的书名，就可从书名目录中去查找。

③著者目录：按照每本书的著者、编者或译者的姓名来组织，排列方法同书名目录。这样，同一作者的书就可以排在一起了。

④主题目录：按图书资料的内容主题排列起来，这同分类目录有相同点也有不同点，例如有些图书资料的内容，如讲理论的，按分类法应分入自然科学基础科学，或分在分类法中有关理论的类目，而讲生产制造技术及应用的，则应分入有关制造及应用类中。在分类目录中同一主题的书，却分散在有关各类，而主题目录，则有关理论、应用的书及资料，都可集中在一起。

2.医学课题文献检索的一般方法

文献学把查找某文章的出处，或者查找某科技工作者著有哪些论文，或者查找某课题有些什么文章等这类工作，称为文献检索。这项工作是以科学方法，利用专门工具，从大量积累的医学文献中选取特定的医学资料。其内容包括：查寻专题文献线索，查寻特定文献原文及查询文献的特定内容，包括数据、公式、图表等。学会文献检索是科学工作者的基本素养之一。目前医学文献的检索，主要有追溯法、检索工具法和循环法等3种。

（1）追溯法：追溯法是凭已知文献，靠追踪的办法不断扩大线索。这种方法是先选择一篇比较完善的与自己科学研究有关的综述或论文，根据其后所附的近期参考文献，以一化十，十化百的方式进行追溯查找，直到达到目的为止。这种方法受到文章作者选用文献兴趣及掌握文献程度的限制，所查文献漏检率高、不全面、查准率低、旧的多、新的少，故只是在缺乏检索工具或检索工具不全时才使用。

（2）检索工具法：检索工具法，也称为通用法，是通过专门查找文献的工具杂志——索引杂志，根据需要有系统地逐年查阅出有关论文的著录。这种方法的优点是当手中没有参考文献时，也可以通过索引杂志，查到所需文献的题录。要检索工具全而要求尽少遗漏的情况下，多采用此法。索引杂志是一种专门为查阅文献服务的工具性杂志。目前，许多国家都出版这种刊物，逐期搜集国内外公开发表的论文，以文摘或著录的形式编排出来。各国出版的与医学有关的索引杂志不下百余种，其中较为重要的有20余种。国内出版的索引杂志常见者有：《全国报刊索引》《中文科技资料目录·医药卫生分册》《国外科技资料目录·医药卫生分册》《国外科技资料馆藏目录·医学分册》《国外医学参考资料》等。国外出版的索引杂志有：美国《医学索引》（IM）及《累积医学索引》（CIM）、美国《生物学文摘》（BA）、荷兰《医学文摘》（EM）、日本《医学中央杂志》、苏联《医学文摘杂志》等。在科技文献检索中，除少数如美国《化学文摘》是具有多种途径的检索刊物外，多数中外科技检索刊物基本上有 3 个检索途径，就是分类、作者和主题的途径。

（3）循环法：循环法，又称分段法，多半是在科学研究人员选定课题以后，根据情况需要，划定一段时间，将前两种方法分期分段，交替循环下去。这种方法实际上是检索工具法与追溯法的综合，即先采用检索工具法找出有关文献，然后根据所查到的文献后面所附的参考文献进行追溯。如此反复交替，循环使用这两种方法。这种方法的优点是当检索工具缺少某期某卷时，也能连续获得所需年限以内的文献线索。

利用以上 3 种方法查寻医学文献的关键，一方面要熟悉这方面的内容属于哪些学科及其相关科学，以及这方面学术进展的大致动态；另一方面就是要善于利用检索工具。这样才能全面、系统、迅速、准确地查出有关文献。

3. 检索工具的类型

检索工具是一种查找文献线索的工具，主要有目录、索引、文摘等。检索就是找出所需文献之线索，故检索方法就是找出所需文献线索的方法。

检索手段目前有两种，一种是手工检索，即由人直接查找；另一种是机械检索，如电子计算机检索和光电检索。国内仍以前种检索为主。因此，必须了解和掌握各种检索工作的内容、特点及其方法。

（1）目录：目录是图书资料的系统化记载和内容的揭示，它是历史上出现最早的一种检索工具类型。

目录的种类很多，除前面介绍的图书馆馆藏目录外，还有国家书目、出版社与书店目录、各图书馆的联合目录，以及专题文献目录等。

（2）索引：索引就是图书、期刊、文献所刊载的论文题目、作者，以及学科所涉及的学科主题、人名、名词术语、分子式、所引用的参考文献等。索引是根据一定的需要，经过分析，分别摘录出来，注明其所在书刊的页码，并按照一定的原则和方法排列起来的一种检索工具。借助于索引，人们可以在文献中查得各种资料的出处。

（3）文摘：文摘是把某一学科或某一专业的重要文献以简练的形式做成摘要，既包括原文题目，也包括作者及文献出处。文摘是系统报道、积累和检索科技文献的主要工具，是二次文献的核心。文摘的编辑是资料情报工作的中心环节，各国情报机构的主要力量是用来从事这项工作的。文摘可以使科技工作者减少耗费时间与精力，而掌握最先进水平与最新信息，避免重复劳动。一般阅读一条文摘只需要 2～3 分钟，而同一专题的文摘又集中在一起，这样在很短的时间内就可以获得大量所需文献及其线索。在某些情况下文摘可以代替原文，可以说文摘是原始文献的核心。

文摘既可借以查找文献，又可借以简要地了解文献内容，具有多方面的功用，但它的主要作用是解决查找问题，只有在找得全、找得到的前提下，阅读摘要才有意义。文摘作为一种检索工具，必须具备全面、精简、便利和及时 4 个条件。其编排方法一般有两种：一种按分类编排，其卷首均有分类目录，为了便于检索，其卷末附有按字顺排列的作者和主题索引；另一种按主题排列，其卷末亦附有索引，而且索引中均已标明文摘的编号和页码。

4. 主题法在检索中的应用

主题法检索体系的形成和发展，仅有 100 多年的历史。在使用计算机检索时，大多要用到主题词法，由于它的性能较好，应用日益广泛。如果我们只知道某文献的大致内容和出版年限，其他不尽详细，而要来查找文献著录，以便得知文献出处和索取单位时，即可用主题索引。甚至当文献题目和作者都不能知晓，只有一个初始意念而想要查找有关文献时，也能并且也只能借助主题索引来查找，这就很有利于科学研究选题。因为在科学研究选题的初期，有必要系统地查找一下前人工作情况。在有了初始意念，需要形成假说时，查主题索引帮助颇大。主题索引具有期、卷、年和多年累积索引的多种形式，利用起来十分方便，利用它既可以查到当前科技发展方面的文献资料，也可以回溯检索查得原始文献资料，深入而广泛地掌握科技动态，使科学研究避免重复研究，走科学道路上的捷径，在节省时间和资金方面，有着重要的战略意义。

主题法和分类法比较。主题法不受分类限制，主题随时可以利用，可以根据科学概念的发展随时增设主题的内容，每出现一新事物也就增设了一个主题。故分类法比较保守固定，主题法灵活可变，能适应学科的发展。采用分类法查不到的可按主题法来查，掌握了方法之后，按主题法查找比按分类法查得更快。可以说主题法是当前较为优越的检索方法。

（1）主题词的概念：主题词就是所要查找的文献所包含的全部内容的几个基本单词。主题词必须符合3点：是名词，能体现文章题目所含的内容；是确切的医学术语；词语必须规范化，即对同义词加以统一，近义词进行合并，多义词给予注释。同义词就是同一事物的不同名称，如"维生素"与"维他命"、"奎宁"与"金鸡纳霜"等。这些异名同义的词，如不进行统一，会使同一事物的文献分散而造成漏检。近义词就是意义有出入，但总的说是很接近的词，如"癌"与"肿瘤"、"体操疗法"与"运动疗法"等。如不合并也将造成检索上的困难。多义词就是同一名词在不同的学科专业中有不同的含义，它正与同义词相悖。例如：人体生理学中的"疲劳"与工业材料学中的"疲劳"；化学中的"环"与数学中的"环"等。这些同名异义的词，必须注释或限定，避免把一些似是而非的资料集中在一起，造成误检。值得提及的是主题词与关键词不同。关键词是指反映文章内容的一些词类，它在文题中虽然有较重要的意义，但没有进行规范化。例如："臭米面中毒"是关键词，但并非国际上规范化的名词，在主题词中查不到，而其主题词则为"食物中毒"。由此可见，主题词不完全是直接反映论文的书名或篇名。在检索语言的发展过程中，开始时用标题词语，之后出现单元词，嗣后又运用关键词，最后发展为叙词（即主题词）的水平。与此相应的检索法称为标题法、元词法、键词法和叙词法。目前一些国外期刊有关键词索引与主题词索引。

（2）选择主题词：选择主题词是检索的第一步。国外一些索引杂志均有其各自的主题词表。如：美国《医学索引》（IM）第二分册"医学主题表"有主题词25000个。

利用主题词查文献，必须了解主题词与文献的关系。检得主题词是手段，查到文献才是目的。主题词的词语不完全与文献标题相符，但其内容必须是一致的或是近似的，才能把关键词换成主题词，根据主题词查到文献。

在检索时，必须选准主题词。若一条途径查不到时，可考虑从同义词和近义词着手，或者从该事物的上位概念词或下位概念词去试查，这除要掌握主题检索体系的规律和特点之外，更要求有专业和外语的基本功。

如果一篇文献的标题有三个四个或更多的主题词，其检索时，将为首的主题词和第二个主题词交叉，得出其顺序号再和第三个主题词交叉，又得一新的顺序号，再和第四个主题词交叉，依次类推。

如果检索者要扩大检索线索，可依照"医学主题词表"的某一主题词下面找到恰当的分类标号，再到"医学主题词表"的第二部分，即分类目录，亦称"范畴表"中去进行系统的族性检索。

（3）副主题词的运用：在主题词中，除概念单一而明确的主题外，还有下一级的主题词。例如：

在"中毒"主题词下，还有"苯中毒""农药中毒""铅中毒""食物中毒"等二级主题词，称为副主题词。这些副主题词组配后，具有其专指性意义。《医学索引》中与主题词组配的副主题词共77个，副主题词带有层层展开的分类意义。但主题词有分类号，而副主题词没有分类号。在一些索引中，除有主题词和副主题词外还有一些说明语，三者联合起来理解获得一个完整的主题概念，即以主题词为主，但副主题词和说明语对主题词起到定性和修饰作用。然而并不是每一个副主题词都能和每一个主题词相配，而限于一个特定的范围。各索引杂志中，都有副主题词的类目，在其后的括号中表明可以应用的范围。

应该指出，主题检索系统，虽然是较年轻而新创的检索法，但比起分类法有很多优点，特别是主题法检索系统是从主题词、副主题词、关键词等检索语言，作为表达图书资料内容的标识符号，并以汇集这些检索语言及其语义关系的词表为依据，供电子计算机检索、编制手检主题目录主题索引的一种组织检索工具的方法。主题法检索体系发展到今天，已经是相当完整了。在体系结构上，除以字顺排列为主体外，又配置了严格的参照系统、分类索引、词族索引、轮排索引和语言对照索引等辅助部分，更易于应用在电子计算机上，有强大的生命力。然而分类法与主题法二者各有长短，可以互相补充，相辅相成。我们应该掌握两种检索系统，来检索文献资料。

5. 查寻医学课题文献的程式

查寻医学课题文献可分四步：①确定课题，明确查找的内容及其范围；②选择和利用适宜的检索工具进行检索；③找出与课题有关的或所需要的文献线索；④找出和搜集所需要的文献。现以癌变的分子生物学文献为例，模拟如何查寻与搜集医学课题文献。

目前对于细胞癌变的认识，基本可归纳为两派学术观点。其一，认为基因突变引起癌变。即由于致癌物使细胞的遗传信息物质，如核内 DNA 的结构发生改变。其二，认为基因表现的调控失常引起癌变。许多学者认为，这两种情况可能都存在，这两种学派可能正是从两个不同的侧面来探讨癌变。因此，应当将两个侧面归纳在一起，从分子生物学的角度来认识癌变。这就涉及相当多的学科。例如，生物学中的分子生物学、分子遗传学、细胞生物学和生物化学等学科；医学中主要有肿瘤、医学遗传学、医学分子生物学、医学生物化学等学科。从课题内容所属学科范围的主次来看，其主要学科有医学分子生物学、肿瘤、医学遗传学等；其边缘学科有生物化学、医用生物化学等；其相关学科有分子生物学、分子遗传学、医用生物化学等。在中外文许多综合性期刊中经常有这方面的文献。文献分布如此之广，但在各种检索工具中，均集中分布在某些类目或某些主题之中，因此，通过各种检索工具都可以获得之。

6. 利用互联网检索医学相关文献

在当今世界上，计算机信息网络使人们得以在国内乃至全球范围内交换各种各样的信息，正所谓"足不出户便知天下事"。在目前全球性计算机信息网络中，最为成功和覆盖面最大的当属"INTERNET"的大型计算机网络。

附：中文期刊目录下载地址与方法

1. 维普

网址：http://www.cqvip.com/

方法：

（1）利用搜索引擎（百度等）进入维普官网，在检索框中输入文章标题。（图2-1）

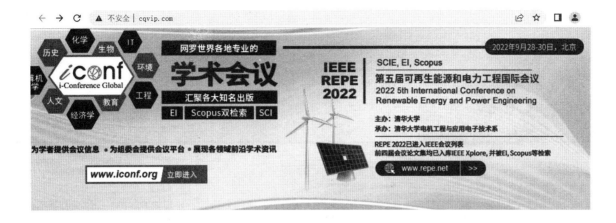

图 2-1　维普中文期刊目录下载方法（1）

（2）点击中文期刊服务平台选项，进入中文期刊服务平台：录入要搜索的期刊名称，检索该期刊，获得所需期刊的封面目录。（图 2-2、2-3、2-4）

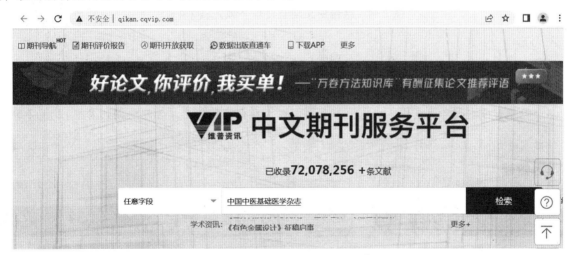

图 2-2　维普中文期刊目录下载方法（2）

《中国中医基础医学杂志》 (CSCD) (北大核心)

作品数: <u>13361</u>　　被引量: 62666　　H指数: 54

《中国中医基础医学杂志》创刊于1995年，是经原国家科委批准的学术性期刊，在力支持下，由中国中医科学院中医基础理论研究所主办。在杂志社全体人…　　查看

主办单位: 中国中医科学院中医基础理论研究所

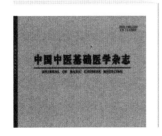

图 2-3　维普中文期刊目录下载方法（3）

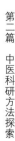

期刊详情:

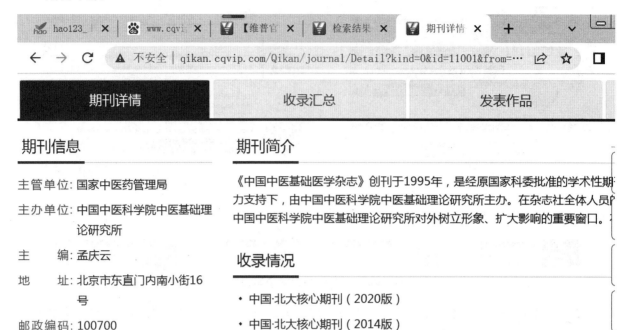

图 2-4　维普中文期刊目录下载方法（4）

2.万方：

网址：https://www.wanfangdata.com.cn

方法：

（1）利用搜索引擎（百度等）进入万方官网，在检索框中输入文章标题或期刊名称。（图2-5）

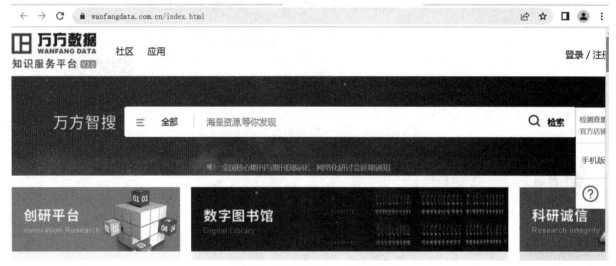

图 2-5　万方中文期刊目录下载方法（1）

（2）点击期刊名称，进入期刊页面，选择所需要的目标卷期，点击"查看封面 / 目录 / 封底页"进入下载页面，进行下载或打印。（图2-6、2-7）

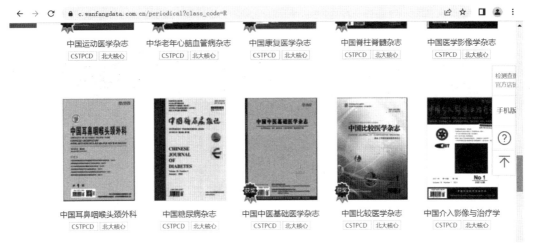

图2-6　万方中文期刊目录下载方法（2）

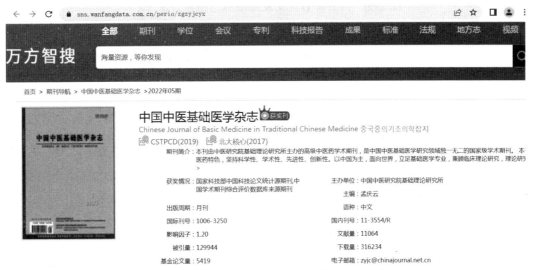

图2-7　万方中文期刊目录下载方法（3）

（3）搜索作者：键入作者姓名，可以得到作者信息，作者所发表的论文及学者知识脉络等。（图2-8、2-9、2-10）

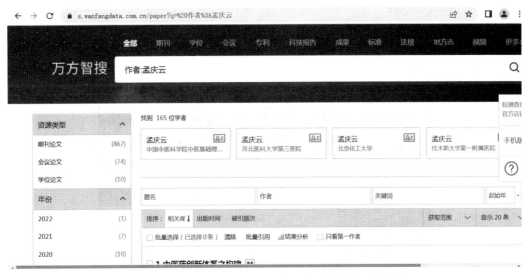

图2-8　万方作者论文及知识脉络检索方法（1）

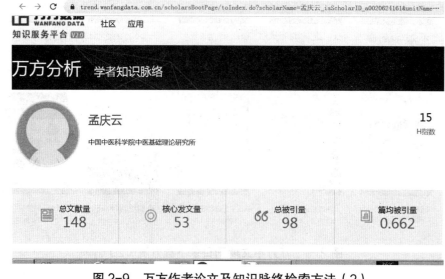

图2-9　万方作者论文及知识脉络检索方法（2）

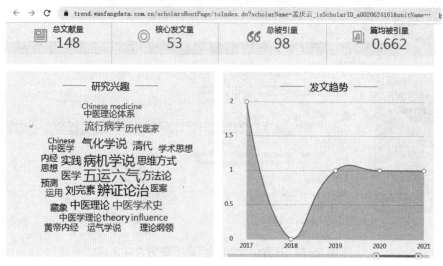

图2-10　万方作者论文及知识脉络检索方法（3）

3.知网

网址：https://www.cnki.net/

方法：

（1）利用搜索引擎（百度等）进入知网官网，在检索框中输入文章标题或期刊名称。（图2-11）

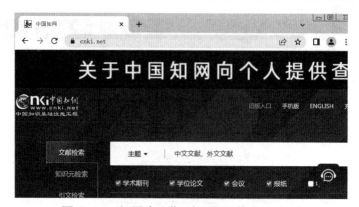

图2-11　知网中文期刊目录下载方法（1）

（2）点击期刊名称，进入期刊页面。（图 2-12、2-13）

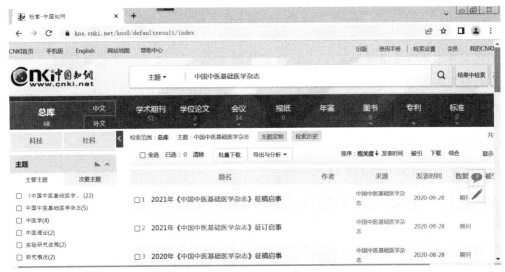

图 2-12　知网中文期刊目录下载方法（2）

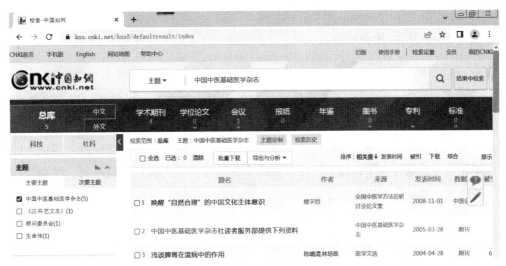

图 2-13　知网中文期刊目录下载方法（3）

（3）选择所需要的目标卷期，获得知网格式文件。（图 2-14）

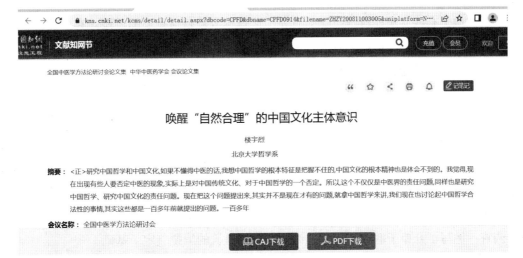

图 2-14　知网中文期刊目录下载方法（4）

4. pubmed 汉化版

网址：https://www.corepubmed.com/

方法：

（1）利用搜索引擎（百度等）进入 pubmed 汉化版官网，点击封面目录标题栏。

（2）将所需求内容输入。

注：此项目为收费服务项目

总之，在网络上，你会找到你所需要的信息。

四、中医科学研究的调查方法

在科学研究中，对研究课题、研究对象的各方面问题和情况的考察和了解称为科学研究调查。调查即是科学研究的前哨与先导，又贯穿于研究的全部过程。调查根据其方式的不同，分为直接调查和间接调查、现场考察和非现场调查；按照其内容的不同，又可分现状调查与历史考查；根据其方法和目的的不同，又分提纲式（或表格式）调查和笼统搜集的情报式调查等。本章根据中医科学研究的内容与方法，简要介绍中医学科学研究调查的有关问题。

（一）调查的意义和作用

科学研究过程，即是根据研究课题利用各种研究方法搜集材料，然后通过创造性想象的思维活动，分析整理资料，做出结论。调查是搜集材料的重要步骤之一。可以说，没有调查就没有科学研究。

调查是科学研究选题的先导。通过调查了解选题的现状，进而明确选题价值。如别人已在这方面进行了研究工作，并已取得成果，那么这种步人后尘的选题，就无多大突破意义。特别是调查所提供的新苗头、新线索，能使科学研究选题更深入地明确选题的价值和可行性。

调查为科学研究设计提供资料。通过调查了解目前国内外对本课题研究的水平和方法，据此确定我们的研究方式。他山之石，可以攻玉。别人的成功或失败的经验，值得我们借鉴，少走弯路，同时也启示我们如何采用或创造新的方法去进行研究。

经过处理的调查资料本身即可写成研究论文。对某一方面的调查资料，经过分析、比较、综合和统计学处理，便可得出初步结论。这种总结式的学术论文，对他人的研究工作具有一定的指导意义。在医学科学研究中，有些课题如流行病学的研究，调查本身就是最重要的手段。有些假说就是在调查过程中或经过调查而形成的，形成之后进一步调查又验证假说，从而产生新理论。

综上所述，调查在确定选题、了解"行情"、吸收别人经验、防止重走别人已经走过的弯路、建立假说、得出结论等方面都具有重要的意义。由此看来，科学研究调查并不仅仅是科学研究的准备，而且贯穿于全部科学研究过程的始终。对于调查不应只靠一个时期集中力量去"突击"，平素积累资料也很有意义。特别是文献调查，尤为重要。中医学科学研究工作者，应该养成随时调查的习惯，随身携带笔记本和卡片，一旦遇到有价值的资料、现象或想法，就应立刻记录下来，并经常将其整理成为系统的资料。古今不少科学家都强调平素调查和积累资料的意义。如清代章学诚说："札记之功，必不可少；如不札记，则无穷妙绪，皆如雨珠落大海矣。"明代李时珍在著《本草纲目》时，也很善于广泛的调查。他写了几柜子的调查资料，为《本草纲目》的编撰奠定了基础。

（二）调查方式与方法

与中医学科学研究有关的几种调查方式与方法：

1. 历史和现状的调查

不论作什么样的研究题目，在动手之前，都应该调查清楚它的历史和现状。其调查提纲如下：

（1）现在有无从事同样课题、类似课题或有关联课题的研究者？工作情况和进展如何？

（2）他人在这方面研究取得的成就和方法如何？已经得出哪些结论？

（3）他人在这方面研究存在什么问题？为什么这些问题没有解决？关键在哪里？有何经验教训？他们目前正在转向何方？

（4）他人用了什么研究手段、设备、方法和技术？

（5）所存在问题中，哪些可能是现象性的，或者由于实验方法不合理和设备水平所造成的？哪些则是事物本质规律所造成的？

（6）已有的实验和资料揭示出什么新的事实和现象？它与原来的理论的关系如何？有无矛盾？他人是如何解释的？解释得是否合理？

经过如上的调查和思索之后，对于开始可能是朦胧无定或头绪纷繁的课题，就可以使之系统化和条理化了。对于原来抓不住关键和不知从何入手的问题，就可以逐步找出问题的核心，明确主攻方向，初步形成解决问题的办法和技术路线。而且对他人的经验和教训经过消化吸收，可以引覆辙为训，少走弯路。

对历史和现状的调查，主要是靠情报资料，特别是近期的专题综述、评论文章。这类文献往往把已有的知识做了全面的总结，并提供了主要的参考资料。

2. 实地考察

实地考察是亲自到现场观察、了解课题所涉及的各有关过程。例如：疾病流行情况的调查、药用植物分布的调查、科学实验方法的考察、药物研制工艺的考察、医疗设备生产研制的考察等。实际考察所得到的都是第一手资料，运用起来主动有据。对于流行病学调查和药物生产供销的调查，可以使研究工作真正走在生产前面，预防走在治疗前面。

中医学自古以来就重视实地考察。神农尝百草，张仲景博采众方，李时珍搜罗百氏、采访四方，王清任到刑场、坟地观看解剖等，都是后世研究中医的光辉范例。

3. 群体调查

群体调查也属于实地考察，因其调查对象为人群，重在分析例数和频率之间分布特征和分布规律，有别于其他实地考察，故独辟为一种调查法。群体调查方法，是由流行病学方法发展起来的，并且以流行病学方法为重要内容。但目前群体调查方法不仅限于流行病学，它已经在多种学科和多方面得到应用。

群体调查的原理基于医学的群体观，适应当前的生物心理社会医学模式的转变。这种模式已是认识健康与疾病现象的基本依据。除流行病学外，对健康、疾病、长寿、生育、药物反应性等问题的全面认识和正确解决，都可采用群体调查法。在中西医结合研究中，了解中医的"证"在西医的"病"中出现的频度，也有采用群体调查方法者。群体调查的出发点是：每一个患者都从不同方面影响着群体，也即群体的健康状况基于它所包括的每一个体的状况，同样每一个体的疾病与状况又不能脱离群体。因此可以用对比分析方法，即统计数学的方法，来描述疾病的人群现象，进而通过分布特征和分布规律，来揭示产生现象的原因和规律。这种调查法，在方法学上采取了群体观察，将个体与群体，微观研究与综合研究，预防、基础医学与临床医学，医院、现场与实验室密切地结合在一起，故群体调查为医学规划和研究提供的是动态性资料。在群体调查中，有时还可以发现一些有希望的苗头和线索，可据此为研究工作提出带预见性的假说。人们往往把临床观察和模拟实验中的"机遇"作为线索，经过由小到大、由偶然到必然、见微而知著的思维分析，形成假说；再将假说经过修改、补充和不断验证，发展为系统理论。在医学科学研究中，50 年代发生过早产儿晶体后纤维化症的流行，其原因虽经详尽的临床观察和试验研究都不能阐明，后来通过群体调查才终于发现，育婴箱供氧过多是造成失明的原因。在对动脉硬化症的研究中也是通过对群体血清胆固醇含量的调查，而得出血清胆固醇增高与动脉硬化症发病呈正相关的结论的。群体调查的具体方法，尚有现状调查、回顾性调查、调查分析、人群实验和干预实验等。

（三）调查研究中的思维活动

调查研究的过程，也是对研究课题的认识和深入的过程。要充分运用思维能力，对所搜集的各种资料，进行去粗取精、去伪存真、由此及彼、由表及里的加工和思索，最后形成自己对问题的某种观念。因此，在调查中善于发挥思维的艺术，是科学研究取得成果的关键。

在进行历史调查和实地考察时，取得客观而翔实的资料最为重要。虽然具有实践经验的被调查人可以提供许多宝贵资料。但是他们往往由于缺乏科学研究的训练，而把观察的事实加上有主观色彩的解释。因此研究人员做调查时必须巧妙而深入，要善于把人们观察到的客观现象的实质与他们对现象的解释区分开。

在阅读情报文献时，必须把报道的实验结果和作者对结果的解释区别开来。孟子说"尽信书不如无书"，这话有一定道理。分析资料研究者本人应充分思考，而不要将资料上讲的每一句话都认为是对的。马克思指出："研究必须详细地占有材料，分析它的不同的发展形态，并探寻出这各种形态的内部联系。"搜集情报资料的目的在于启发思路，为我所用。如果所阅读的文献占据了研究者的头脑，限制了思想，阻塞了新思路，并形成了固定偏见，此时的查阅文献，非但无益，反成害事，犹如买椟还珠。对这种情况，有的学者主张掌握资料阅读文献，不必过多。英国大诗人拜伦就曾指出："要有独到之见必须多思少读。但这是不可能的，因为在学会思考以前势必先已阅读。"不少学者指出，构成我们学习和研究的最大障碍是已知的东西，而不是未知的东西。因为已知的东西往往在头脑中形成偏见，而偏见比无知距真理更为遥远。还有人根据"不在业"的学者"隔行"研究往往取得成果的事实认为：当满载丰富知识的头脑考虑问题时，相应的知识就成为考虑问题的焦点，成为形成新见解的障碍。因此，当研究的对象是一个仍在发展的新学科，或者是一个新的问题时，内行最有利。如所研究的是一个不再发展的学科，这一领域的问题业已解决，那么就需要一种新的革命的方法，而这种方法更可能由一个外行人提出来。内行几乎总是对革新的思想抱着怀疑的态度，这正说明已有的知识成了障碍。

其实，过多地阅读文献会限制思路，主要是思维方法不当所致。既要调查就应尽量详尽地占有资料，而在阅读资料时，要"在肩上时时地长着自己的头脑"，边调查边研究，边阅读边思索，要批判地、独立思考地阅读。这样，既阅读资料而又不影响研究者的新颖观点和独创精神，使阅读的文献起到激发新思想的作用。在阅读时应注意寻找现有知识上的空当，不同作者报道上的差别，将文章中所讲的观点与自己知识经验加以比较，找出有意义的相似处和不同点，并从这些分析研究中发现新线索。

对一篇理论研究的论文的评价，应该注意以下问题。

（1）文章推理的依据是什么？

（2）文章继承了过去理论的哪些部分？肯定和否定了哪些部分？文章本身的新贡献是什么？

（3）文章所提出的新的理论观点，能否说明原有理论所不能说明的现象？原来存在的矛盾是如何解决的？

（4）新的理论能够预见到什么新的现象？这些新的现象能否用实验加以证实？

（5）找出并认清这一理论的局限性。

评价一篇实验研究和临床观察的论文时，则应考虑到以下几个方面。

（1）实验和观察的基本原理是什么？有没有理论上的不合理性？

（2）所用的实验设备和观察方法是否可靠？是否准确？造成误差的可能因素是否已经全部考虑到了？误差是如何估计和如何降低到最小限度的？

（3）与同类临床观察或同类型实验研究比较，在观察例数、实验设备和方法上，有无差异或改进？有哪些新结果？疗效和准确程度有多大提高？发现了什么新的现象和苗头？

（4）新的实验现象和临床观察结果，能否用原有理论加以解释？论文作者是如何解释的？这种解释是否合理？

（5）实验结果和临床观察验证了原来的何种理论？还有哪些内容不能验证？根据新的实验结果，应该如何修改和发展假说？

经过上述分析和评价，便能在处理调查资料时，不为旧学说所囿，保持清醒的头脑和创新意识，寻找可借鉴的线索，促进自己的课题研究工作。

五、中医科学研究的观察方法

观察是得到一切知识的一个首要的步骤。所谓观察是人们有目的有计划地在自然或人为条件下为一定任务进行的知觉和考察的过程；是搜集科学事实，获取感性经验的基本途径；是形成、发展和检验自然科学理论的实践基础。作为思维的触觉的观察是中医学研究中十分重要的认识方法。《灵枢·逆顺肥瘦》把对自然现象的观察称为"审察于物"，《灵枢·卫气失常》把临床观称为"候病"，《素问·五运行大论》说："候之所始，道之所生。"指出对自然变化和人体生理疾病规律的认识始于观察。中医学通过广泛细微的观察，外而天文、气象、物候、土地方宜、社会人情，内而体质禀赋、生活习惯、生理病理，乃至对心理状态多种内容进行广泛的、连续的、细微的、反复的观察从而创造性地把"眩冥幽微，变化难极"的现象联系起来，发现了人体经络现象、脏器法时现象、生命全息现象，以及各种病证，并在此基础上建立了它的理论体系。可见中医学理论体系的特色与其观察方法有一定关系。

（一）科学观察的特点和原则

观察能如实反映事物现状，达到认识本质和规律的目的，并能系统地准确地描述和记录观察对象的有关资料。在科学研究中，把善于全面、深入、正确地认识事物特点的能力叫作观察力。观察并不限于知觉，还需要同积极的思维相结合。不同的观察者，因专业、学术素养和训练程度不同，观察的注意点、深度、细节也有所不同。观察力与训练程度成正比。要想提高观察力，首先要了解科学观察的特点。

1. 科学观察的特点

（1）科学观察有明确的目的性，而不是盲目的观察。科学观察的目的是与解决一定的科学问题和任务相联系的，要通过科学观察取得资料，或作为说明某一理论的证据，或用来补充、反驳某一假说。如果观察目的不明确，将使观察一无所获。

（2）在科学观察中包含着主体（观察者）的能动作用。科学观察往往是有意识安排的主动观察，或称诱发性观察。它可以保证充分而细微地按观察目的和要求进行观察，因而大大地优越于被动的自发性的观察。观察与思维是密切联系而又互相影响的。观察者的专业素养、对于观察对象的一定预备知识、对客观事物的分析和综合能力，以及对观察目标的组织性和计划性等，都会影响观察结果。有时因为真象为假象所掩盖、感觉为错觉所模糊、或感觉对静止事物的忽视等原因，致使观察错误，或对有意义的现象熟视无睹；又因观察者往往受其习惯、爱好、心理状态等惰性因素的影响，对所遇到有意义的现象不能得出有意义的观察结论。因此，可以说科学观察本身包含着观察者的科学的、能动的、创造性的思维活动。

（3）科学观察必须善于运用和发展观察手段。唯物辩证法认为外部世界中的任何客体都可能被观察者直接或间接（借助仪器）地观察到，这即是"可观察性原理"。事物现象之间具有因果联系，任何一种事物或事件，总是和其他物体或事件相互作用着的。这样观察者终能得到被观察事物的信息，从而实现观察。科学发展的"辅人律"指出在人与自然斗争的过程中，人的天生器官的能力不能满足科学和劳动的需要，于是就产生了延长或增强器官能力的要求，从而千方百计地利用技术研制各种仪器。仪器可以突破感官的局限，扩展观察视野，并把无法直接观察的信息，转化为最终可以被觉察的信息；仪器还可以提高感官的分辨能力，改善观察的选择性，排除感官的错觉，提高观察的准确性；能把获得的信息如实地、完整地记录下来并进行必要的处理，从而大大提高我们在观察中捕捉信息的丰富程度、准确程度、深刻程度、纯粹程度和完整程度，总之，大大地提高了观察水平。

2. 实施科学观察的基本原则

为了保证科学观察的实施，在方法上还要遵循如下基本原则。

（1）要坚持观察的客观性和有效性原则。既在观察中要采取实事求是的态度，避免主观偏见和谬误，保证所获得的经验材料是确实可靠的。人们在日常生活中虽然也对所接触的事物进行观察，但往往不属于科学观察，因而有失客观性和有效性。20世纪30年代，在德国哥廷根一次心理学会议上，曾进行一次事先安排而观察者没有准备的为时20秒钟的二人惊险搏斗的场面。在与会的40位心理学家即时填写的观察报告中，只有一篇在主要事实上，错误少于20%。此试验表明，科学观察并非易事，观察者难免犯主观性错误；而坚持观察的客观性原则，放弃一切先入为主之见，是非常重要的。

（2）全面性和系统性观察的原则。应该整体地、有序地、连续地、动态地观察研究对象。任何规律都是按照事物固有的特性展现的，只有通过全面的系统观察，才能发现它们。

（3）典型性观察的原则。由于客观事物是异常复杂、多变的，为了准确地认识对象，就要选择典型，才会使观察结果具有代表性。典型观察是把纷繁复杂的现象尽量简化和典型化，集中注意力，对其他现象可以暂时置之不理，做到"目无全牛"，专心致志，以达到预期的研究目的。例如：明代医学家吴又可为了研究瘟疫的特点，选择了人与牛、羊、鸡、鸭，分别作为典型进行观察，终于发现了"牛病而羊不病，鸡病而鸭不病，人病而禽兽不病"的种属感受瘟疫的特异性，并得出"究其所伤不同，因其气各异也"的认识。该认识领先于当时的认识水平。恩格斯说："典型与非典型是相对而言。相比较而存在，没有绝对的，固定不变的。"但是，在研究过程中，可以通过某些方法把自然现象简化，把可变因素尽可能地减少，通过选择典型来实现科学观察。

为了保证上述原则的运用，在进行实验观察和临床观察时，要注意观察的条件，并进行科学观察方法的训练。由于观察者的学识水平和观察能力的差异、思维方法的不同，对同一现象所进行的描述会不尽相同。要善于抓住随机现象，分析它产生的原因，并发现其背后可能隐藏着的重大规律。这就使观察者可能得到意外的收获。随着自然科学方法论的发展，陆续地出现了对照方法、随机化方法、标准化和规范化方法、纯化观察对象方法，以及建立特异指标的方法，等等。同时还有依据建立的数据资料，进行数学处理的统计学方法。这些观察的新方法，在中医学科学研究观察中都不同程度地有所应用。

（二）中医学观察方法的特点

中医学早在《黄帝内经》中就对观察方法进行过较详细的论述。《灵枢·逆顺肥瘦》指出，审察于物要"必有明法，以起度数，法式检押"，既要有法则，还要"明逆顺之行"，注意正常与反常，动与不动的各种情况，更要观察细致到"明于日月，微于毫厘"的程度。《素问·方盛衰论》指出了临床观察的全面性的重要意义，要"知丑知善，知病知不病，知高知下，知坐知起，知行知止，用之有纪，诊道乃具，万世不殆。"在《黄帝内经素问》其他论篇中，反复强调揆度奇恒，别异比类等比较鉴别观察方法的重要。《灵枢·官能》还提出观察要发挥想象力，运用理论思维，做到"观于窈冥，通于无穷"。其具体表现如下。

1. 观察视角和内容的特异性

中西两种医学都是研究人体的，但二者有许多不同之处。和西医学相比，由于指导观察的理论不同，所观察的角度不同，信息提取方法也不同，对其所见的价值判定也往往赫然相左。中医学重在观察人体的功能象，按阴阳、五行、八纲的线索来搜集症候。其所观察的单元是证而不是病。中医察色按脉别阴阳。望气色也是按五脏五色而论。比如观察面部：赤为火之色，主热，肝热者左颊先赤，肺热病者右颊先赤，心热病者颜先赤，肾热病者颧先赤，脾热病者鼻先赤等。又如切脉：中医学所考察的不仅是脉管本身的情况，也不仅仅是心脏跳动的次数，而是通过脉搏所负载的信息，用以判断发病部位和身体其他部位联系的情况。同是观察人体，西医看到的是器官、组织、神经，中医则见到藏象、精气神、经络等。同是肥胖之人，西医研究其脂肪代谢，中医则以"肥人多痰、多湿"论治疾病。

2. 观察的整体性

中医学总是从整体的角度来观察生理病理现象。例如：对任何一脏、一腑、一经的观察，都建立在解剖、功能、五官、九窍、体表组织等整体基础上进行，并且把人置于天地之中这个更大的整体系统之内来加以考察。《素问·宝命全形论》给人下的定义是："夫人生于地，悬命于天，天地合气，命之曰人。"因此，中医对人体的观察并不是唯现象论的，而是从整个宇宙的时间空间范围来观察的。例如：中医学认为，肝的生理功能就和春季、东方等时间、方位发生联系。对疾病的观察也是如此，《灵枢·顺气一日分四时》篇，记述了古人观察到的"百病多以旦慧、昼安、夕加、夜甚"的规律。中医学的整体观察方法，成为它的方法论和认识论的核心，使其具有宇宙医学模式的特征，并在一定程度上，可以"视其外应，以知内藏"（《灵枢·本脏》）地认识人体。

3. 观察的系统性

观察的系统性，指观察具有层次的、有序的和相关的特征。而其表现为，在时间上是连续的，在空间上是宏观－宇观－微观统一的结合，展示出系统效应。中医学在临床观察中，从望诊到切脉，都是从表到里有层次地进行的。《素问·三部九候论》中的"必审其所始病，与今之所方病"句说，在观察时，必须把握疾病演变的顺序。《素问·五脏别论》中"凡治病必察其上下，适其脉候，观其志意与病能。"就是说，在观察患者时，还要从上下、脉候、志意与病志等相关因素来考察疾病。系统的连续的观察，有助于发现疾病的客观规律。《灵枢·五乱》说："有道以来，有道以去，审知其道，是谓至宝。"其中三个"道"字，分别概述了医生在观察时要具备疾病发生发展规律的知识，采取合乎客观规律的诊疗方法，便可进一步认识具体患者的病情规律。这是发现客观规律的至宝。这里把医生的专业知识也作为观察患者的系统中的一个要素。

4. 观察的动态性

中医学虽然也运用解剖分析的观察方法，但更重视在活的机体上进行的无损伤的动态观察。因其不打开黑箱，而是通过对动态信息的分析来认识研究对象，故又称为黑箱方法。在具体观察时，不但观察"形"，还要注意"神"。对病的观察，主要是看病势的发展，看其开合枢。这种动态观察，包括人体的一般感觉，练气功或针灸时对经络感传的体验，或对其他外部刺激的反应等。这种有别于静态观察的动态观察，成为中医学理论的又一特色，也贯穿于临床辨证论治之中。《素问·玉版论要》所谓"神转不回，回则不转"正是这种动态观察的高度概括。

5. 观察的辩证性

《老子》说："道，可道，非常道。名，可名，非常名。"辩证地考察事物是中国古代的科学传统。中医也不例外。从《黄帝内经》所记述的观察方法来看，除采用圭表、漏壶等测天、计时仪器以延伸人体感官外，多数观察项目，都是可以用手指、耳、目等感官感觉出来的。这就是说，中医主要以人的感官为换能器来接受观察对象的信息。一方面，这是有物质基础的现实体验；另一方面，人堪称有思维力判断力的灵敏机器，人的观察结果本身就具有辩证性。《素问·五脏生成》说："夫脉之大小、滑涩、浮沉，可以指别；五脏之象，可以类推；五脏相音，可以意识；五脏微诊，可以目察。能合脉色，可以万全。"中医学的观察，以其整体性、动态性和系统性搜索一切可得到的信息，此外还从演变的观点、联系的观点和比较的观点着眼，来考察人体健康和疾病。其中还包括理性的直觉的思维和援物比类等方式。从形化推气化，从天地气象以推人，从人体外部表象推知脏腑功能，从而发现了很多重要医学现象和规律，并将其贯穿于临床观察之中，发展成为辨证论治的体系。这是中医学的又一特色。

（三）中医学常用的观察方法

中医学常用的观察方法有以下 5 种。

1. 临床观察

中医学的形成，是以临床观察为先声的。对古代甲骨文字的研究表明，早在殷商时代，我国人民就通过临床认识了不少疾病，并且在文字上形象地描绘了这些疾病的主要特征。例如：蛊、疥、龋等字。《黄帝内经》《伤寒杂病论》和《脉经》等书奠定了各种诊法和辨证论治的基础。近代以来，中医临床观察也不断吸收现代实验诊断和影像诊断的观察方法，使其内容更为丰富。临床观察是医学研究和实践的基本方法，是其他种研究和观察所不能代替的。例如：人和动物种系不同，故动物实验的观察结果必须通过临床检验；又有些疾患，如精神病等是人类所特有的，在动物身上研究有困难；另有一些疾病，其流行病学的研究、遗传疾病的遗传关系的研究等，都主要靠临床观察。由此可见临床观察在中医学医疗实践和科学研究中是何等重要了。

中医临床观察有以下几方面特点。

（1）临床观察的对象只能是病与患者，所观察到的任何现象都是在病体基础上发生的，不同于在近似自然条件下的生理观察。

（2）临床观察具有实验治疗的性质，观察是在用药和其他治疗手段的人为控制下进行的，难以与治疗截然分开，不可能完全排除人为的"干预"，任何临床观察皆须在有利于治疗的前提下进行，故对临床观察的结果应做全面的、辩证的分析，实事求是，抓住本质才能使观察具有客观性与全面性。

（3）临床观察是在个体上进行的。因个体差异，不同症状的出现具有随机性。可以说，没有完全相同的疾患，也没有具有完全相同的疾病过程的患者。所以对临床观察的总规律，只能通过群体观察，用统计学方法来描述。

（4）临床观察的方法，对病情的掌握对症状的搜索，除四诊合参、综合观察外，尚须和其他方法，如调查方法、动物实验方法等相互配合。

（5）中医临床观察的直观性最强，即便是在科技高度发达的今天，医生的直观检查也仍然是诊断的重要手段。

（6）中医临床观察虽然以四诊八纲和病证演变规律为线索，但很重视个体特异性，强调患者与外界环境的统一，讲求三因制宜，也重视"有者求之，无者求之"，对同一病证，总是从多方面进行观察、分析，即其观察视野并不局限于患者本身。

根据上述特点，中医学的临床研究方法往往都是个体观察与群体观察相结合的。为了保证观察的客观性，在做科学研究设计时要坚持随机和对照的原则。所谓随机，即排除观察者的主观愿望，客观地无意识地使每个观察对象都有均等的机会被抽取，或被分配到某一观察组。为了保证随机化，常应用"双盲法"和"单盲法"等方法。对照，就是对研究对象进行比较，在临床观察中常通过设对照组的方法来进行对照比较。对照方法，包括组间对照、自身前后对照、交叉对照和历史对照等。对照的原则要求观察组与对照组的条件具有齐同的一致性，即可比性。除临床处理因素不同之外，其他条件如性别、年龄、职业、生活情况、病情轻重和辨证分型等，都应均衡一致；各组的病例数要相同或接近。为了提高观察对象的典型性，要求有明确可靠、规范化的诊断标准，其诊断指标要具有精确性、特异性和灵敏性。此外，有时还需要对观察对象进一步纯化，剔除那些兼证过多、合并症过杂、疗效欠佳和病情过重的患者，从而保证观察对象更具有典型性和集中性。

2. 分析观察

即解剖观察。《灵枢·经水》曰："夫八尺之士，皮肉在此，外可度量切循而得之，其死可解剖而视之。"分析观察对认识人体结构、对藏象学说的确立起着重要的启导作用。因中医学临床以非损伤性的活体的整体观察为特征，故分析观察在传统中医学研究中的应用不甚广泛。近年来随着对经络研究等的发展，穴位的研究已经进入微观层次。只有高水平的分析才能实现高水平的综合。分析观察的研究方式有待今后进一步开展。

3. 实验观察

古人也曾进行过朴素的阴阳实验和临床试验诊断的观察，但无明显的科学实验优势。现代的中医实验观察，是在20世纪50年代以后才全面开展起来的。其中开展较多者有经络实验观察、证和治则的实验观察、中药方剂药理学的实验观察等。

4. 系统观察

中医学在自然条件下对人体生理的观察具有系统性的特征，表现在以下几个方面。第一，古代中医学的观察，是宏观和宇观的结合——根据天人相应的理论，把人看成是宇宙的缩影；又认识到在人体局部有整体的信息，以及人体三阴三阳、十二经气循行与昼夜同步等现象，这些都出自系统观察。这种观察方法的要点是：把事物放在总体中考察，通过对各种关系的分析，来认识研究个体的特征。因此，在中医学中不乏对天文、气象、地理学等自然现象的观察和资料。《灵枢·五色》《灵枢·热病》等篇提出关于面部五色诊的理论，以面部具有全身五脏六腑的信息来诊断疾病。后世在此基础上又发展有耳诊、鼻诊、手诊，以及眼的五轮八廓学说等。这些独特的诊法属于系统观察方法，用于辨证论治时，呈现出一些奇妙的诊断效应。例如：妇科医生根据观察妇女"人中"的形态、部位的不同，来确定子宫的形态、位置等，经内诊检查对照，其结果有 90% 的一致性（见《中医杂志》1962 年 6 期第 7 面）。肛肠科医生采用眼结膜血管望诊可以诊断内痔，与肛门镜检查对照，定性符合率占 85%，定位符合率占 78.2%（见《贵阳中医学院学报》1986 年 1 期第 41 页）。第二、除观察自然环境外，又内外结合，动态观察人的形体发现心之华在面、肺司皮毛等现象。第三，根据《老子》以反求正等系统联系原则，运用揆度奇恒、以变求常、以病推不病等方法，把正、反两方面所见综合为最后的观察结果，使认识更为全面。

5. 内景返观

内景返观是在特殊条件下，如在气功功能态时，通过信息反馈来实现对人体内部现象的感知。内景返观虽然不是耳目所闻见，但仍是感觉器官的感知；尽管是在生理条件下所进行的，但又具有实验的某些特征，是一种独特的"心身实验观察方法"。即在某种特定的情况下人体既是被认识的客体，同时又是认识的主体，主体与客体的统一与形体同精神相结合产生了内景返观的实验观察。这是一个闭环的信息反馈过程，又是感性认识通过思维运动逐步上升为理性认识的过程。中医学对内景返观方法的运用有悠久的历史，又是藏象经络学说形成思路的来源之一。明代李时珍在《奇经八脉考》中称此为内景返观，这一概括具有深远的科学意义。

为此，中医应该充分利用现代科学技术，根据中医学特色的观察内容，研制中医临床和实验的观察仪器，作为发展中医科学观察的一项措施。尽管近年来已有了微观观察及中医影像学等观察内容，还有待深入发展。这也是实现中医学现代化的目标之一。

六、中医科学研究的实验方法

医学研究的对象是人体，研究成果又应用于人体。人体的生命现象和疾病现象是最高级的物质运动形式。人是世界上最复杂的生物体，不但具有生物性，还具有社会性，不但有生理活动，还有心理活动，而且个体之间又存在着很大的差异，因此，人体的生命现象和疾病现象就不能简单地用一般物理化学运动的规律来解释，也不能简单笼统地用一般生物学规律来认识，这就增加了医学研究的复杂性，提出了更高的方法学的要求。另外，医学研究的许多实验不允许在人体上直接进行，要求采取模拟的方法建立实验动物模型。中医药研究也同现代医学科学一样，是一门以防治疾病、保护人民健康为目的的应用科学。现代医学是现代自然科学基础理论学科知识的发展和应用，也是以现代医药和医疗器械工业开发研究为前提。但他们的研究对象都是人体，研究的内容是人类生、老、病、死的规律及其防治疾病的方法。现代医学科研是从有了实验医学之后，一般的研究程序是先从实验研究取得成果，然后再到临床作试用研究；而目前中医药科学研究则与现代医学科学的研究程序有所不同。中医药科学研究是建立在已取得临床普遍实践经验的基础上的，它不同于从未经过人体临床观察，完全是探索性的实验研究。因此，中医药科学研究首先从临床研究入手，运用现代科学方法观察病例，肯定疗效，总结经验，掌握规律，然后再做实验研究以阐明其原理、机制，这样比较符合实际，也是中医药实验研究的一大特点。

实验方法是按照一定的目的把研究对象置于可控制的条件下，排除干扰因素，主动干预或控制研究对象使主要因素重复发生，并利用仪器设备加以观测和记录，以便探求事物规律性的一种科学研究方法。

（一）中医学实验要素和实验设计

中医学实验和其他学科的实验一样，是由三方面要素组成的，即处理因素、受试对象与实验效应，通常称之为实验三要素。处理因素是指外部施加的因素，如给受试对象以某种药物或施以某些操作。受试对象是接受实验的物体。实验效应是指作用于受试对象以后，必然出现某些反应。例如我们研制出某种治疗中风的新药，准备进行临床试验观察，对于这一试验所用的该种新药是处理因素；服药的中风患者是受试对象；患者服药后的病情改变和各种反应，是试验效应。

要得到好的或者是理想的、成功的实验，关键在于有正确的高质量的实验设计。中医实验设计应考虑如下几方面。

1. 实验设计的准备

实验设计之前，要求广泛收集资料，包括国内外有关文献资料，并深入实际，调查研究，进行同类实验现场考察，弄清同类研究的现状和各方面的情报。

2. 中医实验设计的原则

（1）要坚持中医学的研究对象和医学观。以中医学理论为指导，使实验具有表述、验证中医学理论的意义，并能通过实验取得新发现。

（2）坚持对照原则。即受试对象在非处理因素相等的条件下与其他类体有所比较，目的在于消除非处理因素的影响，以突出处理因素的效果，并减少实验误差。

（3）随机的原则。所谓随机是指全部对象都有同等的机会被入选为受试对象，或作为实验组，或作为对照组，以消除非处理因素所造成的偏差，确保实验的均衡性，尽最大可能消除实验误差。随机不等于随意，统计学家已研究出多种随机取样方法，为实验设计中实现随机化提供了方便。

（4）重复的原则。实验结果旨在探寻某种条件下的某些规律，而不是偶然的机遇，因此，科学实验要有可重复性。可以用重复做实验和加大观察样本数两种办法。属于理化类的实验，每项实验结果最好要有 3 次以上的可重复性；临床试验和动物实验，是通过具有一定实验例数来解决。

（5）可控性原则。科学实验要求尽量控制各种实验条件。但在生物体的实验中做到完全的控制是不可能的，只能采取局部控制。一般方法是在实验设计中通过实验单元分组，用均衡和对照安排的方法来减少实验误差，达到控制实验的目的。

（6）经济性的原则。设计实验时还要考虑经济性，即如何利用现有设备，尽量减少重复次数和观察例数，在最短的时间内实现预期目的。这就需要具备和运用数理统计学、实验动物学、仪器设备学等相应知识方能实现。

3. 实验设计应考虑的主要问题

（1）未知因素。未知因素是实验要探索的目的，它的性质应明确不移，通常一个实验有一个未知因素为好，未知因素多了就难以掌握。如果要进行数个未知因素的研究时，必须首先就主题摆出一个总体设想，然后分成若干实验去解决。

（2）观察指标。观察指标要具有特异性、客观性、灵敏性和有依据，舌苔、脉象等中医独特的医学指标应首先选择。某些能反映并记录的现代仪器指标，如心电图、脑电图等能为中医学所运用者，也应吸收运用。目前一门新的学科《中医影像学》已经建立，将为中医指标选择提供条件。一些主观性指标易受多种因素影响，应想尽办法注意消除被试者与实验者的主观因素。

（3）确定实验方法、条件、顺序和时间。实验方法应以可靠性和灵敏性为前提。方法的简繁不一定与其灵敏度可靠性平行。实验条件控制的好坏对结果的可靠性影响很大，整个实验中应始终保持条件的一致性。实验顺序应合乎医理和逻辑。实验时间应相对集中，尽量缩短实验周期，这也有利于保持实验条件的一致性。

（4）实验例数。根据实验误差的大小及被实验因素的效果明显与否（通过预初实验取得经验）来计算实验所需的例数。一般误差大、效果不明显者所需例数多，反之所需例数少。好的实验设计通过精选小样本往往能得到同样可靠的结果。

（5）实验对象选择及分组。应根据实验性质的不同订出选择标准。样本要有集中性和代表性。样本较集中，则个体差异小，条件易控制，但结论适用范围小；如样本具有普遍的代表意义，则个体差异大，条件难控制，其优点是结论较普遍适用。临床研究和动物实验都应设对照组与实验组相对照。应采取随机化的方法进行分组，以求实验的客观性。

（6）实验结果的统计方法、记录项目和记录表格的设计。实验前应设计好记录方法、项目、表格，其原则是便于实验记录和实验后的数据整理分析。同时选定好统计方案。

（二）常用中医实验方法

1. 临床试验

临床试验是以患者（或健康人）为受试对象，通过处理因素及对照所产生实验效应的对比分析来判断处理因素价值的试验。临床试验属于现场试验，是验证医学价值的最终标准和权威手段，是动物实验和单纯的临床观察所不能代替的。临床试验面临的偶然因素多，内容复杂，难度大，这就要求在进行试验时要充分了解其特点和过程。

（1）临床试验的特点。临床试验特点有四：①临床试验是前瞻性研究，要求直接跟踪研究对象；②临床试验必须有处理因素，处理因素可以是防治方法、设备或制度、规程等；③临床试验必须有与之比较的对照，患者自身的前后对照，或是设有与实验组有关方面齐同（或相近）的对照组；④临床试验要求在保证患者安全的前提下取得患者的密切配合。

（2）临床试验的内容和要点。进行临床试验主要内容包括受试对象的选择、对照组的设置、效应指标的选择和实验控制等问题。受试者的选择决定于实验目的，如研究哮喘丸对哮喘病的作用，则哮喘患者为受试对象。但我们选取受试的哮喘患者仅仅是诸多哮喘患者所抽出来作为受试对象的代表而已，要有一般的代表性，不能尽选取那些偶尔发一次病的最轻者，也不能尽选那些久治也难愈、对处理因素已无反应的最重者。这些受试对象必须是在检查、治疗、随访过程中都能与医生治疗密切配合的患者。对于那些虽然病种属于受试范围，但有多种合并症、并发症，或对处理因素能引起副作用者不能作为受试对象，以免干扰试验效应。

在临床试验对照中，对照组的意义远比自身前后对照（历史对照）更有意义。所谓对照组就是选择与受试对象相同条件的患者，其组的人数与试验的处理组保持齐同与平衡，仅处理因素不同的组别。试验组一般分小样本或大样本，据目前统计学的要求，小样本不应低于 $8 \sim 13$ 例，大样本不应低于 50 例。采用随机化的分组，可选用各种盲目分组实验法，如单盲法、双盲法，有时也可采用非盲试验法。

临床试验必须有能反映处理效应的指标，如症状体征的改善，各种实验室测定结果、发病率、治愈率、有效率、缓解率、死亡率等。效应指标的选择要有明确的目的性，指标本身应具有关联性和特异性，其主要指标必须是受试者均可被测定，应尽可能采用可靠性较大的客观指标，在必须应用主观性指标时最好用双盲法。实验疗程宜短不宜长，处理因素应力求简单、对患者无痛苦、无副作用，最好选择愿意与医生合作的、便于控制的住院患者。

（3）实验资料的分析。实验资料分析包括对各种异常受试者的处理和运用数理统计方法处理资料等，最重要的还是运用医理和逻辑学方法进行辩证地思维得出结果。如实验结果有效则完成了预期研究计划，如是"不理想的结果"要进一步探求原因，或者需要再进行某些工作，也可能是因为有尚没认识到的规律所致，甚至以此导致新发现。

2. 临床辨证论治模拟实验

实验是通过对模型的实验来认识原型的方法。被模拟的对象叫原型，和原型有某种相似关系的叫模型，模型必须与原型有某种确定的相似关系而又具有类推功能。模拟方法包括物理模拟和功能模拟两种。电子计算机的问世使得我们可以把许多复杂的辨证论治经过适当的处理，运用于临床进行辨证论治模拟实验，是一种功能模拟。近年国内开展的人工智能诊疗模拟和专家系统模拟都属这一类。主要分三步：第一步是医理研究和设计，即对某病的规律给以系统概括，包括各种辨证分型和随症加减药物；第二步是建立数学模型，编写程序，存入计算机；第三步是从模型回到原型，即将模型研究结果外推到患者，利用电子计算机诊疗程序进行诊疗。应该说，利用电子计算机进行临床辨证论治具有模拟实验的意义，也有助于对辨证论治的本质的认识，但目前仅仅是模拟，只起到实验验证的作用，至于它的创新作用有待于更先进的人工智能来解决。

3. 动物实验

动物实验是以动物为受试对象的医学实验。它也是靠动物与人的某些相似性来进行模拟，比单纯的解剖模拟（物理模拟）或功能模拟更加逼近，主要用来作为基础实验和基础与临床之间的中介实验，其意义在于保护人类在接受处理因素免受毒害，或因条件所限无法直接用于临床而用动物实验。常用于药物和方剂的各种研究、治法治则的研究等，因兽医也用中药和经络原理治病，故动物实验也可用于经络研究。但还有很大的困难，动物与人最大的差异是没有高级思维能力，无语言言述特征，自觉症状的信息难以捕获，以致有些"证"尚难建立动物模型，如白虎汤证的模型在目前还没研制出来。曾被认为是"肾阳虚证"的动物模型，因关于症状、体征、舌苔、脉象四者，仅有体征一项，而对于肾主志、阳虚则寒等重要症状尚付缺如以致难以公认，这说明要满足实验对象与中医藏象理论的相似尚有一定距离，但终不失为一种有研究价值的模型。这也告诉我们：用建立动物模型方法进行中医实验研究是有一定适应范围的，这也是由中医学特色决定的。

七、中医科学研究的假说方法

凡是以客观事实和科学知识为基础，所提出关于未知事实的论题的假定的解释，均称为假说。假说是科学思维的发展形式，假说提出后须经实践的证实，才能成为科学原理。

提出假说是理论思维的一种重要形式，是科学研究的一种重要方法，是人类认识发展过程中不可缺少的重要环节，是认识通往客观真理的桥梁和途径。对中医学科学研究工作者来说，假说有着重要的意义。中医学的一些理论和各家学说，有很多尚未经过充分的证明，尽管它有效地指导临床实践，但尚需要进一步发展。从科学假说的角度深入研究中医学的一些学说，有助于对中医学理论的系统全面的理解，也有助于中医学理论的进一步提高；对于中医学研究工作者来说，任何课题都必须经过建立假说阶段的思维活动，才能进一步设计实验着手研究；临床工作也离不开假说。对每一个患者的辨证论治，都有一个建立假说的过程。临床上分析患者资料提出诊断，实质上是为一个患者建立疾病假说，治疗则起着验证假说的作用。在诊治过程中，更改诊断，采用新的治疗方案，有时是考虑病情的发展，有时是由于建立了新的假说。由此可知，建立假说是中医学研究工作者十分重要的智力活动手段。

（一）假说在医学科学研究中的作用

首先，通过提出假说才能进一步提出下一步的实验或观察计划，明确工作目的，增强自觉性，避免盲目性。实验和观察的目的，就在于验证假说。不但新发现、新理论是如此，即便是临床观察或新药研制等应用项目的研究活动，也往往是首先提出一个设计构思（假说），然后再通过实验来加以检验或修改，直至取得最终的设计方案。脑啡肽的发现便是一个范例。既然脑内存在吗啡受体，它不可能只是为了接受外源性吗啡的。由此推论脑内应该存在与吗啡受体相对应的内源性吗啡类物质。医学科学工作者在这个假说指导下，有目的，有计划地对猪、牛、大白鼠、兔的脑进行大量的动物实验，并在人的脑脊液中也发现了与脑内吗啡受体相结合的特异性受体激动剂，一种肽类物质，被命名为脑啡肽。

另外，假说可以鼓励人们去大胆探索一个正确的假说，无疑会引出符合真理的结果或理论。有时，一个错误的假说，也往往会导致意外的或富有成效的发现。科学上称这种"歪打正着"为"第三类错误"。在中医学中也有类似情况：王清任提出的"胸为血府"的学说是错误的，但为之设计的血府逐瘀汤却大有临床价值。对未知事物的大胆设想可以鼓舞人们去研究它、突破它，从而打开新领域，做出重大发现。

（二）科学的假说应该具有的特点

1. 假说具有假定性或猜测性

任何假说都是对于外界各种现象的猜测，尚未达到确切可靠的认识，因而有待于进一步通过科学实验来检验或证实。

2. 假说以事实和科学知识为基础

科学的假说是以真实的事实材料为基础的，是人类智慧洞察自然能力的高度表现。因此，科学的假说与迷信的胡说，或无根据的瞎说是风马牛不相及的。

3. 假说是使人们的认识通向真理的桥梁

虽然假说对于未知事实的假设性解释是否把握了客观真理尚属疑问，但是，假说是对于自然现象有根据的推测。从发展的眼光来看，假说的不断修正、补充和更新，会更多地、更正确地反映客观现实的某些方面。所以，它是人们的认识向客观真理接近的方式。

（三）中医学理论中的假说

中医学理论中除有一部分经过了系统的、充分的实验观察和论证外，还有很大一部分属于假说，例如五运六气学说、经络学说等。"医之门户分于金元"，金元以后，学派林立，学说纷纭，各家学说的假说特点更为突出，表现有以下几点。

1. 推测性质明显，有待于严密的科学实验或实践证实。例如：经络学说是中医学的特色性理论之一，又是辨证论治和针刺疗法的理论基础，但到目前为止尚未被实验证实。《灵枢经》所论述的"五十营"，认为五十营之气，一昼夜在人体内循行五十周，但也未被证实。

2. 中医学说在形成过程中，受古代哲学及伦理中心观念的影响，其内容中也有哲学或伦理观。例如《黄帝内经》中的精气神学说、天癸说、九宫八风、五运六气等理论，都和《周易》有密切关系。假说中的哲学和伦理学的成分，对中医学说的发展一直起着重要的作用。

3. 中医各学说之间既互相容纳、渗透，又存在对立不容。中医各学说之中，有明显的继承和互相容纳的渗透关系，并不是一种学说完全取代了以前的学说，而是将以前的学说的某些内容加以吸收。然而，有时不同学说、学派之间又互不相容，激烈争论。如河间、易水学派之争，伤寒、温病之争等。因为对中医各学说的验证，主要靠临床方法间接验证，而各学说都有一定适应范围内的临床实践基础，故中医的各种假说被新假说淘汰者不多，因而出现新旧假说并存、多种学说争鸣的局面。

通过以上分析可知，中医各学说在很大程度上具有假说的特征，而且还有一定的局限性。例如：受经典决定论和伦理中心观念的影响、由于时代科学发展水平所限、缺乏微观层次的学术内容，以及对旧假说缺乏修正和淘汰等。研究中医学要充分认识它的假说特征，这有助于对中医学特色的理解。正因为它是假说，才需要我们进一步去研究和验证。并不因为它们是假说就降低了其学术价值。恰恰相反，这正是它的伟大和大有前途之处。中医学科学研究正是从这些假说起步的。

（四）假说的形成和建立

科学的假说，从内容来说它是一系列的概念、判断和推理所构成的复杂系统。假说拥有数目众多的概念，而且它本身往往也就是一个新概念（新科学理论系统的缩影）的形成过程。假说所包含的多方面的知识存在于许多判断之中。假说形成是一个复杂的思维过程，要通过许多的推理（归纳、演绎、类推）才能实现。假说既是理论思维的形式，又是一种知识体系。

1. 提出假说的前提或背景。在进行某项具体技术研究时，提出假说。为了解决具体问题，研究者通过调查研究，查阅有关文献资料，提出某些设想或设计构思，是为假说。

2. 当理论系统有某些方面的缺陷时，创立假说。当现有的科学理论系统不够完善，还需要填补系统里的空白点时，研究者往往通过建立假说，来试图解决之。在这种情况下创立的假说的特点，是内容与原有理论系统相一致，并暂时被纳入原有的理论系统之中。例如：叶天士创立了温热学派，并有卫气营血辨证学说，但该学说对温热病的辨证尚不完备，于是吴鞠通提出了三焦辨证的假说。

3. 科学研究开辟了新的领域，对于所积累的新事实，要求给以解释，于是产生新假说。例如将针刺疗法应用于麻醉，这一惊人的成就把实验带入了新领域，为了解释针刺镇痛原理，便产生了闸门学说、两门学说、神经学说、良导络学说等一系列新假说。

4. 当已有的原理（或假说）与事实发生矛盾时，创立新的假说。随着人类实践活动的深入和发展，当原有的理论与新的事实发生矛盾时，传统观念就发生动摇。此时，必须建立另一种假说以解释新的事实。新假说的特点是，其内容与原有理论不尽一致，至少有一部分说法是与传统观念相抵触的。原有理论与新事实的矛盾，以及新假说的创立，是认识发展的一个突破。温病学说的创立就是这种情况。宋代以前认为，外感热病皆属伤寒，运用辛温解表的方法治疗；金元以后，医家发现了滥用辛温的流弊，从而出现"伤寒是热病"之假说，始用辛凉解表法。刘完素开其先河，至清代叶天士便创立了温病学派。

（五）提出假说的方法

1. 由特殊到一般的方法

把在特殊情况下已证明无误的规律，提高为一般情况下的假设。至于它在一般情况下是否也正确，则有待于检验。这是比较重要的一种方法，因为总的来说，特殊比一般要具体些，容易研究一些。例如：1856 年，巴斯德发现乳酸杆菌是使啤酒变酸的罪魁。后来，他又发现，细菌还是使蚕生病的祸首。根据这两次经验，他提出细菌致病的学说，为医学做出了划时代的贡献。中医学运用由特殊到一般的方法建立的假说，不在少数。例如：药物五味主治的理论和五运六气的理论皆是如此。药物五味的理论认为：辛能散能行，酸能收能涩，甘能补能和，苦能泻能降，咸能软能散的功能，是把一部分药物之味的功能，推广到一般。关于五运六气的干支和气象周期与疾病的关系，也是把一个地区，一段历史时期的气象和疾病情况推广到一般所建立的学说。

2. 类比、相似和对称的方法

自然界中有许多对象和过程，都具有很好的对称性和相似性。一般来说，人们对所研究的对象越陌生就越想拿熟悉的东西，特别是用与其相似的东西和它类比。中医学的许多假说是根据类比和对称的原则建立的。五行学说中各行的性质即是类比。如《尚书·洪范》云："水曰润下，火曰炎上，木曰曲直，金曰从革，土爱稼穑。"各行的特征就是靠这种"援物比类"方法建立的。对称性的运用在《素问·阴阳应象大论》中论述最为详尽，以阴推阳或以阳推阴的方法广泛应用于辨证论治，并建立了阴阳对称的十二条经络。从分证而言，肝阳证和肾实证都是根据阴阳应象之逻辑推出来的。

3. 移植法

某学科中的结果和方法，有时可移植到另一学科之中。例如：移用巴斯德的细菌致病说于医学中而产生抗菌消毒法。中医学说，很多是移植于古代自然科学和哲学的理论。有很多理论导源于《周易》，故有"医者《易》也"之论。古代医者每从天文、数学、生物、哲学、地学、兵法等科学中移植原理，故要求中医"上极天文，下穷地理，中悉人事"。如《灵枢·九宫八风》中的预测疾病方法移植于天文学，这已被湖北曾侯乙墓出土的九宫八风盘所证实；《黄帝内经》移植了古代多学派的六气说，发展了气化学说和升降学说；李东垣以《周易》卦中"乾""坤"二卦的变化来说明人身元气的升降浮沉；北宋哲学家邵雍等从《周易》中阐发先天、后天之后，明代李中梓始有肾主先天，脾主后天之论。《黄帝内经》的治则和刺法多移植于兵法。

4. 经验公式法

中医学曾把实践和数学公式结合。有的公式表现为理论的数学模型，如由洛书发展形成的五行生克模型、以河图为基础的"灵龟八法"用于推算按时间的针灸取穴。

5. 逐步逼近法

怎样才能够提出较为正确的假说，并没有统一的程序作为依据。然而，在大多数情况下，可以采用逐步逼近法。也就是说，第一次提出的假说如果失败，就应该通过实验找出原因，总结经验，并进行相应的修改和补充。如此下去，逐步逼近，最后一般可以提出较为接近真理的假说来。

（六）提出和应用假说时的注意事项

在科学研究工作中，如果假说提出或应用得不好，就会影响工作的顺利进行。根据假说这种思维形式的特点，形成或应用假说时应注意以下几个问题。

1. 必须以唯物辩证法为指导

方法是人们认识客观真理的手段，只有采用正确的思维方法才能达到认识真理的目的。但研究方法是由世界观和方法论决定的。在科学史上，有不少人因为不掌握唯物辩证法而提出或顽固坚持错误假说，影响了其事业的成就。在我国也有在长生不老的假说指导下的炼丹术和服食。这些不但不能揭示事物的本质和规律，而且都以失败告终。

2. 必须以事实做基础，但又不能等待事实材料的全面的系统积累

没有事实只能是空想，不能称其为假说。即使是错误的假说也都是以一定的事实材料为出发点的。科学的假说与胡说之风马牛不相及就在于它是根据已知客观规律和科学知识建立的。然而在建立假说的时候，又无须万事俱备。在科学研究的过程中，也永远不会有万事俱备，倒是随着事实的不断积累，假说得到不断发展。爱因斯坦也不是等待所有事实材料都积累起来之后，才提出和坚信广义相对论的。

3. 假说的合理性要经过检验

有的假说并不能立即得到证实或绝对证实假说要能对现象做出圆满的解释，而不是牵强附会。假说本身还具有预见性。这是假说的合理性。这种解释性与预见性都要经过检验，但这种实践的检验既是绝对的，又是相对的。由于条件的限制，有些假说是不能被立即证实的，尤其是对于具有普遍意义的假说，一般是不能被绝对证实的。对这类情况应当等待进一步的研究，包括采用起澄清作用的补充性假说来解释矛盾的事实，而不应立即怀疑、否定假说的价值或抛弃原来的假说。

4. 不要固执已证明无用的假说，对错误的假说应果断地予以扬弃

科学工作者们认为，无用的假说必须受到摒弃。因为错误假说和概念的扩散，不但不能产生积极效果，反而阻碍了科学的发展。在科学发展史上，对严重谬误论见的揭露，其价值不亚于创造性的发现。医学上有些错误学说长期给人类带来危害。因此，批判一些根深蒂固的错误假说和概念本身就是对科学的发展。

5. 正确地对待不同的假说

在科学历史上，由于人们观察问题的立场、观点、方法不同，或是研究问题的角度不同，往往出现两种或多种假说同时并存的局面。有的针锋相对，水火不容，有的似乎格格不入，而实际上彼此补充，相辅相成。对科学研究工作者，应采取多假说的原则。或者在一开始，自行提出多种假说，或者关心研究此课题的他人的假说。坚持与对立的假说进行辩论，或在研究时，对多种假说都进行验证。要防止对一种假说的偏爱而至一叶障目，不见泰山。为此，科学工作者应养成尊重他人学说和服从客观证据的思想习惯。

6. 假说的结构必须简单明确

假说是基本概念组成的核心。假说的内容的复杂程度如何，由对象的性质来决定，但对所提假说来看，简单明确的假说有利于论证。凡是多余的和不必要的东西，都应该排除于假说的结构系统之外，这样才有利于抓住问题的关键，免受其他因素干扰。

八、中医科研的理想模型法

理想化的方法是一种科学抽象的方法。科学的抽象具有理想的纯化作用。理想化就是通过源于实际而又高于实际的科学抽象，在科学思维中，做到完全排除次要因素的干扰，使研究条件达到理想化的程度，以便抓住事物及其变化规律的本质。应用科学抽象的这种理想纯化作用来进行科学研究的方法，就叫作理想化的方法，常用的有理想模型法。

（一）理想模型法

理想化方法建立的模型叫理想模型法，例如"五十营"。所谓理想模型，就是为了便于研究而建立的一种高度抽象的绝对理想形态。它是抽象思维的结果，是对客观真实事物的一种纯化反映。它是一种科学观念，在现实世界中不存在，而在思维中可以实现。例如：数学上所研究的不占有任何大小空间的"点"，没有粗细的"线"，没有厚度的"面"；力学上所研究的只有一定质量而没有一定形状和大小的"质点"；流体力学中所研究的没有黏滞性的，不可压缩的"理想流体"等。

（二）理想化法与中医学

理想化法对建立中医学理论和发展中医学都有一定的意义。在古代，人们在观察和临床实践的基础上，运用了类比的逻辑推理方法，建立了许多理想模型，例如：五行关系模型、六经模型等。也曾运用过理想实验，例如：五十营实验、经气循行实验等。五行关系模型是忽略物质量的特性而专门研究关系特征的。这种关系模型，在推演脏腑关系和病理变化特征时，起了重要作用，而且以有效地指导辨证论治。六经模型是在研究热病时，暂时忽略患者性别、年龄、职业、地域等因素，重点就病证、病期、论治等的辨证论治模型。这两种模型都将讨论的问题进行简化，其所得结果又可用于医疗实际，从思维方式上突出了主要特征，是理想模型。《灵枢·五十营》所论述的"五十营"，是在对人体经脉长度实测的基础之上，结合对人体"使然呼吸"（如练气功呼吸及针刺时呼吸）的实验，再运用数学计算的逻辑推演形式，构成理想实验，从而推导出"五十营"之气一昼夜在人体内循行五十周。经气循行实验，是以十二经和经络感传现象为基础结合逻辑推理而建立的十二经循行规律的实验。由这两种实验分别推出独取寸口和经络联系的理论，是有一定实践基础而又以思维方式为特征的，故可称为中医学的理想实验。

理想模型和理想实验对中医学理论的建立有着很重要的意义，对中医学未来的发展的推测，也不失为一种行之有效的方法。因为任何复杂的事物，在一定场合和一定条件下，必有主要矛盾和主要因素，决定着该事物的主要特征，或该过程的主要运动方式与趋势。研究对象越错综复杂，纯化的方法越有采用的必要。因此，我们可以根据当代的实践水平和思维特征，运用理想化方法，使之成为打开中医学宝库大门的金钥匙。

（摘选并改编自《中西医结合基础理论研究方法与实验技术》孟庆云主编.

中医古籍出版社 1999 年 1 月）

中医基础理论研究的意义、思路和方法

中医基础理论是中医学的重要组成部分，其研究目标在于认识生命和疾病的规律，以及探索防治疾病的方法和理论，内容包括中医学原理研究和临床诊治疾病的具体理论研究，后者属于应用基础理论研究。

中医基础理论研究在中医学中具有带头学科、发扬特色的导向性和对临床普遍指导等重要意义。

以基础理论研究为带头学科是当代科学进步的总模式，也是中医学发展的路向。中医学基础研究踏勘于生命科学之前沿，以其超前性、带动性推引中医学的发展，每项成果都有先进性，不仅是临床理论之凭持，还反映当代中医学发展的主导趋势。

中医学基础理论也是中医学特色的体现。中医学从内容到结构都不同于西医学，从对生命、疾病的本质和规律的反映来看，中医学有自己的医学观念和理论体系，拥有一套从天地的大视野对人体整体考察和辨证论治的理论。以脏象经络学说为深层理论的内核，理法方药一线贯通，前后相嬗，下学上达，不断发展。在世界各传统医学遭受西医学冲击多受湮没之际，中医学独能屹立与之并峙，原因之一在于中医学具有不断发展的理论体系。

中医学基础理论对于临床具有普遍的、具体的指导意义。基础与临床，基础是本，临床是标；基础是根和茎，临床是叶和花。古人说："求木之长者，必固其根本；欲流远者，必浚其泉源。"基础研究的新成果，将导致临床观念的改变，为治疗提供新的思路和方法。例如现代活血化瘀的研究和新概念，已应用于100余种病症，都取得了较好的疗效。

中医基础理论研究的总思路大致有以下三端。第一种是对经典论述的注疏引申，这是自古以来沿袭的研究思路。例如，对《黄帝内经》《伤寒论》等著作的诠释，以及从《黄帝内经》的三篇热论发展到《伤寒论》，并由此拓展为伤寒学派；从《黄帝内经》对脾胃的论述，到张仲景的建中法、李东垣的《脾胃论》，发展为叶天士的脾胃分立，等等。这种以注疏为创新的学术增益现象，是古代中医理论发展的主要脉络，被称为"经典形态"。这种思路继承性强，也是当代中医基础理论研究的思路之一。第二种是对中医理论的现代解释和实验证明。例如对证的检测、微观观察和对肾虚、脾虚、肝郁等证的实验研究，这些研究并不仅限于证明，而是在研究中发现了新的医学现象，有所创新。如果研究仅仅是为了证实古代经典论述的正确性，其工作仍属守旧趋同，事实上由于观察角度的改变和仪器的使用，使研究工作已具有新的内涵。第三种是从临床治疗有效的病证入手，运用实验研究和理论思维手段，探讨治疗机制和药物方剂的作用机理。如探讨针刺镇痛原理、探讨通里攻下治疗急腹症原理等皆是此类。近年来治疗热性病突破卫、气、营、血的用药顺序，而提出"超前截断"的新理论也属此类，因为是以临床有肯定疗效的内容为课题，故而研究成功率高。

在明确选题思路之后，研究方法至为重要。科研方法是智慧的翅膀，是科研工作能通达彼岸的船和桥。中医基础理论研究方法包括文献学方法、类比方法、理想模型方法、建立假说方法、调查方法、数学方法、逻辑学方法和观察方法、实验方法等。文献学方法是传统研究方法的重要内容之一，不仅起辨章学术、考镜源流的作用，也有挖掘创新的功能。从古代医学著作中可以选择到许多有现实研究价值的课题，还有很多有效的治疗方法和方药，有待研究和再开发。但也需要去芜选优，汰粗取精。类比方法在《黄帝内经》称为"援物比类"，《素问·示从容论》还把它作为一种理论概括手段，说："援物比类，化之冥冥。"刘完素又发展为"比物立象"，古代用此方法曾归类五行系列和病证分类。但此法也有机械类比和夸张比拟等缺憾。所谓理想模型方法，就是为了便于研究而建立的一种高度抽象的、典型的、绝对理想形态。五行生克模型和六经模型就是为了说明生理病理关系和病情分证的理想模型。假说是以客观事实和已知科学原理为基础提出的关于事物及其规律的假定说明。在中医学理论中如天癸学说、变蒸学说、三焦学说、命门学说等都属于假说，假说有指导实践的价值，它可以概括经验事实，但还要经过实验证实才能成为公认的科学理论。对研究课题中诸研究内容、对象有关问题的考察了解为调查，又称调研。它既是科研前哨，又贯穿全过程的始终，不仅起提供资料、确定选题、了解"行情"的作用，还能在调查过程中形成假说的思路，甚至直接得出科学结论。数学方法在基础研究中，除用于实验测量、分析计算处理数据之外，还以其简洁的形式化语言为科学研究提供推理工具和抽象能力。古代中医受《周易》象数学的影响，"数"在中医学中起到一种阐释模型的作用，即以一些基本的数的文化学意义为根据，通过联想的途径，对相关的医学现象做出阐释。中医学曾以最早的数学模型"河图""洛书"等为基础，发展起阴阳五行、九宫八风、五运六气等理论。数学模型成为中医经典的理论间架之一。现代处理群体资料早已应用统计学方法来测定差异显著性和相关性了。任何科学都是应用逻辑，中医学在古代就运用辩证逻辑方法，还发展起特有的辨证论治。现代用形式逻辑方法对经验层次取得的资料进行判断推理，进而导出科学结论。当代中医学基础理论研究应用得最多而最有意义的是观察和实验。《素问·五运行大论》指出："候之所始，道之所生。"强调中医对规律的认识来自观察。当代中医学基础实验，乃是按照一定目的，把研究对象置于可控制条件下，排除干扰，主动干预或控制研究对象，使主要因素重复发生，并可利用仪器加以观测和记录，来探求疾病规律和机理。实验方法现已成为中医学基础研究的重要手段。通过运用完善精确的实验设计，中医基础理论研究实现了定向研究，结束了中医基础理论研究"经典形态"的靠总结经验，由经验加哲学升华为理论，在注疏中增益的发展模式，而使实验研究成为发展基础理论的强有力的动力机制。也即从"经典形态"步入"当代形态"，二者虽一以贯之，却又有着不同时代内涵的概念和方法论的差异。中医学实验研究的崛起，是基础理论研究方法变革转型的重要标志之一。

在实验方法中，建立动物模型的方法是其最为重要的又是核心的方法。中医学实验研究所建立的动物模型，是根据中医理论的命题或学说，在一定的条件下，用实验动物再现人体生理和疾病的特征，使理论研究从以前所经历的医学生物学"唯象"阶段，发展到用实体模型证实理论假说，从抽象到具象，再用因果分析方法来阐明客观事实。也就是说，用动物模型作为人体实验的"替身"，来探索从中医学的观察视角或思维所论述的人体生命现象、疾病规律和防治方法。由于"证"是中医学的特有概念，目前在中医学实验研究方面进行最多的是建立各种"证"的动物模型。如藏象学说中的肾虚动物模型、脾虚动物模型、肝郁动物模型，伤寒的太阴病动物模型，温病中的暑厥证动物模型、气虚证、瘀血证动物模型等。在科学研究的认识活动中，模型是作为研究人员的主体与认识对象的客体两者之间的一种特殊中介，既是认识客体的工具，又是被研究的对象。建立中医学的动物模型，其可行性的依据，要求遵循相似性与简单性统一、可验证性、多种知识与方法综合运用等三项原则。相似性与简单性统一的原则是说，人和动物虽然在基本生命过程具有共性，但因种属之异，解剖、生理特征不同，对同一致病因素易感性不同，对同一药物反应性不同。这就要求实验动物和人，二者必须具备符合实验目标方面的相似性。例如，狗不具汗腺，就不能用狗作研制汗证或验证发汗药（或止汗药）的动物模型。建立动物模型的过程，也是对认识对象的客体进行科学抽象的过程，要分清主次，化繁为简，化难为易，突出研究目标这个主要矛盾，使复杂事物通过比较简单的模型表述其主要的特征。可验证性的原则是指，动物模型是否具有与原型本质上的相似性和合理的简单性，需要通过实验来验证，既要像，又要有可重复性。例如证候模型，其主要症状和体征与某证候相似，病理反应一致，而且对该证的模型用相应的药物治疗得以复建来反证，除研制者外，其他科研工作者按研制报告进行操作，也能制出同样的动物模型。所谓多种知识与方法综合运用的原则，系研制动物模型除要求具有医学和实验技术外，还要有相应的动物学知识，也依赖研制者有利用模型的能力，有一套从假说到可操作的具体技术路线，其方案要体现出理论方法与实验方法的结合、逻辑思维与非逻辑思维的结合。

优良的动物模型应具有以下特征：①普适性，能解决特定范围内普遍的基本问题；②易用性，易于建立和使用；③定性和定量相结合，具有表述原型的定性特征和一组以上相关性强的定量指标；④可变换性，动物模型也是个开放系统，应具有可解析性和可重构性，随着技术和检测指标的发展，模型的模拟性能也不断向理想化逼近。应该看到，中医学运用动物模型进行实验研究还刚刚起步，加之模型方法本身就有局限性，因为作为塑造实在的手段的动物模型乃是实在的一种近似而已。医学的发展表明动物模型的研制，已经是现代实验研究的核心方法，这一点对中医学也如是。可以说，动物模型方法，对于中医学的发展取向，对于建立中医学实验科学体系的意义不尽欲言。

目前，中医学基础理论研究，已经从个体、分散活动为主，发展到有组织、集约性研究方式，观测手段从直观方法发展到使用仪器，而且灵敏度、精确度越来越高，探测范围越来越广，某些课题的研究水平，决定于使用仪器设备的水平。这种对手段方法的依赖性，不仅表现在实验研究方面，即使是文献学研究、调查性研究，也需要有电子计算机等现代化设备的支持。这也是当代中医学基础理论研究的特点之一。由于中医基础理论研究难度大、周期长，又有不可预测性等特征，令人生畏。这就要求研究人员不畏困难，富于突破意识，不囿于原有理论疆界的限制，站在新的起点上，重新审视已有理论，创造新理论。也需要有关部门给予重视和支持，稳定队伍，通过一系列举措加强基础理论研究，才能承担这一光荣而艰巨的科学使命，为发扬中医学做出贡献。

【 孟庆云. 中医基础理论研究的意义、思路和方法［J］. 中国中医药科技，1994（3）：33-34. 】

略论建立现代中医实验体系的意义和方法

现代科学体系是由理论、实验和技术三个子系统组成的统一体。科学实验无疑是发展科学研究的重要手段之一，中医学也不例外。要振兴中医，实现中医现代化之伟业，折冲之任在于建立现代中医学实验体系。

一、建立现代中医学实验体系的意义

通过科学实验得以验证假说和发现新现象，从而得到对事物的规律性的认识。通过实验，可以纯化和强化研究对象，使复杂过程简单化，并具有能动性和对实践的超前作用。因此，一般认为，科学实验可充当检验真理的标准。科学实验对发展中医学理论尤为重要。一方面，理论不能成为自身真理性的标准，需要某种同理论有原则区别的东西来对它进行检验，显然不能用中医学理论来检验中医学理论，必须用物质手段的实践，或者是临床实践，或者是科学实验，加之，纯粹客观对象本身也不能证明理论与对象是否符合一致，客观对象难以自身检验。另一方面，科学真理必须具有把人的思想同客观世界联系起来的特性。科学实验恰好兼备这两方面的重要性。它既是一种区别于精神活动的物质活动，又是客观"事物同人所需要它的那一点的联系的实际确定者"（《列宁选集·第四卷》）。

在中医学宝库中，关于医学实验方面的内容尚不付缺。例如，早在《淮南子》《汉书》等典籍中就记载了可以证实阴阳消长之理的实验，用以证明"冬至一阳生""夏至一阴生"。古人关于解剖学的实验已为众所周知。再例如《灵枢·血络论》中，就有关于动脉血、静脉血和血清的实验观察，如说动脉血为"血出而射者"，静脉血为"血少，黑而浊者"，血清系"血出，清而半为汁者"。历代医籍中，还有临床试验诊断的记述，如《外台秘要》中载有检验黄疸之方法："每夜小便浸入白帛片，其色退可验。"《医灯续焰》中记有检验浓痰的方法等。清代王清任曾进行实验解剖学，来研究生物代谢，即用两只动物，一只饮水，一只数日不饮水，之后，将两者杀死，剖腹对比观其脏器。这些堪称中医学的古典实验。从方法论看，这种古典实验有着如下特征。一是简朴性。方法简单，较为粗糙，缺乏精密的测量仪器，实验设计较为直朴。二是以自体非受控实验为特征。实验往往直接验之于人，以人体自身为对象，不肖以动物模拟。实验控制以自我内控为主，凭实验者自身感觉和感受判定效果，客观指标不确切。三是临床试验手段未能纳入辨证论治体系。临床与实验二者彼此独立，实验诊断没有超前性，缺乏活力。四是有较浓郁的哲学色彩。多是医学与自然哲学结合的产物，有很多属于思想实验。这种思想实验是思维活动而不是实践，与科学实验还是有严格的区别的。

中医学的直观而简朴的非受控性自体实验与其内容丰富繁赜的辨证论治相比难以等量齐观，故不能遗世独立，甚至被淹没了。造成这种情况的原因，其一是古代医家受传统儒家伦理中心主义思想的束缚，实践探索精神受到压抑；其二，古代中医学者的思维形式往往受经验式和神秘主义的影响，对实验证实的情趣索然乏兴；其三，西医学理论来源于实验，中医学理论来源于在动态观察下的辩证思维，这种以理论思维与直觉互补结合形成的思维模式为中医学体系的特征之一，它的探索方式在于主要靠沉思和直觉通过临床实践来认识世界，这种直觉的智慧往往只限于个别人在特定的机会才可能闪现。例如气功的境界因人而异；不同人受邪，其病证表现不一。出于这种思考，中医对任何时候任何人都可重复证实的实验大异其趣，对实验证实的追求并不执着。要发展中医理论，突破其直观性、简单性和经验性，使之上升为系统的、严密的体系就必须建立现代的中医科学实验体系。

中华人民共和国成立以来，我国中医和中西医结合工作者开始了中医实验研究的先河，做了相当数量的临床试验，中药方剂实验和研究理法的动物实验，取得了一些可喜的成果，为开展中医学实验奠定了基础。但也有一些实验，因对突出中医学特色注重得不够，还不能令人满意。如有的实验以向西医对号靠拢为目的，这就难以取得新的发现，又有一些实验，因与中医学理论贴合得不大紧密，其实验虽然能取得一些新知识，但因实验成果不能回到中医学体系之中，其结果把中药研究成西药，把具有多功能的方剂研究成为只治疗某病的专药，反而失却了中医学的特色，很难称其为中医学实验。为实现中医现代化，中医科技工作者应该克服古典实验的局限和传统不良思维方式的羁縻，在符合中医学特色的前提下，鉴往知来，殚精竭虑，着力建立现代化的具有中医学特色的科学实验结构。

二、中医学实验应体现中医学特色

以验证和发展中医学理论为目的的中医学实验，显然应该坚持以中医学理论来指导实验的原则，实验应以医学意义为着眼点，并注重中医学对人体的认识，是在整体的、活体的、动态的作用三者互相联系的观察基础上建立的历史事实。中医学实验坚持以中医学理论为指导，是指从选题、实验设计、实验方法乃至思维方式，都围绕中医学理论体系来进行。在实验选题上应开展重视整体功能模拟的实验，如利用电子计算机进行辨证论治模拟实验等。应选择那些是中医学独特的医学发现、发明为课题，如研究经络、针刺、方剂作用等的一些实验，对中药应开展性味归经的实验研究。临床课题应首选那些中医已具有一定实践基础和成效的病证，其实验设计和思路，应根据相似学原理来拟就理论模型，特别是进行动物实验，应满足实验对象和中医学理论两者要以相似为基本条件的要求，才可称其为模拟，使实验成为从中医学理论体系的角度来观察，即是对人体某过程的一种抽象、类比与简化，这样才称其为反映中医学理论特点的实验。

中医学实验的医学意义须以确定的指标来显示。中医学独具的特殊的指标和舌象、脉象等当属冠绝无疑。如果用通用仪器来进行中医学实验，宜选用动态的整体的观察指标。从方法论看，中医学理论是系统论的方法而非还原论的方法，它是在整体的、活体的、动态的观察和实验的基础上建立起来的对人体的认识体系。对不同的中医学内容，要选择不同的实验方法。例如，脏腑的各种证型，既要包括症状、体征、舌苔、脉象，又要含有情志因素、时间因素、空间因素。就此而论，动物与人难合符节，因此在目前建立某些脏腑证型的动物模型与原型尚有一定距离。中医学理论很强调人体的时间空间的状态变量的特征，《素问·玉机真脏论》说"神转不回，回则不转"，故历史的自身对照实验也并非尽善。因中医辨证的四诊指标不易在动物实验中复制成功，故用动物实验的方法来研究辨证论治也颇有难度，如白虎汤证就很难通过动物实验模拟出来。中医学的观察不是对离体器官的观察，而是对活体的整体的综合观察，故需要尽量采用无创伤技术。这些都是开展中医学实验的困难所在，但是模型毕竟不是原型，随着理论研究的深入和实验方法的发展，我们的实验模型将不断地向中医学理论原型逼近。

三、建立现代中医学实验体系的方法

建立现代的中医学实验体系虽然步履维艰，难以起步，但势在必行。总结 30 余年来国内外以实验方法研究中医学的经验和教训，借助方法论的睿智，可以从如下 6 个方面来考虑。

1. 潜心于现代技术，重视发展实验的辅助与支撑条件，研制验证、演示中医学理论的相应仪器，使中医学理论实验化。实验科学就必须有形式逻辑、定量分析、还原理论等思维方式为前提。这些都是中医学所缺乏者，但要有这方面的补足。古代对人体的观察，全凭感官直觉，多属定性，又缺乏客观指标。当代的科学实验是建立在现代化仪器设备基础上的。建立现代中医学实验体系，应依靠现代科学技术之鼎助，鼓励研制可资中医实验的仪器，不怕不好，只愁没有。应当坚信，能造出来就能改好。首先应该发展四诊手段的各种仪器。仅从近年来国内对于舌诊的研究，就运用了舌荧光检查、纤维胃镜对照舌诊、病理切片、舌象对照生理生化测定、舌诊对照血液流变学研究、动物实验舌苔模型、刮舌涂片检查诸法。这些方法所涉及的仪器，有的可作为舌诊仪，有的可在进一步改造创新之后，发展成为各式各样的舌诊仪。仪器的使用，以新的方法观察已知的现象，能对旧有的认识引出新发现，也可对传统概念进行现代的解释。又如对经络学的研究，以往多沿用大体解剖和微观解剖学的方法，是难有突破的，因为经络学说的建立并非仅仅依靠解剖学手段。物质的存在，除质量和能量形式之外，尚有"场"的形式，很多实践表明，经络还具有其他的特征，这就有赖于研制出能测出人体经络场的仪器，或设计出描记信息传导途径的实验方法，来证实经络的存在。实验证实经络，将为中医学的研究打开一巨大的突破口。

2. 用化简分析法研究中医学观察到的独特医学现象。一切高级运动形式中，也有简单运动形式在起作用，在复杂的人体运动形式中，就含有低级的理化运动形式。中医学观察，虽然以综合为特征，但通过分析简化的方法，可以认识其综合的基础。因此，中医学实验研究，不能排斥化简分析的方法。如探索脉象形成的机理，用血液流变学的方法，据血液黏度、血管壁弹性、心缩力等几个简单因素来研究，虽然不尽完满，但也能揭示出某些认识。

3. 用同系衍申法建立中医学实验系列。例如，中医学和中兽医学属于一个学术体系，动物也具有经络现象，据此，可以动物经络作为研究人体经络的模型。如近年来建立的《实验针灸学》，其中的电针足三里穴对胃运动功能、对血管运动功能的影响，电针肾俞穴对家兔肾泌尿量的观察，电针水沟穴、素髎穴对抗休克的作用等实验，就是充分利用了实验动物而开展的，也可以建立中药或某些方剂的动物模型。

4. 用移植借鉴方法设计中医学实验。移植法是科学发展中的一种重要方法，不少重大科研成果来自移植。中医学和多种科学是有其共性的，类似的中医的一些学科的实验方法可以引为中医之借鉴。例如，心理学也是以坚持研究整体综合特征的"功能主义"为特征，和中医极为相似，因此，它的实验研究方法，即实验心理学的方法就值得中医学借鉴。自冯特创建心理实验以来，心理学界一改过去偏重主观空谈的倾向，代之以实事求是的精神进行实验，即在系统的观察基础上提出假设，再去实验或观察，取所得数据进行统计学考验，判别假设是否正确，然后公之于众。它的一些实验、测量和统计学的因子分析方法对开展中医学实验体系有很大参考价值，值得借鉴。另外，中医学和西医学，也有共性与类似的地方和互相容纳的学术内容。据此，某些西医学的研究方法，可以在一定范围内为中医学所用。这种移植不是代替，借鉴不是买椟还珠。历代以来，中西医二者不断吸收补充。近代中医学已经吸收了大量的西医学内容，如不少中医利用和掌握了量体温、测血压、利用化验和 X 线检查辅助中医诊断等。要建立中医的实验学，方法和手段移植的幅度还要扩大，像分子生物学、量子生物学、生物物理学和生物化学等边缘科学的方法，都可为中医学实验所移植，把中医学研究的层次深入到微观和亚微观水平，进行微观再认识，这将有助于发现新规律。

5. 利用电子计算机开展临床辨证论治模拟实验。辨证论治是中医学理论体系的特点，它是建立在辨证思维的基础上，综合病情、中医学理论和临床诊疗方式。从方法论看属于泛箱调泛箱。我们可以用我国数学家创造的泛系数学的方法，利用电子计算机来模拟并处理随机症状，以此建立电子计算机辨证论治的模拟实验。

6. 多学科向中医横断渗透，建立现代的中医学实验结构。系统的非分解性指出，任何一门科学都不能孤立地发展，人体生命科学是应该由多学科共同研究完成的。中医学既然属于人体生命科学，当然毫不例外。古代，多种科学共同建造了中医学体系，使它有着强大的兼容性。近代以来，中医学因构造体系和方法论的限制，中医学的现代自然科学的兼容变小甚或封闭。当代科学的综合趋势又一次与中医学特点相合拍。特别是由科学整体化而发展起来的控制论、信息论、系统论等横断科学，与中医学的方法正相契合。中医学不应自我束缚，而应加强群体协作意识，要利用横断科学的方法，与多种自然科学进行广泛的交叉渗透，或借其为桥梁，建立中医学与多种科学的联盟。以此，对不同层次的科学系统，从生态范围到人体器官组织进行研究。可以利用横断科学的方法，建立起具有系统性、开放性和网络性特征的中医学实验体系。并用数学方法使中医学实验精确和完善。例如，利用数量分类学的特性编码技术和分类分析法，可以将生物的非实数特性改换成实数，解决非实数定量的困难，利用集合论、网络论、微分方程等系统数学的方法，解决中医学论述人体的状态变量的问题，特别是利用电子计算机等手段，使中医学从定性到定量，从综合到分析，再达到新的综合，实现中医现代化。

【孟庆云. 略论建立现代中医实验体系的意义和方法 [J]. 医学与哲学，1987（7）：34-36.】

辨证论治的成因、特征与境界

辨证论治以重视个体化的诊治而堪称临床诊治的最高层次，这一操作体系，是在长期实践中形成的。在中医学早期文献里，多从病而治，但也有辨证论治思想之萌芽，如马王堆出土医书《脉法》言："圣人寒头而暖足，治病者取有余而益不足也。"又《五十二病方》言："疽病，治白蔹、黄芪、芍药、桂、姜、椒、茱萸，凡七物。骨疽倍白蔹，肉疽倍黄芪，肾疽倍芍药，其余各一。并以三指大撮入杯酒中，日五六饮之。"自汉代张仲景奠定辨证论治理论基础以后，魏晋南北朝时期的医家们仍讲辨病、重方书，并在辨病上有很多发现，如葛洪在《肘后备急方》中记述了天花、马鼻疽、恙虫病等。至宋代以后，辨证论治始成为主流且涵括了辨病。中医学何以选择了辨证论治？循此途辙的思想前提如何？推原其故，与民族的思维方式、哲学观念和中医学理论结构三者至为关要。而辨证论治又有自身系统的理论特征，又在其操作中，不仅是理论结合实践的过程，而且也能从中展示学术素养与境界。

一、辨证论治的成因

1. 辩证逻辑及其思维方式

英国的科学史专家李约瑟曾指出："当希腊人和印度人很早就仔细地考虑到形式逻辑的时候，中国人则一直倾向于发展辩证逻辑。"早在《周易》《老子》和《墨子》等著作中，就有着丰富的辩证逻辑方法，并在习用中成为人们的思维方式，医学家们也循此思维方式审视疾病。《墨子·公孟》曰："人之所得于病者多方，有得之寒暑，有得之劳苦。"认识到一"果"可出自不同的"因"，突破了简单的因果决定论。在中医学的理论思维中，原因可为结果，结果也可为原因，一因可以多果，一果可以多因。如在《黄帝内经》理论中，五脏六腑皆令人咳，五脏皆可致痹、致中风，五脏皆可为不寐病因，等等。除辩证逻辑的同一律外，还有名与形、象与类、同与异、奇与恒、一与万、决与推、假与索、论与非、微与和等多种辩证逻辑方式，这些也都融入医学理论，成为辨证论治的思维要素。

2. 易变观和三才观

《周易》和《老子》都以"易变"观念阐论事物，《周易》之易变，包括变易、简易和不易，此三易之中，又以变易为最基本形式，重视事物发展过程中的变化性。《易传·系辞》又指出，面对变化的事物，则应该"唯变所适"。《老子》讲"道可道，非常道"，也讲"常道"与"非常道"之变。中医学乃是动态地看待不断变化的病，以变应变，这既与病势规律相契合，也是受"易变"观念的影响。《易传·系辞》言"开而当名，辨物正言"，在医学上就是辨证论治了。《周易》以天、地、人为一个大系统，即"三才"观，中医学以"三才"之理念，探讨病因病情及论治，由是而形成了"三因制宜"的辨证论治。

3. 医学理论重视时间因素

以藏象、经络、气血等为要素的中医学理论，非常重视时间因素。恩格斯说："一切存在的基本形式是空间和时间。"人体也不例外，也是由空间结构和时间结构两部分要素组成。空间结构指的是形体、器官、肢节、骨骼、肌肉等，时间结构指的是生命活动的过程、节律、周期等。空间结构为形而下者的"器"，时间结构近乎形而上者的"道"。西医学在对人体空间结构研究中，建立起构造性人体观理论，现已发展到基因和分子水平，取得了卓越的成就。中医学则重视对人体时间结构的探索，建立了有机论人体观的理论，也提出了阴阳终始、四时五脏、六经气化等学说，它把时间和功能的总和称之为"神"，生命功能称为"神机"，主宰思维并统帅全身生命活动的作用称为"神明"。《黄帝内经》以"神转不回，回则不转"为生命的特征。因重视人体的时间结构，在审视病情时便重视在一定时限内的病能（tài）表象，此即为"证"，诚如王叔和在《脉经》中所言"百病根源，各以类相从，声色证候，靡不赅备"。证有恒有变，恒是其相对稳定状态，是在疾病发生发展过程中，以一组相关的脉症表现出来，体现于病因、病机、病性、病位；变是证的因人、因时、因地之异的随机特征，是同证的个体差异，张景岳称此为"证随人见"。为此，在临床则应审谛覃思，同中求异，异中求同，依随机性法则去处理随机性事物，从证的恒变入手论治疾病，临床便选择了辨证论治。

二、辨证论治的医学原理与特征

1. 辨证论治是系统论的方法而不是还原论的方法

辨证论治依循运动平衡的有机论人体观，融归纳症状、辨识病情、探索病因、类分证候到确定治法、施以方药于一个体系之中，融诊治于一体，不把论与治分开，此程式又是诊治体系的全部逻辑过程。同时，还把医生的感受（甚至包括理论水平和经验）和患者证候耦合为一个体系来统摄诊断治疗，这是系统理论之看结构的方法。所谓结构，是指一个系统内部诸因素按一定的地位相互联系、相互作用的构成方式和组合规律。辨证论治是从整体到部分的方法，探索总体各部分共同活动与因果互相作用，正是系统论方法的体现。

2. 辨证论治重视个体特异性与证候随机性

辨证论治虽然有来自经验和群体统计的证型作为规范，但在具体辨证时则强调个体差异，这与西医认为"特殊是普遍中的案例"，侧重于群体分析的辨病大异其趣。"证候"之原意，即包括所见证据。段玉裁《说文解字注》"证者谏也"，候为"伺望也"。辨证论治在重视个体差异同时，更强调病家在不同时间的差异。患者在不同时刻气化不同，疾病是发展的，即《黄帝内经》所谓"无代化，无违时"。因此《素问·方盛衰论》要求辨证时应该"知丑知善，知病知不病，知高知下，知坐知起，知行知止"的揆度奇恒的功夫，辨证地对待具体病例，治疗方能"以正合，以奇胜"。古代医家们所谓"证随人见""病无定证，医无定法"。其实质是把人体疾病视为非线性系统做动态分析的经验概括，基于此，医生在临证处方时总是治随证转的，而鲜有一方到底者。

3. 治病求本与随证治之的统一

治病求本是在本质辨证的前提下施以本质性的治疗。辨证并非是从感性认识和表面现象出发，而是整体地联系地全面审理病情，所辨之证如陶弘景在《效验方序》所言乃"具论诸病证候"之谓。是见证的一切方面、一切联系和媒介的把握，即病的本质证据，是机体的总反应，而非显现于外部的局限所见。辨证既然是本质辨证，其论治当然也不同于对症治疗，但在处方用药的全过程则是随证之变而变的，即所谓"有是证，用是方"。此时证同治同，证异则治异，如病同证异，当同病异治；如病异证同，可异病同治。同是感冒，可因季节、因人、因出现症状之异而用不同方药。又如对于再生障碍性贫血、系统性红斑狼疮、银屑病等有肾阴虚见症者，可以滋阴为治而获效。以上之异同表明，辨证论治是个性与共性、特殊性与普遍性、原则性与灵活性的统一。辨证论治在运用时，有时采用问题空间的方法而非物理空间的方法去选择治法，例如同治湿证，湿在上焦用汗法，湿在中焦化湿逐饮，湿在下焦则利水泄湿，湿重可分消上下，都是选择捷径有利突破的靶点以治，这是在原则性前提下的灵活性的运用。

4. 辨证论治的理路是多元的

历代医家为辨证论治创立了多种辨证方法，主要有六经辨证、卫气营血辨证、三焦辨证、脏腑辨证、经络辨证、八纲辨证、气血湿痰辨证、六淫辨证，等等，每种辨证各有其理、法、方、药体系和适应证，都从不同方面体现了诊治疾病的规律性认识，也展示了中医学理论的丰富性。不同的辨证方法，既有一定的针对性、特异性，而又有一定的互通。例如，经络辨证主要用于针灸，六经、卫气营血、三焦辨证主要用于外感热病，而各种辨证又都可与八纲相通。因中医学理论体系各部分交织成网络，各辨证方法在功能上也可通用，如六经、卫气营血、三焦辨证等方法也可以辨治杂病，其他辨证方法也未尝不可以辨治外感。当然，临床运用时主要还是应该根据病的特征，选择相符应的辨证方法为佳。此外，在开展中西医结合，在辨病与辨证相结合的探索中，近年来又提出了微观辨证与影像学辨证等。这些都丰富了辨证论治体系。

5. 讲求程式和套路

辨证论治作为临床的操作体系，是过程的集合体，是有其逻辑程序即程式的。总的说，其程式分为3个既有联系又有一定独立性的环节，即收集病情资料、运用医学知识分析辨识病证和立法处方议药，三者缺一不可，如从理论思维而论，可概括为理、法、方、药的程式。辨证论治过程并非简单地一次完成，有时有主次先后缓急之分；有时又运用负反馈误差调节，即根据前次操作后的病情改变再决定下次的行动；有时把不同的治疗因素（例如方剂）先后有序地运用，即是"套路"，是针对复杂的病情予以逐次解决，也是一种系统分析的方法。例如，患者在标本共存的情况下，"急者治其标，缓者治其本"，而当生命垂危之时，应当"急则顾命，缓则疗病"，在治疗的全程中，由几种治法治方组合排编为一种套路。

6. 重视发挥医家的创造性

人体是复杂的非线性系统，疾病的表现又因时因人因地而异，汪昂在《医方集解》中说道："证必有脉，脉者脏腑、经络、寒热、虚实所由分也，有与证相符者，有与证不相符者，必参验确，而后施治也。察脉、辨证而立方焉。"病情的复杂和证候理论的特点，决定了辨证论治在思维方式上，不能适从于非此即彼和用正常值判断的二值思维，而应对辨证论治的每一环节都做辨证分析，都发挥医生的创造性，尽善地把知识、经验和具体病情结合，启迪其经验直觉的创造性思维，在医学理论不敷于用时，有时援用哲学理论、"通经以用""杂合而治"，甚至可法奕道、援用兵法、善取物性、因势利导、方向活用等。辨证论治由此而重悟性，此即"医者总也"之谓。

三、辨证论治的境界

辨证论治既是临床疗效的关键，也是医生能力和水平的体现。从理论运用而言，辨证论治有三种境界。

1. 第一境界是"法式检押"，也即通常所说的对号入座。《灵枢·逆顺肥瘦》言："圣人之为道者，上合于天，下合于地，中合于人怕必有明法，以起度数，法式检押，乃后可传焉。""法式检押"即是按一定的尺度标准，作为准绳，把临床病象与之对号，例如《伤寒论》首条言，"太阳之为病，脉浮，头项强痛而恶寒。"如患者脉证与此条相符即可判为太阳病，从思维科学而论，这是模式思维方法，临床辨证素以经典著本、名家论述、教材讲义、医疗规范甚至名家验案为效法的模式去辨证的，这也是最基本的辨证方法。其中也包括"套路"的模仿。如《伤寒论》第100条："伤寒阳脉涩，阴脉弦，法当腹中急痛，先与小建中汤，不差者小柴胡汤主之。"又如在159条对服汤药下利不止有心下痞硬者，分别依次用泻心汤、理中汤、赤石脂禹余粮汤治疗，下利再不止，当利其小便。此两条的套路，常在治伤寒腹痛和泄利不止时被后人模拟而用。套路运用体现了系统思维，如用为规范，仍属"法式检押"的层次。

2. 第二境界是"圆通活法"，乃是常规的活用和突破。在充分运用理论解析病情的基础上，以其非规范化的理性判断而活用治法和方药。这就突破了"有是证，用是方"的理念，在契合理论的前提下，活用治法与方剂。临床称此为圆通活法或法无定法。圆通活法开发了治法和方剂药物的功用。例如模拟《伤寒论》用五苓散治霍乱之法，把五苓散用于治小儿顽固泻泄，以收利小便实大便之功。又如治疗痤疮，可灵活选择多种方法，可以调其血分用四物汤，也可根据肺主皮毛用治咳的枇杷清肺饮，也可根据肺与大肠相表里用小承气汤，更有依据"诸痛痒疮皆属于心"而用牛黄清心丸为治者，皆可桴效。圆通活法也可用诸套路，其套路的程式与要素比之"法式检押"均有创意。

3. 第三境界是"不辨之辨"，即《素问·天元纪大论》所言"神用无方谓之圣"。经验丰富的医生，常能发挥悟性，压缩思维程序，"得医之意，察脉之真"，诊病也如庖丁，目无全病，"但见一证便是"，突破四诊合参。如有气虚玉屏风散证体质的患者，不论患感冒还是胃肠病，不辨证即可用玉屏风散为治。看高明的医生，能运用套路，引导病情尽入彀中。如有治糖尿病者，先用乌梅丸截厥阴，次用小建中汤引导病达太阳，后以五苓散驱邪外出，此套路之用据病而不辨证，充分发挥医家之主导作用，引领病情发展，牵导病邪伏机为治，堪为上工之治。又如清代医家戴北山即用过被近代所称的"超前截断"，也属上工之辨。用方用药如此，针刺也然，《素问·刺热论》谓："病虽未发，见赤者刺之，名曰治未病。"更有高明的医生，虽辨识病证，但不用处方，不投药物，以心理调整、练习书画、音乐食养，以"体内自有大药"的理念，调动病家的抗病能力，此不方之方，不药之药，也属最高境界。

辨证论治的境界是由医生的理论素养、丰富的实践经验和直觉——悟性的创造思维所决定的。但毕竟是临床医生的个人行为，如欲提高医生群体的辨证论治水平，并期冀攻克难治疾病，还应该在发展中医理论水平和研制出有效方剂药物方面有所突破才行。因为，辨证论治毕竟是对理论和方剂药物操作的运用，而中医理论乃是解决认识防治疾病的本质，方剂药物的高效能是落实理论解决治病的关键。总之，理论的突破和方剂药物的创新才是提高辨证论治水平的至真枢要。

【孟庆云. 辨证论治的成因、特征与境界 [J]. 中医杂志，2002（12）：885-887.】

动物模型
——现代中医学实验研究的核心方法

所谓模型，即是对原形（人们研究的对象）某些特征的模拟或刻画。构建模型是人类认识自然和塑造人工自然的实践过程中的一大创造。通过建立或选择一种与对象客体相似的模型，在模型上进行实验研究，然后将研究结果类推到对象客体中去，从而达到认识对象的目的。在医学研究中，运用得最多的是生物模型。生物模型是典型的物质形式的天然模型。生物体常具有与人类类似的器官和功能，因此在研究人体的时候，常常需要以某种生物作为模型，即借助于生物模型来获取和深化对于人体的认识。目前，生物模型已经从动物、微生物发展到细胞，但以哺乳动物为主（如猴、狗、兔、猫、鼠等）的动物模型，仍是最基本、最常用者。中医科学研究所建立的动物模型，主要是利用动物表达研究对象（中医概念中的疾病、证候、症状、体征，或中药、方剂乃至各种治疗手段的作用等）的某些特征，从而得到关于生理和病理学的有关认识。中医学发展到今天，构建动物模型已成为实验研究的核心方法。

一、研制中医动物模型的意义和可行性

科学思路发展的过程，是不断发展理论模型的过程。把临床经验攀附在古代哲学间架上发展起来的藏象经络学说，是中医学中诸多理论模型的主干，它描述的不是人体结构形态的实体，而是系统化的运动规律。"粗守形，上守神"是中医理论的特点之一，但也表明这种理论模型中关于构造性人体知识的不完备。这一方面限制了中医外科学系统的发展，也为实验科学带来困难。科学史表明，研究的对象越加复杂，离开人们的感性知觉的水平越远，模型的作用也就重要。当代发展中医学的关键在于建立以实验科学为前导的基础理论研究。如何在藏象经络学说的基础上开展实验研究，使中医学理论研究突破"冯翼惟象"，建立在具有可观性的结构基础上？近三十余年的实践表明，建立动物模型的方法能当此重任。

1. 动物模型以其"中介"作用，使对中医学的理论研究能涉足于多层次的形态学、生物化学等方面，给不确定性的"象"赋予指标体系，让中医学理论具有可验证性。例如某些脾气虚证无法得到人体各脏器的病理资料，通过建立脾气虚证动物模型，便可在处死动物上获得全身各器官变化、组织细胞、超微结构的变化，乃至细胞化学、生物化学、免疫学等方面的认识。

2. 在研制动物模型过程中，运用多学科多技术，按计划、控制条件、控制因素进行探索。扩展中医学理论的内涵，促进中医现代化。研制中医动物模型，除用理化、生物等因素造模外，对模型的观察检测也可以从生理学、病理学、细胞学、分子生物学、免疫学等不同角度检测，并且要应用统计学、计算机等手段处理数据。通过模型与临床的比较，认识上述各方面的内在变化，使具有约定特征而又固属于客观描述的藏象经络理论，发展到微观层次。

3. 中医动物模型具有开发新药的实用价值。理、法、方、药的一致性是中医学的特征，药物可以验证模型，反之，好的模型也可以用来筛选药物。例如四君子汤可以因其复健作用说明脾气虚动物模型的成立，也可以用此模型来说明其他认为可以用于脾气虚方剂或药物的疗效。

总之，中医动物模型的研制，使理论研究突破了古代医学生物学的唯象阶段，向具有可控性、可观性的实验研究发展，用模型证实理论假说，再用因果分析方法来阐明解释客观事实，开拓新认识。

二、研制中医动物模型的要求和特征

相似学和同构理论是研制动物模型的理论基础。联合国教科文组织在 1981 年曾出版过题为《模型——塑造实在的工具》的理论专集。这表明，关于模型的理论已经受到科技界的关注。随着动物模型的发展，不仅《实验动物学》成为一门专业，也创立了《动物模型学》。作为动物模型，必须满足以下三个条件：一是反映条件，即模型和原型之间有相似关系，并且能被明确地表达和精确地规定出来；二是代替条件，即模型在认识中能代替被研究的对象；三是外推条件，即对模型的研究能得到关于原型的信息。这三个条件，相互联系，相互制约，缺一不可，是建立模型的必要条件，动物模型也如是。根据如上三方面要求，动物模型的研制过程不外乎模拟方法的三步：第一步是建立模型，即从原型客体过渡到模型；第二步是模拟实验，即对模型进行实验研究；第三步是从模型再回到原型，即把研究结果再转移到客体上去。其中至为关键的就是第一步。

中医学理论体系有自身的特点，在医学观念、思维方法、表达形式等比之于西医学富有中国传统文化的内蕴，但中西医学的基本原理应该是一致的。如治疗水肿都以利尿手段为主，治疗骨折都要符合生物力学原理，等等。在研制动物模型方面，也都应以《实验动物学》为基础，此外，尚有按藏象经络说构建的《中兽医学》也可为研制中医动物模型提供思路，使之更具特色。优良的中医动物模型应具有以下特征。

1. 普适性

即对特定领域的问题的回答具有普遍适用性，易于建立，而不是单一的表达一个症状或体征。例如脾气虚证的动物模型所模拟的范围包括发病原因，证候组成，有关器官的形态学、生化、免疫特征等，又可验证有关方药，考察方药作用的机理。

2. 可重复性与可验证性

动物模型是否是有与原型本质上的相似性和合理的可比性，即"像不像原型"除有原型的主要症状体征外，还应让其他研究者也能按操作报告重复出来。例如近年研究者们报道的寒证热证动物模型、太阴病动物模型都很好地体现了此项要求。

3. 定性和定量相结合

模型应该有一套明确的定性指标为评定标准，包括病因学评定标准、症状学标准、病理及生化学标准。诊断性治疗标准，还应具备相关性特征可取得定量指标者。定性指标要以其特异性来反映中医学的特征，如脾气虚证模型应从脾主运化（尤其是关于消化功能方面），血瘀证模型应从微循环障碍方面选择指标。指标应首选计量者，如系定性者，根据各指标的相关性，用约定的模糊截集，以模糊判决的方法使其量化。这样，动物模型的评定标准具有清晰性。这也有益于促进中医病证的规范化。

4. 可变换性

动物模型也是个开放系统，应具有可解析和可重构的能力。已研制的模型，可以不断吸收新的实验技术，利用新的检测指标不断改进，向原型逼近。从 20 世纪 70 年代末开始研制脾气虚证以来，各研究者在造模思路、方法、技术上能不断借鉴和吸收有关理论和技术，使脾虚证模型不断发展。

三、中医动物模型发展的前瞻

中医理论体系的特点决定了中医动物模型主要为病理模型和药物模型。《素问·玉机真脏论》说："善者不可得见，恶者可见。"在疾病的情况下，更能显示人体脏腑的特征，藏象学说主要是论述人体功能系统的模写，司外揣内由病理反推生理是建立中医学理论的重要方法之一，因此研制病证动物模型这种承袭传统的研究方法具有现实可行性。尤其是证候，是中医学的特有概念，它的动物模型就至为重要。

中医动物模型，兼具研究手段和研究对象的双重作用，不是直接在客体上进行研究，而是把动物作为人的"替身"的间接实验。中医藏象经络学说的约定性、虚拟性和抽象性，决定了对看不见摸不着的研究对象进行实验研究，采用动物模型的方法是目前最为适宜可行的手段，与建构此学说的取类比象原则相一致。但因动物与人的差异，致使建立中医动物模型的难度大且任务艰巨。模型不同于原型，缺陷和不足是必然的，从近年的实践看，所研制的中医动物模型有简单化，对理论的偏移和指标体系不惬意等方面的问题。

模型的简单化倾向与强调单因素造模有关。单因素造模的优点是便于因果分析，但致病因素并非如此简单。把由综合因素构建的藏象经络学说从略太多，便有"失真"的可能。如目前的各种证候模型都没有涉及天地、气候、时空、体质、心理等因素，何况中医学理论中的病因与证候间并非线性关系，以至对证候的模型评价"像与不像"一直有歧义。

与中医理论的偏移与对中医学的理解和模型的认识有关。造模主要依据原型的概念和其特殊规律，模型不是原型的简单放大和缩小，某些中医理论的模型也有一定不确定性。有些论述是以非概念非逻辑的直觉领悟为特征，又有古今异言，这也给造模带来困难。有用急泻药物造成脾虚动物模型者，很多学者认为应是"邪气盛则实"，而非"精气夺则虚"。

评定模型的客观指标体系不尽惬意，难以推广于临床。实验要求客观评定指标具特异性，但中医辨证以综合评定、因时而异为特点，加之人与动物食性、习性的不同，以至从脾虚动物模型提出的有关消化酶指标，肾阴虚、肾阳虚动物模型提出的 cAMP 指标等尚难应用于临床，以至中医动物模型的研究成果多束之高阁。

笔者认为中医动物模型的研究在观念上不应苛求每个模型都能精确地、全面地表述实体，否则此项工作寸步难行。能反映实体的一切特征和运动规律者，已不是模型，而是实体本身。任何结构模型的转换性都是有一定限度的，何况中医学理论的命题本身就出自"援物比类"的模拟。对原型只能逐步逼近，应从主要矛盾方面具体分析，不断改进，不断发展，克服"一次完成论"的影响。在研制中不断创新。

动物模型指标和临床相互印证，适时反馈。临床的反馈，可以检验动物模型的成果，还可以根据动物模型，通过动物模型检验，扬弃旧理论，在换型中确立新的理论规范。临床验证来修正"经典"理论、发展中医理论，发挥中医基础理论研究的超前作用。中医实验研究的意义不仅仅是验证固有理论，更重要的是要发现新的医学现象，在理论上有所创新。为此，对于"以中医学理论为指导"应辩证地对待，突破"理论不能超越"的禁区。

中医动物模型的研制也应在引进中发展。中西医理论在深层次上应该是相通的，二者的理论和发展具有同性现象。对中西医的界域人为地划分太清，不利于中医学的基础研究和临床医学的发展。衡量中医动物模型的标准主要的在于模型模拟程度而不是造模手段。西医的 DNA 鼠白血病模型、高血压遗传模型、肿瘤遗传小鼠可以引进开发中药为用，也可以经过研制把这些病的模型发展为证候模型，让西医动物模型中医化。这种利用模型的能力也是中医实验科学发展的标志。此外，实验研究的方法也并非是发展中医学的唯一方法，有些中医命题很难进行实验研究，动物模型方法也非万能万应，凡模型均有其局限性。多种研究方法互相配合，才能使中医学实验研究上升到一个新台阶。

【孟庆云. 动物模型——现代中医学实验研究的核心方法［J］.

北京实验动物科学与管理，1994（3）：2-4.】

五行学说与控制论

控制论（Cybernetics）是 20 世纪 40 年代末期新兴起的一门边缘科学，是用来研究自动机器与生物机体中控制与通讯的共同规律的理论。它从控制和信息的观点，把机器与生物联系起来。所谓"控制"（Control），包含了调节、操纵、管理、指挥的意思。所谓信息（Information），指消息、情报、指令、密码等。例如人们读书、看报、听广播、交谈所得到的消息是信息；人或动物的感受器所感知的外来刺激、大脑通过传出神经对运动器官的动作指示（又称为指令）、人体受致病因素的作用所产生的各种疾病症状也是信息；再如心电图纸、肝扫描机示波器上所显示的图像以及收报机收到的电码等也都是信息。所以信息是一个比较广泛的概念。生物体在长期进化过程中形成的适应性，具有复杂的自动控制的结果，特别是人体中的自动控制和通讯是十分巧妙的。控制论在形成的时候就与医学有密切的关系，近年来它更广泛地向医学领域渗透，并在许多方面得到了实际应用。

控制论和中医学两者在理论基础上有很多相吻合之处。构成控制系统的基本条件是系统的整体性、信息变换传递和各部件的内在联系，而中医学恰好以整体观、动态观和强调脏腑间的生克制化关系为特点。从具体内容来看，中医脏腑学说的取类比象与同构理论有相似之处，其他如经络学说与信息论、阴阳五行学说与自调反馈原理等也都有相似之处。本文仅就五行学说涉及控制论方面的一些内容，略谈一下粗浅认识。

一、五行归类与同构理论

中医五行学说是古代自发的朴素的唯物辩证思想方法与医学实践相结合的产物。"五"指木、火、土、金、水五类事物，"行"是运动。中医将人体的脏腑分属于木、火、土、金、水五行，然后联系到季节、气候、方位、五味、五色、五官、五志、五声等方面，来说明一些生理现象和病理变化。这种用类比的方法进行概括和划分，与生物控制论的同构理论很为相似。同构系统即指状态相似可以类比模拟的一系列事物。

五行学说把同一类的事物归属一个同构系统，而同一类事物内各种事物之间则是同位联系。如木系统包括"肝""东方""春季""风""酸""筋"等。它们联系的基础是与木相似的一些特性的类比。这种以类比原则建立的同构系统有两点含义。

第一，建立了人与外界环境一致的整体观。《素问·宝命全形论》说："人以天地之气生，四时之法成。"表明中医学非常强调人体内外环境的统一，认为四时气候不同，人体也有相应的生、长、化、收、藏的生理改变，五脏各有当令之时，其经脉之气和脉象，四时也都不同。就机体的生理现象和病理变化而言，一日中的不同时刻也有不同。因此，同一个人患同样一种疾病，在不同时间和季节，治疗用药是不全相同的。

第二，在取类比象的前提下，进一步用演绎法来诊断治疗疾病。如《素问·金匮真言论》说："东方色青，入通于肝，开窍于目，藏精于肝，其病发惊骇，其味酸……是以知病之在筋也。"按五行归类可知，目病、惊骇等证属于肝病，进一步演绎又知，筋病也应当从肝，用酸味药物治疗。可见五行归类运用的同构理论是具有实践意义的。

二、五行生克制化与自调系统

依生物控制论观点来看，五行生克制化展示出一个人体自调系统模型的雏形。控制论认为，构成自动控制系统，必须是闭合系统和具有反馈机制两大条件。五行自调系统的信息、程序、调节方式有如下几个特征。

（一）五行生克是动态信息

五行所分属的脏腑，并不是解剖器官，而是分别代表一组功能的综合概念，很近于控制论中的概念单元（Conceptualentity）。五行各具有控制论相对孤立系统的特性，受外界对它的影响，但这种影响只应通过特定的途径输入。它对外界施加影响，这种影响也只能通过特定途径输出。控制论所说的输入输出，指接受或发出信息而言。五行的相生相克，都可以视为输入或输出的信息，而且生克的途径是有规律的、特定的。五个同构系统对整体来说是五个子系统（以下的讨论均以五脏为代表来具体说明）。五行生克制化的信息过程，如果以"→"表示相生关系，以"--➤"表示相克关系，对五个子系统存在的关系如图 2-12 所示。

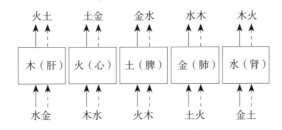

图 2-12　五行生克制化的信息过程

石寿棠《五行生克论》谓："生为长养，即是阴升；克为制化，即是阳降。然必阴先升而后阳乃降，亦必阳能降而后阴转生。"此言相生是长养，即是阴升；相克为制化，即是阳降。据《黄帝内经》阳杀阴藏、阳动阴静来判断，相生为长养，它为生命运动程序中的下一功能单位提供了能量储备，是一种传递促静信息的过程；相克为制化，是阳气下降的过程，它导致生命运动程序中的下一功能单位的能量损耗，是一种传递促动趋势的过程。以上表明相生和相克是相互矛盾的两种动态信息，是自动控制系统所必备的基本因素。《类经图翼》说："造化之机，不可无生，亦不可无制。无生则发育无由，无制则亢而为害，必须生中有制，制中有生，才能运行不息，相反相成。"其对生克意义的论述是很深刻的，说明控制系统和控制对象间，通过此促静和促动两种信息的相互作用，才能实现对整体的控制和调节，保持平衡。

（二）五行的多路多级控制

信息传递的输出通常有两种方式：一种是由输出系统发出的矛盾信息全部传给另一接收系统；另一种是由输出系统发出的矛盾信息分别传给不同的接收系统。信息的输入也有两种方式：一种是接收系统所输入的矛盾信息全部来自另一输出系统；另一种是接收系统所输入的矛盾信息分别来自不同的输出系统。

五行的生克乘侮，各都有"生我""我生""克我""我克"四个方面。以木（肝）为例，则有水（肾）生木（肝），木（肝）生火（心），金（肺）克木（肝），木（肝）克土（脾）。故五行的信息都分别有输出和输入的两种方式。以木（肝）为例，其相生和相克的关系则如图 2-13 所示。

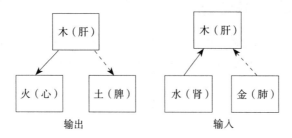

图 2-13　木（肝）之相生相克关系

由上图可知，五行信息的输出部分所起的作用是把集中后经过处理的信息加以分散，输入部分所起的作用，是把分散的信息加以集中。相生相克信息都可在系统内传递，起到控制调节作用，表现为控制的多级性，这在控制论中称之为多路控制。

构成五行整体的五个子系统，各自都可参与信息传递。任何一个子系统都可对其他四个子系统接受或施以生克两方面影响，这种多路多级控制，中医学早已应用于治疗或预防疾病。例如"见肝之病，知肝传脾，当先实脾"，乃是因为"实脾专为制水，使火盛金衰，肝不受制，则肝病自愈"（高士宗）。

（三）五行的因果程序指令

控制论把因果转化关系又称为程序。控制系统都按一定的因果原则进行工作，五行生克信息都明显表现为顺序性，如相生"始于肾，终于肺"（《五行生克论》）即：水→木→火→土→金。相克"始于肺，终于肾"（同上）即：金→木→土→水→火。在五行信息传递过程中，控制系统向被控制对象发出信息，具有指使、命令的含义，称为指令。例如就信息论而言，水生木，表示水向木发出相生指令，金克木，表示金向木发出相克指令。

从生克总程序来看，又表现为因果关系，如水是生木之因，木又是生火之因，但木又是水生之果。五行间的生克都有此关系。从因果程序看，相生始于水，但水乃是由金而生；相克始于金，但金乃是由火而克。可见五行都包括于因果循环之中。

（四）五行的状态变换是闭合变换

控制论常用状态变量技法（Statevariabletechnigue）来分析一些具有因果关系的事物。能够反映机体的状态特征称为状态变量。五行生克的因果程序也能够表达机体的某种状态，也可以视为状态变量。《黄帝内经》在论述五行运动时，一再强调"神转不回，回则不转"（《素问·玉版论要》《素问·玉机真脏论》），指出生命在不同时刻的状态不同。这表明，中医认为人体的状态，除表示空间位置的三个方向要素之外，还具有时间要素，因此人体状态空间是多维空间。用状态空间来分析人体的状态变量，显然不是单一变量而是复合变量。

五行生克在不同时间内，其状态不同，具有时间概念上的不可逆性。如果以 i、j、k 来表示五行生克每循环一周内的一段时间，则五行相生与相克的因果循环与时间的关系是：

$$相生：\cdots\cdots水_i\longrightarrow木_i\longrightarrow火_i\longrightarrow土_i\longrightarrow$$
$$金_i\longrightarrow水_j\longrightarrow木_j\longrightarrow火_j\longrightarrow土_j\longrightarrow金_j\longrightarrow$$
$$水_k\longrightarrow木_k\longrightarrow火_k\longrightarrow土_k\longrightarrow金_k\cdots\cdots$$
$$相克：\cdots\cdots金_i\longrightarrow木_i\longrightarrow土_i\longrightarrow水_i\longrightarrow$$
$$火_i\longrightarrow金_j\longrightarrow木_j\longrightarrow土_j\longrightarrow水_j\longrightarrow火_j\longrightarrow$$
$$金_k\longrightarrow木_k\longrightarrow土_k\longrightarrow水_k\longrightarrow火_k\cdots\cdots$$

设时间数值 i=j=k，则在这样一段时间内，任意截取整体中的一段因果程序，都必然要包括有其所含的木火土金水五个子系统，在连续的状态下，呈现出周期性，表现为闭合变换的特点。控制论指出，闭合变换是构成稳定系统的条件之一，说明从形态角度看，一定时间内没有重大的质变；从信息传送角度看，主要信息始终在整体内各子系统间转输。

（五）五行生克中的反馈原理

所谓反馈（Feed-back），又称回授，是指系统输出信息的全部或一部分又反向输入到本系统而起着增减的作用。此时，控制系统与被控制对象之间可以相互作用，构成了闭合回路，此又称为耦合（Coupling）。耦合是由于有反馈回路才实现的，因此又称为反馈耦合。反馈的结果，如果有利于加强输入信息的称为正反馈，反之称为负反馈。负反馈在自动控制系统中起着重要作用。反馈调节是生物，特别是高等动物的重要调节机制之一，中西医都应用它来解释生理现象。

五行生克制化的过程具有反馈联系。构成五行整体中的每一子系统都是信息源，也都是信息接收者，或者说每一子系统都是控制系统，也都是控制对象。五行的状态变换是闭合的，所以五行是反馈耦合。组成五行的每一子系统，同时发出或接受相生和相克两种相矛盾的控制信息，故五行反馈可有正反馈耦合与负反馈耦合两种形式。例如当某一子系统发出相生的信息，接到的是相生的信息时，则反馈作用是加强的正反馈；当某一子系统发出相生的信息，接到的是相克的信息时，则反馈是减弱的负反馈，如图 2-14 所示。

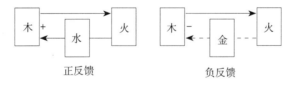

图 2-14 五行生克反馈调节示意图

五行生克具有正负反馈调节，这是用控制论观点对生克制化的解释。《素问·气交变大论》谓："夫五运之政，犹权衡也，高者抑之，下者举之，化者应之，变者复之，此生长化成收藏之理，气之常也，失常则天地四塞矣。"这表明，五行学说强调生克制化是以负反馈为主，通过五行负反馈调节，保持人体阴阳平衡。反馈的主要作用就是能使系统稳定，这是良性结果，但反馈也有不利于系统的一面，这在物理学中称为振荡，医学称为恶性循环，此时表现为病理状态。

以上用控制论观点分析五行生克制化的五方面特征表明，五行在表达人体时，把人体视为自动调节系统（又称自组织系统），当外界环境变化时，这个系统能够进行自我调节，重新组织自己，使其保持整体的稳态。所谓稳态（Homeostasis），是指有机体或自控系统中必须存在一种有效机制，以纠正运动中任何偏离规定标准的状态，使运动沿着规定标准进行，这个过程叫稳态。从这个意义上讲，五行乃是一个自动调节系统的数学模型的雏型。如把肝木、心火、脾土、肺金、肾水视为传递函数的符号，则五行相生相克的方块图如下所示（图 2-15）。

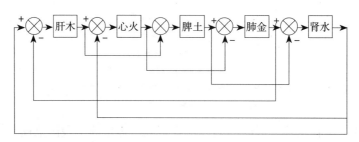

图 2-15　五行相生相克方块图

控制论研究的是物质相互联系中一类特定的联系形式。五行学说是研究五类事物间的关系。它的整体观和动态学说，我们可以用控制论来对它进行分析。五行学说具有控制论中同构理论和自动调节系统理论的雏形。主要在于它是闭合变换和具有反馈机制。但是五行学说也有它的局限性，例如类比联系人为的绝对化，闭合循环论以及五行并列和机械的不可变程序等等，用控制论来分析这些局限，也可以使其暴露得更加明透，甚而对寻求其改进途径有所启发。我们用控制论分析中医学理论中的五行学说，并非是把人体看成机器，而是将它比作人体功能模型，把人体看成是最复杂的自动控制系统。在此分析过程中，我们也略窥了中医学理论体系之一斑，它以功能系统为概念单元而不受形态学的束缚，它着重研究这些概念单元之间的关系而不在于它们的实体，因此它是具有整体观的动态医学。

五行学说以它有控制论原理雏形的合理内容告诉我们，对它不应当一概否定，而对其合理内容要加以发扬。当然，要想从五行学说发展为有实践价值的科学理论，尚需作大量艰巨工作。正如恩格斯所说"随着自然科学领域中每一个划时代的发现，唯物主义也必然要改变自己的形式。"显而易见，有所失才能有所得。要设想建立"控制论五行学说"（我们暂且这样称呼）的新理论，不突破一些传统的认识和方法，不抛弃五行的某些形式，是绝对不可能的。

【孟庆云．五行学说与控制论［J］．中医杂志，1979（12）：8-11．】

中医学对生物全息现象的论述与现代系统论

生物全息现象是借用"全息摄影"中全息一词来说明人体的局部具有整体信息的现象。祖国医籍很早就有关于类似这种思想的论述，并把此原理应用于临床诊断和治疗。

全息摄影显示出的全息图有两个特点：一是在一个微小的区域内贮存大量的信息，经过处理后即可翻译出这些信息；二是在一个特定的信息图中所有信息均包括在它的任何一个分离的一小部分中。中医很早就认识到，在面、耳、鼻、舌、手、脚等局部狭小区域内，具有全身五脏六腑和肢体的缩影，均具有整体信息。《灵枢·五色》篇指出在面部有五脏六腑的定位区分布是：额中主头面，两眉之间略向上主咽喉，眉间主肺，双目中间处主心，鼻柱正中主肝，其左右方主胆，鼻准主脾，其上的两旁主小肠，其下主膀胱、子宫等，鼻翼主胃，颧骨以下从鼻翼至颊部的中心主大肠，由此向颊部以外主肾，肾以下主脐。临床上往往根据上述不同部位的颜色改变来了解内在脏腑的生理和病理变化。例如以鼻准以下的人中来推测妇女子宫的情况。据《灵枢·五色》篇关于"女子在于面王（人中），为膀胱子处之病，散为痛，搏为聚，方员左右，各如其色形"的论述，有经验的中医能够通过观察人中的形状、长短和色气，来判断子宫的位置、发育和病变，这一经验经内诊检查每多证实。中医认为面部能比较敏锐地反映全身健康状况的原因在于经络的联系作用，通达全身的最重要的经脉都汇聚于面部，因"十二经脉，三百六十五络，其血气皆上于面而走空窍"（《灵枢·邪气脏腑病形》），故各部分的状况也能通过经络传达到脸上，在相应的部位显现出来。

和面部上述情况类似，耳、眼、舌、手、脚等每一器官，也都具有整体的信息，表现为整体系统的特征。例如因为"耳者宗脉之所聚"，它不仅是听觉和平衡器官，而全身的许多疾病都能反映在耳郭的颜色和外形变化上，对一些特定部位进行针刺，能治疗相关脏腑的疾病。《灵枢·大惑论》指出："五脏六腑之精气，皆上注于目而为之精。"中医还指出，舌也同面、耳、眼一样，具有全身的缩影。据此，中医发展有耳诊、眼的五轮诊、鼻诊、舌诊等诊断理论，手脚等局部也同样蕴涵着整体的信息。中医素有"手为人身一太极"之论，并据此发展有手针疗法。一只手有整体的信息，手的一节骨骼也是如此。近年有人发现了关于掌骨的一个新的微针系统：整个一节第二掌骨具有头、肺、肝、胃、腰、足的定位，在压痛感明显的穴位上针刺或按摩，可治疗在整体对应部位的疾病。进一步测试，又发现人体任意一节肢骨（指骨、掌骨、尺骨、肱骨、跖骨、趾骨、胫骨、股骨）都是这样的微针系统，都有与第二掌骨相同的穴位分布。并且，每二相联节肢的结合处总是对立的两极（头和足）连在一起的。可见，全息现象对人体是有普遍意义的。

中医学的脉诊是以全息思想为基础的。《素问·五脏别论》指出，气口"独为五脏主"，通过切循该处寸、关、尺三个不同部位，依浮、中、沉三种不同感受的三部九候方法可以探知五脏的生理病理情况，其原因在于"五脏六腑之气味，皆出于胃，变见于气口"，故切局部脉搏，能探知五脏的信息。按照全息理论，在脉冲函数的调制来测量时，任何一种空间都有结构的状态，例如一个神经元群，应当包含整个人体的"潜在记忆"（engram）。当触诊桡动脉寸关尺的区域时，本节段的血管自主神经支配的神经元群所引起的脉搏特征的细微变化就可诊断出来。同理，观察耳壳能诊断疾病，是因为外耳壳上有倒转胎儿的"潜在记忆"，在此处外、中、内胚层的模拟物具有不同的神经支配。外耳壳上的这许多穴位能反应不同的相应的体位，正是以这种全息模拟来实现的。

全息模拟的思路，也丰富了中医学的治疗理论，使其具有一些独特的方法。如某一部位或脏腑的疾病，可以通过治疗另外部位来解决。全身疾病，可以通过局部治疗得到调整。在用针或药时，就有以外治内、以内治外、以上治下、以下治上、以左治右、以右治左等多种方法。

中医学认识到的人体全息现象，反映了相同穴位的分布在机体不同部位的重复，更说明了整体中各局部间的互相联系。这种认识具有整体的观点与互相联系的观点，特别在藏象学说中，已有对整体最优观点的大量论述。这都和现代一般系统论的思想相符合。近年来，西医学已用系统论方法来探讨人体生理和病理，也注意对生命全息现象的观察和解释，并着眼于从局部探求整体的信息，已经能够从一滴血液检测出人体二十几种生理生化指标，从一个细胞推算出机体的年龄。西医学较侧重于结构原则，它探索全息现象的生物医学模型也多恪守结构的原则，这是有一定局限性的。和西医学比，中医学研究人体是以建立功能模型为主，它的脏腑主要表述为功能系统，中医学论述的生命全息现象也是以功能描述为主，它的脏象模型还包括情志因素和环境因素（如心藏神，肝藏魂……心主夏季，肝主春季等），这种认识方法以综合为特色。如果把中西医两种理论体系的研究方法互相借鉴和结合，即综合方法与分析方法互相借鉴，功能模型和结构模型互相结合，这显然能促进对人体生命奥秘的揭示。因此从方法论来看，也是有必要坚持中西医结合的。

【孟庆云. 祖国医学生物全息现象的论述与现代系统论［J］.

医学与哲学，1981（4）：27-28.】

从控制论看伤寒六经及其辨证论治的某些规律

控制论与《伤寒论》二者既是不同的学科又产生于不同的时代，可谓大相径庭。但如用控制论的某些原理来分析《伤寒论》的一些条文，则可发现有其相合之处，这将有助于对《伤寒论》辨证论治规律的认识。

一、从控制论看伤寒六经

"伤寒六经"是张仲景对《黄帝内经》的继承和发展，它具有病因、辨证、分证等综合含义。论中所贯穿的邪正相争的思想，与控制论所言及的干扰、抗干扰理论若合符节，控制论把由外部输入的有害信息称为干扰；故可把"邪"视为干扰，把"正"视为抗干扰能力。疾病过程就是干扰与抗干扰之间的斗争过程，它们都随时间的改变而改变，如是分析，六经又具有疾病传变的概念而为时间的函数。故六经有分证的意义。

从控制论看，所谓辨证，就是通过四诊八纲等识别划分疾病信息的方法找出疾病的函数 E（t）:

E（t）=Co（t）–C（t）

Co（t）、C（t）、E（t）都是时间的函数。Co（t）为理想输出量，可表示人体的健康状态函数。C（t）是实际输出量，为人体的实际状态函数。E（t）是误差量，可表示疾病函数，是人体空间的状态变量。上式表明，辨证就是找出疾病函数的特征值的过程。当把人体视为线性系统时，疾病函数可以用矩阵式来表示。矩阵中各元素则是健康状态参数与实际状态参数之差，是疾病的信息，即各种症状。用矩阵表示疾病函数，能够突出群的特征，又包含向量因素，可以充分显示出系统的观点。

《伤寒论》的疾状变量以表在的定性参数为特点，其优点是直观性强容易观察，如发热、恶寒、脉浮等，但缺乏定量和内在性参数（如检验的血细胞数、pH 值等），是由历史条件所决定的，今后有待于向定量的和内在性参数变量的方向发展。

《伤寒论》就是根据抗干扰能力与干扰二者力量的对比，结合时间因素，将外感热病分为太阳病、阳明病、少阳病、太阴病、少阴病和厥阴病六个阶段。《伤寒质难》言六经邪正情况："太阳之为病，正气因受邪激而开始合度之抵抗也；阳明之为病，元气愤张，机能旺盛，而抵抗太过也，少阳之为病，抵抗能时断时续，邪气屡进屡退，抵抗之力，未能长相济也；太阴少阴之为病，正懦怯，全体或局部之抵抗不足；厥阴之为病，正邪相搏，存亡危急之秋，体工最后之反抗也。"《伤寒论》很重视疾病演变与时间之间的关系，论中有多条论述六经病欲解之时的原文。如第 9 条言"太阳病欲解时，从巳至未上"，认为太阳病在一日内它当令的时间中，可得借其主气而解。各经皆有其欲解之时，由上可知，时间变量是贯穿于六经分证中很重要的因素之一。

从发病空间（脏腑经络）、干扰与抗干扰及时间等因素来分析六经证候，情况如下：太阳病是病在足太阳膀胱经和手太阳小肠经的经络和脏腑的病变。邪正斗争在体表，这时机体的抗干扰力远远超过干扰力。

阳明病主要反映胃、大肠及其经络的病变，继太阳之后，此期机体抗干扰力仍然超过干扰力，其疾病函数 E（t）当为壮热、不恶寒反恶热、大汗出、口大渴、腹硬满、大便闭、神昏谵语、脉洪大或沉实等症状的矩阵。

少阳病主要是反映胆和三焦及其所属经络的病变，此期虽有正虚邪实，但机体抗干扰力还是略大于干扰，其疾病函数 E（t）当为往来寒热、口苦、咽干、目眩、胸胁苦满、心烦喜呕、不欲饮食、脉弦细等症状的矩阵。

太阴病主要反映脾及所属经络的病变，此期邪已入里，一般来说，干扰力与机体抗干扰力不相上下，但在脾和所属经络系统干扰力已占优势，其疾病函数 E（t）为腹满而吐、食不下、口不渴、时腹自痛、自利益甚、脉缓弱等症状的矩阵。

少阴病主要反映心和肾及其所属经络的病变，此时邪在里成大患，病情显著恶化，抗干扰力明显小于干扰力，其疾病函数 E（t）当为不发热、恶寒、呕吐、下利、尿色白、肢厥、蜷卧、但欲寐、脉微细等症状的矩阵。

厥阴病主要反映肝和心包及所在经络的病变，为伤寒的最后阶段，此时抗干扰力最微，干扰力最大，其疾病函数 E（t）当为厥热交替、饥不欲食、消渴或水浆不入、气上冲心、心中疼热、耳聋囊缩、不知人事等症状的矩阵。

六经的预后也可用控制论中的信息量和熵等稳定性指标来表示。系统的抗干扰力强而干扰力小，则信息量大熵小，组织程度大，稳定性好，干扰易于排除，反之干扰不易排除。太阳病信息量最大熵最小，预后最好，厥阴病信息量小熵最大，预后最差。

综上所述，《伤寒论》的六经分证，是"以非特异的时相过程来辨证分类的"，它不仅表达了各经的证候类型，而且也包含着邪正的进退、时间病程的演化及病理本质和预后等因素，它不是孤立的，而是互相联系的，与整个病程是不可分割的，因此，它不同于那种只有空间概念而彼此互不联系的症候群。可见，用控制论分析伤寒六经，有助于统一对它的认识，从而使某些概念明确起来。

二、《伤寒论》辨证论治中的控制艺术

从控制论看，辨证是信息识别，施治则是一个输入治疗信息、排除干扰即校正的过程，最终目的是达到改善控制系统的质量。《伤寒论》的一些治法颇有控制艺术，现举例如下。

（一）平衡原理

当控制系统偏离平衡时，通过自调机制使其保持稳态。中医有平衡原理，认为人体生命过程体现为"阴平阳秘，精神乃治"，阴阳两方面相对平衡协调，人的身体就健康。按五行学说表达的人体脏腑功能来看，是一个具有反馈作用的闭合变换系统，是一个人体的内稳定器模型。疾病的产生是阴阳相对平衡的失调和破坏。中医治疗的重要原则之一就是调和人体阴阳的偏盛偏衰。《伤寒论》第58条说"阴阳自和者必自愈"，是平衡原理的概括也是诸种治疗法则的最终目的。八法都与此有关，尤以温、清、补、消四法最为明显，运用平衡原理的要点是，药物之性与诊断之证相反，"热者寒之""寒者热之""虚者补之""坚者削之"。目的在于"补其不足，泻其有余，调其虚实，以通其道"（《灵枢·邪客》）。

（二）方剂迭加法则

在控制系统中，线性系统可以应用迭加原理。《伤寒论》所运用的方剂迭加法则，有与其相类似的精神。例如：太阳病用汗法，常用桂枝汤；少阳病用和法，用小柴胡汤；兼有太阳少阳病的情况，仲景用汗法与和法迭加，有柴胡桂枝汤；同理，少阳病渐入阳明之腑，可用和法与下法迭加而有大柴胡汤。同一经也可因证不同而迭加立方。例如太阳病兼有中风与伤寒者，因证候之异，第23条有桂枝麻黄各半汤，第25条有桂枝二麻黄一汤，第27条有桂枝二越婢一汤，柯氏称此为"风寒有两汤迭用之妙"。

从控制论看《伤寒论》的方剂迭加法则，具有线性观点。人体的各控制系统都是非线性系统，但在干扰小的基础状态下，可以近似地看成是线性系统。方剂迭加法则的应用，使辨证立法用方和加减有很大的灵活性，故言"八法之中，百法备焉"，这也是中医学的一大特色。

（三）分消法

闭环控制系统可以应用分流原理进行自动控制，例如在电路系统中，为了减轻某一电路的过流，常常增加并联电路而使其分流。《伤寒论》的分消法很近似控制论的分流原理。据人体水液代谢具有闭合循环的特点，第386条用五苓散治疗呕吐而利的霍乱，就是分消法的一个明显的例子。泻利与水液代谢异常有关，利小便可以实大便，后世也多效仿此法用五苓散治疗泄泻。论中还有用此理来解释某些疾病的自愈机制。例如第47条言"太阳病，脉浮紧，发热身无汗，自衄者愈"，此时衄血和应用汗法起到相同的作用，故柯韵伯言："今称红汗，得其旨哉。"

（四）急下法与反佐法

在自动控制系统中，往往有不稳定的过程，处理的原则是使控制系统处于不稳定状态的时间尽可能短暂，此为快速通过不稳定区的方法。《伤寒论》中第252、253、254条的"阳明三急下证"应用急下的方法，与快速通过不稳定区的原则相似，此时由于热邪盛实，结于胃肠，患者有发热汗多、目中不了了、睛不和、腹满痛、大便难，以及神昏谵语等重症，患者正气很虚，又必须祛邪，仲景用大承气汤急下存阴治疗。他如"少阴三急下证"和第324条用吐法治疗胸中实等皆属此理。

《伤寒论》中还有从治之法，法中有特定情况下使用反佐药物者，也在于用反佐药物引导其他药物加速通过不稳定区。例如第315条白通加猪胆汁汤证，是在热药被阴邪格柜的危重情况下，加入咸寒苦降的猪胆汁、人尿为反佐，引导其他药物摆脱被格拒状态，使"热药得入，以回垂绝之阳"（《伤寒论本旨》）。

（五）反馈原理

反馈又称回授，它是指一个系统的输出信号的一部分或全部又反向输入到本系统而起到增减作用，此时输入信息与反馈信息构成了耦合回路。控制论应用补偿原理、分流原理与快速通过不稳定区等，都以反馈耦合为前提。

《伤寒论》有时是在实验治疗的情况下，观察反馈信息进一步确诊用药的。第209条通过观察患者服小承气汤后是否有"转矢气"的反馈信号，决定可否进一步用攻下。又如第97条以服小柴胡汤后的改变，进一步判别是否转属阳明；第105条据用汤药下后的反应，探知可否用调胃承气汤等，皆同此理。此把患者和医生视为在一个反馈耦合系统之内，用药为输入，用药的反应为反馈信息，输入给医生，医生据此决定向患者输入治疗信息，以施控制调节。

（六）分步治疗

《伤寒论》运用的分步治疗方法，与控制论程序控制的精神是一致的。控制论的程序控制属于开环控制系统。在不具备反馈回路的情况下，为实现对多变量的控制，在单变量控制的基础上，通过程序来实现的。《伤寒论》以"治病必求其本"为总原则，因具体情况不同，按表里先后、标本缓急分步进行。第91条有"伤寒，医下之，续得下利清谷不止，身疼痛者，急当救里，后身疼痛，清便自调者，急当救表，救里宜四逆汤，救表宜桂枝汤。"第106条是表证为本，而其人如狂，少腹急结等症候为标，邪甚于表，而救里非当务之急，则先治其本，之后以桃核承气汤攻其蓄血，后治其标。以上标本之治，是从表里而论，如有缓急情况，常是"急则治其标，缓则治其本"。这些原则，不仅适应于外感热病，也适应于内伤杂病的论治。

以上把《伤寒论》辨证施治的一些有关内容与控制论原理进行比较，可见《伤寒论》一书中有某些控制原则的雏形，但是《伤寒论》的这些内容毕竟不是控制论，这也正是中医学中有待于进一步发掘和提高的内容之一。

【孟庆云. 从控制论看伤寒六经及其辨证论治的某些规律 [J].

湖南中医学院学报，1984（2）：6-9.】

从中医疾病模型看中医临床辨证思维的特点

中医学很早就采用建立模型的方法来研究疾病，《黄帝内经》中的"阴阳平秘模型""五行内稳定器模型""藏象全息系统模型"和"六气致病模型"等理论，两千多年来，一直有效地指导着临床实践。现从方法论角度，仅就中医的疾病模型来分析中医临床辨证思维的特点。不当之处，希求指正。

一、阴阳平秘模型

中医学以阴阳来说明事物的对称性，它也可以视为构成一事物的一对矛盾。阴阳为对事物属性的概括而非形质。《灵枢·阴阳系日月》曰："阴阳者，有名而无形。"说明阴阳本身并不指固定的具体事物。中医认为阴阳为"天地之道"，阴阳对人和自然界具有普遍的意义。"阴阳者，数之可十，推之可百，数之可千，推之可万，万之大不可胜数，然其要一也。"（《素问·阴阳离合论》）阴阳是一个整体的两种对立的属性，二者相辅相成，互根互用。阴阳协调为正常，阴阳失调为异常，《素问·生气通天论》曰："阴平阳秘，精神乃治；阴阳离决，精气乃绝。"说明阴阳学说的要点是调和而不是平衡，是《黄帝内经》论述包括人体在内的自然界运动规律的总模型，我们可以称为阴阳平秘模型。后世哲学著作《周易参同契》用"太极图"作为阴阳平秘模型的模式图，一个黑白回互的圆，以"S形"线一分为二，无论S曲线如何移动，阴阳两方面的图形都不是相等的天平平衡状态。因此，这个模型的"吸引子"是：阴阳调和为正常生理，阴阳乖和则为病。从医学角度看，阴阳平秘模型是中医生理和病理的总模型，也是辨证论治的总模型。《素问·至真要大论》曰："谨察阴阳之所在而调之，以平为期。"就是根据这个模型确立的治疗原则。针灸是通过补泻来调节阴阳，药物治疗也是通过药物之偏来调整人身之偏，唐容川《本草问答》中说："设人身之气，偏盛偏衰，则生疾病。又借药物一气之偏，以调吾身之盛衰，而使归于和平，则不病矣。"

根据阴阳平秘模型，可进一步推导出人体的病理模型是一个尖顶突变模型。《素问·评热病论》"邪之所凑，其气必虚"，这一论述表明，《黄帝内经》所述的病理模型是一个尖顶突变模型。脏腑功能正常而旺盛，则正气充沛。受邪而发生功能障碍，是一个由连续变化而致突变的过程。人体受邪不一定都发病，病还是不病的状态就是两个互相对立又统一的因素，即"正"与"邪"所决定。正虚邪盛到一定水平可导致阴阳失调，到一定阈值则为病。病有轻有重，由不病到病或由病到不病皆是突变。故在这个模型中，"正"为占优势的最高区域，"邪"为占优势的低数值区域，模型由"正"向"邪"呈整体性倾斜如塔状，行为面越低表示病越重。按照阴阳失调的尖顶突变模型，要使患者恢复健康，关键在于提高正轴数值来补充缺失即扶正，而不是削伐正轴上的尖顶。故中医治则首先强调的是扶正而不是祛邪，当然也有以祛邪为主者，但这主要用于邪盛而正未伤的情况下（如白虎汤证）；另外以祛邪为主在完成祛邪之后仍要扶正。在《伤寒论》中，始终强调"保胃气，存津液"，正是这一原则的具体运用。

二、五行内稳定器模型

中医学注意到，许多病变不能用一脏一腑来解释，一脏的病证往往累及他脏，或者是受他脏病变影响的结果。《黄帝内经》假于哲学之五行，以人体脏腑等隶属于五行，肝属木，心属火，脾属土，肺属金，肾属水，五脏各主一行，以五行关系，来表述脏腑之间相互影响反馈耦合的关系。

五行之间，具有"相生""相克""相乘""相侮"等关系。脏腑间相互滋养、生化作用称为相生关系或母子关系，其克制、约束的作用为相克关系。五脏相生有一定顺序：肾之精以养肝，肝之血以济心，心之气以实脾，脾之运以充肺，肺之肃以助肾，即肾生肝，肝生心，心生脾，脾生肺，肺生肾。在五行相生关系中，任何一行都有生我、我生两方面的联系。相克也有一定顺序：肺克肝，肝克脾，脾克肾，肾克心，心克肺。在五行相克关系中，任何一行都有克我、我克两方面的联系。由各脏腑偏盛偏衰，导致五行生克反常，平衡失调，是为"相乘""相侮"。生、克可视为正反馈与负反馈。在五行相生中同时寓有相克，相克之中也寓有相生。生克互相作用，即正反馈与负反馈交织成复杂的调节关系，《素问·六微旨大论》曰："亢则害，承乃制，制则生化，外列盛衰，害则败乱，生化大病。"脏腑间的生克作用，使人体具有自动维持稳定和平衡的能力，达到使各种生命活动和运动维持在相对稳定的状态。生克的作用，即正、负反馈的作用，如《类经图翼》解释："造化之机，不可无生，亦不可无制。无生则发育无由，无制则亢而为害。生克循环，运行不息。"必须生中有制，制中有生，才能运行不息，相反相成。五行学说的理论，正是说明了人体的稳定机制。按照控制论内稳定器的原理，由五个子系统组成的内稳定器，如果有一个系统有某种异常，当改变不大的时候，通过其他系统的生克作用，可以促成回到平衡状态，实现稳态；如果一个系统偏移大，在短期内未能恢复平衡，则整个系统偏移平衡状态，呈病态稳定。五行的生克自调整就具有这种特点。当五脏安和生化不息时为稳态，属于正常生理；而在害则败乱时，呈病态稳定是为病理。由此可见，五行学说是一个内稳定器的人体功能模型。

按五行内稳定器模型，治疗疾病的各种手段，不外乎是通过输入外部信息手段，来促使病态系统回到稳态。其方式可以直接作用于病态系统，也可以通过调节其他一个或几个系统作用于其母或其子，间接实现稳态。临证中常用"虚则补其母，实则泻其子"等法则。在具体应用时有疏肝健脾、清肝泻肺等治则，都是五行内稳定器模型原则的具体应用。这一原则还有预防意义，如《难经》的"见肝之病，知肝传脾，当先实脾"的论述即是。

三、藏象全息系统模型

藏象经络学说是以五脏六腑为中心，以经络和气血运行为联系，来论述人体功能活动及人体与外界环境关系的理论。从方法论来看，它是一个人体的全息系统功能模型。

"藏象"一词，首见于《素问·六节藏象论》。所谓藏象，王冰解释说："象谓所见于外，可阅者也。"张景岳也解释说："象，形象也。藏居于内，形见于外，故曰象。"认为所观察到的人体功能活动，是内脏生命活动的外在表象。藏象学说的理论，是在对有生命活体的观察而确立的。生命在活动时"精气内守，形神外现"，人死之后，精气离决，功能消失，神无所见，就无藏象可言。藏象的理论是有其独特的方法论的。古人把所观察到的人体现象，通过"司外揣内，司内揣外"及"由我知彼，由表知里"的推测方法，据外部活动表象来推测内在脏腑，以病理反推生理而来。例如，因汗出过多而心慌，推出"汗为心之液"的理论；见人体受寒而多尿，推出"寒气通于肾"的理论。古人认识到，在病理情况下，更易显示出人体的信息，即《素问·玉机真脏论》："善者不可得见，恶者可见。"如当风寒伤肺咳喘时，发热恶寒与鼻塞、流涕并见，在此病理情况下，推出肺主皮毛，开窍于鼻。在纳减便溏、腹满肠鸣的脾虚湿困时，又常伴见四肢不温、消瘦乏力，而推知脾主肌肉与四肢。藏象是动态的功能模型而非解剖单位。《素问·刺禁论》曰："藏有要害，不可不察，肝生于左，肺藏于右，心部于表，肾治于里，脾为之使，胃为之市。"都是指功能而言：肝主升发，肺主肃降，古人认为自然界生化规律是左升右降（《春秋纬·元命苞》："天左旋，地右动。"），人体脏腑也然，肝主升属左，肺主肃降属右，是功能而非解剖位置，心之阳气发散于外，肾藏精于内，脾主运化，胃为水谷之海。其他如命门、三焦等脏腑概念，也是脏腑的功能单位，是模型而不是解剖学中的实质器官。

藏象学说是一个系统的模型。肝、心、脾、肺、肾五脏是按功能原则所分的 5 个子系统，每个子系统都有脏腑、经络、体表组织、五官九窍、颜色、气味、情志等内容。如肝脏之腑为胆，经络为足厥阴脉，主筋，其华在爪，开窍于目，主青色与酸味，主怒。每个系统所主的体表活动与内在脏腑之间有相应的关系称为体表内脏相关学说。体表内脏相关学说的理论，注意到并论述了在人体任何一个局部，如在面、目、耳、鼻、手、足等局部狭小区域中，如集中全身脏腑的信息，有各脏腑功能的分布定应，即有全身脏腑的缩影，这是系统论的思想，以此表明藏象学说理论是一个系统的模型。例如，在《灵枢·五色》篇中指出，在一个面部就有人体五脏六腑的定位区，其分布是：额中主头面，两眉之间略向上主咽喉，眉间主肺，双目中间处主心，鼻柱正中主肝，其左右方主胆，鼻准主脾，其上两旁主小肠，其下主膀胱、子宫等，鼻翼主胃，颧骨以下从鼻翼至颊部的中心主大肠，由此向外主肾，肾以下主脐。临床上往往根据上述不同部位的颜色改变，进而推测内脏的异常改变。据"女子在于面王（人中），为膀胱子处之病，散为痛，搏为聚，方员左右，种如其色形"的论述，有经验的妇科医生，通过观察人中的形状、长短和气色，来判断子宫的位置，发育和病变，这一经验内诊检查每多证实。面部能敏锐地反映各脏腑功能的原因，在于经络的联系作用。《灵枢·邪气脏腑病形》篇："十二经脉，三百六十五络，其血气皆上于面而走空窍。"各脏腑的功能状态皆通过经络传达到面部，在相应的部位显示出来，故面部有五脏六腑之全息。和面部上述情况类似，耳、眼、舌、手、足等每一器官，也具有脏腑之全息，表现为整体的系统特征。据这个模型的原则，《黄帝内经》及后世医著，又提出了耳诊、眼的五轮诊、鼻诊、舌诊等。《黄帝内经》脉诊的"独取寸口"的三部九候诊法，也是全息理论在脉诊上的应用，凭切寸口脉的寸、关、尺三个不同部位的浮、中、沉等各种感受，便可探知五脏六腑的病变，藏象全息系统模型除指导中医诊断外，还提出独特的治疗思路。某一部位或脏腑的疾病可以通过治疗另外的部位来解决，全身疾病可以通过局部治疗得到调整。在用针或药时，就有以外治内、以上治下、以下治上、以左治右、以右治左等多种方法。藏象全息系统模拟思路的模型，是中医学的特点之一。

四、六气致病模型

中医学很早就重视外界气候变化对人体的影响，《素问·阴阳应象大论》提到对应五脏的"寒、暑、燥、湿、风"的五气。五气致病，即四时气候可以作为致病因素的思想，但还局限于五行学说来解释发病的水平。从《黄帝内经》的"七篇大论"始，把对应五行的五气，发展为对应三阴三阳的六气；从观察入手来探求六种气象因素对人体的致病作用，发展为六气淫胜可以致病的理论，建立了六气致病模型的发病学。这种立足于外因，用探求的眼光来建立起来的病因模型，在中医学的发展中是有重要意义的。

六气太过称为六淫。《黄帝内经》不仅明确了六气能致病，还观察到在六种气候情况下，有其六种类型的常见病，例如《素问·五常政大论》记述了在气象属于"少阳司天"的以热为主的自然气候时，其致病规律是"火气下临，肺气上从"，此时多发生咳嚏、鼻衄、鼻窒、口疡、寒热、胕肿、心痛、胃脘痛、厥逆、膈不通等，易发生急病。在气象属于"阳明司天"的以燥为主的自然气候下，其致病规律是"燥气下临，肝气上从"，此时多发生胁痛、目赤、掉振鼓慄、筋痿不能久立、小便变、寒热如疟、甚则心痛等。对太阳司天、厥阴司天、太阴司天、少阴司天等气候类型条件下，气候特征分别为寒、风、热、湿等，也各有其相应的多发病证，即《黄帝内经》所确立的"天气制之，气有所从"的六气致病模型，是中医外感病的基本病因模型。

六气致病模型指出了气候－病因－病证间的一系列关系，它本身具有辨证论治的意义。据不同的证，可分析病因，而有相应的治则与方药，是为审因论治，称为六淫辨证或病因辨证，是中医学外感病的基本辨证方法。六气致病模型还可因情况的不同有其变化。如《素问·六元正纪大论》指出六气正常之化和异常之变的胜复致病的6种模型。在《素问·至真要大论》还有六气客气主气相互作用而致的客胜主胜6种致病模型，这些变化的六气，各有相应的疾病类型和病证，也有相应的防治原则。

《黄帝内经》六气致病模型，在后世更有所发挥。《伤寒论》就是以六气的季节致病而分别命名为太阳病、阳明病、少阳病、太阴病、少阴病、厥阴病的，此为"伤寒六经"，已成为后世外感病辨证论治的纲领。六气病因理论提出以后，由外因发展为内因，而有内风、内寒、内热、内湿、内燥、内火等，扩大了六气致病模型的概念。例如，曾用取类比象的原则把具有善行数变、开泄浮越、动摇不定特征的疾病称为风证，把阴性凝滞、伤阳收引等病症认为是寒之为病。此时，六气的病因含义已成为审因论治的辨证模型，内容更为丰富，但终以模型的意义称著而非病源实体，这也是中医学的特点之一。

综上可见，中医学中的医学模型，是古人通过对人体的生理和病理观察，通过一定的方法论，借助一定的哲学思想而建立起来的。这些模型往往都是从论述宇宙一般规律的模型进而成为论述人体的医学模型的，例如阴阳、五行、六气等，都是论述宇宙万物和自然气候的，以此为间架，以医学内容攀结其上而建立了医学模型。从这些医学模型可以显示中医学有以下几个特点：①中医学的理论，是在对人体活体又是整体观察的基础上建立的学说，它侧重于功能的原则；②中医学从人与自然界为统一的、整体和脏腑为统一的整体来阐发人体生命的基本特征；③中医学的每一种医学模型都能具体使用于辨证论治而有实践意义。从方法论看，中医学的医学模型有独特的思路，值得进一步探讨。

【孟庆云. 从中医疾病模型看中医临床辨证思维的特点［J］.
辽宁中医杂志，1984（10）：11-14.】

经络学说的体系及方法论

经络的真实性、可靠性和科学性已逐渐得到了证实，以此被誉为"中国的第五大发现"。对经络学说的体系和方法论进行探讨，也可能有助于对其本质的认识。现从三方面略述如下。

一、经络学说的体系

历代以来经络的概念在不断发展，在马王堆出土古医籍和《黄帝内经》的部分篇论还是只称脉或经脉，又常以脉言经，以经言脉，在《黄帝内经》的另一些篇论中则明确地用了经络的称谓。《黄帝内经》的大部分篇章都以经络为气血和水运行的通道，但也有一些篇论指出经络是真气在人体内外循行的气道，也称经气。把经气循行线上的腧穴称为气穴。这样，经络就和血脉等相分离。金元以后的医家们坚持了这种观点，从滑寿的《十四经发挥》到现代的一些针灸经络著作，都以经络为气道，它和血虽然有关系，但已不包括脉管了。

为了能从方法论角度认识经络的特征，我们再回到《黄帝内经》的经络体系中去。《黄帝内经》全书的经络系统大约由下述 5 个系统组成：

1. 十二经系统。马王堆汉墓出土古医书只记 11 条，《黄帝内经》为 12 条。十二经起止循行有一定规律，经气在其中如环无端地运行。

2. 经外奇穴系统，包括"以痛为腧""背俞"和十二经之外的奇经、奇穴，如任脉、督脉等。

3. 经别、经筋系统。经别和经筋各有 12 条。十二经别是从十二经分出来的，但其循行的离合出入都与之有别。十二经筋不连属脏器，但连缀百骸，维络周身，主人体运动。十二经筋之病而为十二痹。有的经筋在走行时"维筋相交""左终于右，故伤左角，右足不用"，具有交叉支配的特征。

4. 血脉系统。经脉行血气，"脉道以通，血气乃行"，脉又为血府，有的经脉在体表就可触到脉搏跳动，"经脉十二，而手太阴、足少阴、阳明独动不休"（《灵枢·动输》），可见脉有时又是血管系统的模拟物。

5. 经水系统。《灵枢经》言有十二经水，《素问·水热穴论》又记述了五十七水穴。水在体内沿十二经水循环，《素问·经脉别论》指出水从饮入于胃到周流全身的代谢过程，其经水起的作用是"水精四布，五经并行"。正因如此，水气病可从经络和刺水穴来治疗。

由上可知，《黄帝内经》所论述的经络，是一个运行气、血、水和司运动传导等的综合体系，中医学以它来概括了人体的整体性的动态功能，以它作为人体系统的结构，这也是中医学的特色之一。

二、启导经络认识的三个来源

引起古人产生经络意识和对经络现象的注意的原因有三：即针法、灸法的医疗实践和练气功时的体验。

现在称为针灸的医疗技术，是以上古时代的"砭石"与"灸焫"发展而来。《素问·异法方宜论》指出砭石从东方来，灸焫从北方来。许慎在《说文解字》中也说："砭，以石刺病也"。自1963年在内蒙古多伦旗头道洼新石器时代遗址出土一枚石针以后，又相继在河南新郑、山东日照、徐州高皇庙、郑州旭旮王村等地陆续出土了多枚石针，说明在新石器时代先民们就开始了原始的针刺医疗活动。在出土文物中还有骨针、竹针、陶针、青铜针、金针和银针等，这些也都是砭石的发展。使用砭石的文献记载也是很早的，《左传·襄公二十三年》，即公元前550年就记有"美疢不如恶石"，《山海经·东山经》也道："高氏之山，其上多玉，其下多箴石。"

灸焫是原始人在围火取暖中发现了局部热熨的医疗作用后演为灸术的。《孟子》说"七年之病，求三年之艾"，从马王堆出土医书和《史记·仓公传》等书的记载，说明西汉初期以前灸法的应用比针法更广泛。如果说针法容易发现穴位的话，则灸法更容易引起经络感传现象的产生，这在马王堆出土医书中称之为"导脉"，在《黄帝内经》中称为"得气"或"气至"。

气功也是认识经络的途径之一。郭沫若在《奴隶制时代》一书中指出，到战国时代气功已成为一个独立的学派。马王堆墓出汉医书中就有《却谷食气》篇和《导引图》。《素问·上古天真论》就着重论述气功的养生意义和练气纲领："提挈天地，把握阴阳，呼吸精气，独立守神，肌肉若一。"明代李时珍在《奇经八脉考》中指出"然内景隧道，唯反观者能照察之"，这种内景反观是中医学的一种独特的实验观察方法，此处所言之"隧道"，在《黄帝内经》中又称为"经隧"，其含义也包括经络，练气功的人才会有感传的体验的。

在漫长的岁月里，针法和灸法的经验必然导致对穴位和经络的认识，气功的自我实验具有直观性也同样有此作用。针灸就得从穴位入手，有感传方为得气，练气功也得依赖经络感传，气行时分经之处、气交会之处、发放外气之处、气聚之处都是穴位。因此，经络和穴位是同时发现的，不能只根据马王堆汉墓出土医书和脉名无穴名和仓公诊籍无穴名就断定经络的发现早于穴位，因为：第一，针灸的历史是悠久的，其医疗作用总是要通过穴位来实现的，在临床上不能把穴位和经络分开来用，陆瘦燕指出古人所运用"由点到线"的推理确属古人常用的思考方式，这是和临床得气判定一致的；第二，古人探讨经络有不同的途径和方法，马王堆出土医书也只能代表一个学派或一家之言，如果古人从解剖入手以脉管为经络的话，那么此类脉书则无从记录穴位；第三，文献记载定经络的创始人俞川同时探讨和运用穴位及经络的，西汉刘向在《说苑·辨物篇》中说："俞跗之为也……炊灼九（灸）窍而定经络。"可见作为穴位的九窍和经络是同时认识。从方法论而言，以针灸认识经络和穴位，是直观和内省，显然前者易，后者难。从演化史看，前者历史悠久，后者时限为短。因之，作为经和穴是经络体系的两端内容而言，应是同时发现的，而难以明确说清二者孰先孰后。

三、建立经络学说的方法

古人对经络的探索是从实体分析开始的，最后又建立了经络模型而发展为经络学说。先后用了解剖方法、类比方法、黑箱方法和模型方法。

古人用解剖方法探索循经感传的物质结构，这项工作当时称为"割皮解肌，诀结筋"，也称为"解剖而视之"。如《灵枢·经水》所说："夫八尺之士，皮肉在此，外可度量切循而得之，其死可解剖而视之。"以此发现了脉管、肌腱、粗大的神经干等，《黄帝内经》的经络体系也包括这些内容，因此，经脉既行气又行血。

类比法提出了经络的初步概念。人们在科学活动中，每当理智缺乏可靠证明的思路时，往往是运用了类比的方法，《黄帝内经》称此为"援物比类"。古代医家援用地理学之"穴"的概念来譬喻针灸在经络上的窍位，而称为孔穴。《说文解字》言"穴，土室也"，故穴位是类比地穴而来。《千金翼方》说"凡诸孔穴，名不徒设，皆有深意"，这里所说的深意，很多是指穴位之名称系与地理地貌名称如山川、丘陵、河谷等类比而来，其中有海（照海、小海、少海、气海）、河（四渎）、溪（太溪、后溪、解溪、侠溪、阳溪、元溪）、沟（支沟）、地（地仓）、井（天井）、泉（涌泉、阳陵泉、曲泉、廉泉、天泉）、池（阳池、曲池、天池）、山（承山、昆仑）、丘（商丘、梁丘、丘墟）、陵（大陵、下陵、外陵）、谷（合谷、然谷、陷谷、通谷、阳谷、阴谷、前谷、漏谷）等。脉的称谓也是与地学的类比。物之贯通连络有条理而布成一个系统的称为脉，如地脉、山脉、矿脉。《管子·水地》说："水也者，地之血气，筋脉之通流者也。"古人最初把循经感传称为"脉"，继后又以人身之脉中流行气血以喻地脉流通的水而言经脉。宋代地理名家赖文俊在《披肝露胆经》中指出：地理上的龙脉与穴位概念至少在上古时代就有了，以此可以想到经络学说之"穴"与"脉"与地学类比的关系。"经络"一词也援引自地理学，《河图括地象》说"荆山为地雌""岐山为地乳""汶山之地为井（经）络"，古人把人身之经络与大地纵横如网的通道相类比而有经络的除号。元代滑寿在《难经本义》中为"一难"所作的注文中说："经者，径也；脉者，陌者。"用经道和阡陌来比喻经络的分布与功能，也是从他开始，把经与脉区别开来，将有专穴者称为经，无专穴者称为脉。因任、督之脉皆有穴位，故和十二经相提并论称为十四经，而阳维、阴维、阳跷、阴跷、冲脉、带脉只能称脉。此后经络概念分明。

黑箱方法进一步充实了经络功能又使十二经互相连接，方法论把内部结构一时无法直接观测而靠从外部去认识的现实系统称为黑箱，靠信息辨识来判断黑箱结构和功能的方法称为黑箱方法。它不仅是一种使复杂问题简化的方法，并且对黑箱的信息观察是以整体性和动态性为特征的。古人靠观象识藏的黑箱方法建立了藏象学说，《黄帝内经》称此法为"外揣"。《灵枢·经脉》篇说："经脉者，常不可见也，其虚实也，以气口知之。"因为经络也是居于内而象于外的，在一般情况下是潜在的，自体无法觉察，这就只能从针刺感觉传导现象和疾病的对应关系来确定各条经脉的功能和所主的是动病、所生病，即是"司外揣内"。《素问·经脉别论》明确指出了经脉的藏象特征："帝曰：太阳藏何象？岐伯曰：象三阳而浮也。帝曰：少阳藏何象？岐伯曰：象一阳也。"古人用黑箱方法把一些穴位连成经或据经的特性推出经上孔穴的功能，根据每经的特性又配以相应的脏腑，按照阴阳对称的推理把十一经发展为十二经，又从黑箱的逻辑推理，12 条开放的经，必须连接闭合起来才能圆满地完成气血循行，于是经络如环无端，气血终始而行。临床疗效证实了靠黑箱方法建立的理论的可行性。

模型方法使经络学说系统化、理想化。随着经络的概念逐渐脱却其行血的功能，经络的含义逐渐从实体演为模型，以行气为专一，其模型也逐渐理想化，成为理想模型了。《黄帝内经》中关于人体经络有十几种说法。如《素问·阴阳别论》中叙述了在机体 4 个区有相应经络的四经，在《素问·五脏生成论》中则有五经，在《素问·四时刺逆从论》《素问·热论》《素问·厥论》《素问·脉解》《素问·阴阳离合论》和《灵枢·根结》等篇则记叙了有不同特征的六经，而在《素问·气府论》讲的是九经，在《素问·刺热论》论的是十经，在《灵枢·本输》则有一经，在《灵枢·经脉》便是十二经。诸多的说法表明，古人用多种不同的理论模式来解释经络现象，便有多种经络模型。任何系统只要信息交换都应具有网络的特征，人体是最完善最复杂的信息系统，应该有其相应的网络构造，经络学说与这种认识正相契合。经络的行气作用不仅使各脏腑互相协调，使机体成为统一的整体，它还是联系天气、地气和人气的网络，实现人与天地之气相应，故《灵枢·经别》篇说："十二经脉者，此五脏六腑之所以应天道也。"十二经脉的循行和功能表现出了人体的有序性，如十二经在人身应腑，在时空上应十二月、十二辰、十二节、十二经水等，都表明了这是古人构思的理想模型，古人视它为人体生老病死的枢机，其重要性正如《灵枢·经脉》所说："经脉者，所以能决死生，处百病，调虚实，不可不通。"

综上可知，经络学说是古人根据长期实践发展而建立的人体功能网络模型，它反映了中华民族的智慧，是我们的骄傲。当代科学的迅猛发展不满足于功能描述，要求向构造方面进军，以探寻其功能的物质基础。近年来国内外在这方面的研究已取得了一些可喜的成就，它的进一步揭示不仅能使我们认识到新的人体结构，而且还能使整体的动态的医学理论发展到一个新的层次，促进人体生命科学的发展。对这一成就的取得，我们拭目以待。

【孟庆云. 经络学说的体系及方法论 [J]. 针灸学报，1987（1）：19-22.】

洛 书
——九宫八风数学模型与《黄帝内经》全息脏象论

　　《黄帝内经》的作者们在构建中医学理论之时，除运用《周易》的象数之学外，还曾援用河图和洛书以解说医理，如以河图指陈五行生成数，以洛书之数表述五行生克，并以八卦和洛书相结合著有《灵枢·九宫八风》，该篇不仅用于预测疾病，依时序推演八风以避邪，还保留了先秦时代八卦脏象的痕迹。最有意义的是，洛书作为一种数学模型，其"合于十五"的数字变换，可堪为人体全息现象的理论依据。

　　《黄帝内经》中记有多种关于脏象、脏腑的理论，主要有三类。一是以《九宫八风》为框架的按脏腑应八卦，即北为坎卦应肾，南为离卦应心，东为震卦应肝，西为兑卦应肺，东北为艮卦应大肠，东南为巽卦应胃，西南为坤卦应脾，西北为乾卦应小肠。人体的八脏除与八卦、八方、八节、八风相应外，还如《易传·说卦》所论，各主人体一定的部位。八卦藏象理论，主要见于《灵枢·九宫八风》与《素问·五常政大论》。二是《素问·六节藏象论》所述的六脏（心、肺、肾、肝、器、胆），六器（脾、胃、大肠、小肠、三焦、膀胱）合六节的六节脏象。其六脏是以易理的六爻为模型对应自然中一年天气之六节。心为阳中之太阳，通于夏气；肺为阳中之太阴，通于秋气；肾为阴中之少阴，通于冬气；肝为阳中之少阳，通于春气；六器都为至阴之类，即脾为阴中之太阴，通于土气；胆为阴中之少阳，通诸脏之气。三是以《素问·五脏生成》《素问·五脏别论》《素问·金匮真言论》及《灵枢·本脏》等多篇所论及的以五行为框架的五行全息脏象论。此论不仅以五行归纳五时、五方、五色、五音、五味、五情、五化、五体等对应五脏的 5 大体系，更具特质的是，建立在精妙的观察和理性的概括基础上的五行系统，包含着全息的思想，由此而更具有生命力。五行全息脏象，在脏腑功能上，吸收了八卦脏象和六节脏象的要点，其理论定型后，被沿用至今。

　　全息脏象是从信息角度论述居于身体内部脏器的外在表象，是古人把对人体生理和病理观察所见的"象"与《周易》全息观念相结合而意蕴甫出。"全息"一词是借用现代全息摄影的概念以说明局部具有整体全部信息的特点。《黄帝内经》指出，在面部、舌、耳乃至寸口脉等局部狭小区域内，具有全身五脏六腑的缩影，有整体的信息。这一特征只有在活的机体上才得应见，特别是在机体处于病态时最能显现，即所谓"善者不可得见，恶者可见"（《素问·玉机真脏论》），而在死亡的机体和离体的部分中则无全息现象。《黄帝内经》中并无"全息"一词，但在其多篇中有全息现象的描述，利用"至数之要、迫近以微""至道在微""各有部分"等类似的概括词语。

　　《黄帝内经》的全息观导源于《周易·系辞上》："极天下之颐者存乎卦，鼓天下之动者存乎辞。"意谓六十四卦贮存了宇宙的全部信息，在这个信息变换系统中，如果说所占筮得到的一卦的信息为显性，则其他六十三卦的信息为隐性，潜存于卦体之中，而六爻中的任意一爻与其他一爻的关系也是如此。推卦就是在六十四卦的全息中，通过占得的一卦推求同一显性信息，依卦辞之理，洞识先机，由一而知全。这种思想在先秦其他著作也有论述，如《吕氏春秋·有始览》称此为"应同"，即"天地万物，一人之身也，此之谓大同"。随着易学的发展，全息思想又被太极学说加以概括，即邵雍言"一物其来有一身，一身还有一乾坤"，后来南宋朱熹将此概括为"物物即有一太极"。

五行全息脏象是按五行框架提出了一个有全息特征的人体功能模型，见于《黄帝内经》中的《素问·脉要精微论》《灵枢·五色》《灵枢·师传》《灵枢·本脏》《灵枢·大惑论》等篇中，论述了脏腑与体表、脏腑与器官有特定的对应关系，大体上合乎现代全息论的对应、同构与共效三大原则。例如，《灵枢·五色》篇指出：在面庞上有五脏六腑肢节之部，"各有部分""庭者，首面也；阙上者，咽喉也；阙中者，肺也；下极者，心也；直下者，肝也；肝左者，胆也；下者，脾也；方上者，胃也；中央者，大肠也；挟大肠者，肾也；当肾者，脐也；面王以上者，小肠也；面王以下者，膀胱子处也；颧者，肩也；臂以下者，手也；目内眦上者，膺乳也；挟绳上者，背也；循牙车以下者，股也；中央者，膝也；膝以下者，胫也；当胫以下者，足也；巨分者，股里；巨屈者，膝膑也。此五脏六腑肢节之部也，各有部分。"用集合论分析，如指五脏六腑为 A 集合，面庞之各有部分为 B 集合，A 集合为原象，B 集合为原象在相关映射联系下的映象，原象 A 与映象 B，具有一一对应的关系。在《灵枢·经脉》《灵枢·经别》《灵枢·奇病论》三篇，分别指出了心、肝、脾、肾四脏在舌的映射对应，经脉、经别是映射的通道。《灵枢·营卫生会》《灵枢·经筋》等篇指出胃、膀胱、三焦几个腑通过经脉、经筋在舌体的映射对应关系。《灵枢·厥病》等篇指出耳穴与人体的全息对应："厥头痛，头痛甚，耳前后脉涌有热，泻出其血，后取足少阳。"《素问·五脏别论》指出寸口脉象显示的脏腑疾病全息："五脏六腑之气味，皆出于胃，变见于气口。"《素问·脉要精微论》还指出前臂的尺肤区域也有全身疾病的信息。

全息脏象的上述对应同构机制，成为《黄帝内经》五色诊、舌诊、耳诊、尺肤诊、脉诊的理论依据。这种按"各有部分"来"由表知里，司外揣内"的诊法，是与"四诊合参"相迥异的诊断思维，可以从一个局部的特殊征象，便可尝鼎一脔，从部分推求整体。此种诊断思想，在《难经》中进一步发挥，成为中医学"独取寸口"的脉诊规范。全息的共效原则，也成为用针灸、推拿以局部疗法治疗全身疾患的理论依据。某脏腑疾患，选择其全息对应的部位或穴位，可以用体针、头针、耳针、面针、足针等，运用针灸或推拿方法，以外治内、以上治下、以左治右、以右治左等，从局部调整全身。

全息脏象的深刻道理，还可以用洛书——九宫八风的数学模型的数字变换以说明。洛书是九数图（本文按蔡元定、朱熹之说，以九数图为洛书，十数图为河图），其数字配布最早如《大戴礼记·明堂》所述："明堂者古已有也，凡九室，二九四,七五三,六一八。"《灵枢·九宫八风》提出了太一游龙宫，是洛书与八卦、八风、八节、八方相配，其意义除依天象观测八风预测疾病外，其数字变换有全息脏象数学模型的意义，本文将此模型称为"洛书——九宫八风数学模型"（图 2-16）。

巽 四	离 九	坤 二
震 三	中央 五	兑 七
艮 八	坎 一	乾 六

图 2-16　洛书——九宫八风数学模型

此模型主要数字变换要点在于《易纬·乾凿度》所言："故太一取其数，以行九宫，四正四维，皆合于十五。"要言之："合而为十五之谓道。"即"洛书——九宫八风数学模型"的每行、每列、斜位的三个数相加都是十五,九数图数字的总和是四十五（图 2-17）。如果把每小格按照"至道在微""个有部分"之理再分成三行三列,此时则有 81 个小格（图 2-18）。如果把此二级小格,每格乘以原格的数,此时每行、每列、斜位的九个数相加,则都是 15^2=225,总数则是 45^2=2025。由此可以说明,在"洛书——九宫八风数学模型"中,任何一个局部格的数字,都具有整数字关系（按序数比例缩小）的特征。数字可表示局部是整体的缩小,从信息而言,局部有整体的信息。

4	9	2
3	5	7
8	1	6

4+9+2=15
3+5+7=15
8+1+6=15
$\sum$ =45

图 2-17　洛书———九宫八风数学模型的数字应同（1）

4	9	2	4	9	2	4	9	2
3	5	7	3	5	7	3	5	7
8	1	6	8	1	6	8	1	6
4	9	2	4	9	2	4	9	2
3	5	7	3	5	7	3	5	7
8	1	6	8	1	6	8	1	6
4	9	2	4	9	2	4	9	2
3	5	7	3	5	7	3	5	7
8	1	6	8	1	6	8	1	6

$4\times(4+9+2)+9\times(4+9+2)+2\times(4+9+2)=225\,(15^2)$
$4\times(3+5+7)+9\times(3+5+7)+2\times(3+5+7)=225\,(15^2)$
……
$8\times(8+1+6)+1\times(8+1+6)+6\times(8+1+6)=225\,(15^2)$
$\sum=2025\,(45^2)$

图 2-18　洛书———九宫八风数学模型的数字应同（2）

　　洛书——九宫八风的数学模型,不仅可以作为全息脏象的数学表述,也可以作为"人体小宇宙"的理论模型。中国古代哲学家提出了"天人相应"的命题,中医学也以此定义人："夫人生于地,悬命于天,天地合气,命之曰人。"（《素问·宝命全形论》）不仅如此,还明确提出人具有天地之信息,即人为小宇宙的理论,在《素问·至真要大论》即指出："天地之大纪,人神之通应也。"正因如此,中医师在防治疾病时,都要考虑到天时地理等诸多因素,这乃是中医学理论的特色之一。

　　　　【孟庆云．洛书——九宫八风数学模型与《内经》全息脏象论［J］．江西中医学院学报,2003（3）：5-7.】

宣明往范，昭示来学

——论中医医案的价值、特点和研究方法

医案又称诊籍、病案、脉案、脉语，是医生临床诊治患者的记录。记录医案不仅是医生工作的一个重要环节，也是医学思想、理论水平、技术能力乃至医德医风的体现。中医医案历史久远，据《周礼·医师》所记，早在周代就凭医案对医生进行考核，分列等级，定其待遇。西汉名医淳于意（仓公）的诊籍，有 25 则被司马迁写入《史记》，完整地保存到现在。在宋代已有医案专著莅世，许叔微所著的《伤寒九十论》，记录了 90 个证案及分析评论。明代病案研究已经成为专门之学，医家重视书写格式的规范化及诊断的条理化，首开先河的是被杨慎称为"真隐士传道人也"的韩懋，他在《韩氏医通》中"书案六要"继之，张介宾在《景岳全书》中提出了《十问歌》，吴崐在《脉语》中倡议"八书"，其后喻昌又在《寓意草》中阐论其关于医案书写格式的"议病式"，使病案理论日趋完善。明代江瓘所著《名医类案》是第一部辑历代名医的医案专辑。医案以其具体的病历写真临床过程，传达案主的经验和他的创新超越之处，除具有文献方法和理论等多方面的意义之外，还以其文学性成为中国语文的一种独特文体。

一、中医医案学的历程及医案的价值

章太炎先生曾说："中医之成绩医案最著。"章巨膺先生也说："中医书刊浩如烟海，但最有价值的资料，能理论联系实际的首推医案。"还应该再补充一句，最能体现案主医学思想和辨证论治艺术技巧的就是医案。中医医案具有文献学、方法学和理论等多方面的意义。

医案是医生医事活动的记载，是中医学术的一次文献。中华民族是重视记忆的民族，以尊崇前贤、文献丰富、史学发达著称。据胡厚宣先生的考证，在甲骨文中记有疾病40种，其中内科病18种。当时已有"小疒臣"的医官，并有专事描述治疗过程的医学名词，如：疾病有治称"病辞"，病情迁延称"征"，患病之初称"民"，疾病好转称"病正"，病有起色称"起"，确认其人没有疾病称"亡病"，病能治愈称"克"，疾病离身为"去"，病而无治为"死"，祈获神灵愈疾为"宠"。在被班固称为"大道之源"的《易经》中也是不乏医学记录，有病情描述、转归。例如艮卦，六四："艮其身，无咎。"古妊娠为"身"，说是妊娠时虽然艰难，没有祸灾。渐卦，九三："夫征不复，妇孕不育（孕而流产）。凶。利御寇。"九五："鸿渐于陵，妇三岁不孕，终莫之胜。吉。"又如丰卦，九二、九三记述了白天日食能看见北斗星和北斗辅星而怪病复发和折肱，九二："丰其蔀，日中见斗。往得疑疾（怪病），有孚发若，吉。"九三："丰其沛，日中见沫。折其右肱。无咎。"在《周礼》，不仅记述了考核医师制度化"稽其医事，以制其食"，还提到，对死亡者要写清死因，在医师那里存档，即"死、终各书其所以，而入于医师"。先秦时代可称为中医医案的滥觞期，医案弥散于古典文献之中，不系统，也不知案主。汉代是中医发展史上的奠立期，《史记》仓公列传保存的 25 个诊籍，案主是仓公淳

于意，案中系统地记述患者姓名、住地、职业、病情、治疗、预后及治疗剂型，案中突出了仓公重视色脉诊的特色。在世界医学史上，个案的记述以《希波克拉底文集》中的完整的白喉案为最早，个案集合的群案当以仓公医案为首举。汉以后的各类医书中，还能从"论"和症状的描述中显露病案的记录，例如《伤寒论》以重要的阴性征作为辨证的依据。唐代贾公彦在《周礼义疏》对"疾医"下的注释中说："云各书其所以者，谓书录其不愈之状。云而入于医师者，医师得之，以制其禄。"强调了"书录其不愈之状"，这反映了当时病案的要求和进步。宋代许叔微的《伤寒九十论》当是中医学中第一部记述医案的专著，列九十证，每证一案，先叙医案，再分析评论。明清时代是中医医案的发展期。医案已成为一门独立的学问，并围绕医案展开理论的探讨。其中明代韩懋在《韩氏医通》（1522 年）中提出了"书案六要"的医案学理论，也可称为是"六法兼施章"的医案格式，是完备的病历记录与诊治书写。继后有张介宾《景岳全书·十问歌》，使问诊条理化，清代喻昌《寓意草》，提出"议病式"的医案格式，并记述了 60 余案。明代之时，各专科医案多在通书或含在内科医案之中，如杨继洲《针灸大成》中有针灸医案 30 则，傅仁宇《审视瑶函》中有眼科"前贤医案" 22 例。清代已有外科医案专著，如余景和的《外科医案汇编》，刊于清代光绪二十年（1894 年）。民国时的中医医案，除用现代语言叙述病情外，还使用了西医病名及化验检查、影像学资料等，体现了中医转型的特点，从医学分期而论，是为近代转型期。

医案对于中医学的价值有以下四个方面。一是展现不同案主所在历史时期的医学背景，具有医学史史源学的价值。二是医案堪为治疗疾病过程的写真。三是通过对医案的分析可以把经验提升为理论，例如吴鞠通在研读《临证指南医案》后，进行创造性地发挥，著《温病条辨》，除有三焦辨证的创新外，在很多治法上皆有提升，如吴氏治内伤虚劳善用血肉有情之品，疗久伤入络以虫类搜剔等均学自叶案。四是医案成为考核医生水平和诉诸法律的凭证。

二、中医医案的特点

中医医案有四大特点，即重视个案、突出创新、实用性和文学性。与西医学注重群案分析所不同的是，中医学致力于个案。这一点是中西两种医学临床思维的根本分野。其根源在于思维方式，东方思维方式是从"阴阳不测谓之神""道可道，非常道""神转不回"等不确定性认识事物，西方思维方式则习惯于确定思维，尽管在爱因斯坦相对论提出以后有转变，但思维定式未变。西医学从共性中把握个案的治疗，指认个案是群案之缩影，故从"病"来审视个案，个案是病之一例，指导个案的思维是辨病的形式逻辑。虽然也从复杂系统对待人体疾病，所有方法是把复杂系统简化为共性，以群体统计观念对待个案，看个案在正态分布中的位置，其辨"病"而治属于粗调。中医辨证论治强调个案的个性之异，案案皆异，即便是同一疾病也因人、因地、因时的不同有其差异，故从"证"来审视个案，每一个案乃是一个证，指导个案的思维是辨"证"论治。中医学同样是以复杂系统对待人体疾病，但其所用方法不是简化为共性，没有在群体分布中找个案位置的意识，而是从案案皆不可重复的意念对待每一案，其辨"证"论治属于微调。中医重视个案的理念是传统思维方式的体现。思维方式是以一定的文化背景、知识结构和方法等因素构成的人们思考问题的程式和方法。思维方式在思维活动中表现为一种习惯势力，具有独立性和稳定性。从文化背景看，东方传统思维方式的特点是重视事物的不确定性。如《易经》言"阴阳不测谓之神"，《黄帝内经》以"神转不回，回则不转"来概括生命的特征，《老子》开篇便说："道可道，非常道；名可名，非常名。"从事物的不确定性出发是中医思维方式的基蕴，重视个案也就决定了中医走辨证论治而非辨病论治的操作路线。

中医医案重视创新并以创新为境界。中医医家自古讲求"医者意也"，医家每把他得"医之意"之处书之于案。医案是医家理论与实践结合的成果，是案主的学术标识。清代医家周徵说道："每家医案中，各有一生最得力处，细心遍读，是能萃众家之长。"王燕昌在《古今医案·序》中也说："名医立案，各有心得，流传既久，嘉惠无穷。"当代医家秦伯未先生也说："合病理、治疗于一，而融会贯通，卓然成一家言，为后世法者，厥惟医案。"

中医医案重实用的特征是和中国传统科技经世致用的特点一脉相承的。《易传·系辞上》道："夫易，开物成务，冒天下之道，如斯而已者也。"说《易》是为了揭开事物的奥秘，找出解决的办法，通晓天下的道理，不过如此而已。实用性也是辨证论治特点之一。中医医案的实用性主要体现在书写格式上。医案的目的是在于以案据阐述治疗思路及治法用方用药的艺术，故只记述能体现辨证论治的依据和疗效者，而不是对患者全部情况逐时逐刻的记录。

中医医案每以其精练扼要、文秀实用的文学性令人鉴赏。医案在中国语文中成为一种特殊的文体，其写法有顺叙式、倒叙式、夹叙夹议式、先案后论式、方论附案式、去繁就简式、先误后正式等多种写法，阅读时应明其要旨、细心领会才是。古代医家多有儒学功底，其记述医案以文句优美、语言简练见长，以文笔取胜者如明代江瓘的《名医类案》、孙泰来与孙明来兄弟（孙一奎之子）的《孙氏医案》、卢复的《芷园臆草存案》，清代魏之琇的《续名医类案》、徐大椿的《洄溪医案》、程文囿的《杏轩医案》等，医家们又以书法见长，甚至因书法而在民间保存者，如薛生白的《扫叶庄医案》等。

三、中医医案的研读方法

古代中医传承就有案例教学法之创用，乃是与案主对话，总目的是学习经验，把握规律，一般此种读案重在解读案主辨证论治的思路和技巧。为研究而读案，重在探索案主的学术思想、学派倾向和案主创新的闪光点展现的价值。研读医案要掌握和重视以下几点。

1. 读案以学养为根基。首先要了解案主的学术背景，包括他的生平简历，所属学派和临床特长。

2. 不同医家书写医案的格式不尽相同，读案时要先提炼其要点之后再做分析。明代韩懋在《韩氏医通》中所叙的"书案六要"，是书写医案的要点，也是读案的要点，他说："一书某年某月某人；二书其人年之高下，形之肥瘦长短，色之黑白枯润，声之清浊长短；三书其人苦乐病由，始于何日；四书初时病证，服某药，次服某药，再服某药，某药少效，某药不效；五书时下昼夜孰甚，寒多热多，喜恶何物，脉之三部九候如何？亦引经旨以定病名，某证为标，某证为本，某证为急当先治，某证为缓当后治，某脏当补，某脏当泻；六书用某药，加减某药，某药补某脏，某药泻某脏，君臣佐使之理，吐下汗之意一一详尽；末书某郡医生某撰。"韩氏的书案要点，也正体现了辨证论治的要点，可作为读案的纲领。

3. 学习案主如何利用规范和前人经验。规范有易用性，把患者的具体情况与规范对号入座，以对上号者乃从其法其方，当是辨证论治的基本方法，《灵枢·逆顺肥瘦》称此为"法式检押"。古代医家重视规范，《伤寒论》《金匮要略》及各名家的名著在临床被视为规范。有些作者认为自己著作有规范价值，以此意名书，如王肯堂《证治准绳》、江涵暾《笔花医镜》、徐大椿《兰台轨范》等。现代中医已有统编的教科书及国家颁布的各科辨证论治规范。运用规范是辨证论治的基本功，近代经方大师曹颖甫，将其医案称《经方实验录》，表明他以经方为规范和对仲景的尊重。

4. 探寻医案中关于病情的新发现和治疗的创新之处。医案的精髓就是案主的新发现和在治疗时运用新思路、新方法、方药的妙用，尤其应当注视其中运用套路进行辨证论治的思维方法，医案的价值在此。

5. 训练分析方剂和加减用药的能力。如果是用药物治疗，其治法体现于用方，何以用此方？特别是对妙用成方者尤其应该求其机理，对有加减者应知为何有此加减。在研究古代文献时，有"以方测证"之法，但并非尽然，例如四逆散治少阴厥逆就不是从药物分析能说清的。《伤寒论》中有"阳明三急下证""少阴三急下证"，都无痞、满、燥、实、坚的指征，用承气则意在急下存阴，方剂与脉证互训才能增长临床经验。因此，在读案时还要配合其他书籍共读才是。

6. 运用比较法、归纳法阅读医案。把治某一病证的几个名家医案比较一读，可知其辨证论治的共同规律，又可知诸个名家的风格。例如治痹证，不外乎温阳祛风、化湿活血、虫类搜剔，但章次公以擅用虫药著称。又如读《临证指南医案》结合其他人的医案可知，叶桂论中风是在东垣气虚说、丹溪湿痰说、缪仲淳内风说的基础上创造性地提出了肝阳化风说，这也为中风证治开辟了新思路。

7. 重视误诊医案。医生的经验可以说是由患者鲜血乃至生命换得来的，再现概率极小，失败的经验比成功经验更有价值，其教训更珍贵。作者本着对工作负责、关爱众生的精神，留下这类可贵资料，非常值得重视。这类医案多散在于医案集之中，清代有佚名作者编著《复辕记》，未见著录。

8. 现代人应多读现代医案。现代中医学处于转型时期，其名词术语、药物计量单位、治疗范畴乃至临床规范、思维方式都与古代有差异，包括运用现代医学病名，吸收了理化检查资料，同时，现代病案的写法，也演变为病历式医案，以全面清晰称著，贴近现实，最为实用。应从科学发展观审视当代中医学的进展。现代中医临床报道重视群案分析，固然可以提升对总规律的认识，但往往又冲淡了各案中案主的特殊经验及其人辨证论治的艺术性。故从学术发展来看对群案与个案要同等重视才行。值得思考的是，作为个案集合的群案，其个案都是在疾病不确定性理念的意识下辨证论治，那么它们集合的离散度非常之大，其概括结论的可重复性势必不高。既然研读医案是理论联系实践的钥匙，那么研读现代人的医案则是理论联系现代实践的钥匙，笔者以此提倡现代中医多读现代医案。

【孟庆云. 宣明往范，昭示来学——论中医医案的价值、特点和研究方法［J］. 中医杂志，2006（8）：568-570.】

《伤寒论》的逻辑呈现与建构
——读贾春华著《张仲景方证理论体系研究》

医学观决定了医学发现发明以及见解主张，而发现发明见解主张的珠玑，又需运用恰当的逻辑结构而形成理论体系。张仲景之《伤寒论》以其体系为中医药"垂方法，立津梁"。自仲景书传世以降，《伤寒论》成为诸家之研究对象，形成了方书派、医案派、文献派等诸多学派。北京中医药大学贾春华教授所著《张仲景方证理论体系研究》一书别开视角，是从逻辑学探讨《伤寒论》条文和体系的专著。

恩格斯指出："要思维就必须有逻辑范畴。"爱因斯坦以合理性、逻辑性与简明性为科学的三个要素。在各种类型的知识中，科学最显著的特征是它的抽象的逻辑形式。特定的研究领域、专属的概念范畴、自身的研究方法，此三者是一个学科形成和独立的标志，中医药如此，《伤寒论》也不例外。

世界有三大逻辑传统：中国逻辑传统、印度逻辑传统和希腊逻辑传统。中国传统逻辑形成于先秦时期，对它形成和发展做出重大贡献的有名家、墨家和儒家的代表人物。其中，名家提出形名之论；墨家提出关于名实、辞、说、辨、类推、故、理、类等的理论和论证，并以辨为主题；儒家对中国逻辑传统的贡献主要在于它的"正名理论"。"名"作为一个重要的逻辑范畴，最早是由孔子在《论语·子路》中提出来的："必也正名乎！"孔子指出了作为概念的"名"是正确思维的基本条件，奠定了逻辑学为理论服务的传统，最先提出了名实关系问题。之后，荀子提出了名是人们给予事物约定俗成的名称，并提出共名与别名的分别。自孔子提出"以名证实"后，先秦各派学者对此广泛讨论，促进了概念（名）、判断（辞）、推理（说）、论证（辨）等问题的研究。

古代印度的各个宗教和哲学派别都有自己的逻辑理论。主要有婆罗门的正理逻辑和佛教的因明，各派的逻辑理论既互相批评又互相促进，二派有都有古、新的演进，新因明派将古正理逻辑的宗、因、喻、合、结之五支论式改为宗、因、喻的三支论式，并提出了"因三相"理论，后经唐代僧人翻译传入中国而大行。

西方逻辑传统源于古希腊，最为著名者是亚里士多德三段论的逻辑系统，其演绎推理形式是：由1个共同的概念联系着的2个前提推出结论的3个判断组成。现代逻辑以数理逻辑为主流，也包括非经典逻辑、现代归纳逻辑和自然语言逻辑。东西方经典逻辑类型纷呈，但从其概念、推理、判断的逻辑规则的普适要求而言，都可以用其探索《伤寒论》的逻辑契合性，这大有助于对仲景学术科学价值的理解。

作者发现，中国逻辑传统的推理形式孕育于《伤寒论》，《伤寒论》的体系是有序的逻辑结构。作者据《伤寒论》的病名系统，指出《伤寒论》以"名"表示概念，并在"循名责实"原则下，因"实"而定"名"。此"实"即是脉象、症状与体征。又进一步归纳了《伤寒论》的诸病名，包括达名、类名、私名。"病"为"达名"，"阳病""阴病"为"类名"，太阳病、阳明病、少阳病、太阴病、少阴病、厥阴病等为"私名"，系按阴阳之气量而分者。又依据邪气脏腑病形，依《墨子·经上》"体分于兼也"的原则，有"体名""兼名"之分，如"太阳病""阳明病"各为"体名"，"太阳与阳明合病"为"兼名"，等等。

中国传统逻辑以"辞"为推理的表达，即《墨子·小取》"以辞抒意"之谓，常用"故"等词语为规则的依据，又以"说"为推理结论。在《伤寒论》条文中，这种"名－辞－说"的句式俯拾即是。例如"太阳病，发热汗出者，此为荣弱卫强。"此条中"太阳病"是"名"；"发热汗出"是依据，是"辞"；"荣弱卫强"是病性推理的判断，是"说"。

墨学逻辑的传承，到战国晚期，学人们把"名－辞－说"演化为"三物逻辑"。认为论辩必须明"故""理""类"三物："辞以故生，以理长，以类行。三物必具，然后（辞）足以生。"故、理、类"三物"，既是逻辑推理论证的原则，也是理推论证的基本形式。例如《伤寒论》中"阳明病，发热汗出，此为热越，不能发黄也"之句："阳明病"为"察类"，为"名"，是概念；"发热汗出，此为热越"是"求故"，是依据之"辞"；"不能发黄也"是"名理"，是判断，是"说"。可见，先秦学者把"名辞说"的推理，发展为"察类－求故－明理"的推理思路更加清晰，其理路上近乎西方传统逻辑中的概念、判断、推理。

研学贵在出新。贾春华多年浸淫于东西方逻辑之学，探索耕耘，衔华佩实，胜义灼见殊多，新人耳目者如：概括了《伤寒论》逻辑应用之特点，系统阐述了"证候"的逻辑性及价值；依据逻辑学原理，在使用方剂时可以从已知求求新用，超拔了"合方"叠加的合理性；作者以"证"和"方"的假言推理，首次论证了"以方测证"的方法是不符合科学逻辑规则的。

读其书而尚其学当知其人。孟子云："读其书而不知其人可乎？"贾春华教授，学《金匮要略》从周夕林先生游，习《伤寒论》问道于刘渡舟教授。以此学养，目察玄微，椽笔撰出此书，可堪与他的临床高格比翼齐飞了，我认为，这是一部《伤寒论》理论创新佳构，读之大有助增益医者学人理论思维的能力。

【孟庆云. 《伤寒论》的逻辑呈现与建构——读贾春华著《张仲景方证理论体系研究》［J］.

世界中医药，2017，12（2）：439.】

《黄帝内经》中的方法论探析

《黄帝内经》中的方法论是该书的学术内容之一，是中医学理论体系的组成部分。中医学理论体系是由论述人体生命特征和疾病规律的中医学本体论、论述医学观念与思维特征的中医学认识论和中医学方法论三部分组成。中医学方法论包括：建立中医学理论的方法和理论自我改进机制的程序，鉴别中医学理论的方法，中医各学科的工作方法、研究方法，以及关于这些方法的理论。本文仅论及《黄帝内经》中关于方法论的一些内容。

《黄帝内经》中的方法论除散见于各篇论之外，尚有一些专论。如《灵枢·外揣》篇提出了建立中医学理论的方法，《素问·示从容论》叙述了援物比类和别异比类等类比方法；《素问·方盛衰论》介绍了比较方法、以反求正方法及"诊有十度""诊可十全"等辨证方法；《素问·著至教论》《素问·疏五过论》《素问·征四失论》等篇阐述了认证中医学理论的方法和治学之道，等等。唐代医学理论家王冰在次注《黄帝内经素问》时，将有关方法论的各篇较集中地排放在该书的后部，说明他已意识到这部分内容的独特性。《黄帝内经》全书提出的方法及方法论的内容和特征如下。

一、观察方法

观察是获得经验事实的重要方法。《灵枢·逆顺肥瘦》称观察法为"审察于物"，《灵枢·五阅五使》称为"阅"，《灵枢·卫气失常》称为"候病"。《素问·五运行大论》说"候之所始，道之所生"，指出对自然变化和人体生理疾病规律的认识始于观察。《灵枢·官能》认为"观于幽冥"可"通于无穷"。中医通过细微而广泛的观察，外而天文、气象、物候、地域、习俗，内而体质、情欲，从生理到病理的观察，把生命活动和"玄冥幽微，变化难及"的自然现象联系起来，发现了人体的经络现象、生命节律现象、生命全息现象及各种病候的相关性等，成为构建中医学理论体系的基础。中医学观察人体的视角和信息提取也大异于西医学。中医学重点观察人体的功能象，临床观察的基本单元是证而不是病，这种观察不是"录像机"，还包括理性和直觉思维，并按阴阳五行、四诊八纲的线索来搜集疾病信息，进行归纳和分析。中医学观察除具有观察内容的特异性之外，还具有整体性、动态性、全息性和辨证性。其临床辨证之观察诚如《素问·五脏生成论》所说："夫脉之大小、滑涩、浮沉，可以指别。五脏之象，可以类推；五脏相音，可以意识；五色微诊，可以目察。能合脉色，可以万全。"

二、文献学方法

《素问·八正神明论》说："法往古者，先知《针经》也。"指出着手于文献是继承的方式之一《灵枢·口问》指出"先师之所口传"也是搜集文献的方式之一。《灵枢·师传》对这种方式做了示范性的介绍。《黄帝内经》的作者们非常重视文献的价值，他们"心有所藏，弗著于方"（《灵枢·师传》）或"著之竹帛"（《灵枢·玉版》）、"著之玉版"（《素问·玉版论要》），而每每"藏之金匮""藏之灵兰之室"，并持"非其人勿教，非其人勿授"的慎重态度。

　　《黄帝内经》本身又是运用古代文献的典范，全书曾直接引用了《上经》《下经》《揆度》《奇恒》等 21 种文献，而且引文部分和自论内容交代明确，较好地保存了古代医籍的原貌，使我们能看到《黄帝内经》以前的医著的大略，以利于辨章学术，考镜源流。

三、调查方法

　　《黄帝内经》重视通过直接接触和从多方面对研究对象的实地考察的调查方法。《素问·示从容论》倡导医生要"观览杂学"，要对研究内容多方面了解。《黄帝内经素问》中的"七篇大论"详述了考察天文、地理、气象和物候的方法，《灵枢·师传》指出，要想对患者做出正确的诊断，要做一番"入国问俗，入家问讳，上堂问礼"的调查。书中记有通过调查而发现医学规律的实例。例如《素问·五常政大论》通过寒冷和温热地区居民的寿命调查，得出了"阴精所奉其人寿，阳精所降其人夭"的结论，《素问·异法方宜论》通过对东、西、南、北、中五方居民的科学背景调查，指出了"一病而治各不同"的原因，以及砭石、毒药、灸焫、九针和导引按跷的来源。

四、类比方法

　　《黄帝内经》较多地运用类比方法推演事物的特征和规律。《素问·五脏生成论》所说"五脏之象，可以类推"，即是凭观察所见，运用"类推"法来认识脏象，"类推"是类比的方法之一。《素问·示从容论》和《素问·疏五过论》中又有"援物比类"和"别异比类"的不同，《素问·征四失论》中所说的"谕"也是一种类比方法。古人运用类比方法曾推导出许多重要的医学原理和治则，金代刘完素称此法为"比物立象"。除用类比方法建立藏象学说外，又根据自然界气候的左升右降，类比出人体"肝生于左，肺藏于右"的人体气化学说，《灵枢·逆顺》记述了用《兵法》类比出的针刺法则："《兵法》曰：无迎逢逢之气，无击堂堂之阵。《刺法》曰：无刺熇熇之热，无刺漉漉之汗，无刺浑浑之脉，无刺病与脉相逆者。"《素问·示从容论》称类比方法"援物比类，化之冥冥"，认为善于运用类比方法，才可能在理论上有创新。《素问·征四失论》把不会运用类比方法看作是医生之一失。

　　在科学研究中，将相邻学科的研究成果或行之有效的方法类比到本学科中来是移植法。《黄帝内经》曾把古代天文、地理、气象，以及哲学中的阴阳、五行、精气等学说移植到医学中来，成了中医学的基本理论。类比方法和移植方法即便在现代科学技术条件下，也仍然是一种重要的方法。《黄帝内经》中对类比的运用也有机械类比或夸大类比作用的倾向，如言"天有日月，人有两目；地有九洲，人有九窍"（《灵枢·邪客》），等等。

五、实验方法

　　《黄帝内经》中记载各种实验方法。《灵枢·血络论》记有关于动脉血、静脉血和血清的实验观察，《灵枢·经脉》指出，古人对经脉的认识启导于远古的解剖学实验："夫八尺之士，皮肉在此，外可度量切循而得之，其死可解剖而视之。"《灵枢·五味论》所记的"五味各有所走"的理论，如多食酸令人癃、多食咸令人渴、多食辛令人洞心、多食苦令人变呕、多食甘令人悗心等，是亲自尝试的实验所知。上述实验主要是简朴性和非受控性的实验，有的是医家以自身为受试对象，其结果固然是真实可信的，但缺乏定量的客观指征，还是属于简单实验的层次。由于中医学重视整体的动态功能，在结构形态学方面的知识和形式逻辑不甚完备，致使这些早期实验没能继续得到充分发展。中医学理论的特征决定了发展现代中医实验医学必须以实验技术结合系统科学的方法，才能突出中医学的整体性、动态性的特征，这也是发展中医学方法论上艰巨的课题之一。

六、分类方法

《黄帝内经》就用分类方法来归类事物，古人称之为"从其类序"。因是书不是一时一人之作，故书中有较多的分类系统，常用有四维、五行和六气等。四维分类法是按四方、四时和四象等时空观念来类别事物的，对事物发展变化按少阴、太阴、少阳、太阳四象来表述阴阳多少的层次，是早期易理与医学发生联系的痕迹之一。五行分类是按五行的属性来概括天、地、人的诸种事物，天有五星、五季、五方、五气，地有五畜、五谷、五色、五味、五臭，人有五脏、五体、五音、五态、五志等。其中五味之论，又成为药性的分类方法，五音相间，又用于诊断和推演五运六气。《灵枢·阴阳二十五人》又据《灵枢·通天》之五态，把五种体质的人，再一分为五，共论述了二十五种体质类型。六气分类法，是以风、寒、热、湿、燥、火之六气，对应于六节（两个月为一节），以太过为六淫，遂成为外感病的病因分类法。宋代以后，学者们又把六气对应于经络，用以解释《伤寒论》之六经，便有关于"伤寒六经"的气化学说。

七、模型方法

用模型来表述原型的特征和变化规律是《黄帝内经》的理论特征之一。脏象和经络都具有模型的特征。五脏和六腑不是解剖学的实质器官，而是不同系统的人体功能模拟。脏象之"象"，即是一种模型。《管子·白心》篇说"知其象则索其形，缘其理则知其形"，《易传·系辞》也说"象者像也"，"象"是原型关于形像等方面的反映，故《素问·五运行大论》说："天地阴阳者，不以数推，以象之谓也。"经络也并非是解剖实体，而是用以表述人体经气传导通道的模型，它不仅有联系人体内外和协调脏腑的功能，还是沟通天、地、人之气的网络，实现人与天地之气相应。对于经络模型其原型的本质，已成为当代医学研究的热点之一。《黄帝内经》还曾引用古代数学模型，如五行、八卦、河图、洛书等作为公理和公设，进而推演出新的命题，如以后天八卦推演出九宫八风，以河图推演出五行生成数、五脏时间和方位，藏象学说则用五行生成数来特指生命过程中的太过与不及，又用河图的大衍数推出五十营等。数学模型比"象"的模型更抽象，因中医学理论很多是运用了象和数的模型，这是赋予她具有高度概括性和抽象性的特征，而与以解剖构造为特征的西医学理论大相径庭，这也是中医学理论体系的特色之一。

八、假说方法

《黄帝内经》中的假说不仅仅是研究过程中的重要环节和方法，也是理论的成果。其中有预测性假说，如五运六气和九宫八风等，都是通过节候的观测进而预测疾病的，又有解释性假说，如淫邪发梦假说、卫气失常致疟假说等，是解释作梦和疟疾定期发作的原因和机制的。这些假说都是以一定的理论和事实为根据的，如五运六气假说，是以天文的实测为据，先推演出独特的历法，又以历法的谐调周期结合气象周期作为推演格局，进而预测各年的外感多发病。《素问·疟论》以卫气一日一夜周于身为据，其日发作是疟邪与卫气相薄（搏），间日发作是因邪深卫气行迟失其常度，邪与卫气"有时相失，不能相得"，以致二者不能每日相会，便有间二日、间三日发作等不同类型。根据这个假说，提出了在发病之前从治以预防发作的原则："夫疟之未发也，阴未并阳，阳未并阴，因而调之，真气得安，邪气乃亡。"

九、朴素的系统科学方法

《黄帝内经》中的整体观、动态观均属于系统理论的思想，书中虽没有信息、反馈等现代名词，但有相近的内涵，如"阴阳者，天地之征兆也""善言气者，必彰于物"，这里的"阴阳""气"等具有信息的含义。《素问·六微旨大论》关于"亢害承制"的理论，是指正、负反馈对发展和调节平衡的作用，当负反馈失调时则致病，即"亢则害，承乃制，制则生化，外列盛衰，害则败乱，生化大病"。因中医学以阴阳平衡的稳态为健康，故其治疗也多运用负反馈调节，如《素问·天元纪大论》所说："形有盛衰谓五行之治，各有太过、不及也。故其始也，有余而往，不足随之；不足而往，有余从之。"从系统科学方法而论，证是信息群，辨证是信息识别，四诊合参是信息互校，而辨证论治则是在分析信息找出疾病的特征值以后，向患者输出治疗信息，排除干扰，实现校正的过程。《灵枢·本脏》所谓的"视其外应，以知内脏"和《灵枢·外揣》的"司外揣内"，乃是通过对系统的输入而根据其输出信息来辨识系统功能的方法，即黑箱方法。审证求因是黑箱方法在病因学的具体运用。《黄帝内经》中的天地人一体的观念，是把人作为一个子系统，而又把天地人合为一个更大系统来对待的，具有大系统理论的思想。《黄帝内经》所运用的系统方法虽然是朴素的，不能与现代系统科学方法所等同，但它对中医学理论的形成和发展方向都至关重要。

十、逻辑学方法

中医学也是一种应用逻辑。《黄帝内经》中所运用的逻辑方法，除类比方法之外，尚有归纳、演绎、综合等形式的逻辑方法，但最多应用的还是辨证逻辑方法，如名与形、象与类、同与异、一与万、决与推、假与索、论与非、神与悟、微与合等，这些是对先秦《周易》《老子》《墨子》等辨证逻辑的继承和运用，重在于"辨"，在分析病情时，有时既考虑"病在一脏"，有时又"五脏六腑皆能令人咳"、五脏逆气皆作痛、五脏风寒皆可致痹等，既"定其中外，各守其乡"，而又"知反知正，知病知不病"，这些正反映了先民逻辑思维的特征，也是中医学的特色之一，中医学由此而走上了辨证论治的道路。

科学方法是科学的灵魂和动力。《黄帝内经》的医学理论是其方论综合运用成果的总结，它不但是古人认识中医学研究对象的中介，而又赋予中医学理论以独特风格。《黄帝内经》中的方法论现已成为中医学的传统方法，也是最为广用的一般方法，因此，无论是从发扬特色的意义，还是从实践的现实意义考虑，都应重视和继承这些科学方法。但是，这些方法未臻咸备，有些尚较朴素。世界科学技术发展史告诉我们，科学方法是要不断发展的，方法的运用不仅与科学研究对象的选择性相关，也要与时代的需要和科技水平相适应，方法的保守是科技发展滞慢的原因之一。为此，在进行中医科学研究时，首先要考虑方法的改造与创新。方法的改造不是自我否定而是自我更新，在当代，为适应中医学理论的发展和学术振兴，我们有必要在更新某些传统方法的同时，进行更多的引进和创新，以此推动中医学理论体系的发展，实现中医现代化。

【孟庆云. 《黄帝内经》中的方法论探析 [J]. 中医研究，1989（2）：7-10.】

治则与治法

治则与治法既属于中医学的理论范畴，又是理论与实践的桥梁。古代医家总结了实践经验而后概括出指导辨证论治思维的治则与治法。

治则的层次较高，规范性强。"则"是刻或铸在刑鼎上的规范之意，《诗经·大雅·庶民》曰："天生庶民，有物有则。"后世又引发为把握或认识的规律，如明代方以智《物理小识·天类·气论》言："物有则，空亦有则。"因治则层次高于治法，故又有称治则为大法者，《素问·移精变气论》称之为"治之大则"。治则本身有两类，一类是概括治病的总原则或治疗一类病总原则的，例如"治病必求于本""治病之道，气内为宝"等论说了治疗任何病都要遵从的总原则，而"缓则疗病，急则顾命""间者并行，甚者独行"二句论述了治疗慢性病和急性病的方略和用药原则；另一类便是专论各不同病证的治疗原则，此类治则有时又和治法相重，如"活血化瘀"既是瘀血证的治则，也是治法。

治法通常指治病的具体方式，如《素问·阴阳应象大论》的"其在皮者，汗而发之"的汗法、《汉书·艺文志》"通闭解结"的通法等。治法也有总法与专法之别，总法如内治法、外治法和八法等。专法系隶于总法下更专细的方法，如化痰法、祛风湿法等，也有因于具体病证而用由各专法叠加组合的治法，如豁痰开窍法、理气健脾法等。

治则与治法比较，治则为抽象的范式，治法为具体的途径。从思维方式而论，治则为决定论，取决于病机，因此一种病证只有一个治则，而治法是选择论，取决于治病的实际条件、医生的用方用药习惯及主观能动性，以致一个病证可有几种不同的治法，具有在"法随证立""方从法出"前提下的丰富性。综其所述，治则以其原则性、规范性表述的是治病决策中的战略；而治法，以其艺术性、灵活性表述的是决策中的战术。这便是治则与治法的辩证关系。

【孟庆云. 治则与治法 [J]. 中国中医基础医学杂志，1995（3）：23.】

人身应同天地纪

——中医学小宇宙论及全息观的形成与发展

以人身为小宇宙之论和自相似的全息观念，是中医学人体观的重要内容之一。有此认识，经历了先民从观察世界到验天应人，从哲学到医学实践的漫长过程。

中医学的这一观念，《黄帝内经》概称之为"应同"或"通应"。《素问·气交变大论》言："善言应者，同天地之化。"《素问·至真要大论》称为"通应"："天地之大纪，人神之通应也。"唐代王冰对此做了精辟的解释："天地变化，人神运为，中外虽殊，然其通应则一也。"指出天、地、人其"神"（而非形质）具有同一性而通应。《黄帝内经》以降，中医学就是循按这种人身应同天地的理念，去认识生命特征、人体健康和疾病的，在理论上参与构建了藏象经络学说和五运六气，在临床上蕴变出诊法和治法，并创立了道术合一的养生保健体系。

一、应同观念溯源

人与天地应同的理念，被后世称为"小宇宙论"及"全息观"。引发此种理念，考厥由来与原初先民特定的现实环境、传统文化的哲学思想，以及医学家们至道在微的观察等相契因果而转识成智的。华夏民族身处东亚大陆，以农牧为主，生产实践依靠观天授时、测气象、定方位等，要求人们顺乎自然。人与自然必须和谐一致，以此强调重视"天道"与"人道"的关系，提出了"天人合一""人与天地相参"等认识。虽然也形成了"天地君亲师"的宗法传统，但是其所推典的"人副天数"认为，人是"天"的副本，与"天"在构成上、节律节奏上是同一模式，这也强化了"应同"的观念。中国古代哲学从《周易》的先源占筮起，就究推天人，巫者以"天"的代言人而解说占筮。《周易·系辞》讲："与天地相似，故不讳。知周乎万物，而道济天下，故不过。"《鹖冠子·度万》说："天人同文，地人同理。"《吕氏春秋·孟春纪·本生》强调万物以全其天："精通乎天地，神覆乎宇宙，其于物无不受也，无不里也。"在《吕氏春秋·览·有始览》中还专设"应同"一节，论道"天地万物，人之一生，是谓大同""天地合和，生之大经"。《黄帝内经》中的"应同"之论，当是对其发挥。又在《周易》的六十四卦的义理中，已隐喻出一种系统思维的端倪，其中的任何一卦，都可堪为全六十四卦的缩影。古代学者在"人与天地相应"的理念下，进一步坚信天道是人类价值的最初来源和终极归宿，生活生产劳动要"与天地同和"，其"大礼"的祭祀，也要"与天地同节"。中医学在观察人体生命健康和疾病时，从来就把自身置于天地及与自身同在的动植物组成的大系统中，在联系中审视各种医学现象，不仅远向天空中的星斗、云气，而且观察入微，揆度奇恒，从"恍惚之数"到"其形乃制"者，发现了人体的"脏气法时"和"各有部分"等生命现象，进而"援物比类，化之冥冥"（《素问·示从容论》)，建立了"应同"的理论。

应同之论是在哲学上突破了以前的"天人相类"而得到发展的。应同包括时律节奏的一致，质象的同构对应和生命个体本身的自相似性。《黄帝内经》的藏象经络学说是应同理论的典例，五运六气学说的原理也是应同，又在这些理论的基础上，提出了一系列的诊断与治法。宋明理学大行之际，太极为讨论的热点，太极理论与应同之说互渗互融，其论述更加言约旨远。如宋代朱熹提出了"人人有一太极，物物有一太极"和万物统体一太极之论，说："一太极在万物，万物各具一太极。"医家遂以太极论说应同的小宇宙观。如明代孙一奎在《医旨绪余》中说："天地万物本一体，所谓一体者，太极之理在焉。"张介宾在《类经附翼·医易义》中说："人身小天地，真无一毫相间矣。"又在《类经附翼·大宝论》中说"人是小乾坤"，明言人是小天地、小乾坤。此实际是书画中的太极图，其阴阳鱼的鱼眼，也画成小的太极图。表达了应同具有自相似的层次性。太极的思想又为中医理论提供了发展空间。明清时代的医学家，沿阴阳鱼的思路提出了几种命门学说。高念祖以太极论药性，张志聪以太极论胚胎。20世纪70年代，学术界借助激光全息照片的含义，推引出"全息"一词。中医界的研究者注意到藏象理论中，在五脏六腑于面部投影映射，有自相似性对应的内容，遂有"全息藏象"之称谓。

二、应同与藏象学说

应同是构建藏象说的理论要素之一，藏象原本于在"即器以明道"的认识路线而感知的五脏六腑的实体器官，因受《周易》为儒家文化"第一经"为之显学的影响，而以易象为"造化之象"，遂把脏腑提升为藏象，扩大了脏腑实体的内涵，包括从解剖直观所见的现象，到司外揣内等推理出功能的"意象"，和取法天地与之类比的"法象"，从脏腑演为藏象，是把对实体的认识层次提升为实体加抽象的认识层次。既包括形而上者的"道"，也有形而下者的"器"，道器合体，脏象由是而成为"真而不实，虚而不假"的综合理论模型。藏象学说在构建中，不断融入与天地时空万物应同的内容、吸收、充实而递进。从《黄帝内经》各篇的记载看，有八卦藏象、六节藏象和五形全息藏象3种模式。

八卦藏象是脏腑应同八卦，见于《灵枢·九宫八风》，以全息的公度模式为特征。《周易·说卦传》即有"乾为首，坤为腹，震为足，巽为股，坎为耳，离为目，艮为手，兑为口"的人身应八卦的说法。《易纬·乾凿度》进一步说："人身应八卦之体，以应律历之数。"在《灵枢·九宫八风》则是脏腑应八卦，并和八方、八节、八风相应；小肠应乾卦，位西北，节立冬，折风；肾应坎卦，位正北，节冬至，大刚风；大肠应艮卦，位东北，节立春，凶风；肝应震卦，位东方，节春分，婴儿风；胃应巽卦，位东南，节立夏，弱风；心应离卦，位南方，节夏至，大弱风；脾应坤卦，位西北，节立秋，谋风；肺应兑卦，位西方，节秋分，刚风。此八脏八卦又应星历及"洛书"之数：乾6、坎1、艮8、震3、巽4、离9、坤2、兑7。是观北斗七星的历法，如《鶡冠子》所云："斗柄指东，天下皆春；斗柄指南，天下皆夏；斗柄指西，天下皆秋；斗柄指北，天下皆冬。"此八卦藏象因粗朴神秘为以后其他的脏象所取代，但肝为震主升发、心为离火、肺主秋肃、脾主坤土、肾主水应冬等五脏特性及其应同之理则得到继承。九宫八风之论的"谨候藏风而避之"，成为堪舆术的理论依据之一。其测时定向占候，依然在术数家中流传，1978年，安徽阜阳曾出土九宫八风占式盘。历代学人一直对八卦应同兴致不衰，清代王弘的《山志》一书中，仍有"人身八卦"的专论。

藏象的第二种模式是六节藏象。易卦由经卦每卦三爻的八卦，发展到复卦每卦六爻的六十四卦。爻者"效"也。古代曾有将一年分为六季即六节的划分季节方法。如《易传·文言》："乾卦之六爻，初九相当于周历之正月二月，夏历之十一月十二月……"秦代及西汉初，"数"以六首善，《史记·秦始皇本纪》曰："数以六为纪，符、法冠皆六寸而舆六尺，六尺为步，乘六马。"贾谊说西汉初也"以六为法"认为"六则备矣。"《素问·诊要经终论》以六脏应六季，六脏是五脏与头（脑），到《素问·五脏别论》时，才把脑归入奇恒之府。《素问·六节藏象论》篇名就显扬了"藏象"一词，篇中论述了六脏六器应同六季、三阴三阳、色味、其华、其充等。六脏是心、肺、脾、肾、胆和一个称为"器"者，它是"仓廪之本，营之居也，名曰器"，此"器"又由六者组成，即"脾、胃、大肠、小肠、三焦、膀胱者"，此六者之"器"通于土气，属于"至阴之类"。《素问·六节藏象论》在诸脏中尤重视胆，认为"凡十一脏，取决于胆也。"

在《黄帝内经》中，五行全息藏象的理论见于《素问·金匮真言论》《素问·阴阳应象大论》《素问·五脏生成论》《素问·五脏别论》及《灵枢·五邪》《灵枢·五阅五使》《灵枢·本脏》《灵枢·五色》等篇。五行全息藏象以五脏六腑应同五行为特征。五行是"五种势力的形式"，在天为五星，在地为五材，在人为五德。在汉代五行之论大兴于世之际，学者们自然顺势地以人身脏腑法象五行。所谓法象，即《易传·系辞上》所言："是故法象莫大乎天地，变通莫大乎四时，具象著明莫大乎日月。"《白虎通》在讨论藏象理论构建时说："人有五脏六腑何法？法五行六合也。"

应同五行的五脏，不仅有方位、时序、五气、孔窍、五体、五志、五色、五味、五音、五声等的对应，还论述了人身某一局部映像全身的自相似的特征。五脏六腑在面部"各有部分"，例如《灵枢·五色》篇描述了一个面部具有全身的缩影。中医学理论还认为，耳、眼乃至寸口脉都具有五脏六腑的缩影。又认为，有此构成，原因在于经络的"内连腑脏，外络肢节"的功能。有人称这是全息递进制的分形模式。应同观引进中医脏腑理论后，使藏象学说从客观知识变为意会知识为主的知识了。

应同观在《吕氏春秋》用为相马。《吕氏春秋·恃君览·观表》记载古代有10个相马良工，分别从口齿、颊、目、髭、尻、鄟吻、胸胁、股脚、前部、后部不同的部位，"见马之一征也，而知节之高卑，足之滑易，材之坚脆，能之长短"。特别指出像赵国的王良、秦国的伯乐和九方堙更是这方面的高手。在《黄帝内经》中，则依据应同的同构对应的特点进行诊断和治疗。所谓同构，系指质料不同的事物其格局的结构相同，有"神"的应同，例如人的器官和图谱、X线片、CT片，乃至模型的格局相同。既然局部与整体有自相似，可以从局部来测知整体，例如《素问·五脏别论》之气口"独为五脏主"，仅据寸口脉就可以察获五脏之信息。又如《灵枢·五色》中，观面部"各有部分"之五色，就可知脏腑之病。后世发展起眼的五轮诊法、八廓诊法，也与此同理。

据应同的共效性特点，以其天人相应和自相似的理念，成为辨证论治的要则，以治疗"人之众疾"。临床用其以局部治疗全身，如针灸、推拿等。某脏腑有疾患，选择其应同的体、耳、头等部位之腧穴，以外治内，以上治下，以下治上，以左治右，以右治左，以其局部治疗来调节全身。

中医学所论述的"应同"，既以宇宙推自身，反之也可以自身推宇宙，此种相映在《内景图》中，得到最为形象的表述。在人体的时间结构方面，也同节同应。《素问·玉机真脏论》说"善者不可得见，恶者可见"，尤其是在二分（春分、秋分）、二至（夏至、冬至）的时节，患病之人的感受最为强烈。人类甚至有"节候病"，每到一定节气，即有相应的疾病再次发作。

在养生方面，《黄帝内经》据"应同"之理，提出了"顺时气，养天和"的原则。《素问·五常政大论》具体论道："化不可待，时不可违；夫经络以通，血气以从；复其不足，与众齐同；养之和之，静以待时；谨守其气，无使倾移，其形乃彰，生气以长，命曰圣王。故《大要》曰：无代化，无违时。必养必和，待其来复，此之谓也。"《黄帝内经》认为，这是"依乎天理，因其固然"的养生方法。武术家以"应同"之理创立了太极拳、形意拳、八卦掌等内家拳法。

三、应同观的理论意义

"应同"的观念，在西方也有所论述，例如希波克拉底曾说过："身体一小部分损害，全身共感到疼痛，是因为身体的最大部分存在的，也同样存在于最小部分之中。"在印度佛教曾有"一沙一世界，一花一天国"之说。在佛经中，有"千手佛"和《化身五五图》的"无穷嵌套"的思想。但印度此论，只停留在佛教哲学的层面上，这些都没能得到继续深入地发展。在中国学术中能得到发展，嘉惠于理论和医疗实践相结合，在运用中不断开慧成智。

20世纪以来，科学界对"全息"问题尤为关注。对生命全息现象主要有哲学解释、数学解释和系统论解释等。卡普拉据大乘佛教华严宗"相互渗透"之论，指出这是诸物间动态地相互联系成完美的网络所致："当将其中一个与所有其他相对照时，这一个被看成是充满了所有其他的，同时又把所有其他的都包含在自己之中。"数学家在观察了"分形"（Fractal）现象后，研究无限复杂但却在一定意义下具有自相似图形和结构的几何学，命名为分形几何，以说明许多形态发生的自组织过程。李立希提出"递归构造n阶（n>5）"的数学模型冀以说明"洛书"类全息图自我复制的机制。系统论的研究者，据系统的联系性原理，依其一个系统内部的局部与局部之间，局部与整体之间具有联系和信息交换的功能解说自相似的全息现象。近年来也有据小波理论研究脉象者，但尚未见有书面资料公开出版。"应同"之理念，当代自然科学界也有相类的假说。1972年英国科学家詹姆斯·洛弗洛克提出著名的盖亚（Gaia）假说，他设想，地球是一个庞大的有生命力的机体，大气、海洋、生命本身是它的身体功能，可堪为"地人同理"之论。

"应同"观念以其"法天则地"（《素问·八正神明论》）和"脏气法时"（《素问·脏气法时论》）等赋予医学以天人相应小宇宙的思想，又以"各有部分"之论，提出人体局部堪为整体缩影的全息理蕴，以此构建了中医学理论的重要学说如藏象经络学说等，这也使意会知识成为中医理论的特点之一。意会知识的特点是以局部推整体、从模糊感受本质和难以言传性，是与客观知识相对峙而大异的另一类知识，对这些内容应该做深入的研究。

【孟庆云. 人身应同天地纪——中医学小宇宙论及全息观的形成与发展［J］.
中医杂志，2010，51（3）：197-199.】

忆基础所的实验室建设

中国中医科学院中医基础理论研究所大楼正门的两侧，在 2003 年以前，一直悬挂着两块牌子，一块是"中国中医研究院基础理论研究所"，挂在右侧；另一块是"中国中医研究院中心实验室"，挂在左侧。从这两块牌子的称谓，也呈示出基础所发展的印迹。

对于医学科学研究来说，实验室及其仪器设备、实验动物、图书资料是支撑科学研究的三大支柱。中医基础理论研究所是在实验室建设中拉开了建所的序幕。中国中医研究院（现中国中医科学院）建院 50 周年之时，也刚好是基础理论研究所建所 25 周年，在此之际追溯一下实验室建立的履迹，撷拾其雪鸿泥爪，纵然非缁非渑，也聊作抚然既往，抒其情蕴之思罢了，或许后人可从中领悟些什么。

中心实验室筹建于 1979 年，那是中国中医研究院贯彻中央"56 号文件"的措施之一。当时主持我院工作的是季钟朴院长、王恩厚书记等一批老专家，发展中医学的理念是"科学研究是重中之先"，在中医学开展实验研究中，建立实验研究体系是基础性的工作。在这点上，和西医学的基础实验研究有一致之处，可以借鉴，先拿来为用。在"文革"的工、军宣传队时期，对于动物实验曾有"耗子点头"的比况，此语在 1979 年后鲜有人再提。建中心实验室得到全院乃至全国有关人士的支持，建设人员激越蹈厉，3 年内完成了大楼基建和仪器设备的购置，中心实验室从"大白楼"搬到新楼，又在此基础上，成立了基础理论研究所，包景珍和韩明德两位同志从针灸所调来，分别任所长和书记。又有陆广莘从北京大学人民医院调来，继后，沈绍功、王家恩、周超凡等从广安门医院、中药所等处调来，陆广莘、沈绍功任副所长。中心实验室和基础理论研究所的建立，都是中医学研究机构建设的先例，而其各实验室的悉心筹谋，精雕施工，从实验室建设这点来说，也有罗掘启后的意义。

1979 年，研究院任命王佩同志为中心实验室主任，吕维柏同志为副主任，范爱芹为书记。又陆续调来一批业务人员，分配来一批大专院校毕业生。王佩主任组织和规划中心实验室，是把国内外医学实验室的建设智慧和中医学相结合的成果。从建室思想和设置看有这样几方面特点。一是配套设施，有各学科实验室，还有实验动物室、医学工程室和计算机室，在 20 世纪 70 年代末就初拟了普及计算机并有网络计划，真是具有独步当世的远见。二是按学科结构设立研究室，为重点学科建设和专业人才的培养打下了基础，这些研究室是：生理室、细胞室、病理室、药理室、生化室、免疫室、仪器分析室、药物化学室、剂型改革室。三是起点高，有雄踞前沿的思想意识。建室之初，即在全国各地著名的大学和研究机构调来一批已经成名的经纶手，主持各研究室的设计、组建和仪器采购。四是高精仪器集中使用的思想。五是充分考虑和加强了实验室的辐射功能和开发功能。似乎是在 25 年前就预见到，在以后市场经济行为的导向中，基础所研究部门还要兼行开发以创收。药理室、药物化学室、剂型改革室等，除医药一体地进行基础研究外，还可以开发新药。这些设计思想质朴简约、雅致笃实。在 25 年后的今天看来，仍令人折腰仰慕。

基础所大楼的基建施工管理也是全所人员自擅胜场，范爱芹书记是中年妇女，每晚也披上棉大衣在工地守夜值班。张双贵负责基建施工和采购实验室仪器设备，克勤克俭，勉力从事。那是 20 世纪 80 年代初，盖 6 层大楼 1 万多平方米，包括木制器家具，仅用 400 多万元。1983 年我们就搬进了新楼。在基建完成的同时，人才队伍建设也初具规模。季钟朴、王恩厚、王佩等领导，本人就是资深学者，博见而识荆，各科名家应邀而至，如生化室杨畔农（来自协和医科大学）、杨云（来自中国农业科学院）、徐琦（来自北京大学）、宋剑南（来自南京大学），药理室刘文富（来自协和医科大学）、齐鸣（来自湖南医科大学）、倪平（来自上海药物研究所），细胞室谢锦玉（来自白求恩医科大学）、阚甸嘉（来自东北师范大学）、李风文（来自白求恩医科大学），病理室王安民（来自哈尔滨医科大学）、胡素坤（来自协和医科大学）、周瑕菁（来自南京大学），免疫室关崇芬（来自协和医科大学）、赵楠（来自军事医学科学院）、谢仰洲（来自北京医科大学）、王乃琪（来自北京医科大学），生理室熊振东（来自北京医科大学）、须惠仁（来自北京大学）、王玉中（来自北京大学），仪分室温天明（来自中国人民解放军军事科学院航天医学研究所）、张莅峡（来自沈阳药学院）、孙恩亭（来自北京大学），药化室欧兴长（来自北京大学化学系）、范菊芬（来自本院中药所）、丁安荣（来自中国科学院药物所）、郭育芝（来自北京医科大学），剂改室沈联慈（来自本院中药所）、李淑珍（来自本院中药所），电镜室傅湘琦（来自协和医科大学）、柳和培（来自白求恩医科大学），医学工程室朱观煦（来自中国人民解放军通讯学院）、池旭生（来自浙江大学）、庞大本（来自北京大学）、叶佩功（来自中国科技大学）、欧阳海燕（来自哈尔滨军事工程学院），计算机室史振武（来自哈尔滨军事工程学院）、伍明德（来自武汉测绘学院）、姜宗义（来自复旦大学）等，真可谓群贤毕至，人文荟萃。除此之外，生理室还聘请了北京王志均教授，细胞室聘请北京肿瘤研究所鄂征教授，免疫室聘请白求恩医科大学杨贵贞教授，仪分室聘请大连医学院裴德凯教授。在病理室还曾长期聘请协和医院退休技师窦志良老先生来室工作，他当年在协和医院胡正祥病理室工作数十年，制作病理标本的技术堪称绝技，他的工作使病理室的科研有所仗恃，还带出了一批高水平的技师。他们来室工作是我院最早请进来开门办科研的成功实践。

在从中心实验室到基础所的实验室建设中，有两件事很值得记述。这就是电镜室和 P3 实验室的建设。

电镜室是柳和培研究员自行设计并监理施工而建造的。柳和培 1959 年毕业于上海第一医学院（现复旦大学医学院），分配在白求恩医科大学（现吉林大学白求恩医学部）担任药理课教学数年，调来我院后接受建设电镜室的任务。他以自己的学养和智慧，自行设计、亲自组织施工建成独具风格的电镜室。在医学科学领域有很多著名实验室，如加拿大塞里实验室、美国霍普金斯大学的艾贝尔实验室，他们皆以科研成果著称，但我敢说，我们这个电镜室是以设计著称。例如在电源设计上，如最后一个离室关上电闸，便可将除冰箱之外的用电断电，放心地离开；再如阅镜和洗片的操作，他以线性规划的原理设置各仪器的放置，一个人就可以完成电镜工作的全部流程，因此他的电镜室设有 28 把椅子供一个人依次使用。又如他设计的柜架等都悬空，这是使擦地扫地方便无阻。实验台、架柜、仪器的放置既有序又节省空间少受灰尘。此设计真可谓罕以伦比，匠心独用。我初任副所长参观电镜室便深有感赞，当时便想到南京紫金山天文台，是首任台长余青松的杰作。余氏是天文学家，但他设计施工建成了在世界都公认为佳作的天文台。近年来国家中医药管理局制定了有关的各级实验室标准，其中有一点应该商榷的就是实验室不是越大、工作人员越多越好，而是以小而效率高者为上。电镜室的管理制度严谨合理，从建室到现在，阅镜记录无一阙漏，这也像协和医院的病历一样灿然可征。柳和培研究员是全国电镜学会的委员。此室虽然现在业务量不大，但却有许多国外学者前来参观。

P3 实验室是 1991 年始筹划，1995 年 11 月 2 日通过验收的。在 1991 年，国家中医药管理局考虑到中药所防治艾滋病的课题组在我院，为了进行抗 HIV 病毒的实验研究，决定在我院建立 P3 实验室。我院在 1991 年 5 月开始内部招标。是时我所无正所长，三个副所长是李维贤、我和沈绍功，李维贤副所长主持工作，他全力支持 P3 实验室竞标，时任所科研处长的张莅峡和生理室主任兼动物室主任熊振东都支持竞标，标书由我撰写。当时还有中药所也曾投标，因我所动物室有房间，以此条件一投而中，此后开始做有关调研工作。1992 年 2 月，闫孝诚同志由广安门医院调我所任所长，积极支持并主持了 P3 实验室的建设。当年 4 月 7 日将标书送交国家中医药管理局。方案的主旨是，基于国外仪器优良，土木基建即便是外国的公司，也是中国工匠施工，以此选择建"中西结合式"的 P3 实验室，即基建由国内公司负责，设备由外国公司负责，采用进口仪器，总经费 30 万美元，设备 10 万美元，内装修 20 万美元。分三期施工，一期让出房间，二期完成内装修，三期设备到位。在 1993 年初，标书得到批准，分期拨款。建室聘请国内这方面专家吴小娴、邵一民、曾毅、孙靖等参加了多次设计论证会。当年 5 月卢长安同志由中药所病毒室调来我所，主要负责 P3 实验室的建设。所设备处长吴志忠配合卢长安的工作，负责基建。1993 年 7 月 29 日与承包公司签订了合同，在病理室王安民研究员的支持下，当年年底完成了一期工程的验收。二期工程施工过程中，采用了一边干一边请专家审察，即便这样也经历了两次返工。在验收前，1995 年 6 月末，卫生部实验动物管理委员会主办"实验动物科学设施、设备、科学设计研讨班"，聘请日本大阪大学山之内教授介绍 P3 实验室设计经验，此人是这方面的创始人之一，他以我 P3 室为例进行讲解，全体研讨人员来室参观。他对我 P3 室的评价是：设计先进、结构合理、精辟实用。1995 年 11 月 2 日，通过卫生部组织的以曾毅教授为组长的验收组的验收。由此开始，我国的中医机构有了 P3 实验室，除进行抗艾滋病药物筛选外，也可进行其他抗病毒的实验研究。应予表记的是：这一建室工程为期 3 年；由于采用"中西结合"的方案，经费没有超出 30 万美元；我们所主要负责和参加这项工作的有李维贤（副所长）、熊振东（研究员，建设和设计）、关崇芬（研究员，设计、策划、仪器）、卢长安（P3 实验室主任，设计，组织、施工）、吴志忠（设备处处长，施工），还有我。我参加了全过程，前期撰写标书，后期组织验收，全程负责协调。这个实验室从 1995 年底起运行，至今（2005 年）已有 10 年，2003 年"非典"时期，在潘桂娟所长主持下，又进行了一次改造，并补充了仪器。2002 年卢长安教授退休后，该室由王满霞副研究员负责，另有技师孙刚，此二人工作认真，也体现了少而精的建室原则。

回顾基础所各实验室建室 25 年以来，总的说体现了起点高、精心设计、精细施工的科学理念，除一些实验室有其独创外，还有些实验室在仪器使用方面能自树高格，例如医学工程室对流式细胞仪的使用，也以精细严谨著称。美国庆祝独立 200 周年时，科研方面只展出两大设备，一是阿波罗登月舱，再就是流氏细胞仪。我所的这一台是全国最早引进的三台之一，医学部门仅此一台，当时协和医院也没有，此台仪器目前仍在使用，在国内同行中声誉很高。这些实验室不仅完成了许多重大课题，也培养了很多人才，建室之初分配来的一批技术员，现已成为技师或副研究员，他们都是高中毕业而入卫校的，以其基础好、训练有素而成为各室的骨干。我的研究就是在这些研究室中，通过课题探索中医学开展实验研究的方法和理路。研究所为中医基础学培养了一批理论联系实际又有动手能力的实验人才。1993 年出版了陈小野主编的《实用中医证候动物模型学》，是我国这方面的首部专著。他和病理室吕爱平、徐世杰等人都以这方面的成就而被破格晋升研究员。吕爱平研究员在 1999 年至 2000 年任所长，徐世杰研究员现为副所长。这些实验室还为国外输送了很多人才，也接待了许多进修生和来自外国的参观访问学者。这些交流对发展中医药的基础研究来说，都是很有意义的。25 年已经过去，当年主持建室建所的院领导季钟朴院长、王佩副院长、王恩厚书记已经仙逝。当年创业建室的一批老专家杨畔农、刘文富、阚甸嘉、谢仰洲、伍明德诸人也相继驾鹤西去，其他建室元勋均已离退休。但是，人去楼未空，新一代中医学人正继往开来，沿着当年开创的足迹，在探索中医实验方法的道路上不停地前进。

（中国中医科学院院报，2005 年 11 月 21 日第 3 版）

第三篇 《中国中医基础医学杂志》卷首语汇集

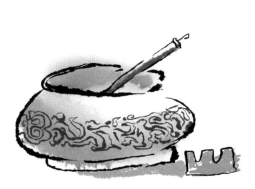

中医基础医学之树常青

——1995 卷首语

　　一个学术领域有别于其他学术的独特之处，在很大程度上取决于它的特定对象和它采用的特异方法。中医基础医学和临床医学各学科相比，或与称之为西医学的基础医学相比，也是以此来界定的。中医学数千年弥久不衰，其原因在于实践的有效性和有一个不断发展的理论体系。

　　中医基础医学是中医学理论体系的一个重要组成部分。其研究目标在于认识生命和疾病规律，探索防治疾病的途径和方法。内容包括中医学原理、临床诊治疾病的理论和实验研究等三方面。中医基础医学也是生命科学的组成部分，它古而又新。在当代，以其飞跃发展，推动着临床的进步，已经成为中医学的带头学科。

　　中医学原理包括医学观念、它发现和揭示的医学现象，以及所建立的各种理论学说。中医学提出了天人相应观、五脏一体观等，我们统称为有机论人体观。它揭示了诸如生气通天、脏气法时、脉应疾病和四时、五运六气等医学现象，又创立了藏象经络学说、气血学说、神形学说等。还把哲学观念、方法与医学结合起来，形成阴阳五行学说。这个学说在古代被视为万应的"天地之道"，20世纪50年代被称之为"说理工具"，以当代的目光审视，应属于方法论的范畴。临床诊治疾病的基础理论，既包括病因病机、四诊八纲、治则治法、方剂药性等理论，也包括对各科疾病的辨证论治的理论和技术，是以具体应用为背景的基础内容。对于中医学原理和有关基础理论研究，历代以来，主要是从临床实践入手，运用文献学、哲学、逻辑学等方法，通过追源明流、比较参证、钩沉索隐、探幽发微、分析归纳，为其发展理路的。

　　中医学实验研究是20世纪60年代以后逐渐发展起来的，是运用各种观察和实验手段，通过分析、模拟、数学等方法，最常用的是动物模型方法，来验证理论、方剂、药物，或探索病因、诊治疾病的规律。中医实验科学的崛起，是中医学研究方法变革的重要标志，这就改变以往靠总结临床经验来升华为理论，或以引申经典论述（例如《黄帝内经》或《伤寒论》）的命题来发展理论的动力机制，而是从实验中引导出理论，去指导临床诊治。中医实验研究拓展了中医实践领域，从人扩大到动物、微生物；开阔了中医认识的新视野，从宏观到微观。使当代中医学能与现代多种学科和方法结合，从生理学、病理学、细胞学、生物化学、免疫学等角度，探索中医学理论，达到细胞水平和分子水平，丰富了中医学理论的内涵。

　　基础研究有创新性、超前性、不可预测性和国际共享性等特征。中医基础医学也不例外。当代，中医学正处于转型发展的新时期，科学环境和社会环境的改变，人们对中医需求不断扩大，敦请中医基础医学率意进取，以夯实的成果点拨或支持临床，或在人体生命科学研究方面，以其洞烛先机，有所突破。这就需要学术上的信息交流，《中国中医基础医学杂志》以此应运而出刊。此刊物旨在国内中医界有一个内容专工基础医学、高品位、高格调、融学术性、探索性、当代性于一炉，而又雅俗共赏的期刊。

近年来中医基础医学发展胜义迭出，其特点有三：一是研究方向的古今双向化，古代文献研究和现代实验研究成果均极瞩目；二是作者结构的多元化、多学科化；三是研究观念的现代化，包括现代化立场、开放意识和为市场经济服务的意识等，每年都发表多篇论文，但揆诸近年发表的理论文章，也有不尽意者，或重述旧章，或雷同一响，或不中不远，或徒标新论，或蹈套西医，或贴金增值，或若明若昧。许多学者呼唤着中医学理论的发展，因此，本刊将中医学理论的继承与发展，定为诸栏目中的重点。任何一种应用科学（中医学当属应用科学）都需要理论的原动力，需要富有创造性的理论范为导航，一旦理论源头枯竭、僵化，科学的应用也将走向极限，最终失去其市场价值，这是不容否认的客观现象。中医临床的发展取决于理论的动力，而理论的发展与突破，首先需要一个思想解放和思维自由的前提，同时，亦需要有一代新人才的成熟和新思想的酝酿过程。在中国医学史上，先有"儒之门户分于宋"，继而才有"医之门户分于金元"。本刊对学术上无条框和科律，对作者也无良莠和厚非，凭文骋怀，广结学缘。本刊在编排上承古与求新并举，既导夫前路，又不随风追族，尽力反深进或创的好文章介绍给读者，这是我们执守不渝的信条。

我们是读者的朋友，我们的刊物也要大家来办。当然，基础理论研究是寂寞之学，哪怕是一篇短文的衍成，也是持敬践履者的铢积寸累之功。我们将精审每一篇来稿以期识荆。在《中国中医基础医学杂志》出刊之时，寥述此语向关注中医基础医学的同仁表达微忱。

【孟庆云. 中医基础医学之树常青［J］. 中国中医基础医学杂志，1995，1（1）：3. 】

呼唤上工和大师

——1996 卷首语

本刊面世已1周年，承蒙广大作者的厚爱和读者的支持，我们已开拓了四期的学术之旅。回头一望，我们刻意于追求学术的探索性和创新性，曾刊载过率尔之华章，但也有俯迎袭旧之作，说明我们的视界有时登峦远视，有时也障瞽蒙昧。

当代中医学正逢转型和企待振兴之机。基础医学应作为带头科学来推助临床的实践和医学的开展，中医学特色的至要之处，也就在于她的基础理论。学界常说，振兴中医的关键在于疗效，但提高疗效的关键则在于正确理论的指导。对于中医学的基础理论，不仅要证实、证伪和阐释，更重要的是有所突破，有所创新。何况基础研究的成果，都应该是具有国际性和前沿性的。就此而论，本刊和基础研究工作者们一样责任重大。

中医学作为一门科学它并非是至善完型，欲求发展要以技术为中介。中医需要利用先进技术，尤其是在基础理论研究过程中需要运用现代实验技术，方能即物穷理，格物致知，本刊以此把实验研究列为重要栏目。应用实验技术，并非技术至上，而是要技术与中医学理论有机结合找到理论的生长点，并使其变成辐射源，光大发扬。可以说《中国中医基础医学》办刊宗旨就是以先锋意识造学术底蕴。

稿件的质量是期刊的生命线，我刊仍然继续坚持领异标新和论说充分的初衷。学贵创新，守旧无功，理论日新，不日新必日退，中医学虽然属于传统医学，但作为科学必然要辩证地对待传统与突破传统。科学研究理不应只循一迹之路，守一隅之指，在这里正是要施行费厄泼赖，价值标准的一元化必导致学术的贫乏化，要多元浮动而不是统一。清代学者章学诚说："开风气之先，必有所偏。"我们将敢以登载有所偏颇的论文，以开新风。文章既能发表，就不应打断其情节的链条，而命其说清论透以不失作者之原意。本刊在保证"言贵简洁，智在清晰"的前提下，不对刊用之文做过多的删削。

当代中医既需要上工更企盼大师。临床的上工和实验的上工何尝不是多多益善，本刊呼唤实验上工和理论大师。每一种理论、学说都有自己的时代，凡是称之为科学的理论都从不同的角度和层面反映出该时代理论思维所达到的程度。当代中医大师，则应是根基于传统而又站在世界前巅的新一代的博硕巨擘。

弓开不回头。本刊既已发刊，就要竭力办好，从1996年开始，本刊为改双月刊。荀子说："真积力久则入。"我们有决心在未来时日里，不断磨砺，锐意进取，精雕细刻，殚精竭虑地承办我们的刊物，为中医基础医学的发展做出贡献。

【孟庆云. 呼唤上工和大师［J］. 中国中医基础医学杂志，1996，2（1）：1.】

创新以致远　气盛则文昌

——1997 卷首语

　　本刊与读者、作者神交已两载，作为以基础为主又联系临床的中医期刊，学术性是其生命力之所在，冀求以理论为精髓，以创新为目标，以实验为动力，通过文章交流信息。

　　理论是中医学的精髓，精髓不存，大书无瑰；精髓所在，片言万代。每一种理论、学说都有自己的时代和空间。凡是称之为科学的理论，都从不同角度和层面反映出该时代理论思维所达到的程度。当代中医学理论发展，要求从更加广阔的背景去探索，面临着构架、观点、方法三大课题。要拓展研究的视野，寻求古今的契合点，超越传统的治学范式。我们呼唤和期盼着这些内容的论著。

　　理论的发展有赖于创新，创新是科学的生命力。凡有生气的时代，学术创新都会蔚然成风，传统积累了智慧，但又必须不断创新。创新包括思维方式的创新和技术上的创新，新思想、新观念、新方法、新发现乃至新的理论体系。在创新的知识谱线上，意识是动因，积累是源泉，实践是根底，思路方法是关键，发挥研究者关于中医学主体性想象力和推导力尤为重要。创新不是翻新，期刊的责任并不在于他不断重复被公认的知识，所登载论著的创新内容才是学术理蕴的内核，这也是期刊对本门艺术发展的参与。

　　当代发展中医学理论的动力机制已经从经验总结模式向实验研究模式转化。中医建立现代实验研究体系已经成为共识，这是科学的自身规律决定的。30 年来，开展药物学实验和运用动物模型研究证、藏象、经络等，已经积累了较多的资料，这表明，当代中医学已经开始突破经典框架，向现代化演进。实验研究以此成为本刊的重要栏目。

　　科学思想和工作是通过论著来显示和交流的。对于科研工作者来说，读书与撰文是一种需要，是生命意义的追问。英国科学家法拉第说："要工作，要完成，要发表。"本刊作为学术交流的园地，力避空疏的学风；论述抑大扬小，不赞同搬凑"全书""大系""大海"之类，话要说透，文要精炼，长短咸宜；不急于建立"新"体系；摒弃蹈袭和趋时。杂志不是论文集，论著应出自作者的实践和心裁，不应是作拼盘，更不能依样葫芦。在每期都有主力文稿的同时，还将配以随笔和书评。综述是再创造，要具学术性、系统性、代表性、普遍性、资料性、工具性为一体。"无学不以致远，无文难以后工"，我刊期待学人，以翻海射雕之文气，遵憎命达之训，将大作赐与我刊，以与读者互相启发。古人说："书之论事，昭如日月。"谨以此与读者、作者共识。

【孟庆云. 创新以致远 气盛则文昌［J］. 中国中医基础医学杂志 1997，3（1）：93）.】

架设迎接新世纪的论坛

——1998 年卷首语

承蒙读者、作者惠泽，本刊从今年起始改为月刊。这将使我们有更多篇幅讨论中医学理论和实验方面的问题。科学的时代性要求我们把握时代坐标，为中医学跨入 21 世纪做好理论准备。高科技世变日亟，引导中医视野不断开阔和转换，许多问题引发学人思考，不仅要拓展诊治疾病的基础理论，还要探讨中医学发展的内在逻辑、传统与现代化的关系、经典理论的价值与发展向度，以及构建现代中医学理论体系的方法和技术切入点等问题，诸多论题，可供诸君试笔与展读。

正视现实和有所准备才能把握机遇。近年来关于中医学的处势有多种估价。有疾首忧患的衰亡论，有赞扬发展的辉煌论，还有不绝不盛论或成就很大问题不少等诸多议论。西医学的传入和现代医学的发展，涵淹了中医学因循而延进的路径，以道自任者抒发护持之情，正告"中医不能丢""不能离弃自己的根"，警示我们要完整准确地把握经典，治病要谨守病机，熟谙治法，揆度奇恒之变，严谨处方用药，正是固本浚源方能延伸久长之理。另一方面，中医学历尽劫波，筚路蓝缕，时正振兴而走向世界之际，诚感欣慰，自信和赞誉理有所然。今日中医学对象之界阈已与古代大异其趋，对现实的判断难免有所迷乱，何况锐进中有胶柱，发展中会有问题。我们要以博大雄强的气劲面直现实，迎接挑战，为此我们开设专栏以待作者的诤言。

争论和批评是进步的催化剂。卡尔波普说："一个没有论战的人类社会将是一个没有朋友只有碌碌众生的社会。"科学理论通过争论和否定逐步接近真理，中医学理论既要经过实践检验，也要经过争论和批评的磨砺。争论和批评体现了学术自由和独立性，以便拆除墨守、苟同、盲从和门户的禁区，不为风气所囿，"从道不从君"，争论和批评的重点在于学术的真实性而不要徒言空谈，三国时魏国的发明家马钧说过："虚争空言，不如试之易效也。"因此，对于观念性的、感情性的东西，我们又提倡不争。例如，当代科学以各学科交叉发展和科学文化紧紧相拥为特征，先后经过了巫术医学、经验医学、实验医学时代的现代医学，已经步入了技术医学的时代。此情此际，中医是否应该现代化已经无须争论，当务之急在于尽快实施，切勿在争论中丧失时间和机会。这也是我们的见解和办刊哲学。新的一年，在展卷之际，我刊祝愿读者、作者们，在学术上有所收获，更祝愿从事中医基础医学研究的学人，把自己的创造性工作继续推向一个新的高度。

【孟庆云. 架设迎接新世纪的论坛——1998 年卷首语 [J].

中国中医基础医学杂志, 1998, 4（1）: 4.】

世纪之交的中医思考

——1999 卷首语

再过 365 日就将跨入 21 世纪了。交际之前，中医界朋友们大抵都自觉地想到三件事：回顾 20 世纪中医学演进的历程，展望新世纪的图景，改变一段时期内流衍的空疏浮躁学风。

20 世纪是中医振荡并开始转型的世纪。中医学的情势在上一个世纪就初露端倪，继叶天士、吴鞠通鼎开温病学派先河之后，王孟英于 1852 年以《温热经纬》成为学派殿军之旅，揭橥学术水平的一个新的高峰。但在此之前的 1822 年，清政府下令在太医院内废止针灸科。西医学传入中国，既是中医学的学术伙伴，又有事业上的竞争。那个世纪名世的医著以临床为多，如郑梅涧的《重楼玉钥》、江考卿的《江氏伤科方书》、吴尚先的《理瀹骈文》、费伯雄的《医方论》、雷丰的《时病论》，其临床经验的丰富和技术创新，较之前人又向前推进了一步。当时，西医学在中华大地上也大开区宇。1856 年西医师关韬，被清军队聘为军医；1857 年，中国第一位在国外习医者黄宽，在英国爱丁堡大学毕业回国；1885 年中国女子留学第一人金韵梅毕业于美国纽约女子医学校。此期间，全国已有几种西医期刊和几家西医学馆、学校兴办。1884 年唐宗海所著《中西汇通书五种》出版，开启了"中西汇通"之名。延至 20 世纪初叶，汇通学派大兴于世，是两种医学折冲而交汇的历史必然。汇通学人在世纪初建学校、办杂志、著书立说，为中医学在跬步难举的形势下培养了人才，也是其后的中西医结合的先声。在 20 世纪 20 年代，中国的新文化浪潮中有新学和国粹之争和科玄大论战，中医学被一些人视为旧文化对待。1929 年在中国科学史上有两件大事，一是在周口店发现了北京猿人的完整头盖骨；另一是中医多事之秋已极至，国民政府第一次卫生委员会通过余岩等"废止旧医以扫除医事之障碍案"，引起全国中医药业罢工停业抗议。该案虽被取消，但也有伤中医元气，造成多年来积弱难振，以至在 20 世纪 80 年代才高拨振兴中医的调门。这个世纪又是中西争论的世纪，有中医存废之争、五行存废之争、中西医结合之争、中医现代化之争，等等，但多是了犹未了而不了了之，其中关于中医现代化是近年人们关注的课题，笔者也将在后文略做甄论。20 世纪西医学和现代科技已作为当代中国文化的要素而成为中医学体系的外环境。开放体系的中医学，与西医学的渗透、交流、融合，乃至创新均势所必然。由此而勃兴的中西医结合，在 20 世纪 50 年代末已经成为中医学理论体系的一大支脉。出于对"中学西范"乖习的警觉，有识之士在 80 年代中期认识到，中医学在发展中不能忽视自身的特质，因而有发扬中医学特色之论。传统中医学范式的转型既是客观又是不能抑制的趋势。中医学范式的改变是实践的需要和选择，是一大进步，与突出中医学特色并不相悖。范式的改变也将融造出新的特色。例如，在临床上引进了西医病名，运用了辨证分型、辨证与辨病相结合，吸收了化验和影像学方法而演为微观辨证、影像学辨证，丰富了辨证论治。基础理论研究从临床经验总结方式转向以动物实验为主的实验研究方式，中医学步入了实验医学的时代。中药学也有两类药学理论并用，即传统的四气五味归经药理和以化学成分解释药效的药学理论。今日之中医院，从病案的书写到医务人员的着装、医院设备和学科建制，与上一世纪的中医院已经大相径庭。随着 70 年代中医学走向世界而声誉日隆，当代中医药事业已具一定规模，表明在 20 世纪末，中医学万劫已复，向前发展。

21 世纪是视野开阔、物质丰富的信息时代，对中医学也满怀期望。科学理路的回归和高科技时代的保健需求，为中医事业的发展带来机遇。自然科学的总趋向，历经 20 世纪初的分析时代，到世纪中叶转向综合，从征服自然的意识转向与自然的和谐，研究对象也从本体实在转向关系实在，而这些恰好与中医学的观念、理论若合符契。中医学以此引起学术界的重视。西医学自 1979 年使用 CT 以后，进入了技术医学的时代，但是使用单体药物带来的毒副作用、多元抗药和受体超敏等已令患者生畏，而高新技术带来的高医疗费用，也困扰着病家和社会保障部门。人们以此寄望于中医学，憧憬未来的中医学，总的说不外乎由两部分构成，一部分是过去的延续，另一部分则是理智的创造。21 世纪中医学人的使命将是：在深入继承的基础上，广泛切合现代科技而有更多的创新，与世界科学的对话而接轨，建立中医的人体科学。既要发扬特色，又要中医现代化，此言并非悖论，乃是"风会所趋，势之必然"。任何传统学术或技术，都有其饱和点或边际效应，中医学也不例外，必须与先进的科技相结合才能超越传统的平台。中医技术很多是不能全靠"自辟门径"，要引进或切入新技术，经过移植或嫁接之后"大而化之"，即以现代科技物化或装备中医，这便是中医现代化。宋代哲学家张载在《横渠易说》中说过"变言其著，化言其渐"，"化"是一个缓进的过程，一个从量变到质变的过程，其实质是由积累而创新，是超越。发扬特色不是固守旧业，中医现代化是在原特色基础上有所创新，甚至要创造出更新的特色来，二者不仅不对立，而是有其目标和适切的一致性。经过广大中医学人和各学科同志的努力，在下一世纪是可以实现的。

中医现代化要付诸实践，其实践除进行方法论探索之外，更需要自信，而自信又依赖于实践者的远见卓识，要有远见卓识当有良好的学风。当前，良好的学风对中医界弥加重要。在中医学发展史上，曾经有的历史时期学风浮躁，影响到中医学。如《四库全书总目提要》曾说："注家各自争名，互相篡改，如宋儒之谈错简，标新立异，以求胜过前人。"在宋学疑古风大谈错简风的影响下，中医治《伤寒论》者，在明代也掀起了错简重订派和维护旧论派之争。近年来中医学界中，空疏而浮躁的学风甚嚣尘上，有者不经意于研读经典和原著，而热衷于杜撰新理论，建立新体系；出大书主编全不动笔，炒空话媒体造名家；更有甚者引文从略作者，实验涂改数据；也有以帮会意识制造无端的对立，或言一切现代东西老祖宗皆尽有，等等。我国正处于向市场经济转型之际，但中医的学术建设，特别是不可替代性的基础研究不应该由市场来裁决。作为学术论坛的《中国中医基础医学杂志》，必须直面现实，惟真惟实，务精务善，刊登有所创新和对中医学发展有见解的论文，不壁立门户之见，为中医学下一世纪的发展找准方向，探索途径，特别是对方法的引进，不应该沿习成见。例如，分析的方法和综合的方法都是中医学所必要的，是不可离弃的。中医学向更高层次发展有三个绕不过去，即生物医学的基本知识绕不过去，构造性的人体知识绕不过去，分析的方法绕不过去。既然绕不过去，就应该吸收、采用和补充，而不应回避。下一世纪的中医学，其内容可由三方面组成：一是与西医学有共性的医学知识；二是中医特色的学术知识和技术；三是依傍于时代的新知识、新技术。这是中医学发展的支点，三者都不可偏废。中医学的发展，永远是历史的延续性（继承性）与变异性（创新性）的辩证统一，中医学在发展中需要继承也需要借鉴，但是，继承和借鉴决不可以变成替代自己的创造，创新比继承更为重要，支持创新是学术期刊永恒的宗旨。广州鼎湖山半山亭的一副名联正可为我刊的警策："到此处才进一步，望诸君勿废半途。"20 世纪的中医学能到此地步可真不容易，望诸君与我刊共勉，为弘扬中医学在新世纪的发展多做贡献。

【 孟庆云. 世纪之交的中医思考［J］. 中国中医基础医学杂志，1999，5（1）：4-5. 】

碧树逢春待著花

——千禧之年与作者读者共祝

　　20 世纪是中医学术转型的世纪。滥觞于 20 世纪的汇通学派在世纪之初大行于世。汇通学人开设学校、兴办杂志，又培养出一代适应当时社会的中医。20 世纪前后 50 年，中医"三十年河东，三十年河西"。新中国成立后，力挽前代之蔽，克成善举，使中医学免于澌灭，回黄转绿，以勃然生机而高拨振兴。100 年来，中医学术的评价，经历了从"不科学"到民族文化瑰宝的确认。学者们还在中西医结合、保持特色和中医现代化等方面寻觅钩索，三者间又互为促动，同时也接收现代科学和哲学思潮的各种信息，进入了繁荣的多样化时期，以自身的特质立于世界医林，并再一次走向世界。

　　跨越世纪和千禧之际，人们自然要展望中医学术的前景，包括发展目标和运行方略。中医事业的灵魂是学术。何谓学术？梁启超先生在 1911 年曾释云："学也者，观察事物而发明其真理者也；术也者，取所发明之真理而致诸用者也。"以理论知识谓学，技术知识为术。即如陈寅恪大师之言："盖一时代之名词，有一时代之界说。"今之学术概念，与当日梁氏之定义也相去不远。发展中医学术，就是依着它的研究对象为主线，探索人体生命科学的真理，提高服务于人类的卫生保健能力。20 世纪之初，以读经为主要内容的传统学问，为一门门专科知识所取代。此种形势下，中医的学术结构与承传也受到影响，发生了变化。《易传·系辞》说"通变之谓事"，中医要顺应时代，有所"通""变"才能发展。通是自在明达地继承，变是有所创新。一个世纪以来，尽管许多有识之士浇注心血，但对于中医学术，在深通精通和奇变创变等方面都不尽人意。以继承而论，首先是一个判断标准问题，继承包括对经典著作的继承、各家学说与经验的继承、临床技能的继承等。中医之经典著作具有原创性，其中宝藏许多科学的不朽之论和无竭止的升华潜力。《文心雕龙·宗经》说："经也者，恒久之至道，不刊之鸿教。"对《黄帝内经》和《伤寒论》等经典著作，如不系统继承，总是绕不过去的。孟子曾以水的流动，生动地譬拟继承环节的必要。他说："源泉混混，不舍昼夜。盈科（坑）而后进，放乎四海。"（《孟子·离娄下》）水流在前进时，先填满了坑而后再滚滚向前。对于经典著作的继承，不仅是文献学的问题，最主要的是一个实践问题。对《伤寒论》的继承，就如章学诚所言："非识无以断其义。"仲景之书问世以后，经过编撰者和历代注家的适意疏润，千余年来扑朔迷离，纷无定解，如不结合临床，仅凭煮字难以厘清。对《伤寒论》的主旨和性质，至今还有一些学者，执张仲景《伤寒论》是继承《黄帝内经》之论。20 世纪 50 年代，章次公先生就指出，《伤寒论》和《黄帝内经》不是一个门派，乃是《汉书·艺文志》所言经方家的著作。60 年代以后，把《伤寒论》归于对《黄帝内经》的继承和发展，从风而靡，限制了对《伤寒论》独特理论研究的思路。又如尽管古今注《伤寒论》者有 800 家之多，但至今仍未通六经本义。历代以来述六经，有朱肱的经络说、陶华的证候说、张隐庵的气化说、程效倩的脏腑说、近人恽铁樵的六界说、陆渊雷的六段说、陈逊斋的八纲说、朱颜的症候群说、赵锡武的六病说，等等。六经纵有经络或气化之义蕴，却难以归之脏腑。把六经归于脏腑，乃是与《伤寒论》对《黄帝内经》继承的理路一脉相承。六经突破的正是藏象。有破有立，按"凡有皆象"，破的是藏象，立的是三阴三阳六经之象。这一点倒是王叔和把握了，他在《脉经·序》中指出："亦候形证，一毫有疑，则考核以求验。"在今天的时代，深入研究六经形证，既有临床实践价值，更有重大的理论意义。经典著作本身就是中医学的特色之一，我辈继承得还很不够，下一世纪还要花大力气才行。应汇天下之精华，扬自家之优势，以继承为基础，光大中医学术。

继承的目的是创新，创新是学术发展的使命也是时代的需要，是认识的最高本质，仅靠继承也不能代替自身的创造。罗曼·罗兰说："惟有创造才是快乐。"从古至今，中医学的创新总是在扎实的继承基础上，在新的实践中，新的物质条件下，援用新技术和新的科学思维而得以实现。中医创新很少是推翻旧说，而是综合创新模式。有鉴于此，中医学人要开阔视界，吸收现代自然科学的新知识和新技术，特别是要以新技术为中介，在切入现代高科技的实践中，把中医理论与新技术结合起来，基础和临床都要注重这一问题。中医学术的重大突破，总是离不开基础理论和基础研究的。20世纪中医学发展的一大标志是初步建立了以动物模型为核心的中医实验研究体系。开展实验研究，使中医学理论具有可实验性与可证实性，改变了几千年来仅由总结临床经验而生产理论单一的理论动力机制，并使基础性研究成为创新的主力。使理论的生产从落后于临床，到超前于临床、指导临床，再经过临床检验理论。基础性研究有其自身的规律和特点，它依赖市场经济的支持，但不应受市场的左右和裁决。因此，基础理论的研究不能太多考虑效益。基础研究的成果有不可预见性，有时基础理论的重大发现往往出自设计之外的偶然。在基础研究中，阻力小的路不一定是最佳路线。认识到基础研究的重要性和它的特点，在新世纪，中医界应予以重视并给以更大的投入，才能实现中医学在创新中发展的世纪使命。

21世纪中医学术的发展主要是靠广大中医学人的努力来实现。人的因素第一，特别是要有一批高学术水平、高素质的人才队伍。优秀队伍的形成包括教育培养、梯队建设、实践使用、学风聿修等因素，其中，良好的学风乃是学术进取的关键。长期以来，门户的偏见一直困扰中医学的发展。中医学在20世纪二三十年代曾受到取消派的嘲弄和打击，这是文化大变革时的一种顺势效应，其中也有民族虚无主义的因素，引发了广大中医的抗争自奋，激励了自强，但在部分人中也滋生出一种变态心理。如论说西学中源，求证一切东西都是中国首先发明，对西医和西学中人员的异斥心理等。历史发展到今天，我们要以雍容进取之度，鼓荡陶之功，观过知仁，自励勉行，才能缘以增重，走出历史的帷幕，实现振兴中医这一科学使命。中医同仁有源自家学或师徒授受，有门出院校，有西医学习中医，也有来自社会科学和自然科学等多个学科，在历史上又有各家学派此起彼伏展示了学术发展的流程。在当世，对于中医学如何发展，又有"补天派""重构派"以及中西医"结合派"等学术之争。其各家之论，仁者见仁，智者见智。"学术者，天下之公器"，我们应精诚共济，以平等开放、容纳吸收的态度对待学术发展和一切为中医事业献身的同志。中医是发展中医的主力军，强调主体性并不是讲出身论，许多科学理论恰好是外行创立的。不应该把年轻中医学习西医知识视为西化。其实中西医之间并非完全"非此即彼，冰炭不同盆"。斯宾诺莎说："偏见比无知离真理更远。"切不可把学术之争视为意识形态之争。库恩说："批判并不能导致科学的进步。"在21世纪，中医仍需要有宽松的学术环境。

学问之雅，在于不趋时、不媚俗，应避免套用新名词来掩饰思想的贫乏，引进新概念、援用新名词不等于中医现代化。章学诚说："学术与一时风尚不必求适合。"20世纪60年代以来，中医经络研究追求寻找特异结构，证的研究盯住特异指标，都带来一定的困惑，原因在于步趋风尚。前者导致经络研究步入误区，后者则忽略了证的多特性特征，偏离了辨证论治。科技人员良好的学风，在于贵执着的追求而淡泊名利。市场经济形势下，学术节奏加快，但过去所言的"晚动笔著书"和"十年磨一剑"之誉，与鞭策人们早出成果早成才并不相抵牾。我们看到当今学术界确有浮躁之风，有拼盘式的学术论文和大部头著作，也有火箭式的出书，以及由炒作而焕发的名家学者，此虚名苟得并非学术出路。世界上只有学问不可幸取。钱钟书先生曾说："大抵学问是荒江野老屋中二三素心人商量培养之事，朝市之显学必成俗学。"那些中医含量和科技含量很低的科研成果，虽然可以得到奖励或被媒体炒得发紫，但最终还是要被送回到次品仓库中去。良好的学风，将使科研人员受益无穷，并赋予他们百折不挠的精神意志，在工作中蕴发灵犀，别具法眼，增加他们的识见能力，终身受益。物理学家温柏格说："只要有效地继承人类知识，同时把世界上最先进的科学知识拿到手，我们再向前迈半步，就是世界最先进的水平，第一流的科学家。"20世纪的中医在学术上虽有继承和创新，但总体上还是处于方法的探索和积累资料及学术准备阶段。21世纪中医学人的任务，是在继承的基础上，既要把世界上最先进的科学知识拿到手，又要再向前迈半步，这些成果和人才，就是古老中医大树上的新花。我以此期待和祝愿中医实现21世纪的辉煌！

【孟庆云. 碧树逢春待著花——千禧之年与作者读者共祝［J］.
中国中医基础医学杂志，2000，6（1）：4-5.】

寻春须是先春早

——世纪之初与读者作者共勉

千禧年之后，即将步入 21 世纪。回眸 20 世纪的中医学，莫变于此时，亦莫盛于此时。20 世纪之初，在西学东渐、科玄论战和反对国粹的大气候下，曾刮起废（中）医风潮，广大中医及学子们起亟抗争，驳怒之愤久久难消。一个世纪的历程，医运与国运一脉相连，有前 50 年之困顿，更有后 50 年之振兴。

直面新世纪，我们不仅要对 20 世纪中医学全面总结，甚至应该对其奠立以来的全部发展史深入研究，但在当前最重要的是，设定中医学在新世纪的发展目标，选择前进道路。

世界有多种传统医学，唯中医学未经断层能持续发展，并在 20 世纪后期复以振兴走向世界，其原因有四。一是医疗保健对中医学的需求。中医学既能以简捷的诊疗手段防治常见病多发病，又对在西医学基础上发展起来的现代医学所遇到的一些新问题，诸如毒副作用、多元抗药、受体超敏等有一定解决能力，中西医学互为补充，相得益彰，有惠于人类保健，现代社会需要中医学。二是中医学有独特的理论价值。中医学是中国文化的宝贵遗产，中医学的整体观念和系统思维，与现代科学从还原论向整体论发展的趋势投相合拍，其人与天地相参之论，与人和自然谐调的可持续发展的理论交相答应，在理论和临床操作上，如重视人体的时间结构，辨证论治和运用复方等，皆独张一帜，理闳义胜。三是党和政府的重视和支持。把发展中医药写进国家宪法，使中医药受到旷世的敬识，新中国成立后又相继建立了中医医疗科研和教学机构，打下了坚实的发展基础。四是西医学习中医和中西医结合为中医学注入了生机。传统中医技艺在 19 世纪末已近边际效应，仅凭持自身的蕴力难以裕如应对医疗面临的新问题，正是有西医伙伴的襄勉操持，开展中西医结合，中医学融进了新方法、新技术，起到中医学吸收现代自然科学的中介作用。在基础医学方面，开展了中医实验研究；在临床方面，在传统的个体研究基点上，开拓了群体研究工作，使用了西医学病名，创立了辨证分型和微观辨证、影像学辨证等，吸收了抗菌消毒及手术等先进技术，衔华佩实，胜义迭出，创新了中西医结合治疗急腹症和多脏器衰竭、针刺麻醉、小夹板治疗骨折等诸多成果，超轶前代，斐然可观。

21 世纪，中医学将跃迁到更高级的科学层次，憧憬未来，首要的是正视现实，树立辩证的发展观。在已往的论述中，多是把中医药喻为宝库去挖掘，再以继承提高。然而中医学岂止是静态而有限的宝库，乃是一个生机勃勃代有创新的学术体系。中医学的科学属性和文化属性，不仅要不断继承和在挖掘中对历史的科学财富回采，加以发扬光大，更重要的是，现代中医学术应该在现代人的医疗需求和现代科学环境中实践探索。堪称科学体系者，都是没有固定框架的开放体系，中医学也不例外。以此，中医学应该在立足传统之本的前提下，在现代实践中与新思想新技术相结合，中医现代化是 21 世纪的目标和主旋律。

中医现代化要求中医学成为全面发展的医学，在不断创新中通变超越。医学从来就要求一个从医者和他的学术体系具备全面的知识和技能。作为一个医生，应该在掌握基本技能基础上具有专科特长，但作为一个学术体系，如仅靠其优势就难以有广阔的医疗覆盖以适应社会需要。一个医学体系如仅具特色则演成畸形医学。因此，突出特色必须建立在全面发展的基础上，在扬长的同时也需要补短。中医现代化是在创新的通与变中实现的。继承发扬引申为发挥性创新，在现代实践的探索中将抉发为原始创新，对多种学理技术的新组合将带来综合性创新。创新将导致范式的改变，包括涵变和序变。所谓涵变是研究对象的扩展使内涵更加丰富，序变是一定时空内结构形式的变化。创新还要求学术的"通"，以直通、旁通和会通而通古今之变。"变则可久，通则不乏"，中医学就是在变与通、通与变中发展，而不是走回到旧体系的城围之中。恩格斯说："世界不是一成不变的事物的集合体，而是过程的集合体。"中医现代化昭示中医学是生生不息的科学体系。

为实现中医现代化的目标，应加强实验医学体系建设及采用多学科结合的思路研究中医的技术路线。科学实验的变革性原理和转化性原理提示我们，中医的科学实验，将为中医学的发展开拓一条新的生产理论的动力渠道。中医学经典理论产生的模式是经验总结式，即先临床之后，继以总结经验上升为理论，再去指导临床。实验产出式的程序则是，先进行实验研究，由实验产出理论以指导临床。经验总结模式生产理论的速度较慢，又不能证伪，但这一模式仍然是重要的不能离弃的理论生产机制。实验研究模式生产理论的速度较快，既能证实又能证伪，但不能代替临床经验。中医学通过实验研究获得新认识，提出新概念，摆脱门派偏见，使中医学步入自觉自为的时代。经验总结和科学实验两种理论研究模式的配合，将导致中医学理论体系格局的改变和加速发展。开展实验研究，要求中医学加强方法论建设。方法是学术技术操作手段，但方法是不断变革、发展的，一个学科缺少变革的方法迟早会走向没落。中医学对于各种研究方法有其选择性而无排他性，应通过创新、引进移植发展自己的科研和临床方法。中医学研究对象的广泛性和方法论建设，决定了应当采用多学科结合的思路。中国古代《孙膑兵法》就指出："万物之胜胜万形。"近代科学家诺贝尔也说："各学科彼此间是有内在联系的。为了解决某一个科学领域的问题，应该借助于其他有关的科学知识。"中医学理论内涵之博大，就要以万博之法应万博之事，切不可以"特色"来抵制现代多学科方法和新技术的切入。多样性及交融性是科学发展的动力，多学科方法和新技术的应用，更能凸显中医特色的优越。在中医学发展道路上有三个绕不过去，即生物医学的知识绕不过去，分析的方法绕不过去，规范化的工作绕不过去。中医学需要吸收现代生物医学知识，特别是吸收构造性人体知识和分子生物学知识完善自己，对关系实在的"形而上者的道"的深入认识，需要有结构实在的"形而下者的器"的认识为基础。目前开展的动物模型实验研究尚未臻完善，但以其可实验性与用于研制新药的实用性充实中医学的生物医学知识，仍应加大力度使其发展。分析的方法是科学研究的基本方法，不能以中医学擅长综合就排斥分析方法，对复方研究是绕不过分析这一环节的。讲分析还原，但不固执于还原论，没有高水平的分析，就不可能有高水平的综合。科学的理论需要规范化，否则仅为一方经验，不能以辨证论治的个体化和灵活性特征为理由来阻止规范化工作，规范化和灵活性的统一乃是辨证论治的精髓。每一个时代的理论思维都是历史的产物，都有不同的内容形式。《黄帝内经》中就强调诊治疾病"必有明法"，把利用规范诊治称为"法式检押"。历代医著中有取名为"轨范""准绳""金鉴"等都旨在推行规范化，理论的范式革命和技术的标准化是"风会所趋，势所必然"，理论的发展必将导致规范的变革，由经典理论和现代实验相结合而建立的新规范，将使中医学与现代科学接轨，以其可操作性和易用性推进中医学的传播。

中医药事业的支柱是学术，在其发展的历程中，每以创辟超隽的带头学科领异学术的发展。中医学发轫之初，外伤科是最早发展起来，继后是针灸学，《黄帝内经》莅世后，第一次以基础理论为带头学科。东汉以后，相继有《伤寒杂病论》、金元学派、温补学派及温病学派先后成为一个时代的带头学科，汇通学派也曾领衔于清末民初的一段时间。中医学和其他门类的学术一样，基础理论势所必然地以其原动力的价值成为带头学科。以往临床发展的滞慢，其主要原因是基础理论缺乏创新。唐代魏征说过："求木之长者，必固其根本；欲流之远者，必浚其泉源。"中医基础理论研究的目标在于认识生命和疾病的规律，探索防病治病的理论，以其超前性和带动性引导中医学术发展。中医基础理论对临床具有普遍、具体的指导意义，同时为新技术、新药研制提供理论依据。由于基础性研究难度大、周期长，又有不可预测性等特征，常令人悚惧。这就要求研究人员不畏艰难，富于突破意识，不囿于原有理论疆界，站在新的基点上去创新。也需要有关部门以战略眼光给予重视和支持，稳定队伍，通过一系列举措，切实加强基础理论研究。《黄帝内经》《伤寒杂病论》等经典著作，不仅对中医学理论具有原创性，其中也包含许多人体生命科学理论的胚胎，应刻意承传，璀璨出新。孟子说："源泉混混，不舍昼夜。盈科（坑）而后进，放乎四海。"循序赓进使学术有连续性与同一性，还应该以现代意识审视经典。民国时代医学家恽铁樵说："治学者不当以《内经》为止境。"经典诠释与古方今用都是一个再创造的过程，应特立素行摆脱经典决定论的束缚。随着实验研究的开展和中西医的结合，中医学步入了微观层次，理论内蕴更为丰富。但生命科学的非线性特征有别于物理学、化学等学科，并非是微观是本，宏观是标，而是各微观要素与宏观之间，是整体制约的关系，应从宏观与微观的统一来辩证地对待微观指标的价值，这样才能既选择指标，又能摆脱微观决定论的桎梏，才能使实验研究与临床有机结合而不束之高阁。

对新世纪使命的呼唤，我们无暇沉湎于赞美和自誉，在开拓事业和激励创新的同时，要营造良好的学术氛围，理性的怀疑、多元的思考和平权的争论是发展学术之喉要，以让各种思想的火花不断碰撞和续燃。关于中医学发展方向及建设的讨论是学术之争而不是意识形态之争。马克思指出："哲学研究的首要基础是勇敢的自由精神。"我国史学大师陈寅恪先生也指出："唯此独立之精神，自由之思想，历千万祀，与天壤而同久，共三光而永光。"中医学人也应具此研究精神。特别是面对新世纪中医多元化的格局，应给予研究者以较大的自由度，令学者笃志不移，敏于创意，雍容进取。中医学之可贵在于自创立以来就自行其路，这条路与目前科学正处于从还原论向整体论发展趋势的方向一致，这表明中医学大有前途。应从大科学观和现代科学的加速发展态势审视中医自身，以往曾有"21世纪是中医学世纪"的提法应予冷静地反思。三国时代的科学家马钧说过："虚争空言，不如试之易效也。"当前，空疏的学风已成为发展学术的障碍，表现在急于建立新体系，以同态重复的研究或著作图取虚名，套用时尚名词与标签代替深入的研究，官本位的学科带头人或著作主编及学术垄断等，令人扼腕，应悉心点拨，循循整饬，弘扬正气。中医学发展的关键是人才，20世纪初，我国学术界甫出一批兼通中西的学人，成为奠基本学科的大师。20世纪的最后20年，中医教育开辟研究生学制，已培养了一大批兼通中西医学并有良好外文素养的新型中医，酿育人才的条件和体制已完备。期望各有关部门为中医学子的成长殚心罄力，优渥以待，使其成为临床之上工和学术大师。

在新世纪，本刊将笃志不渝恪循办刊宗旨：开拓区宇，启迪思维，探讨方法，嘉掖创新，推出名家，孵育学派。世纪初临，我们与广大读者作者共同回顾历史，展望未来，新世纪的曙光早已显见。可以预言，经过广大中医同道的努力，中医现代化一定能够实现。在新世纪，中医学将以辉煌的学术成就为人类保健做出更大贡献。

【孟庆云. 寻春须是先春早——世纪之初与读者作者共勉 [J].
中国中医基础医学杂志，2001，7（1）：1-2.】

中医学基础研究：呼唤磅礴大气

——2002 卷首语

新世纪元年栉风而过，中医学基础性研究的局势尚难称盛，我刊为此再畅一呼，呼唤磅礴的科研思维，视野的广阔和学人境界的磅礴大气。

中医学基础性研究，是从中医学研究对象入手，以认识生命现象，揭示健康和疾病防治规律为主要目标的理论研究。百年之前，中医大抵以《黄帝内经》为理论"源泉"，采用文献学方法和理论思维的方法拓展经典理论，或对临床新经验概括升华，从经典的茎枝上萌芽引申，故而中医学理论发展的生态呈树状分枝式，理论发展的动力机制是经验总结式。20 世纪初，以读经为主要内容的传统学问，为一门门专科知识所取代，但中医学经典著作的价值，非但未能动摇，反而以特有的魅力熠熠生辉。在交流和科学总趋势的推动下，20 世纪 50 年代肇始了实验研究，以此也吸纳了西医学诸多基础学科的知识和方法。40 年来，虽乏原创或规律性的重大发现，但把中医学的界域扩展到微观，阐发了许多生理和病理机转，这使中医学增加了一条实验研究的产出理论的渠道和动力机制。迄今，中医学实验方法虽然尚不成熟，但毕竟是传统学术的求新之举，揭橥了中医学从经验医学步入实验医学的时代。

每一种理论、学说都有自己的时代。凡是称之为科学的理论，都从不同角度和层面反映该时代理论思维所达到的程度。中医学术发展史表明，它在演进的历程中总是与时俱进，与当时科学文化双向传播、并行互动。中医学在汉代，受经学的影响，重要医著皆称之为"经"，或为"述经叙理"之"论"（如《伤寒杂病论》），以达"圣意不隧"。在魏晋玄学的影响下，魏晋南北朝的医学也冲破医经的束缚，又在与域外医学交流中，使当时的医学风貌和医家的思维，皆宛如后世的西医，像重视形体分析，擅长外科手术，对辨病和证候同等重视，收辑方书的热情胜过研修医经，致力于炼制丹药等。宋明理学时代，医家又复重视理论建设，重道轻术，以儒分门户为先机，医家敢疑经立派，把医学实践视为格物致知的过程，明代周慎斋和张景岳分别提出"辨证施治"和"因证论治"。清代，朴学领军，医家也援用小学、考据、训诂等治学之法辨章医经，考镜源流。清季以后，西学东渐，而有汇通学派之兴。宋代朱熹有诗曰："旧学商量加邃密，新知培养转深沉。"中医学理论就是由旧学新知相融会为排挞奔放的长河，在其历程中，不同时代的风格与特色胜义迭出。正如杰克·伦敦所言"我要同新世纪一起出发"一样，现代中医学理论应该在现代人的实践中去探索和创造，淡化无谓的纯变之争。富于生机的学术，总是衔华佩实，纯变相涵，"纯"是一种传承方式，"变"也是一种传承方式，一味追求其纯则会影响传播，甚至可导致狭隘化。一个世纪以来，人类的总思维方式已经改变，当今的中医学人已经不可能全按古代医家的思维方式去辨证论治，增益之多，超轶前代。诸如系统综合思维、动态开放思维、多种创造思维，以及分析思维方式和方法，等等，特别是分析思维方式和方法，乃是科学研究的基本方法，为开展实验研究和定量研究所必需，切不可因其非中医学特色而排斥或拒绝。新一代中医学人应兼容多种上佳思维，思维方式积势磅礴，才能构建高屋建瓴的实验研究体系，萌发创意以抉轩岐之奥。

传统的现代化是历史的必然。科学发展的适应性原理指出，医学在发展中既受其他科学技术的影响，也要以自身的发展适应社会需求。随着社会的发展，不断产生新的医学难题也是中医学发展的动力之一，中医现代化也包括中医学要解决现代人在卫生保健方面的新问题。中医学的理论从来就是发展的理论，而不是必须背诵得滚瓜烂熟并机械地加以重复的教条。从时间空间而论，中医学理论体系是一个开放性的发展过程。在《黄帝内经》的五行藏象学说不敷于实践之际，东汉时成书的"七篇大论"把五行发展为五运，其五运六气学说提出了运气为病、亢害承制，以及病机十九条等一系列新理论，第一次扩大了藏象学说的理论框架；金元医家和明代医家们提出的相火论和命门学说，又一次拓展了藏象学说的内涵；明清时代的温病学说，虽然把创新点引接于卫气营血和三焦等传统名词术语上，但所认识的疾病规律和提出的治则治法，堪为古代最系统的传染病学。临床实践表明，仅对中医学的宝库去挖掘显然是不够的。因宝库虽丰，毕竟有限。应该弘扬创新的发展观，以不断开拓中医学研究的新领域，其视野更广，目标更高，内容更丰富，使原本恢宏的理论体系，框架更大，层次更多，使中医学基础性研究不仅气势磅礴，而且蔚为大气。

20世纪的中医学从遭蓬到中兴，为旷古未有之局变，几代学人的工作有两功两疏。两功是保存了这个国粹未被消灭和奠立了实验研究体系。两疏是对学术家底未全臻善的清理，未完成学术的现代转换工作仍处于方法的探索阶段，甚至对自家的定位及发展理论也多不谐之音，诸如前景悲观论、彻底重建论和不越底线论等，面对处于加速发展的科技时代，时而痛心疾首指责后生学习西医，时而又大言未来医学领先于中医。早在19世纪就有人指出："一个人对过去和现在了解越少，就必定会证明他对未来的判断不可靠。"熟悉过去又把握现实才堪言发展。继承是历史的使命，创新的基本功，也是认识现实的台阶。《黄帝内经》就非常重视对理论根基的继承，并告诫人们："逆其根，则伐其本，坏其真矣。"20世纪中医界曾开展过温课活动，收到温故知新使达盛大其业之效，但继承非依样重复、陈陈相因，而是辩证地继承。继承的前路或研究新问题、运用新思路新方法则必然导致创新。创新才是中医学基础理论研究的主旨。中医学理论创新的基本形式有这样几种：第一是原始性创新，即从新的医学实践（包括临床、理论和实验研究）中，概括出创造性的理论，如经络学说、五运六气、变蒸学说等；第二是引申性创新，是对理论的补充、发展、完善，如张仲景把《黄帝内经》的三篇热论发展为六经辨证，金元四家分别发挥主火、主攻、补脾、滋阴等理论而自创一家；第三是整合性创新，即把中西医两种理论和方法整合而实现的综合创新，如肾虚和脾虚的动物模型研制等，皆超越了中医命题西医解释并具有概念方法的突破，是为整合性创新。中医学的总属性是应用学科，但因中医学在医林中具有独特的理论体系，据此，中医学也具有属于理论体系的基础性研究。诺贝尔奖获得者李政道指出："体系是人类智慧的集中表现。"基础性研究以其带动性、超前性、探索性等对于中医学理论体系发展的意义殊为重要，特别是理论在于解决认识的本质问题应受到重视和支持，但也因其成果的不可预测性、难度大和没有直接的效益而令人生畏，乏善惠顾，征夫渐少，何况此项工作从来就是一项寂寞的事业。当代中医学正逢三大机遇，即科学思潮的机遇、需求的机遇和文化开放的机遇。20世纪世界科学思潮和方法的总趋势是分析归纳，21世纪则是整体统一，这与中医学的理论观念赅洽悉合。实践表明，中医学的古方能够治疗许多种"新病"，而又在科技文化开放的氛围中，中医走向世界，备受关注。这是中医学的机遇，也是中医基础研究的机遇。致力于中医学术研究痴迷者大可在以兴趣为事业中感受中医学之美，而无须愤世忧时，以学研托业怡生的寂寞将超越诸如灰色氛围、泡沫学术、旧钱铸铜、曲学功利等的干扰，潜心奋进，宁静致远。这种境界正是基础研究者的磅礴大气。我刊以此与读者共勉。

【孟庆云. 中医学基础研究：呼唤磅礴大气［J］.

中国中医基础医学杂志，2002，8（1）：1-2. 】

跨出泥沼自健行

——2003 卷首语

"四冲八达，无往而不至"，是清代学者章学诚所赞颂学术纵横的情境。但是，近年来中医学基础性研究在前进的过程中又逢羁困，主要是医学的学术定位问题和学风问题。定位问题是把医学按应用科学对待，致使医学的基础性研究难以得到足够的支持，顿步不前。学风问题是指不良的社会风气渗入学术界，学术道德沦丧，困扰学术进步。

中医学在奠立之时，就把自己定位于生命科学。《黄帝内经素问》以应答太素之问而名书。宋代林亿等人在"新校正"卷首曾引证《易纬·乾凿度》睿言阐释："夫有形者生于无形，故有太易，有太初，有太始，有太素。太易者，未见气也。太初者，气之始也。太始者，形之始也。太素者，质之始也。"言混沌之初，为寂然无物的太易，之后是自生元气的太初，又经有形见的太始阶段，最后在大地上演化为气、形、质兼具有生命的太素。此四阶段之论，虽然不是以观察资料为证据的论证，但在推演理路上，和现代的大爆炸宇宙论颇为一致。古人以此认为有生命的太素阶段是事物发展的最高层次，故而贵生、尊生、重视医学。科学界很早就把数、理、化、天、地、生等六大门类列为基础学科。医学属于生命科学，对正常人体，以及疾病本质和规律的研究，当属于基础性研究。如果笼统地概言医学为应用科学，势必淡化对医学基础性研究的重视。受此影响，近年来中医基础性研究被重视不够，一直在困守中求生，当钟鸣棒喝，以求加大支持力度。尤其值得注意的是，对基础性研究中的理论研究更为冷漠，认为"理论是空的，理论研究是空对空""中医可贵之处全在经验"，等等。须知，经验仅仅是人们通过感觉器官获得的关于客观事物的现象和外部联系的认识，仅仅是认识的开端，经验有局限性，理论才能解决认识的本质问题。经验有待于深化，有待于上升到理论层次。在中医学发展史上，魏晋南北朝时期，医学家们自为地获得很多医学发现和发明，创建了许多新学科，外科手术精湛绝伦，但当时的医家们过于重视方书而疏于理论，很多经验和技术没能理论化，没能著述于文献，这也是一些绝技失传的原因之一，发人深省。中医学的科学价值在于它的理论体系。临床经验是理论的先源之一（理论的另一先源是实验研究），而理论的发展能笃实地推动临床的进步。由是而言，重视基础性研究，最不容忽视的是理论研究。

学术对学人最基本的要求就是坚守自己的学术底线而不能放逐。中医学术底线是由概念体系、技术资源和科学伦理几个维度所构成。概念体系取决于研究对象，是理论观念、思维方式、哲学思想、文化底蕴的综合，是学术特质的体现。技术资源包括用于诊疗的物质、技术和操作手法，是临床实践有效性的基础。科学伦理包括科学精神、价值准则、学术道德、行为规范、评价制度等特有的气质和风度。近些年来，中医学人非常注意以学术底线为根基去继承发扬、开拓创新，但伦理维度底线面临着严峻的挑战，主要是学术诚信度的危机（甚至被称为"学术腐败"）。清初学者顾炎武曾斥责明儒们空疏的学风，"取已成之书，抄誊一遍，上欺朝廷，下诳士子""上下相蒙，以饕禄利"。但今日审视，明儒歪风已为小巫，歪风已从空疏不根、急功近利，到弄虚作伪、侵占窃夺。由渐而著，由微而显，逐渐演为"钱学交易""权学交易"，在职称、学术评审或课题招标中，暗通款曲视为常例，还有中标回扣者，甚至有人滥掌铨衡推行学术垄断，借评审以讨伐异己，弄得真假难辨、高低不分。清初四先生之一的颜元，在批评道学的时候曾指出："天下宁有异学，不可有假学。异学能乱正学，而不能灭正学；有似是而非之学，乃灭之矣。"学术空假之氛围，不要说多出上工和大师，就学科的前景也令人担忧。在中国文化史上，宋明理学在明季，学风束书游谈，伪敬道学，流于空疏，至清初学人不得不重建学统，令人深省。坚守不住伦理底线何言振兴！中医学基础理论如求发展，在定准方位、守住底线同时，得跨出学术腐败的泥沼，坚定地走自己的路。

急功近利的思绪，往往与功利至上和技术上的形式主义相联系。基础性研究的价值远非经济效益所能衡量，基础性研究的结果有不可预测性，特别是那些高层次的理论本身并不具有明显的实用性，然而一旦有所突破，就将使整个科学产生革命性的变化，基础性研究的选题和价值，决不应该交由市场来裁决。利多心急者其艺必不工，苛求名利难免虚夸肤廓、凿空强作。或依仿时流矜为创新，或徒托空言，新词求胜。中医学自从开展实验研究以来，确有"为实验而实验"的实验形式主义和"为使用数学方法而数学"的数学形式主义的问题。诸如"心主血脉""肺主呼吸""肾主生殖"等，乃是古人定义性的命题，没必要苦心机杼地策划动物模型，或以实验证实命题的真确性。中医学开展实验研究的目的，在于改变原有仅靠总结临床经验来发展理论的单一动力机制，再开拓一条通过实验来发现新的医学现象，阐明病证发生机理和治疗机制的新渠道。研制中医动物模型的主旨，是通过模拟受试对象检测处理因素（例如新药）和观察实验效应，通过逼近原型的模型，以看得见摸得着的实体和可检测的指标来验证理论、阐发机制，并能开拓各种微观认识。但是，按中医学的原理，并非所有的病证都能做出动物模型。概念性的理论命题有自明性，无须以烦琐的造模画蛇添足。有的课题中的数量关系，已经一目了然能令人信服，也并非必用统计学处理才能揭示其差异显著性。把简单问题复杂化不是科学。最伟大的真理往往是最平易近人又最有易用性的。基本功扎实、学风严谨、久虑深思的研究者，将以高水平的实验设计和准确地应用数学工具取得实验研究的创新。中医学基础理论虽然早在《黄帝内经》时代就已经奠基了，历代以来被不断注释补正，又演绎了各家学说，但是发展到今天，还是一门年轻的学科，经典著作中许多理论具有原创性，博大精深，是民族智慧的体现，应该以现代人的现代实践意识进行更深入的研究，希望得到广大中医和各类学科学人的关注参与，开展跨学科研究和综合研究，为中医学基础研究带来新气象。

本刊作为中医学基础理论研究的论坛，在新的一年仍遵循创刊时的办刊宗旨，将一以贯之地推出新论。抵制腐败，抑止颓风是我们的责任，也要从我们自身做起。"为学不作媚时语，独寻真知启后人"，不因赶时髦而改弦易辙，不欺无名而冷落佳作，更不徇私情而降低标准，对于诸般蹈袭冷炒、铸钱为铜、描红为创的"大作"仍然敬谢不敏。"上士忘名，中士求名，下士盗名"，我刊疏避下乘盗名之作。古希腊哲人苏格拉底说："行动比言词更有价值，我用自己的行动表示了我的看法。"在新的一年，《中国中医基础医学杂志》将以刊出的论文展示我们的行动并与广大作者、读者共勉。

【孟庆云. 跨出泥沼自健行 [J]. 中国中医基础医学杂志，2003，9（1）：1-2.】

中医基础性研究的历史责任

——2004 卷首语

日居月诸，在离去的 2003 年，中国医学当记述的两桩大事是"非典"的流行和《中华人民共和国中医药条例》的颁布和施行。

曾几何时，医学社会学家们盛言当代疾病谱的改变，说传染病已退居次位。人们正累牍此般论文之际，以广东为源发地的"非典"，在世界上 32 个国家、地区流行，总病例数达 8422 例，平均病死率为11%。应对肆虐"非典"的斗争，既展现了国人战胜困难的气概和医学智慧，也引发了人们的一些反思。中国大陆有 5327 例被确诊，死亡 349 人，病死率 7%，低于我国香港地区（17%）、我国台湾地区（27%）、加拿大（17%）、新加坡（14%）。此番成功，举国动员，措施得当，贯彻坚决，全民众志成城，中西医医务人员奋然前行；在技术上，世界卫生组织的专家，对中西医结合治疗"非典"临床疗效的有效性给予肯定，并表示将进一步促进世界各国对中医药的认识和接受。但是，在那"医不以为过，病家不为非"的流行初期，也表露了医界某些人士的学养问题。把如此严重的病毒血症命名为"非典"，降低了临床医生的警觉，以致后来改名为"传染性非典型肺炎"。微生物学家又循此思路索骥病源，某权威机构宣布的衣原体，并未被科学界接受，而冠状病毒却不是由国家级研究单位发现的。古人所言的"不为尧存，不为桀亡"之语，表明客观规律是不依人们意志为转移的。中医学也同样有病名之争，除风温与春温之辨外，还有作者撰文说"是瘟疫不是温病"；争立名目者更多，如肺毒疫、肺痹疫、肺毒瘟、肺湿瘟、窒肺瘟，等等，但是医学界仍然习惯称为"萨斯"（SARS）。按学术通则，既然已经知道病原是冠状病毒，就不应该再称为"综合征"了，此是后话。用已往的知识和理论框架进行临床思维乃是医家之根，但是围着"病毒"二字凑药成方的中医大有人在，置辨证论治于不顾，可谓"工于为方疏为道"。《素问·灵兰秘典论》所说的："窘乎哉，消者瞿瞿，孰知其要！闵闵之当，孰者为良！"让今日的我们有了体会，真可谓是"妄行无征，示畏侯王"。

历史上的大疫，威胁人类的生命和健康，也有推促卫生建设的催化作用。汉代的多次大疫，催发了仲景《伤寒杂病论》的成书；中世纪鼠疫的猖獗，引发了隔离检疫制度；霍乱的 7 次大流行，促进了公共卫生事业建设；天花的狂虐，引起了牛痘术的发明和免疫之学。此次"非典"，我们先后颁布了《突发公共卫生事件应急条例》《传染性非典型肺炎防治管理办法》等一系列政令，启动了对冠状病毒的研究，中国人民解放军军事医学科学院及合作者们，在完成全基因组序列测定之后，首先建立了 SARS 病毒感染恒河猴动物模型，已于当年 11 月完成了灭活 SARS 疫苗临床前综合检测，并于 12 月开始临床试验，这一成就使得在 SARS 疫苗研制全球性竞争中，我国科学家一举拔得头筹。

"非典"对人们最大的启示是回到常识。学术需要总结自身，学者要回瞻自我，温故才能知新。在举国震动的大疫中，中医学人应该认识到近年来继承之疏佚。对于外感热病，从伤寒到温病学派，有多种缜密巧妙的辨证体系，妥帖实用的名方和套路。20 世纪 50 至 70 年代，中医在治疗流行性乙型脑炎、流行性出血热等疾病中，用中药治疗呼吸窘迫综合征、弥散性血管内凝血等均有创获，正可为此疫治疗所资用。但所见诸报道的多是取新耳目，避熟就生，取异而弃本。胡塞尔曾警示人们："我们切勿为了时代而放弃永恒！"中医学的经典理论有超越时空的永恒性，对于近年的"道在迩而求诸远"不消歇之风，"继道统，延学命"乃是天意使命。

近年来，对于"东方科学与文明的复兴"的睿言为举世所瞩目。自 2500 年前以来，人类的科学和文明存在着至今仍具有巨大影响的两大相对立的派别，一个是源于希腊的西方科学与文明，一个是源于古代中国的东方科学与文明。前者的科学思想是还原论，研究方法是重分析、公理化；后者的科学思想是整体论，研究方法是重综合、实用化。尽管过去几百年，以还原论为基础的西方科学取得了巨大的成功。但是科学的发展日益显示出整体论思想和方法的重要性。20 世纪基础科学的三大成就是相对论、量子论和复杂科学，它们在宇观、宏观和微观尺度下证实了还原论的局限性。数学上的重大发现——哥德尔不完备性定理，则从逻辑层次上宣判了还原论统治地位的终结。相对论认为，时间和空间是一个不可分割的整体。量子论认为，物质世界的根本元素不是被分割的机械的原子、质子、中子，而是一个有机联系的整体。复杂科学认为，能用还原论近似描述的，仅仅是我们世界的很小的一部分。在当代较深刻地认识到中国古代科学思想和方法对现代科学发展具有指导意义的，恰恰是西方科学家。2002 年 8 月 17 日，霍金在北京国际弦理论会议上发表的《哥德尔与 M 理论》的报告中认为，不太可能建立一个单一的能协调和完善地描述宇宙的理论。对于人类文明的发展，学者们也寄望于东方的哲学思想。1998 年 1 月，诺贝尔奖奖金获得者在巴黎发表宣言，第一句话就是："如果人类要在 21 世纪生存下去，必须回首 2500 年，去吸收孔子的智慧。"此语的确实性、出处及意义，在争论几年后得到了证实（见 2003 年 6 月 19 日 B1 版《光明日报》，陶希平：《实现科学精神与人文教育紧密结合》）。

中国传统医学是东方科学与文明中发育最充分、保留最完善的学科。中医学基础理论的价值并不仅仅在于说清原理、提供治法、支撑临床，还应该是开启东方科学与文明复兴之先锋，探索以整体论概括的科学思想体系，包括整体和合的思想、演化发展的思想、有机论的思想、相反相成的思想、辨证逻辑的思维，以及综合式实用化的研究方法，等等。如果说，西方科学的分析式公理化方法在现代化过程经历了 300 余年的探索才演进到如此程度，对比起来，今日之东方科学的综合式实用化方法的现代化历程还未曾正式启动，这正是"李约瑟难题"的关键所在。由此我们也认识到中医学理论和方法，与近代意义上的科学理论和方法之间，存在着鲜明的差异，可镜鉴而不可代替。也就是说，目前的中医学基础性研究，是处于探索方法论的研究阶段。中医学研究方法的建设和信息交流皆应披沙求之。

论文是学术的载体。库恩说："每一篇文章都是一个艰苦漫长的历程。"当以充实而有光辉之为大。随着视野的拓宽，当代对中医的学术观点有歧见与研究方法的多元化是一个明显的趋势，学术的批判精神和宽容态度，将有利于为作者提供一种创新精神，增强主体意识。作为学术产品的论文应该是创作所出，既不是描红、拷贝所得，也不能克隆、炒作而衍出真品。诸如名词爆炸、述语叠加类的论文，伪点校的古籍研究，乃至以偷换概念为创新之类，虽难杜绝，总是宜少为佳。蓝英年先生在论及治学之道时曾说："深入浅出是功夫，浅入浅出是庸俗，深入深出尚可为，浅入深出最可恶。"我们以欢迎那些有"功夫"和"可为"之作。我以此祝读者、作者们在新的一年事业维新，学境独步。

【孟庆云. 中医基础性研究的历史责任［J］. 中国中医基础医学杂志，2004，10（1）：1-2.】

攻坚"李约瑟难题"的医学实践

——寄语中医现代化

　　20 世纪，研究中国科技史的英国学者李约瑟提出了著名的"李约瑟难题"，即中国古代科学文化为什么未能孕育出现代自然科学的问题。他对《中国科学技术史》一书的结论是："尽管文艺复兴之前的一千五百年里中国文化远远超越了西欧文明，但它却未能像西欧一样自然而然地孕育出当代自然科学。"正值对此问题各说齐陈之际，甚至对李约瑟以欧洲中心的科学观来审视东方科学大有异议，但是近年来又有西方学者提出了一个新的挑战，即中国能否在传统科学文化与现代科学的结合中，发展出独特的与西方不同的科学体系来？1998 年 1 月，一批诺贝尔奖得主在巴黎集会，其宣言的第一句话便是："人类要生存下去，就必须回首 2500 年，去吸收孔子的智慧。"对此，有中国学者提出了"东方科学与文明的复兴"这一举世瞩目的重大课题，"中医现代化"堪称这个大题目中的一个重要分题。

　　近年来中医界关于继承学脉发展学统的争论颇为激烈。中医学的多元体态又面临选择，这是学术转型时的必然现象，昭示当今中医的学术体系已经偏离了稳态的常规科学时期。现代自然科学向中医学渗透又交叉互动，使中医的形貌焕然。传统的中医学理论框架已经容纳不下中医药科研的新成果，例如药源来自本草，研制的初始操作思路也循医家经验所创制的抗疟新药青蒿素，改变了中药无特效药的历史，却因为没有概之四气五味的属性和配伍，难以被传统中药所接纳。其实，四气五味的本草理论已经远远落后于临床家们的实践经验，医生们对建立现代的本草药学理论呼唤已久。在临床上，仅靠对证候思辨的辨证论治传统模式逐渐被病证结合的辨证论治新模式所取代，尽管每每有"要从证不能从病"的疾呼，但在报纸杂志上发表论文的标题，绝大多数还是以西医学的病名为关键词。在 2003 年"非典"流行时期，诸家按古代命名原则创造的病名已达 17 个之多，但是没有一个被坚持使用，至今所沿用的还是首先使用的"非典"或 SARS（尽管病原体已确认，不应该再称为综合征了）。在理论研究中，新观点之争、新方法的使用都远远超过医学史上任何时期。这些现象表明，当代的中医学既是一个冲突争论的时期，又是一个创新密集的时代。大有库恩所说的"科学危机"的迹象，展示"科学革命"将乘风而至，其前景就是中医现代化。

　　一代有一代之学。早在 19 世纪，严复就指出"非新无以为进"。其实，中医现代化很早就有人提倡并早已悄然进行。著名中医王任之先生 1946 年 10 月 10 日就在《新中医》复刊第四卷第二十期上发表《医匠谈医——试论中医现代化与西医中国化》的论文。在更早的时日，谢立恒、陈存仁等先生已经着手于中医药文献现代化的工作，编撰了《中国医学大辞典》和《中国药学大辞典》；叶橘泉先生已经探索中药的药理学实验问题；朱颜先生已经开始了脉诊的可视化研究工作，等等。每门学科在每个时代总有属于它自己的问题，准确地把握并解决这些问题，就会使学术精博锐进，壮为大观。中医学从发轫以降，便因时以兴，踵迹而进，移步出新，挺拔于世界医学之林。中医学发展到当代，遭

"千古未有之变局"，既面临严峻的挑战，又逢发展的历史机运。为此，使传统的中医学不断发展完善，提升超越，乃是新一代学人的天意使命，这一实践过程就是中医现代化。

中医现代化不仅是时间的尺度，更是一种价值尺度，其本质是求进步、求发展。中医学的发展必须与人类社会的持续发展同步，学术渗透加速加剧了中医学的异化现象，中医学要在不断发展中自我完善，以其主体性的坚实独步，把握走势，化异为我。从技术层面而言，中医的传统技术一般立足于经验，而经验性技术总有一个饱和点，在此之前发展很快，达到饱和之后，即处于平衡状态，不再前进。与经验技术相区别的科学性技术则不同，由于它与科学融为一体，具有一种不断发展的内在驱动力，为此，中医学的一些传统的经验式的工匠技术，应该充实和提高其内的科学含量，诸如医师的切脉技术，药师讲"火候"的炮制技术、打丹技术，等等。变工匠技术为科学性技术，才有持续的动力，才能发展，便于掌握，脱却其神秘性，为社会所接受。

10余年来对中医现代化一直存有异议。一是目前中医学已有很严重的西化倾向，担心再搞现代化将加剧异化，使古意顿消，移桔变积，导致消化；二是认为目前中医继承尚未盈科，应全面继承之后方可竞求维新；三是认为中医现代化提法上有自行贬低之嫌，"无异于默认中医比西医落后"。其实，正是因为中医没有现代化，才造成古今隔离，掩蔽了中医学理论的实践的先进内容，成为难以企及的空中楼阁或仅仅变为文物，迨误了中医学普及、人才发展和继承的进程。中医现代化并非是向西医靠拢，唯新是务，乃是在继承基础上的提升，不仅是照着说，更要接着说。用现代语言准确地阐释古奥而博大精深的理论，方能凸显其前沿性而开启新一代学人的识见。实现规范化才能有判定标准，以其易用性便于传授，才不至于在教学中先生不了了学生茫然。虽然规范化对灵活性、创新性有约束，但可以通过发展新规范和深化理论等方法取妙为用。技术现代化，将使靠经验操作的工匠式技术，转为靠运用科学原理控制操作的科学性技术，以其方便可控、高效精确，又可视读、可量化来避免技艺的失传。对于继承和创新，创新才是认识的最高本质，继承与创新一般来说总是同时进行的，时代之异，对古代的学术，继承中往往含有创新，从经典理论的解读到古方的今用，都是一个再创造的过程。呈名以保持原貌为目标的"纯"继承，这是一种传承方式；而有发展变化的继承，也是一种传承方式。人们总是站在历史与现实的交汇点上，因此，继承不是复古，鲜有全盘继承，而总是有所得失。在中医学发展史上，后代医家在继承前代医学遗产时，总是自发地弃除一些不合时宜的因素，吸收新技术，引进新概念。清代吴仪洛在《成方切用·序》中说道："设起仲景于今日，将必有审机察变，损益无己者。"中医现代化就是要发展自身，走自己的路，是超越自我而不是自我贬低，更无须以与西医一比高低的心态而贬低自身的学术境界。

现代化是对现实的超越。中医现代化就是在"化"的过程中通过观念、理论、技术、机制来激活传统，使传统赋以时代的品格，为现代社会服务。中医现代化并非处处超越、全盘皆化，其理论的精华核心不能化也化不了，它是中医学的优势之一，唯发扬光大所是务。发挥中医学优势最重要的是要有强化中医主体性的意识，承认中医学作为主体的独立存在，尊重其个性发展和中医人员主观能动性的发挥。因为中医学本身就是广大中医学人的实践所创造。任何一门科学总是通过自身的体系来研究客观对象，总应该先研究自家优点并加以发挥，然后再论及他人或吸收。中医的学术或事业，应作为一个体系相对独立存在，不能将它作为一个要素搬进别的系统中谋求发展。即以卓然自立的姿态笃行于体系的完整化、技术的完善化、特色的鲜明化，变而不失其正，移步不换形。

在中医现代化的过程中，其理论精华、核心的特色不变，但其学术结构要有范式转换。当代中医已经是多元格局，有传统形态与现代形态的不同。例如从诊疗方式而论，前者以个人坐堂行医为主，以前人著作为据，不须复杂设备，凭个人经验、悟性、操作进行；后者在科室完备的医院中有护理人员的参与，诊治以现代规范为据，除能动地发挥医家学养之外，还在多科室的协作下，集检测化、标准化乃至法规化等群体智慧和要求下完成。如简括概之的话，前者是"医者意也"，后者是"医者众也"。现代形态的中医范式，以其整体效应使诊治效高功倍，是对传统范式的发展。但在发展中也有古今学术结构错位之事。例如有时医生以西医理论代替中医学理论，以西医标准取代中医标准，以西医技术代替中医技术，把按病套方凑药当成辨证论治，以清热解毒为消炎抗菌，以与西医病名的简单对号来代替中医的理论思维，等等，这是最为危险的。清初四先生之一的颜元在批判道学时就曾指出："天下宁有异学不可有假学。异学能乱正学，而不能灭正学。有似是而非之学，乃灭之矣。"这种以西医代替中医者和中西医结合完全是两码事。中西医结合是学术的整合与创新，而以西医充代中医者，是似是而非之学，是假学，也可称它是"伪中医"，如其道大行，中医"乃灭之矣"！如此看来，在中医现代化的过程中，洗伐西化方能正本求真。

中医理论的现代化是中医现代化的重要内容之一。用现代语言阐释、名词术语规范化和理论的创新都至为关键。理论是学科的核心，一门学科倘若在理论上始终没有本质上的突破，它的生命力必将日趋衰弱，逐渐被其他学科取代。中医西化倾向的发生，原因之一就是与当代创新不适应临床为用有关。如果仅靠思维和自身逻辑来发展中医学理论，其发展是缓慢的，需要从思考方法和研究方法来一个变革，才能有所突破。《老子》说"乘众智者胜"，《黄帝内经》也提示医家要"览观杂学"，诺贝尔指出："各学科彼此之间是有内在联系的。为了解决某一学科领域的问题，应该借助于其他有关的科学知识。"在科学上，有很多其他专业的知识参与另一专业研究而获得成就者。中医学有很多医学发现和有待深入研究的胎芽；可实验性和可证实性是科学的两大特征。实验性研究是中医学理论现代化的重要手段。虽然已有近40年的历史，但是因于中医学研究对象的复杂性，仍处于探索阶段。各种研究方法都不是某一学科的专刊，中医学对研究方法也无排他性。已往，中医学运用归纳法和辨证逻辑学方法较多。发展实验研究、分析方法和形式逻辑也是必不可少的，特别是分析方法，不应该将其视为"西医学方法"加以排斥。没有高水平的分析，就不可能有高水平的综合。恩格斯曾高度赞扬卡诺对蒸汽机的分析，他指出，对10万部蒸汽机的概括，并不比对一部蒸汽机的分析更能反映蒸汽机的本质特点。研究病证的方药等都不应该拒绝分析方法，不能因为某项研究使用了分析方法就加以拒斥否认，倒是应该在其分析基础上加以更高层次的综合概括。

现代中医学术的发展应该在现代人的实践中去探索，除了能动地继承精华之外，还应该阔开基、广开址，研究新问题，冲决前沿。中医现代化是学术也是事，"现代"指科学、技术、物质、生产、传播、服务及人的素质的现代先进水平；"化"包括发展、完善、表述、操作、规范，以及临床、教学、科研、管理等方面向现代接榫。宋代张载在《横渠易说》中指出："变言其著，化言其渐。"现代化是一个历史过程，不可能一蹴而就，虽然没有终极目标，但可以制定阶段计划。孟子说："虽有智慧，不如乘势。"当前世界科学的发展趋势是从还原论向整体论回归，理念与中医学一致，正是中医现代化的大好时机。古人说："难得而易失者，时也；时至而不旋踵者，机也。故圣人常顺时而动，智者必因机而发。"中医界应抓住战略机遇，因机而发才是。

中医现代化的成败关键在于人的现代化，良好的学风、宽松的学术环境和规范的学术机制至为关键。长期以来，由于学术制度的安排及导向的缺陷，使学术发展路径崎岖不平导致学术边缘化。例如研究课题论证、职称评审、成果评奖等从政策上就容易使学术趋向商业化、官本位，使学人无奈放弃真正的学术追求，造成三多三少，即短平快课题多、高精尖者少；重复跟随者多、原创性成果少；论文型成果多、实用物化型成果少。加之"学缘"派生、关系网络、门派偏见、学阀作风等，以及学科制度评价标准多而纷繁，但又鲜有反驳异议，给学术腐败提供了土壤，造成堆砌新词为创新，抄袭论文能过关，拼凑课题、虚假成果不绝于世。因此，急需调整学术制度导向，整顿学术规范。只有提高中医学人资质的学术功力，才能使中医现代化的过程顺利进行，制止伪现代化，实现中医学超越发展的伟大目标。

【孟庆云. 攻坚"李约瑟难题"的医学实践——寄语中医现代化 [J].

中国中医基础医学杂志，2005，11（1）：1-3.】

大哉造化工，适我无非新

——2006 卷首语

在本刊与读者共度的 2005 年，中医界的几件大事是：发展之争、迎战禽流感与中国中医研究院更名为中国中医科学院。对于防治禽流感，中医素有实践，方书中不乏防治的方剂和辨证模式，本次中医积极参与，自不多说。对于研究院更名为科学院，二字之改，名正则言顺，一名之立，"中医不科学"休矣！在名实相宜的肯定中，对我辈的工作提出了更高的要求。在这里让我们对近年关于中医发展的讨论略陈己见。

中医自古以来争论其来有自。在宋代时，治同一病就有用寒药与用热药两派医家的争论，其后有伤寒与温病之争、河间与易水之争、丹溪与局方之争、滋阴与温补之争，等等。对于中医的发展，在近两个世纪中有优劣之争、存废之争和发展之争等 3 次有高潮的大争论。优劣之争，是在西医传入后，以 1851 年英人合信所著《全体新论》等 5 种医书译著在华出版为导火线，其书"远近翕然称之，购者不惮重价"，继后应世的其他西医书籍渐多，在两种文化冲突和文化适应过程中，产生了接受和抵拒、反思与内省、融通和交融等问题。郑观应、李鸿章、康广仁、俞樾、吴汝纶等推重西医，赞扬其优越；叶德辉称西医为异端，唐容川称中医比西医高明。此际间争论未分伯仲，由此开启了学者们关于中西医学的比较研究。存废之争是五四前后科玄论战的一个方面，最早，在 1913 年虞和钦就在《理学与汉医》中说"汉医是足以亡种"之"怪物"，继武者有北洋政府教育总长汪大燮、神州医药总会评论员袁桂生、《灵素商兑》作者余云岫等人主张废止中医，是时贬谤中医成一时之风。科玄论战时科学派主帅丁文江有对联曰："吃肉走路骂中医，年老心不老；喝酒写字说官话，知难行亦难。"此联由胡适之代写，赠商务印书馆创建人之一的高梦旦。对此，全国广大中医奋起反击，取得了"3·17"的胜利。弘扬中医国粹的代表人物如章太炎、恽铁樵、陆士谔等，这次回应还取得了理论上的突破，明确了中医为独特的理论体系。对于中医学发展方向，当时一些中医在论述中，就曾使用了"中医科学化""中医时代化""新中医"等提法。1949 年以后，发展中医成为卫生三大政策之一，但在不同时期，伴随政治运动也曾有偏颇的提法，诸如"百万锦方"运动、"四十八小时中西医结合""一根针一把草""中西医结合是我国医学唯一正确的发展道路"，等等，或淡化辨证论治理论，或简单化，或绝对化，均为时甚暂。唯独关于中医发展的讨论，从 1962 年"五老上书"拉开序幕至今不曾消歇，而且日益声巨。除见诸专业报刊外，也载于有影响的综合期刊和出版专著。如 2003 年 7 期《国家地理杂志》，2005 年 9 期《读书》，专著如《中医存亡论》《当中医遇上了西医——历史与省思》《哲眼看中医》《思考中医》《走近中医》，等等。在 2003 年也曾开过香山科学会议进行专题讨论，争论体现了当代中医对事业的执着和使命感，但也折射出自信心之不足。例如，忽而自诩"21 世纪是中医的世纪"，忽而又说中医渐趋沉亡或基本西化；对于临床时而言有所长有所短，时而又说全面最佳；对于教育时而言巨大发展，又常有知名人士说今日中医大学不如师带徒，甚至更为绝对，大有荣古虐今之势，又常向业外人士讨封，论说中医的科学性。其实，任何一门学术，其科学性主要在于事实和实践的检验，不在于某某人的认可，更不在于有人攻讦。中医自我评价要客观，而非中医人士乃至媒体对中医的舆论也要负责任。20世纪骂中医使中医险遭废止（其实依中医的生命力、科学性、疗效乃至中医已融入民族文化，下令废止也废不掉），如今再造今不如古之论，真不知想要中医之发展伊入胡底。如此看来，对中医学的定位和发展取向的明确，以及增强自信，乃是适情举措的大事。

当代中医学的整体特征是转型、探索和发展。转型是从古代的传统医学向现代的传统医学转化。请看今日中医院的规模、制式、着装和古代医院的差异，现代中医使用的名词术语、剂量单位乃至人才培养方式等，即可一目了然。现代化是由历史车轮而驱动的历史必然。尽管传统有巨大的滞力和惰性，但一代又一代的传统，旧传统为新传统所取代。中医学不是从初创不变地传到现在，而是不断向前，甚至有时流向有所改的不断汇合支流而形成的历史长河。其理路不是像经典决定论所断言的不变，而是以经典为先源推新扬旧，从《黄帝内经》到《伤寒论》到各家学说。创新的理论在当时可能因其不同原貌而遭贬低，但终于在时间的磨洗下生辉。金元四家在当世就遭到反对，直到清代还受到徐灵胎的批评；温病学派崛起时也如是，陆九芝反对甚为剧烈，但后世人把陆九芝也列为伤寒温病学派。现代科学是从不确定性来看待事物的发展，在物理学上有爱因斯坦对牛顿的突破，在生物学上也不再认为新物种的出现是进化过程的必然现象。事物的发展决定于可能性空间和主体选择。中医是中华大地上的中华民族的创造，现代人在现代实践中必然要选择中医现代化的发展方向。

中医现代化的实践是在探索中不断开拓的。中医学作为传统医学的价值核心有两点，一是特色性，一是时代性。其理论、实践、医学发现和医学发明等展现的东方科学智慧，具有恒久非凡的价值，对生命科学的发展更具潜质和发展空间，令人有大哉造化工之叹，这是永远要保持发扬的。胡塞尔曾说："我们切勿为追求时代而放弃永恒。"至哉斯言，没有特色性，现代化就没有意义了。但是如果把特色固定了，或者学术止步不前，中医学就不能满足时代的需求。时代要求中医学扩大医疗覆盖面和"提速"发展。世界上曾有很多种传统医学，或没能形成体系，或未能与时俱进，湮没者有之，成古董者有之，边缘化者亦有之。我国学者顾准在论述发展问题时，曾提出"边际效用"的概念，指出体系效用的饱和点问题，任何理论与方法，皆有范畴，达到一定边际再难发展。中医博大精深并不等于万能万应，正因为它能不断续接，不断化异为己，代有创新才辉煌地走到今天。中医学在19世纪以后发展缓慢，虽有诸多外因，其重要的内因被忽略了。人类文化的真正本质是一个自我累进的撄能系统，对中医学来说，提高自我创新能力，用现代人的理念沿着继往开来的认识路线打造新的学术，形成新的特色，那才是更有意义的。对于特色，只有保真才能传神，但保真不能自我提升，只有中医现代化才能提升中医特色的层次，更好地展示其优越，开发其潜能。中医现代化不是换换包装，用现代语言诠释就算现代化了，而是一个既要增益理论又要发明新技术，或在引进中消化吸收新技术，其主旨是创新，工作性质是探索。明代张景岳在《类经》中说："凡自无而有，自有而无，总称曰化，化化生生，道归一气。"中医现代化正是要使中医学理论体系"化化生生，道归一气"在探索中实现的大业。化为渐变，是一个逐渐展开的过程，试看西医学的实验，从文艺复兴起，到19世纪才可堪成熟，用了几百年的时间，就可以设想中医现代化探索工作的艰巨了。诸如中医学中的藏象、经络等这些整体性、功能性、模型性的象思维特征性的理论，如何运用实验研究方法去解读，这在今日还仅仅是探索的初级阶段。

当代中医总的特点是发展。中医是一个有荣誉被赞为仁术的职业，有宪法和各项法律条例的依托，纳入现代教育体制已50多年，有大规模的中医综合医院，在具有中国特色的卫生保健事业中，起着不可替代的骨干作用。如果从科学发展观和实事求是来审视某些论断和建议，例如"中医教育失败了""大学毕业生不如师带徒""中西医结合导致中医消亡""中医现代的提法意味中医落后""中医现代化将导致中医西化"，以及"中医应该独立发展"等均有所偏颇，这也是应该在讨论中、在实践中进一步认识的事情。

当代中医已经是一个多元的格局，除传统模式的中医人才以外，还有致力于中西医结合与中医现代化的队伍，对传统模式的中医学也不只是临床医学，又有了专业的基础理论、药学、医史文献、图书信息、传播媒体、管理队伍和机构。多元格局体现了发展和生机，这也是历史的选择。《黄帝内经》中有一句两次出现可以统概全书的一句名言是"神转不回，回则不转"，中医是不能回到以前的样子了。在今日的情势下，中医如何探索、发展，如果用一句话来概括，那就是"自主创新，多元偕进"！

【孟庆云. 大哉造化工，适我无非新［J］. 中国中医基础医学杂志，2006，12（1）：1-2.】

天行健，君子自强不息

——2007 卷首语

体大虚周，浑涵汪茫，代表了 21 世纪初中医学人对中医学发展的情态。自 20 世纪以降，发展高科技已成为世界各国、各行业共同追求的价值目标。在发展中，当代科学逐渐从高度分化的基础上走向综合，科学的综合潮流代替分析的潮流，实现科学的整体化已是历史的必然，这是现代化社会的现代化。在其实践中，虽然经济高速增长，但也逐渐显露了文化危机和应对可持续发展的问题。此时此际，中国"天人合一"的整体宇宙观，整合系统的思维方式，社会和谐的人本主义精神等的价值受到了广泛的关注，智者们认识到中国古代传统科学的观念和方法对推动科学整体化的重要意义。1988 年 1 月，全世界诺贝尔奖得主在巴黎集会讨论世界可持续发展问题后，宣言的第一句话就是"如果人类想要在 21 世纪生存下去，必须回首 2500 年，去吸收孔子的智慧。"他们所说孔子的智慧，指的是中国传统文化的知识和精神。在医学科学中，虽然已经进入基因和器官置换的时代，但是中国医学的生命理念、有机论整体观、辨证论治、中药方剂及养生法理等，愈来愈受到西方的重视，特别是中医学已经开始国际化，中医学面临着发展的机遇。

承载着责任和使命，21 世纪初，中医学人开展了新一轮次的讨论和争论。自 19 世纪以来这大约是第四个轮次了。第一轮是 19 世纪西学东渐以后的中西医"优劣、异同之争"，当时西医初入国门尚未形成主流医学，一批敏于世务的新学人士，包括维新派思想家如严复、俞樾、吴汝纶、康广人、虞和钦等人，赞扬西医，视中医为末技，中医和传统学者如罗定昌、朱沛文、唐宗海、叶德辉等人与之应对，当时还提出了西学中源论和西医不如中医论等，争论持续到民国初年，未分高下。第二轮是 1914 年和 1929 年的两次"存废之争"，是一些反传统的激进派和主张全盘西化者，视传统医学为庸医废药和"不科学"，如汪大燮、褚民谊、余岩等，因有官方人士的参与而有"废止旧医以扫除医事之障碍案"的提出，在全国中医药界的奋力抗争下，废止案未能通过。这一时期有周叔弢、夏应堂、恽毓鼎、恽铁樵、陆士谔、王仲奇、秦伯未等撰文于报端，力陈中医之科学性与实践性，笔伐取消论者。第三轮是从 20 世纪 50 年代中医恢复话语权以后，主要是讨论中医如何发展的问题，可概称为"发展之争"。其中也挟有 1952 年取消中医提案的回潮。但此后中医发展路线并不明确，举措也并非尽善。如在 50 年代曾有"百万锦方运动"和其后以"一根针一把草"把中医药简单化的思潮，还曾有过"中西医结合是中国医学唯一发展道路"的片面性提法。从 1962 年"五老上书"以后，又有多次名老上书，又曾有著名的"衡阳会议"，等等。近几年关于中医如何发展又有"原汁原味"的"传统派"与打破传统构建新体系的"现代派"之争。正值批评"西化"，陈说"中医退化"的"服古"者放言"中医高等教育不如师带徒"之际，半途里杀出个程咬金，有学者在 2006 年《医学与哲学》第 4 期上撰文，建议取消中医，接踵而来的是打假者、证伪者，以中医学不能证伪把它列入"伪科学"。21 世纪已经走过了 6 个年头，"取消"之语还是了犹未了。百无聊赖的批评，使长达百年的心头之痛又一次被触发。

还是在第二轮争论之际，中医界加强了理论研究，杨则民先生首先提出了"中医药学是一个独特的理论体系"的命题。此论是中医主体性意识的第一次提升，人们以此知道，中医学中那些来自实践的系统知识，包括那些和西医学不一样的知识也是科学。近年来科学学的研究者指出，理论具备以下四种情况能够形成体系：一是理论本质蕴含规律性，二是理论具有层次性，三是理论描述的现象间有因果联系，四是理论的阐述具有逻辑性。中医学无论是从基础理论的理、法、方、药，还是各种辨证论治系统，尽能契合以上四点，以此说，中医学理论乃是一个有活力又有实用价值的理论体系。但是，多年来对这个理论体系的理解和诠释，还是受经典决定论和时髦哲学的影响，或因袭古论，说《黄帝内经》咸臻至善，或以阴阳五行为万世纲纪，但又在教材和论文中说中医是"朴素的唯物主义"，说阴阳就是对立统一规律，等等。这提示我们，对于中医学也有一个自反性的认识问题。应该完整地认识中医，准确地评价才能建立起自己的学术主体意识。

炎黄子孙得天独厚之处在于有中医又有西医。天佑中华，降生岐黄，创立中医。何谓中医？中医是中国的传统医学，悠久的历史和连续的传承展示了它的传统特征。崇尚经典，尊重先师，珍视经验，既是传统的品格，又使学术具有稳定持久性和实践性，中医学也以此有一个递进的整体发展模式，它植根于社会又服务于社会，是中华文化的组成部分，是东方科学智慧的体现。中医学作为传统医学，有鲜明的民族性，各民族的医药理论互有异同，实践各有绝技，总体上呈多元并立的特点。例如，先秦时代以针灸为带头学科而称盛；汉代受经学的影响，重要医学著作也赋以"经"的称谓，《黄帝内经》《神农本草经》《伤寒杂病论》等经典著作的莅世完成了理论大厦的构建；晋南北朝隋唐时代，开始注训经典，医家重视方书，临床推重手术，外科、眼科的手术都达到相当高的水平；宋金元时代的医家挹扬理论，各家自立门户，学派争鸣；明清时代以温补学派、温病学派的崛起而继兴。从历代中医发展态势流变的径迹，可以概括出中医自身发展的规律是：以原典知识为主干不断增扩分枝，在与环境交流和需求推动下发展、创新。这和文艺复兴以后的西医学不断推翻旧说大异其趣。由此可以说，当代中医学术的发展，既不是"原汁原味"，也不是个可以突然转型步趋西医学的问题。仅从中医学的基本理论来看，中医学不乏与西医学相同之处，正所谓"洛钟东应"，这表明人类有共同的智慧，以此中医学的发展不应该排斥有和西医学相同的东西。甚至，在临床上中医补充了某些自家没有的必要技术，也是应该的，只有弃中就西，才是"西化"。中国的传统文化、民族的思维方式铸就了中医学理论的特质，那些原创性的医学发现和医学发明是中医学的精华，其中中医的基础理论至为珍贵。例如，中西医学都讲整体观，西医学是构成论的整体观，而中医则是生成论整体观。从人体与天地及环境的和谐把握整体，讲究神机，重视机体的自组织性与自生性，这和中国古代科学生成论的自然观是一致的。中医学重视人体的时间结构，从不确定性的三因制宜论治患者，以此形成以辨证论治为特征的临床操作体系而堪得性要。当代西医界的资深学者，也对进入技术医学时代的临床医生担心，担心医生如照相机一样傻瓜化，以此指出个体化的治疗是临床的最高层次，这和辨证论治的理念是一致的。自清季以来，中医学在临床也不断发展创新，大可不必作绝尘之叹。

中医学发展的历程告诉我们，特色是在积淀中形成的，特色也是发展的，在世界科技步入加速发展的时代，倚界保持无异于逆水行舟。自古以来，东西方的科学发展模式不同，中国是模型化，西方是公理化，以此东西方学人的思维方式也不同。所谓思维方式，是以一定文化背景、知识结构、习惯和方法等因素构成的思考问题的程式和方法。

几百年来，以还原论为基础的西方科学及西方医学取得了巨大的成功。但了解组成部分并不能理解整体，科学的发展日益显示出整体论思想方法的重要性。《易》言"天之大德曰生"，从宇宙万物的生机和创造来说，生成论的有机整体观优于构成论整体观。20世纪三大成就，相对论、量子力学和复杂科学，它们分别从宇观、微观和宏观尺度下证实了还原论的局限性。复杂科学认为，能用还原论近似描述的，仅仅是我们世界的很小一部分。生命科学同样认为，任何生命整体意义最大，整体的功能最丰富，细胞和基因不能代表整体。中医学的整体观衍成整体性思维范式，使辨证论治具有全面性和效益。这也是中医学术振兴机遇的理论基础。

在中医学理论发展中，还有一个重大问题就是模型化的理论发展问题。古代医家对于新知识采取吸纳新知以扩大环抱和相容共存相结合的方式。例如，藏象学说在五行藏象之前曾有八卦藏象、九脏和六节藏象等，在东汉以后甫入《黄帝内经》的"七篇大论"，将五行发展为五运，五脏的内涵不仅更丰富，增加了五郁等新内容，还和六气联系，建立了病机的新概念。又在五脏六腑不敷概括临床病证时，在金元时期以后，又提出了命门学说、相火理论，并开始发展脑的学说，以补充五脏六腑的不足。古代医家一直坚持"即器以明道"的发展理念，以物质的"器"为核心，论述功能和规律。中医学理论在当代，仍然要坚持"即器以明道"的理论发展路线，补充宏观和微观的构造性人体知识，对不能纳入传统框架者，也可相容并存。笔者认为，中医学理论发展到今天，突破经典决定论非常重要。

近些年来，中医界最大的困惑是自信的迷失和学术失范。一些议论使人感到，难道中国传统医学的价值体系也要发生断裂不成？忽而以古绳今指斥西化，忽而置闲自家的理论资源步趋西医。一些西医片断在中医论著和成果中各领风骚三五年。20世纪70年代的第二信使，80年代的内啡肽、微量元素，90年代的黏膜免疫、细胞凋亡，似是而非的新说林立，其说愈繁而去道愈远。近几年又悍然鼓念起循证医学（evidence-basedmedicine EBM），按其推出者的原义应该译为"基于证据的医学工作模式"，它强调的是随机双盲对照实验、荟萃分析及系统综述，它对于以个案性思维方式为特征的中医辨证论治全然相悖。这是一种检验治疗新手段的工作模式，即便是在当今的西医学临床中，也因疏离实际和不切伦理，而改为实用随机对照和意向性分组，但它引进后却被尊为铁律，甚至把它当成评价医疗水平的方法。这使人想到，当年蒲辅周先生治疗流行性乙型脑炎，治168例患者全活，因其用了98个方剂，以其"没有统计学规律不能重复"而没有被认可，这是数理决定论对辨证论治误解的典例。此外，在今日中医学科学研究中，画蛇添足搞实验主义的例子也不在少数。故而加强中医方法论的研究非常必要。《墨子》有言："志不坚，智不达。"中医学人增强主体意识，奋发学术定力才能止却随风跑。目前，学风浮躁已具有普遍性，这在中医科研队伍中也很突出。新词求胜的选题，偷换概念的实验，妖魔化的评审，无魂空洞的大书，名人不负责任的妄言，使学术界呈现出混沌的图景。还有些似中非中的东西，在经现代技术的包装后以中医名目捷发，同时也涌出一批幸进者和学术老板，这些都加大了学术失范的幅度，使步向边缘化的学术更加苍白。按学术的"内纯致治法则"，一门学术，当其核心内容被支离曲解时，总要有正本清源和防范移野之争，坚信和批判怀疑的精神不可偏废。为此，作为有志献身中医事业的学人，应以解蔽为务，将重点放在建设上，以"立"为中心，在增强整体的自信中走出混沌。在中医事业发展的过程中，中医永远是事业的主体，今日之中医学人，承载着历史的责任和期望，要在高致的意识下增强自信，相信一定能把祖先的文化遗产继承和发扬。《易经》说："天行健，君子自强不息。"中医诸君努力啊！

【孟庆云. 天行健，君子自强不息——2007卷首语［J］.
中国中医基础医学杂志，2007，13（1）：1-2+8.】

至道流行，徽音累属

——2008 年寄语

当代我中华之卫生保健，有中医又有西医，是至上之福祉。中医学发祥于实践，在理论化的演进过程中，与传统哲学相结合，构建了学术体系的大厦。天运智慧的哲学，是框架，也是一种思维方式。这也是邀天之幸：把天合融进来，是天人合一的医学观，其灵气附于人体，称为生生论的人体观。是《易经》易动的思想引发出中医学整体动态的方法论，是道非常道的思维方式的要蕴灿现为临床的辨证论治。中医学走的是一条与西方医学不同的发展道路。这生生不息的造化在泛取博纳、广结善缘中发展。

在近年来对中国传统文化价值的讨论中，学者们较明确的认识是：天人合一论是中国文化对人类最大的贡献。与西方的天人相分不同的是，中国人从古以来即以宇宙与人生会通合一，人不违天，不悖自然。中医学就是以天地人的大系统中审视人的生长化收藏和生老病死，这不仅使医学对人体健康和疾病的认识更为全面，也为中医学人带来通学的愉悦。中医学以"人生有两死而无两生"的整体观和"神转不回，回则不转"的理念去观察推理，建立了整体动态的方法论，由此而慧发的理论当是能全面地揭示整体的动态的生命活动规律了。以《易经》的变易和《老子》的"道可道，非常道"的观察把握疾病，所重视的是各有特异的个体疾病过程的不确定性，由此而铸就了睿言辨证论治的临床操作体系。它还以"不拘病之命名，但求证之切当"而具有实用性。这是问题空间的思想，具有通应性和灵活性。由这些佳优素材构建的理论大厦以其风貌和特质贮立于世。中医学理论体系的特征有如下五端。

一是生生论的人体观。认为人体是由整体性生长壮大的元气构成，人体不可分割又不断发展，人体的一小部分有整体的信息，也与宇宙一体，"天地之大纪，人神之通应也"。人体处处体现"天地之大德曰生"，这种生生论的整体观，与西医学构成论的整体观大异其旨。

二是以时间为生命特征和标志。生命由时间和空间所构成，中华民族在先秦就形成了"贵时"的理念。中医学把时间作为生命的标志并据此论述人体。中医学的五脏是法时的五脏，人体健康时顺应时序，生命和日月节律同步，人的脉象在一年内也有弦勾毛石之别。养生或治病都贯穿应时法时的理念。

三是运用模型化的方法研究人体。这与西医学从结构分析入手用公理化方法研究人体决然不同。西医学也运用模型，但未尝把人体模型化。中医学强调人体不可分割性和人与天地相应，以五脏为原型，以象推脏，用整体模拟的模型方法建立了藏象理论和经络理论。藏象是虚拟的人体模型，但它"真而不实，虚而不假"，这是对实体本然状态的超越。这也决定了中西医学研究范式的不同：中医学是人体虚体的研究范式，西医学是实体研究范式。

四是临床操作体系是辨证论治。中医学强调疾病在人体发生演进的不确定性，又考虑有因人、因时、因地之异，故而以"证"来概括病象，对其论治也必然是以辨证为前提。此种辨证论治与西医学的诊病施治更是有本质的不同。

五是中医学的知识属性是以意会知识为主。这与西医学的实体知识体系更是大相径庭。中医学的意会知识属性起因于它的研究方法的艺术，系以不连贯的模糊所见，去把握整体和要害。这种知识具有认识和应用的个体化特征，蕴含悟性，有不可言传性。与实体知识相比，它在认识和创造方面反而更具实在性而居于主导。中医学的这种意会知识，是临床实践中对关联因素的体悟中产生的，不是在实验室中能复制和重复的。

中医学的这些特点正是东方文化和科技特征的典例，它为中医学带来三大优势，即天人合一的整体"道通为一"的通学优势；源于先民原始独创的原创性优势；取材丰富可以最广泛利用天地资源与卫生保健的资源优势和低成本优势。上述特色和优势使中医学数千年来绵传至今，学术不断发展，以其内在动力和宏远的取向自辟蹊径。人们常把在演进中独立于意识之外，只能被人们乘势利用而不能凭空创造或消灭的客观的必然的联系，称为自身发展规律。中医学的自身发展规律是：与中华文化同步谐进；以经典为主干分枝传承；新知识合时而发、应运而创；在发展中推新存旧、多元包容等。

中医学自创立以来，其发展总是和中华文化同步，医学理蕴学植于传统文化。在诸子百家的先秦筑基了中医学理论，秦汉时代确立了经典，魏晋南北朝至隋唐是中医学的自为发展期，宋金元时代是中医学理论的深化和分化期，明清时代是中医学发展的继兴期。清末民初，在中国文化史上，是继汉晋佛学传入中国以后的第二个开放期，中医学受西学的影响遂有汇通派的思潮。当代，在重视传统文化和传统文化现代化的思绪下，也必将推进中医学的发展。

中医学术一向以经典为本。所谓经典，是指创意造言、遗文垂训，传之于今的经之所至者道也。中医学的经典，如《黄帝内经》《伤寒杂病论》《神农本草经》等，集萃了中医学的理论和医学思想，具有渊源和框架的意义，决定了后世发展的走向。弥久不变和与时俱新是经典的两大品格。在中医学理论体系中，经典犹如一棵不断生长大树的树干，新理论和各家学说是其分支，中医学的生态就呈树状演化。新理论、新学说都是因于和经典的续接而增益了生命力的。当代，对经典的继承仍可创新理论，并具有鲜明的特色和生机。

在中医学术发展史上，创新包括理论范式的改变，乃是合时而发，应运而创。张仲景的《伤寒杂病论》，以其"经验－案例"的范式，是对《黄帝内经》"理论－整体"范式的突破，也是一次范式转换。机缘是在汉代多次大疫下医家们的实践。其后如金元四家又以其"理论－机要"范式第三次突破。在当代，随着疾病谱的改变、人口老龄化、对健康质量的高要求，以及对养生的重视等，都是中医学创新的机运。

中医学自创立以后，在继承和创新中发展。其模式是推新存旧、多元包容式的，而不是存新弃旧。例如，温病学派崛起以后，伤寒之学并没有被取代而是与之共存，二者共同发展。中医学理论的特色和自身发展规律铸就了中医学的价值和在发展中必须走自己的路才行。

中医学的价值是多方面的，如卫生保健价值和它所体现的生命科学价值，弘扬中华文明的传统文化价值，以及开发产业的经济价值等，仅从卫生保健和它所体现的生命科学价值来说，就已荣膺旷世的尊敬。医学属于科学，科学的发展是多元的。从 19 世纪以降，以构造性人体观持还原论方法为主的西方医学，在近现代基础科学和新技术的支持下，取得了长足的进步，至今生机勃勃。在对人体的微观认识上，达到了分子水平和基因水平；在生殖上可以克隆；外科医师不断突破禁区，可以置换肢体和器官；内科也不断创立新理论、发现新药物等，但它的"双刃剑"效应也愈加凸显。同时，在理论和实践上都遇到了挑战。在理论上，还原论将生命的宏观运动归结为微观层次的运动组合远非所宜，微观现象并非宏观现象的本质。哥德尔的测不准定理从逻辑上动摇了还原论。从实践上，有医疗费用过高的问题，技术应用的社会伦理问题，以及资源环境的可持续发展等一系列问题。20世纪70年代以后，中医学在走向世界的过程中，逐渐被人们认识。当世界上的一些有识之士在呼唤"东方科学文化的复兴"的同时，首先想到的是在这一复兴进程中，中医学要发挥带头学科的作用。这也是中医学发展的机遇。

为了使中医学能堪当复兴中华文化尖兵之重任，中医必须在事业上振兴，在学术上做好继承和创新的工作，其中最为重要的是以创新来适应现代社会对中医的需求。创新包括原始创新、综合创新和再创新。三者之中，原始创新最为珍贵，它将以中医学理念为土壤，以中医学的各种组成元素为种子，以当代先进的科学技术为营养和支撑，以社会需求为催化剂培育成长起来。中医学最企盼的就是各领域的原始创新，这也是历史的使命，每一代人都应该比前代人有所增益。

创新是以创新意识为前提，中医学的创新意识就是中医学术主体性的求新，即使是交流引进，也应有所主宰，否则便可能是邯郸学步。中医创新的三大障碍是缺乏自信，依傍西医和唯仪器所是的"仪器主义"。当年，用计算机开发曾风行一时。其实，这仅仅是对医生辨证论治这一复杂脑力劳动的机械模仿而已，远远没有触及中医学理论的精髓，对中医学理论的自信非常重要。有的把中医理论向其他理论靠拢，说中医理论是"朴素的唯物主义"，说阴阳是对立统一，不敢讲"天人合一"。在一些课题中，中医学理论含量不高，有的竞逐西医的新时尚，尤其是新指标，有的剽袭西医为中医，成为科研的终南捷径，以至求新反不如旧。如果将中医学理论中的抽象概括内容，"还原"为实体的器官、细胞、分子、组学等作为创新，这是不符合逻辑的曲解，没有科学价值。

创新要借重于方法，方法既构建了中医的学术大厦，也是决定中医学发展取向的因素之一。任何学术体系对方法的使用都是有所选择的，中医学也不例外。中医学所运用的方法包括意会则明的观察方法，模拟和检测的实验方法，钩距搜访的调查方法，以个案为主的医案学方法，辨章考镜的文献学方法，取象比类的类比推理方法，整体模拟的模型化方法，以辨证思维为主的逻辑学方法，以解方程思维和抽象模拟为主的数学方法，建立假说和阐发论述的理论方法，以及具有信息和控制意识的系统科学方法，等等。这些方法的义谛与西方科学的归纳演绎和公理化方法，旨意大不相同。其特点是精于观察，善于推理，擅于运数，长于辨证，明于求道，重于实用。中医学发展到今天，传统的研究方法要发展更要创新。这在当代已经有相当的实践，例如信息科学和信息技术、动物模型方法，等等。期盼成熟，至臻妙境。

任何传统学术和技术，在发展过程中都有其饱和点，以至产生边际效应。欲超越此饱和点，必须先有方法的突破。在这方面，中医学人至少寻觅一个世纪了，先是引进了一些西医学的研究方法，这些方法适用于中医学中和西医学一致的知识，但对中医学理论的硬核还无法触及。认识到这点以后，20世纪80年代的一些学子，在传讲"三论"的热潮中，又企图借重系统科学和"多学科研究"来开拓中医方法学的领域，也拨开了一层云雾，但还未能深抵本质。中医学理论是以究天人之际来论述人体生命特征的意会知识，对它的研究，目前还仅仅是方法论的探索阶段。近年来有学者提出用计算机虚拟技术研究中医学理论；也有的提出"用人工智能技术综合中医的思维、经验和知识，对中医进行从定性上升到定量的研究"；还有系统学科的专家，提出了"综合集成方法"，等等。这些亮点虽没有都付诸实践，但其颇具异秉的指向，激赏着人们探索中医方法的勇气。需要指出的是，中医确实应该补充微观认识，但不能说微观的认识层次就高于宏观水平，微观真理不等于整体真理；从定量和定性比较来说，《伤寒论》继承了《考工记》的定量传统，中医学理论发展到今天，仍需要发展高水平的定量研究，但不能说定量研究的水平就高于定性研究；还得说把抽象概念"还原"为"物质基础"的"实质"的说法，值得商榷；更得说以动物为替身建立模型来阐述机理，还仅仅是生物医学模式。以此看来，对于中医学科学研究中的方法论研究，是至为重要的课题，现在仍处于探索阶段。可以这样说，方法论的突破与转型，是中医现代化的重要标志之一。

中医学这累属之徽音，在奏鸣之时总是有噪音的干扰，这噪音的音源有内有外。内者，有底蕴不厚而敢言的人士，说中医只有经验没有理论，或说中医只是文化而已。又有宁信度无自信、削自足以适他人之履者，拼凑仿拟西医以为创新，其不类不果之赫，反使中医特色失真不达，久之中医学违失本性而消湮。来自外部的噪音源已消弭多时，孽种近日又旧谱重弹，尤令人惊讶。此前，中医学人多在思虑发展、探求深造，而今日之聒噪，不仅又触旧创，还不得不再一次维护学术的声誉。如果说，民国初年的几个取消论者，是在当年的激进主义思潮和"西方科学中心论"的强势下，患了文化自谴病，以至于缺乏对中国传统文化科学的体认和了解而为之的话，那么今日又缘何复出？他们的共性是都把西医当作标准来衡量中医。不同的是，当年的余云岫毕竟是医学家，他本人有包括中医学内容的《释名病释》《灵素商兑》等9部著作，又发明了中药制剂的"余氏止痛消炎膏"。而今日的几个妄言者，全然不懂医学却敢轻薄妄言，正可谓学风浮躁的典例。有人平素寂寂无闻，靠诋毁中医"一噪成名"。还有那成名之后不知爱惜羽毛者批评中医不科学，他们不懂而强言妄说岂是科学？看来，强不知以为知才是不能证伪的伪科学。昔日的三百六十行中，并没有靠诋毁别人以谋生的一行，今日倒出了几个聒噪不休之士，真乃世相大变也。《素问·调经论》曰："百病之生，皆有虚实。"当年余云岫等人患的是虚证，今日这几个人患的是实证、狂证，中医的治法就是棒喝一声："小的们，休得胡来！抽空学点中华文化！"中医学自创立以来绵传至今，虽遭际风险而未曾殆止，却愈传愈远，姑不言其临床，只一个养生和上工治未病，就以其能使亿万人尽享天年而誉扬海外，且看今日之嬴环，何处不延中医。

中医学，正是以通天人之际的生命科学而至道流行，徽音累属。

【孟庆云. 至道流行，徽音累属——2008 年寄语 ［J］.
中国中医基础医学杂志，2008，14（1）：1-2+14. 】

至真要而道彰

——2009 年卷首语

　　本刊与热爱和关注本刊的读者作者们一起度过了丰富难忘的 2008 年。在瞻宇载奔之际，想到了《素问·举痛论》说的"道不惑而要数极"，诚哉斯言，欲达中医学理论发展之道不惑，须先知其真要。

　　何谓道？清代学者章学诚说："学者果何物哉？学于道也。道混沌而难分，故须义理以析之；道恍惚而难凭，故须名数以质之；道隐晦而难宣，故须文辞以达之。"作为目标是理论又是规律的"道"，欲求认识和弘扬，其前提是析之、质之、达之。在我看来，中医学理论体系的物质和自身发展规律，就是中医之"道"的"要数极"。是中医学恒久仁立于世的价值所在。

　　中医学理论的发展，曾途经三个历程。第一历程是《黄帝内经》，是西汉学者宝收先秦以降黄老学派医家的论文集，以其古朴平实而传承，又在流行中，其学术思想儒道互补，在西汉学术的经学化中，成为经典。在当时尚有扁鹊学派的内、外经，白氏学派的内、外、旁经，皆因没能广泛流传而亡佚。《黄帝内经》成为中医学理论的奠基著作，以其宏廓天地而论人的生命质要，在"即器以明道"的学术原则下，始于"器"之脏，明于"道"之"象"，将脏腑发展为藏象，并联系四时阴阳，契合五行。脏腑本是"匣匮之禁器"之实在，其藏象则是"真而不实，虚而不假"虚拟的人体模型。这是人类用虚拟技术进行理论研究的首举，是《易经》以象数之学综合现象、意象、法象的杰作。《黄帝内经》的医学理论和养生之学，"包前孕后，古今独步"，它所建立的"理论–整体"范式，具有阔大的预构性，后世重大的医学发现和理论，都能在其书中找到始基。《伤寒杂病论》是第二个历程，它本属于经方学派的著作，直接承袭于《汤液经法》，其书在技术原则和操作上，运用春秋末年成书的《考工记》和西汉时期《九章算术》的解题思路，形成了"经验–个案"的理论范式。从科研语法而论，《黄帝内经》主要是讲解宏观理论，《伤寒杂病论》是针对病案回答具体问题，它以案例的解题为条目，按《考工记》的"从容"范式进行"法式检押"（《灵枢·逆顺肥瘦》），其讲套路分层次的"逆作方"施治，和数学的解方程同一道理，对方药的用量、煎服、剂型等均做了精细化的论述，典现了中国古代科技精确性的特征。《伤寒杂病论》的每一条，都堪（或者说即是）称一个病案一个证候的平脉辨证的治验。它虽然对《黄帝内经》的原理有所继承，但中医学从此开始了理论范式的转换。《伤寒杂病论》以其经验性和实用性也被后世称为经典，张仲景被尊为医圣。千余年的实践证实了中医经典的恒久性和真理性，而且经典有如种子具有内在生机，从中不断蕴生新理论，金元四家即是。这也是中医发展的第三个历程。经验的积累、对理论的升华，在经典之根上，又发了新的茎枝，此茎枝粗大而自成一家。刘完素发展了五运六气的病机和火，李东垣发展了脾胃及气化之论，其阴火说使非外感性火热之证有了论治名目，可治以甘温除热。金元四家的理论实现了对《伤寒杂病论》方证对应的突破，医家先识病机，按病机处方用药，由是而建立起"理论–病机"的理论范式。据病机立法，可以如明代盛启东、王应震所谓"见痰休治痰，见血休治血，无汗不发汗，有热莫攻热"，对异病同病机用同法治疗有了更深一层的认识。对方剂的多功能性也更为注重，"时方妙用"之风大兴，由此也深化了辨证论治。医家们对同一问题提出不同理论，互相争鸣。"以人为本，以学隶之"，遂有学派之崛起。金元以后，医家惯以病机论病，如清代叶天士在《外感温热》首句便言"温邪上受，首先犯肺，逆传心包"，这与《伤寒杂病论》以症状论六经大异。以气化阐述病机和治法，为理论的实用带来生机。李东垣的《脾胃论》以脾胃为人体气化升降之中枢，以少阳为气化的启动点，故而在补中益气汤中用升麻、柴胡提升少阳，治诸气虚之证。朱丹溪又以气化之理创提壶揭盖法等，治疗气机不通、水道不利诸证。明末诸论命门者，以命门为人体气化的动力之源，创立了温补学派。这也是"理论－病机"范式的发展。

以上三个历程表明，中医学在演进中其理论范式是不断变换的，但此种范式转换不是以新代旧的否定之否定，而是用新存旧、新旧共进，中医的经典也是不断扩充发展的。新发现新理论续接在经典上，经典著作一直引领中医学理论的发展。其在发展的过程中，"即器以明道"的传统始终不变，在中医学中，又总是学与术相辅而行的。清代严复曾论及学术，即理论和技术的关系，他在译《原富》一书的按语中写道："盖学与术异，学者考自然之理，立必然之例。术者据既知之理，求可成之功。学主知，术主行。"在中医学理论体系中，学术概为理论与技术。学无术不行，术无学不传。学之理论，有术方能行用；术之技能，有理论含量相维系者，方能致用致远，如针灸技术与经络理论、制剂技术与药性理论、正骨技术与伤科学等。在中医学术发展过程中，曾经有一些理论，因缺乏技术的推行，束之高阁而不能流传。也有一些技术，因未纳入理法方药系统，孤立为奇异点而失传。理论对技术有选择性，技术对理论有洽合性，学术并行也是中医学自身发展规律之一。

自清末民初以降，中国学术发生了转型。因于文化观念的变革，语言文字的演变，科学技术的发展，疾病流行情况和疾病谱的改变，西医学的传入并强势发展，中医学在渐、变、化过程中，实际已发生了转型。此际，中医学理论的研究取向和方法上，有两点重大改变：一是取向上，从重气化向重形质的转变；二是在方法上，从思辨向实证方法的转变，即开展了实验研究。此理路与中医发展的径迹并不相悖，依然是"即器以明道"，只不过是开始了新一阶次的螺旋上升。以此看，重视形质探求实证确是现实情况下中医理论研究者的重要工作目标之一。

中医学术发生转型是适应时代需求，以及它与科技环境相互作用的结果，是进步，也是中医现代化的一个过程。在此过程中，中医学术研究要有一个总的、明确的目标，那就是发展理论、创新理论，把用实验等手段增获的构造性人体知识纳入体系，并升华为高级的人体理论模型，构建现代的新经典。可以这样说，这是继《黄帝内经》－《伤寒杂病论》、金元四家以后的第四个历程，是对前三个历程层累的升华，可称为"理论－实验"范式。

《素问·宝命全形论》曾论说有"从见其非，不知其谁"的学术现象。平时不乏对于"以西代中"的批评。有把脾胃等同消化系统而推为科研的命题，此类似者常被称为藏象西化。在研课题或完成论著中，能被指出偷换概念者不少。可见，向前看的同时必须回头看，经典确可常读常新。中医学人在注疏经典过程中，不尽是训解，还把新发现、新发明纳入注疏，经典有与时开新的价值，这是中国学术的共同特征。还常有"中医发展，关键在疗效"的议论。此语未中肯綮，欲达疗效，最重要的原因是运用理论之正确，理论上不去何谈疗效？还听有者说"中医讲什么理论，关键是经验"，言此语者也意在否定中医学理论。甚至有早达而已经成为中医专家者，也直言中医无理论。可见，在致力于研求经典创新理论之际，彰真澄浑大有必要。

为实现发展中医学理论这个真要目标，中医学人应款重两点：一是自信自强，自行其道；二是探索方法，勤而弗懈。

当年孔子在注《易》时讲道："知至至之，知终终之。"中医欲至高蹈，当事功自审，疏明其理论体系的科学价值以增强自信。比之西方医学，中医则是别开蹊径。从知识而论，中医学特质有很多属于波普尔所论述的"意会知识"（Tacitknowledge），与"客观知识"（Explicitknowledge）大异。意会知识具有从局部推整体，从模糊观全局，有非实在性和不可言传性等特征（见小河原诚《波普尔：批判理性主义》）。这是从精神着手认识和把握整体的高思维，它在客观知识和还原论技术遇到阻滞时，意会知识以其深刻性而有更多的参与性和创造性。中医学理论以此有美好的发展前景，但是，近年来一些作为总令人有"道惑"之感，或求教于业外神仙，或争示新自西来，又支招得多、设计者多而实践实干者少。引进西医的量或速度远远超过了自我创新。对于一些免疫学、分子生物学等"新指标"，西医学体系还在考察审视之时，中医学竟然援入课题发表论文了。海德格尔曾提醒，不要在"外求"中丧失自我。波普尔说："没有比毁掉传统构架更危险的了。这种毁灭将导致犬儒主义和虚无主义，使一切人类价值漠不关心并使之瓦解。"经典为间架构建了传统的中医学大厦，还要在经典的发挥、创新中，逐渐确立新经典。

"要取鱼，须结筌"。方法对于学科体系的建设起着不容忽视的作用。每一门科学都有自己特殊的研究对象和理论原则，并从它理解研究对象本质的某一方面出发，运用各自的方法。因研究对象的角度不同，使用的方法不同。对同一对象同一角度，因于使用方法不同得出结果不同。康德说："分析终于简单的部分，综合终于世界。"且看《黄帝内经》理论之卓特，就可知构建理论的方法也必有特色了。中国古代科学方法的特点是：精于观察，善于推类，擅于运数，重于辨证，明于求道，通为实用。作为医学，《黄帝内经》《伤寒杂病论》继承了这些方法之外，还有各自的独特方法，中医学发展到今天，在新的医疗需求和实现现代化的目标下进行科学研究，就必须创造自己的研究方法，纵然是可以借鉴、引进，但是中医学方法就是中医学方法，不可替代，这就要求中医学人非亲自探索不行。能运用于中医学理论研究的方法（包括实验研究方法）应能满足以下基本条件：对象是形气神统一的生命、环境是天地社会、现象具类比性、功能具主导性、展现整体统一性。到目前为止，尚没见有设计出能实现上述目标的理想方法。此目标虽然难以实现，仍需有志者逐步逼近，可以不求速达。诚看西医学的方法论体系，从文艺复兴算起至19世纪臻于成熟，用了500余年之多，就可以想象，实现中医理论转型、中医现代化不是一蹴而就的了。清代阮元说："学术盛衰，当于百年前后论升降焉。"审视中医学术，时间还要放得更长一些呢。

本刊自发刊以来，以建立创新平台为己任，共奏读者、作者、编者和谐的曲目，希望与爱护本刊的作者、读者们，共同维护本刊的荣誉。本刊继承中医传统文风，尽力杜止山寨论文，并诚意接受读者、作者的批评。天文学家泰斯说过："在科学探索上，充满希望的旅行胜于达到终点。"我以此心态和广大读者作者们共勉。

【孟庆云. 至真要而道彰——2009年卷首语［J］.
中国中医基础医学杂志，2009，15（1）：1-2.】

万物毕罗　何足以行

——2010 卷首语

躬逢盛世，各界关注，中医得获前所未有的声援赞誉和投入。此时此际令人思考的是：万物毕罗，何足以行？此行足下，路向何方？作为几许？

欲明路向，须先知当代中医学术现状和势态。当代中医学术的现状和势态的特征是转型。中医学经历先秦的肇创期、秦汉的奠基期、魏晋隋唐的自为期、宋金元的发展期和明清的承继期后，在整个 20 世纪，都属于传统中医向现代化中医过渡的转型期。引发转型的原因，是培育中医发展的文化环境发生变迁和随着西学东渐，西医学甫入国门后与中医学互动所致。转型主要表现在：学科的分化与重组；新病名的引进，病概念的强化；辨证论治内涵的拓宽；对某些西医学知识和方法的吸收和使用；医生临证的思维方式有所分豁；以及文献表达方式及病历书写内容的取新，等等。一句话，是当代中医的知识水平和知识结构的重大变化，导致了学术的转型。

催助转型的动力有三：一是社会对中医需求的扩大与提高，包括医疗需求、养生保健、法律要求、国际交流等；二是社会为中医学提供了新的物质条件、技术条件和科学新理念；三是新一代中医基础知识结构的改变，学习中医专业以前的学业基础是现代科技和科普知识，对现代科技体系的知识容易互动和吸收。以此，转型成为历史的必然。

转型有两种可能，一种是转向西医，把自己融进了西医，成为西医的一部分；另一种是在自我保持前提下实现自我超越，笔者称此为中医现代化。笔者还认为，中医现代化应该是在新形势下中医学发展的主要目标。

在中医现代化的目标下中医何以足行？我认为值得重视和思考之处有三。

一是阐述原创思维，弘扬特质。

中医现代化以继承发扬传统学术为主旨，不是片面要求借助现代科技推出一些表在层面的创新。现代科技对中医药的武装或换装及结合，毕竟是发展中医学的外在硬件，中医学理论体系才是中医学术的核心，它是中国科技原创学术中的典范，无论是从文化优先或原生态弥足珍贵而论，还是从中医学走的是另一条从整体认识论探索人体生命的道路而言，中医学理论体系都应该继往开来、"接着说"、发扬光大而不应该被现代所"化"，而且要以它的基质去包容、接纳现代科技，使中医药的特质，在阐述原创思维的过程中得以弘扬。

元末明初的医家王履曾说："端本澄源，中含至理，执其枢要，众妙俱呈。"中医学理论的特质堪为其枢要，此枢要有哪些？简捷而论，主要是天人合一与自然至理的哲学观、整体求解和模型化的方法论、以及意象的思维方式等。

天人合一是中国哲学的主干，是国人认识世界的基本路线。在中医学理论中有"人与天地相应""人与天地相参""天地合气命之曰人""人与四时之法成"等诸多说法，天地人为三才，天人合一即"道在于一"。当代很多学者认为，天人合一思想是中国传统文化对世界科学的重大贡献之一。在科技高度发达以后，驾驭自然、索取自然乃至破坏自然而遭到报复之际，欲求可持续发展，科学观应该回到古代天人合一的原点上来。《周髀算经》有言："知地者智，知天者圣。"中医学理论始于"究天人之际""善言天者，必应于人"，诊治、预防、养生皆是"依乎天理，因其固然""察天之五运，并时六气""顺时气，养天和"。中医学理论也贯穿道家"自然至理"的意念，以自然之理为至高至上、自然皆合理，合理皆自然，强调"道法自然"。中医学以元气生成论的整体观阐述人体，重视从整体调节入手祛病健身，重视人体的时间结构，时间是自然的衍生过程。这与西方科学的构成论的整体观、重视人体的空间结构大异。中医以整体的关联性认识人体和宇宙、整体与局部，提出了"应同"的理论，即"善言应者，同天地之化""天地之大纪，人神之通应也"。人是小宇宙，人体之局部有整体之信息，这一论述成为治病从整体求解的理论根据。中医学在反复入微地观察人体之后，又发挥《易经》"象"的理论，把实体的脏腑，提升到藏象的层次，用藏象的理论模型来阐述脏腑的功能和与其他的联系。意象思维也是中医临证常用的思维方式之一，中医以此常语称"医者意也"。这种思维方式的特点是，以其关联特征从局部推求整体，从模糊认知全貌。从目前发展起来的分形理论和模糊数学等，都预示中医学的思维方式有着深邃的理论内涵和发展前景。中医学的理论思维，属于中国科学的原创性思维，对这些独具异秉的学术遗产，当代中医学人，当竭尽心智，论辨昭晰，光大其理，才堪言作为。

二是运用现代化的理论研究方式。

以人体生命特征为研究对象的中医学理论，据气、形、质而阐述人从天真到疴瘵的过程、机因和论治的理法方药。从究天人之际入手，临观八极，览观杂学，及于比类，通合道理。古代的研究方式主要是个人行为，明代徐春圃曾创立"一体堂宅仁医会"，清代张志聪办过"侣山堂"，开群体研究的先河，但仅仅限于讨论和著书。20世纪50年代始建立国家研究机构以来，开展了实验研究是为创辟。中医现代化要求在研究方式方法上继续提升，承担中医现代化重任的中医理论研究，其方式方法应该是：

在思维上是创造的。思维是智力的核心，是科学也是艺术。创造性思维是人类独具的专长，是诸种思维活动中的最高表现形式。中医学独特的理论体系就蕴源于先民的原创思维。它和理论的真理性、价值性是一致的，以其整体性的思维方式和气血概念等导致藏象经络等理论的发明。中医学发展到今天，按照原初路线走下去，仍有广阔的空间而不是无路可行。中医学应该在充分阐释原创理论的前提下，提高创造思维的能力，捕捉新信息，激发创造思维；运用新技术，调动群体智慧加工新信息；积极反思与整合新旧信息；把握机遇，运用想象和联想拓展创造思维的空间等。在延续中医传统思维方式的同时，也要改变一些思维习惯，包括重视求异思维，在思维方式上实现求同思维与求异思维的辩证统一。以思维能力的提高来推动理论的发展。

在实践中是参与的。实践是医学理论的母体。医学理论的发生有两种动力机制。一种是从临床实践中积累经验，之后运用理念框架（例如哲学等）经加工萃为理论，再去指导临床。另一种是先实验研究，然后对其资料和数据，运用数理统计和逻辑总结概括为理论，再去指导临床。这两种实践路线都是发展中医学理论所必需的。中医学还要着重对"形""质"方面的内容的实验研究，补充有关知识的不足。在实验研究方面，更需要有研究方法的创新，如对藏象经络的研究，不能停留在经验科学与实证主义之上。

在范围上是开放的。开放包括理论框架的开放和研究主体人才结构的开放。在中医学理论发展的长河中，理论体系随时都在汇百川而成巨流。理论框架有两次大规模的扩展，一次是把阴阳五行发展为五运六气，由此引发了金元四家之崛起和气化学说、病机学说的完善；另一次是外感热病学在伤寒之学后发轫了温病学说。时至今日，随着研究内容的丰富，有非中医学人的参与，即多学科研究中医的学术开放，将为中医学的发展提供新思路，补充新鲜血液。

在方法上是系统的。系统科学具有方法论的意义。系统科学的理论，以其整体系、层次性、联系性、有序性等，对天人合一、藏象系统、全息观念等可以做一定的解释。天人合一可比拟为大系统，"生气通天"有耗散结构的思想。可以用系统论的观点定义健康：健康就是构成生命三要素（物质、能量、信息）之间的运动变化而实现生命活动三大特性（功能的有序性、结构的整体性、人与环境间的耗散结构性）的综合而达到的自组织状态。但系统论毕竟是从空间构造性出发建立的理论，与中医学重视时间结构的特质还是有差异的。有学者提出用综合集成法统理中医化，无非是把不相统属的中西医学及科技要素加合起来，因其论者尚不晓中西医学的特质，是说难有发展。在科学上没有万能的理论和技术，系统科学的方法中医学可以借鉴、援用，但不能被其统包代替，中医学总要据自身的研究对象和特点，在探索中创立适合自身的研究方法。

在组织上是群体化的。个体化的科学研究，已经无法胜任现代的科学研究。欲承担当代重大科研项目，应该是有组织的群体，是高素质多学科成员的组合，有科研帅才的带头人策划并负责组织管理，才能承担艰巨的科研大业。

三是自强作为，排除干扰。

百余年来，对中医学发展的噪音太多，洋务运动思绪蘖出的废医之论，积渐至民国演为取消派，嚣谲一时。有的中医也惟恐不能融入西医。杨则民先生率先提出中医学是独特理论体系的特识命意后，中医遂自相引重。当年萧龙友先生曾在《整理中医药学意见书》中论道："惟是今之医，守旧者自以为能，执迷不悟，维新者则又偏于西说，而以古人为非，此两失之道也。要知医无新旧，只有是非，吾但求吾之是可矣，不必他议也。"但是取消派余音未绝，轻薄为文哂不休，21世纪初还曾有一时的喧闹。在善意的讨论中，又有补天派、重构派、结合派等论派各说齐陈。恩格斯说：不同概念的两个渐进线，不能相交。中西医学是两个不同的理论体系，藏象经络与器官脉管，概念不同，不能相合。中医学与西医学及其他科学的关系是"自强作为，通其可能，存其互异"的关系，既不能在设想的融合中求生，也不能冀望于其他学术的扶助，50余年的经络研究已经做了很好的说明，手段、仪器可以使用，关键的实验研究还须创新于自得。

从中医现代化的目标来看，中医学只有在西医视野之外的原创道路上继续前进，弘扬传统的医学发现和医学发明，才能以其出新而增益中医学理论体系。切莫为取新耳目避熟就生，取新弃本。正如胡塞尔所说："我们切勿为了时代而放弃永恒。"科学无排他性，不同体系的内容不可以替代，可以沟通。在中医现代化中并不排斥分析方法，没有分析就没有高水平的综合，通过分析化复杂为简单，西医学的分析成就烜赫，但对生命的整体认识是自然至上的，用分体的加和所表述的整体，其分析层次越多，误差越大。对中医没有的治病救人技术，都要拿来我用，然而引进不是替代，要先引进后吸收。实验是方法手段，不是终极目标，切莫为实验而实验，有些证明定义的实验，是把简单事弄复杂了，是浪费。要充分发掘中医的理论资源，顾护原生态才能"变而不失其正""遗形而存其神"。理论是佳构之体，是乐章之谱，离体之用，难免失精；离谱之唱，荒腔走调。

近年来媒体时有张本倒退观念者，中医教育立基于大学已半个世纪，培养了数以千计的博士、硕士和数万学士，却有撰文者语云各承家技与师带徒能传实学而最堪用。20世纪30年代，叶橘泉先生就在《明日医药》上撰文指出："整理中国医药必须开设有病房的医院，进行科学研究。"中医兴建综合医院，在病房诊治患者实现了现代意义的临床，然而拔高坐堂之词屡见报端。还有的出版社以出版《批评中医》和不负责任的医学著作为开拓市场计。近日，北京师范大学周桂钿教授提出了危害科学的"三子"，三子者"棍子、骗子、傻子"也。我认为，称其傻子的人，虽然迷信"科学"，唯舶来是从，倒是能借助某些东西在唬人中猎名取利，岂能称傻子？应该叫"混子"才是。棍子者，是"伪科学""不能证伪"论者的打人之器；骗子者，打着科学的旗号骗名取利，包括论著、职称、课题基金、学衔等；混子们以引进和模仿为创新，爆炒概念，杜撰新词，循环证明，以拼盘为挖掘。《庄子·大宗师》有言"其嗜欲深者，其天机浅"，骗混之作，其成果档次愈高，离中医学理论的特质愈远。

世界是多元的。近年来有学者指出，真理和学术都是多元的。对于医学来说，发生是多元的，发展至今仍有中西之别。西方科学是物理时空选择，东方科学是生命时空选择；西方是元素论，东方是元气论。对于医学来说，西医学是构成论的整体观，中医学是生成论的整体观。当代各门科学之间有互动互补和学科交叉的大趋势，但都以主体意识发展自身，西医学的形成就是如此。9世纪中叶，有不同学源的4名医生，在意大利萨勒诺建立了西医最早的医学院，一个希腊医生，一个拉丁医生，一个希伯来医生，一个阿拉伯医生，传承了以希波克拉底、盖伦为主流的医理和技术，培养了人才，揭橥了西医学体系的发展。后来远传法国宫廷，闻名于世。当代中医学逢此整体化与交叉科学的时代，也应该与哲学、科学、技术等结成联盟，葳谋生知，厚积捷发，在中医现代化的进程中，构建起有东方科学特色的人体生命科学。

【孟庆云. 万物毕罗　何足以行［J］.
中国中医基础医学杂志，2010，16（1）：1-2+12.】

第三篇　《中国中医基础医学杂志》卷首语汇集

新故相资新其故

——2011 年卷首语

新故之论源于孔子的"温故知新"。清初三先生之一的王夫之大师，在所著《周易外传》中，也有冥契道妙之语，曰中国的学问，其治学是："学成于聚，新故相资新其故。"故者，人类知识的积累，前人发明发现知识的概言；新者，是创新发现发展。这与否定之否定之论有些不同。中医治学也大抵如此。

中医学立藏象以展脏腑之神蕴。象者见诸事物，蕴生观念之谓，包括现象、意象和法象。见乃之谓是现象，所见者是有形之器。见诸事物，会意所知是意象。取法于天地间诸事物之理则或所见者为法象。藏象就包括了"解剖而视之"的脏腑器官，对其研究推理所论述的功能，和法天象地应时同构的规律。是形而上者谓之道与形而下者谓之器的统一。顾炎武在《日知录》中说："非器则道无所倚。"治病或研究人体的功能，总是以形器为基础。五脏六腑的生理如此，病理也如是。依赖现象的认知，把握临床病象，对结构障碍的外科适应证者，进行手术操作。据意象法象的知识，建立了各理论模型，以其辨证论治之用，表达了中医学天人相应的整体观和意会知识的特点。

当年王弼在写《周易略例·明象》时，就曾担心世人有"得意忘象"的疏失，果不其然，尽管中医学经验不断积累，理论不断创新，新学说、新学派层出跷立，但关于构造性的人体知识增长缓慢，以至以手术操作为主的外科治疗体系难以满足医疗需求。以此看来，中医学理论在发展中，仍须坚持对"器"的研究，才能把"以制器者尚其象"向前推进。

数十年来，在临床辨证论治中，对动态观的"以动者尚其变"也有所淡漠，很多是以辨证分型取代了辨证论治。辨证分型是辨证论治的一种方式，有其一定的适用范围和易用性，但从其本质特征上看，乃是辨病论治的细分，如以它取代辨证，将有失深富。当代固然是中医学的学术转型时期，但对于辨证论治，仍期待着返本开新的转换性创造。

"新故相资新其故"，也是中医乃至任何传统技艺发展的规律之一。其要点在于以继承为基础的创新。在医学史上，曾经有过不以继承为基础的创新，如果没有巨大临床价值的话，往往成为中医学理论体系之外的"奇异点"，久之则湮灭。不能新故相资者多是失落，这也提示我们，得意不能忘象，更不能忘故。

中医学是一条不断涌新又随吸纳之新知识向前流动的河，河床多曲折，河水多振荡。创新贵在"自得"，"自得"是学风也是方法。非自得的东西可以拿来我用，但不可以拿来替我。科技发展到今天，新东西太多，如果全是无选择地引进，传统的东西将与时俱损。对传统的发挥也应该是有阈度的，如果其发挥愈来愈远离经典，终将与传统无缘。现象学的创始人胡塞尔说："我们切勿为了时代而放弃永恒。"时尚并非中医学发展的价值判断。章学诚说过，学术与一时风尚不必适合。继承文化遗产与保健需求才是中医学人的时代使命。在 20 世纪科玄论战之时，章太炎先生说至少应"留一读书种子"。近些年来，中国学术最大的成就，就是为孔老夫子和传统文化翻了案。这是有利于中医学术发展的因素之一。当代自然科学的新知识，有些和中医经典著作能联系起来，焕新了经典的注疏，以此令人想到，以《黄帝内经》为代表的中医经典，有巨大的科学价值。中医学就是要循沿经典的理路，自主创新，多元并进，不随风、不入流。当年苏东坡先生绝句云：

"庐山烟雨浙江潮，未到千般恨不消。

及至到来无一事，庐山烟雨浙江潮。"

新故相资新其故，是规律也是一种衡峙烟雨江潮的力量，它使中医学理论的价值永恒，在数千年的流淌中奔涌向前！

【孟庆云. 新故相资新其故——2011 年卷首语［J］.

中国中医基础医学杂志，2011，17（1）：6.】

辨证论治的发展与辨证分型

——2012 卷首语

　　近一时期，中医药报刊曾发表讨论辨证分型的论文。这一问题不仅涉及现有教材的适宜程度，也关乎临床医生的思维方式乃至疗效等诸多问题，有鉴于此，我刊也认为有深入研究和认识的必要。

　　欲言辨证分型，还得先从辨证论治的演进和特点说起。

　　辨证论治是对医生临床诊治患者的操作程式和思维乃至技艺的理论概括。辨证论治是先民在医疗实践中，历经神农尝百草式的随机治疗，而后步入到有治疗记忆有针对性的对症治疗阶段。马王堆医书《五十二病方》等所展示的是对症治疗的医学经验，所称之病名乃是症状，以一味或数味药物的组合来治疗。《黄帝内经》中的十二方也如是，对症治疗堪为辨证论治的简单方式或初级形式。

　　张仲景的《伤寒杂病论》揭橥了辨证论治体系的确立，而且在理论上比《黄帝内经》有所突破。《黄帝内经》奠立了中医药学的"整体－理论"模式。《伤寒杂病论》则是"案例－纲领"模式，以其条文式的论述，每一条都以实际的验案为据，而在诸条中又有些纲领式的条文概括病之界域，是为提纲。所以用六经者，是故汉代以前以六经言大道，如天地之无所不包，医之道也是大道中的一事，理所当然地效法而称谓六经。案例的经验，在条文中理论化了，先述及症状体征的证候，之后言及治方，呈方证对应的特点。张仲景之书，虽然仅存遗论，但仍能为辨证立纲领，为施治示方法，可谓"垂方法，立津梁"。

　　张仲景书经王叔和整理撰次，之后虽然有"江南诸师秘仲景方而不传"，以及多次离析分编，到宋以后，以《伤寒论》和《金匮要略》两书传承，唐宋医家在临床及注释上也多有发挥，但方证对应的理路一直因循习用。直到金元四家魁首刘完素著《素问玄机原病式》，重视病机，相机施方，才有了新的突破。相机施方认为病证的关键是病机，辨知病机后，便可选择或创制适合病机的方剂。某一方剂有其适应的病机，不论是什么病证，只要与此病证相应便可使用是方，可称为"病机－辨证"模式。以此可以如明代王应震所说："见痰休治痰，见血休治血，无汗不发汗，有热莫攻热，喘生勿耗气，精遗勿止涩，明得个中趣，方是医中杰。"按病机用方，各司其职，是辨证论治的"玄机"。这是刘完素研究病机的一大贡献，是对张仲景辨证论治的发展，也是金元医家的一大突破，临床沿用至今。

　　张仲景著《伤寒杂病论》时，以"平脉辨证"来概括这一临床过程。宋人陈言在《三因极一病证方论》则用"因病以辨证，随证以施治"来统括。其后的医家对这 10 个字不断精炼，如明代医家徐春圃在《古今医统大全》中称"因病施治"，周之干在《慎斋遗书》中称为"辨证施治"，张介宾在《景岳全书》中称为"诊病施治"，清代徐灵胎在《医学源流论》中称为"见症施治"，后来章虚谷在《医门棒喝二集》中用了"辨证论治"一词，至当代"辨证论治"已成为规范性的中医名词了。

　　中医药学的临床操作何以踏上辨证论治之途？这主要与中医学的理论和民族的思维方式有关。中医学理论本身就是辨证的，在临床上也自然而然地以辨证应对以运用。《黄帝内经》对病因的认识不是一因对一果的因果决定论，而是多因可一果、一因可多果的选择论，也即是辨证的病因观。作为诊病对象的证候是症状体征及其时间空间的综合。论及病因如咳嗽，是"五脏六腑皆令人咳"；如痿证，有"五脏使人痿"；如痹证，不仅"风寒湿三气杂至合而为痹"，乃至郁热、气滞、血瘀皆可致痹；对于不寐证，不仅五脏之虚、气血之虚可致失眠，胃不和、胆寒可致失眠，营卫循行的动力、节奏的障碍等皆可导致不寐，等等。辨证的中医学理论则要求辨证的临床操作。形成此辨证论治的具体因素有四：一是动的疾病观，二是重视疾病的时间因素，三是辨以正名的思辨思维方式，四是任其物宜的操作原则。

《易传·系辞》说"以动者尚其变"，是《易》有圣人之道者四焉之一。动态的变易观念，是《周易》以降先秦诸子乃至先民的基本观念，在医学中也是《黄帝内经》及医工们的基本观念，以此观念则动态地对待疾病，审视疾病以证候为单元去辨证。先秦时国人另一重大观念是"贵时"，即重视事物及人体生命的时间因素，《黄帝内经》殊重四时，其脏腑经络都蕴含时间因素，称"时间结构"，脏腑具有时间结构是藏象理论的特点之一。这也赋予证候具有时间结构，临证时也须因时之异而辨。动态观和时间结构是为一种状态，王叔和在《脉经·序》中称为证候。辨证的思维方式是民族传统思维方式的一大特征，缘起于先秦的"辨"，孔子讲"明辨之"，《公孙龙子·迹府》云"欲推是辨以正名实而化天下焉"，荀子也说"名实而实辨，道行而志通"，《易传·系辞》更是标举"辨物正言"。先民在先秦就发展起了辨证逻辑，重视动态、重视时间和讲求辨。中医学以此重视疾病的不确定性及或然因果，势所必然地在临床以辨证候为首务，即辨证。《周礼·考工记》的"任其物宜"是先秦工程学的传统之一，《灵枢·九针十二原》也援引"任其物宜"之语，以运用于针刺操作，这也是中医治疗操作的原则之一，后世概之为"三因制宜"。在以上四方面因素的综合作用下，中医学形成了辨证论治。

中医临床选择了辨证论治真是最为洽切了。事物的演进，如物理化学过程有可重复性，故可实验再验之。地质、生物种系过程有联系性，可以归纳，但人体生命活动特别是疾病过程，是"神转不回，回则不转"（《素问·玉机真脏论》），是不可逆、不可重复的过程，只可以比较辨别。历史事件也如是，只有一次，可以通过比较得其头绪。我们以此说，以辨证来论治疾病，是首善之选。辨证论治有如下特点。

1. 凭象论证，有是证、用是方

辨证论治持唯象的理论，是从信息的认知入手，是屈原《九歌》所谓的"冯翼唯象"。证候即是象，是信息，是医生所辨的证据。20世纪先贤们讨论证的实质时，提出的"证据说"深合唯象之论。辨证论治所针对的是随时而变的具有不确定性特征的证候，而非是确定性概念的病。病名乃是共性的符号，诚如上海夏仲方先生所言："但求证之切当，不求病之命名。"切中肯綮。

2. 多纲选援，法式检押

辨证论治最充分地利用前人的经验和规则，经验堪称对取象比类的统计积累。经验又升华为很多辨证论治的理论纲领，如辨证外感热病有六经辨证、卫气营血辨证、三焦辨证等。辨证内伤杂病有脏腑辨证、经络辨证、六淫辨证、气血辨证、痰瘀辨证等多种辨证。只要合宜本证，就乃其为用，是《灵枢·逆顺肥瘦》之所谓"法式检押"。由是而知，辨证论治是选择论而不是决定论，是选择性思维的体现。

3. 重视患者的状态及证候的随机性与患者的个体特异性

按纲领的框架"法式检押"，是从契合理论的共性、普适性入手。证候是状态，即性状与态势，但对具体患者辨证时，还要进一步探寻在共性曲线外的随机发生的症状体征，以及因体质等因素而显见的个体特异的症状特征。处方用药时对这些尤其重视，予加针对，这是辨证论治的"贵寡"原则。对于证候中有标志性的症状体征，有时"但见一症便是"。此等辨证方式与四诊合参，共同达到共性与特异性的统一。

4. "医者意也"，弘扬创新性和艺术性

临床辨证论治是一个医患耦合的过程，在辨证论治过程中，发挥医生的主观能动性殊为重要，特别是医生以意象思维超越常规理路，圆通活法，或创制新方，称之为"医者意也"。又有高明者，四诊神圣工巧，论治时天机骏利，顿生灵感，运用技巧，克服危难，把辨证论治上升为一种艺术，称为上工的技艺平台。

5. 崇尚实用简约，以实用空间为通途

大道易简，简约性是科学性的原则之一。学人对于知识，"为学日益，为道日损"。辨证论治堪为治病的工程，除与要求"事莫明于有效"（王充《论衡》）外，还要求医生用最方便的治疗手段，最切合实际的实用技术，以最少的经济付出，用最短的时间祛除疾病。从工程路线看，辨证论治选择实用空间而非物理空间。可以说，辨证论治以简捷实用为目标，以四诊与确立证候为辨证，以理法和方药为论治，其本身就体现了简约，但更是要求医者能在诸条途径中，优中选优，乃至达到上工治未病，这也是辨证论治的优越性之一。

在辨证论治体系中，自古即有辨证分型的一类。例如《金匮要略·消渴小便不利淋病脉证并治第十三》论治消渴，有肾气丸主之者，有五苓散主之者，有文蛤散主之者，这其实是几种不同的证型，也可视其为最早的辨证分型。古代也有按确知的病因或病期分型者。

辨证分型受重视被广泛应用始于 20 世纪 50 年代末期，当时一些西学中的学子以现代医学手段研究中医，创立了现代的辨证分型。是始于对"病"（现代医学的疾病）的研究，记述症状、体征、微观检查、影像资料等，运用统计学方法，依据中医辨证理论意蕴分类，定名证型，分型论治。这种现代的辨证分型特点是：①具备理法方药体系，以统计资料为据，比辨病论治更细腻，具有临床的有效性；②能沟通中西医理论，中西医师都可以援用；③易学易用；④通过共性病的概念深入对证候的认识。臻于上述优点，现代的辨证分型发展很快，不仅成为临床医学论文的形式之一，也有很多教材采用了辨证分型的阐述形式。这种辨证分型是辨证论治的发展，也是辨证论治体系的重要内容之一。

但是应该看到，辨证分型与辨证论治有质的不同，尚不能代替更不应取代辨证论治。其理由有以下三个方面。第一，辨证分型是对病的分型，其"型"是"病"的细化，辨的是共性的病；而辨证论治辨的是患者个性的证候，证候是状态，是从疾病的不确定性理念出发，是从现实信息出发，与从病名符号出发大相径庭。第二，一个病的分型，其各型之间往往界域模糊，从统计得来的分型，纵然是来自数百例的大样本也有统计误差，一个类型的医学特征还是不能代表某一患者的具体病情；而辨证论治则是着眼于个体特异性者。第三，辨证论治所强调的时间因素和动态观，在分型中无所体现。

从以上三点来看，辨证分型的实质是辨病的细微化，也是符号，与中医证候为状态的理念悖异。以此说，在临床中应用辨证分型之后，仍需考虑疾病的时间因素、动态因素、个体特征性之后，还要结合辨证论治综合而用才能咸至美备。《四库全书总目》论及辨证论治时说道："然儒有定理，而医无定法，病情不变，难守一宗。"中医学发展到今日，除坚持原创、延续原创、继续拓展、不断创新之

外，也有必要吸收现代医学的一些东西补充自己。在临床上，不妨吸收辨证分型的某些长处，以实现辨病与辨证相结合来治疗疾病，辨证论治将益加美备丰富。但是，辨证论治不能丢，或不应该被辨证分型取代。

【孟庆云．辨证论治的发展与辨证分型［J］．中国中医基础医学杂志，2012，18（1）：1-2．】

经典筑基终久大

——2013 年与作者读者共勉

　　某一门类的学术或学科，都把它的经典著作视为宝贵的学术资源或财富，中医药学更是如此。中医药的经典著作，是中国传统生命科学智慧的结晶、学术的核心与开山源头，也是中国传统文化绚丽的瑰宝。昭源质本、博大精深、与时俱进，是中医药经典著作的三大特征，对其研读不仅能溯源见流，创造性和特质一目了然，其丰富性和包容性令人"士志于道"。而经典著作本身，又是一个有生机的自增长系统。

　　科学研究与治学都要"从思想上去掌握事物"（《爱因斯坦文集》）。"思想是灵魂，方法是钥匙"，这也同样适用于中医学人。清人梁章钜说："读书须有根。"中医药学术的根就是那些被称为"经典"的书，不让于这些医书是中医药理论体系的"流"而不是"源"。相对于理论体系的流脉，先民的医学实践是源，然而称元典的《黄帝内经》《神农百草经》等上游著作，以其创意造言，诉近旨远之功，令人继往开来，笃悟衍深。《文心雕龙》曰"圣哲彝训曰经"，学子们恭服经言为彝德明训，尊创经者为圣哲。这是民族优异文化之凤慧的传统，在中医学也行远垂久。

　　《黄帝内经》等经典以其创造性、构架性和赋以特质使学人"道不可须臾离"，又当务精务善。

　　中国古代的学问是围绕生命展开的。逻辑史学家皮亚杰在论述认知发生学时指出："懂得了起源，就洞察了本质。"对中医学来说，中医经典可以知本源，览全局，识特质。胡道静先生曾说过："中医学这一生命文化的胚胎，是中国整个传统文化社会历史推进的舵桨，是中国传统文化区别于世界文化的分水岭。"先哲原创的《黄帝内经》以天人相应和生成论概述了中医学的生命观。又以阴阳五行为总框架，序物比类，论常为道，规事为理。又取象立义，即象以见理的探求中构建了"真而不实，虚而不假"的藏象经络，立象以尽意，《黄帝内经》之五脏是法四时具时间结构的五脏；所善言之气，是必彰于物为信息的气。《黄帝内经》论述自然变化和人体疾病，以变动不居立论，以"善言言变者，通神明之理"，蕴成了气化论，在临床上开拓了辨证论治的道路。由是可见中医学理论特质的一斑。清代学者金植在《不下带编》说"不明经则无本"，元典的《黄帝内经》《神农百草经》等正可堪为中医药理论之本，这提示我们治学之首务在于明经。

　　元典之医经，不仅昭著了很多医学发现与医学发明，富藏学术资源，还有诸多难以计数的学术生长点，以供后来者续接和培植。汉代张仲景以《黄帝内经素问》三篇热论的六经为契资发挥《汤液经》等所传之经方和《灵枢·杂病》，结合自家的经验和见解，创发了《伤寒杂病论》，其六经辨证拟《易》六位而成章"的思想对热论六经进一步提升，以"弥论群言，精言一理"，垂方法，立津梁。诚如《文心雕龙》所说的："述经叙理曰论。论者，伦也。"《伤寒杂病论》的两个传本《伤寒论》和《金匮要略》在后也被敬奉为经典了。历史学家吕思勉先生指出："古医学虽有派别，而本质则同也。"

　　金元之两派四家，其实都是以《黄帝内经》的某些论述为始基引申触长、缘督发挥的。河间与易水两派发挥五行，河间主火，易水重土。对于火，河间认"君火以明"为"名"，创相火论，易水之东垣则以阳陷阴中为阴火；用药上，河间派擅苦寒攻下，易水派则温补养正。金元四家系各发挥医经中某一茎枝而卓然成家者，刘完素发挥病机，张子和攻邪，李东垣调补脾土，朱丹溪疏泄五郁。正是诸多的学派使中医之川汇为滔滔大江，而观其形势则是以经为本，以学隶之，继往圣，开来学。

经典的实用价值和丰富的学术资源藏庋的宝库价值，决定了它的不可替代性，让学人温其故而得其新，常读常新。在经典的发展中，或学人在研读经典过程中，开发了一条读经的路线，建构了一条独特的诠释学体系。经典的诠释循其发展路径有三个阶次：开始是"故""解""传""注"等。用故事来说明或补充原文，叫作"故"；演绎原来辞意，叫作"解"；"传"转也，兼有"故""解"的各种意义，例如解《易经》的《易传》，解《春秋》的三传（《左传》《公羊传》《谷梁传》）；"注"为解释字句，后来也有推演辞意、补充故事的含义。第二个阶次为"纬""疏"。"纬"是横向联系内容的解释或发挥，"疏"是给注作注。汉晋之人为群纬作注，注文简括，时代久了，语言有变迁，有些便不容易通晓，南北朝人给这些注作解释，也是补充材料或推演辞意，称为"义疏"或"疏"，简言之，疏谓注之注。到赵宋时代，开始把"注疏"发展为一种文体，如清代阮元有《十三经注疏》。第三个阶次为"正义""补正""考证"。以"正义"释经，是从唐代开始，目的仍是疏明经义，认为魏晋以降的注疏冗玄，便削去玄异，力求切实，以统一文字和义疏。一如由国子祭酒孔颖达总其成的《五经正义》，即有音切训义定本的价值。"补正"与"考证"总和为"考据"，在清代被"乾嘉学派"发展为考据学，是对经书中的文字、音韵、名物、训诂和古代典章制度的考证及辨伪。以实事求是、阐明古义为主旨，在方法上，大致以校勘厘正文本，以训诂贯通字义，归纳积累资料供研究者的应用。清代考据学又称朴学，创始者是清初顾炎武，继承者如吴派惠栋、皖派戴震诸人。考据学集大成者是清末王国维。20世纪初地下文物的出土，为经史学研究方法提供了创新的契机，王国维以其重原典实物创二重证据法，以地下之材料补正纸上之材料。

这个经典的诠释学体系，在诠释经典的同时，也壮大了理论内涵，使理论不断出新、增长、壮大，这也是古代中国学术发展的规律和方法。如清初三先生之一的王夫之在《周易外传》所云："学成于聚，而新故相资新其故。"治中医之学也援用了经典的诠释学体系。治《黄帝内经》，如齐梁之全元起有《素问训解》、唐代王冰次注《黄帝内经素问》有《素问释文》、宋代林亿等有《素问新校正》等。治《神农本草经》，宋齐梁之陶弘景有《本草经集注》、明代缪希雍有《本草经疏》、清代邹澍有《本经疏证》等，从书籍的命名即可知中医的经典研究是沿循"注－疏－考据"的诠释学路径发展的。这条发展道路可谓是圣作贤述继起，在注疏补正中把临床实践的精华和有理据的新知补充进来，即坚信原创思维，有新故相资，可比堪甚至要高于实验研究。因为实验研究的科学实证，总不能离开整体的分割才能进行分析，这在解读或概括整体规律时，必然会有"测不准"的误差。我们以此说经典的诠释即为方法也是创新，经典的诠释学体系是基于经典原创思维的最为重要的发展路径。

古代治医，把《黄帝内经》《难经》《神农本草经》和《伤寒论》（实际包括《金匮要略》或版本上用含两书的《金匮玉函经》）称为"四大经典"（也有称《黄帝内经》《神农本草经》《伤寒论》《金匮要略》"四大经典"者），清代中期以后，有学者曾把《医学三学经》《濒湖脉学》《汤头歌诀》《药性赋》称为"四小经典"，为启蒙课徒之用。任应秋先生在讲授《内经十讲》时，曾有《十大医经》的说法，是《灵枢经》《黄帝内经素问》《难经》《神农本草经》《伤寒论》《金匮要略》《中藏经》《脉经》《针灸甲乙经》《诸病源候论》。研读这些先期的医著，既有"求所从来，方为至治"筑基识址的意义，又报本返始恢廓学人的知识境界，对于指导临床，真可谓"论不虚生，引验见效"。

　　中医经典所展示的天人合一和生成论的人体观与以意会知识为特征的学术体系，大异于西医学天人相分构成论的人体观，其知识体系乃是以客观知识为对象者。在中医学理论中意会知识的特点非常突出，例如用"取道之象"以虚拟的模型研究人体，以"应同"和"至道在微"，言局部有整体的信息而诊治；从宏观和模糊中览全局；着重"成败倚伏生乎动"，从"变动不居"的理念辨证论治，等等。意会知识的最大特点是不可还原。此般契理契机，只有在课研经典中遍观识见。

　　重经典并非是经典决定论，因为经典从构成文本上都不尽全面。如在《永乐大典》言《黄帝内经》《黄帝外经》的"术"字编下就曾指出："《内经》多论道之言，为气化之学所从出；《外经》多言术之用，为解剖之学所从出。"但后来《外经》失传，中医解剖学只是薄弱了，魏晋以后虽然有所补充，但仍不敷临床，需要补充发展。对于藏象经络等特色性理论，同样需要发展、创新。这种发展与创新，其要旨当是以经典理论为主干，同时兼顾构造性人体知识和药学知识的补充和发展，诸多的流派和各家学说即是对经典的发展。但对于紧跟"西说"，以其为科学与先进，以己为非的"两失之道"（萧龙友语），务必断其轨辙。清代章学诚先生说："学术与一时风尚不必求合适。"当代现象学创始人之一的胡塞尔也说："我们切勿为时代而放弃永恒！"

　　学习经典有两大忌：一是食古不化，二是混混无涯。既不为藏之名山、权充摆饰，也不应无成效地无尽无休。时代在发展，读经工具书非常丰富，为学之道日见高超，当代研读医经的成就远迈前人，如何以现代人的现代意识研习经典，除学者自家各有创造外，尚有共同的习惯，我简要概括吕思勉、朱自清等前辈的谈讲如下。

　　第一，"泛滥知其大概""重要学术问题得知其崖略""晓其大纲则众理可贯"。

　　第二，研读方法要现代化，包括运用现代化工具书，计算机网络和先读现代人论著。

　　第三，注疏考订要读，"不患其浅，患其陋耳"。

　　第四，经典要言名句要背记一些，以备发挥"记忆思维"之用，源流派别要通晓。

　　第五，如《素问·示从容论》所示，要"览观杂学，及于比类，通合道理"，多学科地开拓中医学理论。

　　第六，最重要的是实践，《黄帝内经》一再强调理论与实践的关系是"桴鼓相应"，古人未尝舍事言理，在实践中带着问题研读经典，将使学人大有获益。宋代词人姜夔在《白石道人诗集自序》中说："不求与古人合而不能不合，不求与古人异而不能不异。"学习中医经典，无论能否与古人合与异，都乐在其中。

【孟庆云. 经典筑基终久大——2013年与作者读者共勉［J］.
中国中医基础医学杂志，2013，19（1）：1-2. 】

生成论人体观的蕴义与机遇

——2014 年卷首语

从人体观而论，中医学为"生成论"，西医学是"构成论"。生成论认为"人生于地，悬命于天，天地合气，命之曰人。"(《素问·宝命全形论》) 王冰注《素问·上古天真论》男女发育之天数时称："阴阳气和，乃能生成形体。"援据《素问·五脏生成》篇名的启义，以生成二字阐发"生生之道"对命名的创意，我们以此称中医学的人体观是"生成论"。人体始于元气，是天地合气，"人始生，先成精"后，整体地生长壮大，也循生命的生、长、壮、老、已和脏气法时的规律演进。这大异于西医从细胞构成特异的组织，由组织构成器官，诸器官、组织和细胞构成系统。生成论与构成论都讲究整体：生成论的人体整体处处皆为元气，都是天人合一的，是体现人体时间结构的整体；构成论的人体整体，是以细胞等物质为单元，是由解剖单位有机综合的，是体现人体空间结构的整体。

富于文化含量是生成论的特点。《周易·系辞上》谓"生生之谓易"，《汉书·艺文志》说人是"生生之具"。"易有太极，是生两仪，两仪生四象，四象生八卦"(《周易·系辞上》) 或"道生一，一生二，二生三，三生万物"(《老子·四十二章》)。中国传统文化以生生、生成为事物发展的基本模式，人也如此。

生成论的主体思想是天人合一。按《易经》与《黄帝内经》等典籍的说法：

第一，天、地、人皆是肇基化元，是元气所化。

第二，人在时序上含吐应节，人体生命的节奏、节律和天地相应，人体有年节律、月节律、日节律、四时节律，脉也有弦、勾、毛、石的不同。总的说是脏气法时。

第三，生气通天。生命，即生活着的机体是一个不断与环境（天、地）交换信息的耗散结构，是一个动态的、复杂的、神转不回又回则不转不可逆的、随机演化的机体。

第四，人体是体现自组织的"神机"。其整体的涌观，在宏观上从无序到有序的过程为"自组织过程"。自奇点大爆炸产生宇宙后，宇宙是第一代自组织系统。宇宙物质如恒星、太阳系、原子等是第二代。星际上的生物是宇宙的第三代自组织系统，其特征是物、能、信息交换，进行自调控制，衍生后代，生存、发展、演进都是非对象性的，靠本能进行的，所以叫非知自组织系统。第四代自组织系统是智慧生物，如地球上的人类。第五代自组织系统是人类创造的比人类更聪明的自组织系统，那就是群体、社会、国家等。全元起首注《黄帝内经素问》时称："素者，本也。"《新校正》引《易纬·乾凿度》补注云："夫有形生于无形，故有太易，有太初，有太始，有太素。太易者，未见气也。太初者，气也始也。太始者，形之始也。太素者，质之始也。"已经有宇宙、生命发生的思想。《素问·五常政大论》进一步论述了"根于中者，命曰神机"，人不仅具有神机特征，更有智慧。

第五，人身"应同"天地之纪。《吕氏春秋》有"应同"专论，指出"天地万物，人之一身，是谓大同"。《鹖冠子》也言："天人同文，地人同理。"《素问·气交变大论》曰："善言应者，同天地之化。"《素问·至真要大论》进而言之:"天地之大纪,人神通应也。"人不仅与天地同构,人体本身也有自相似性,一个局部,有整体的缩影,有对应、同构、共效的关系。

上述五点表明,中医学以综合整体论阐述人体,与西医学的分析还原论有很大的差异。

中医学的生成论、动态观和方法论总合为中医学的基本原理,是中医学理论的基蕴,辨证论治的依据,养生的要领。如藏象学说,即如《灵枢·本脏》所言:"五脏者,所以参天地,副阴阳,而连四时,化五节是也。"在辨证上,脉诊就是以指验寸口脉的应同为原理。在论治上,即以针对人体时空结构的异常为治则治法的枢要。在养生上,则更是强调"依乎天理,与天为一,保精和合"。

在当代,地球自然环境的破坏,各国医疗卫生成本的提高,在直面构成还原论困惑而企兴于东方之际,人们期待享有卫生保健的公平。此时此际,很多智者思考到在生成论医学观启导下的中医学,将会对人类的养生保健做出新的贡献。这一机遇,犹如天人观融入诗文、书画、哲学等,成为一种境界。生成论的人体观也将逐渐被世界所接受。因为,人是宇宙的一部分,是生成论的最大合理性,而合理性比一切科学性都更为科学。

【孟庆云. 生成论人体观的蕴义与机遇——2014 年卷首语 [J].
中国中医基础医学杂志,2014,20(1):1.】

中医学理论的特点

——2015 卷首语

恒久弥坚和与时求新是经典两个方面的品格，中医学理论就是以经典为筑基发展起来的。希腊特尔菲（Delphi）神庙内题有诸神的一句至言："认识你自己！"明经而知本，方可堪"因虑而处物之智"（《灵枢·本神》）。我认为，中医学理论有如下特点。

一是生成论的人体观。认为人体是"天生人成"，生机与生气共具而生机成命的"生生之具"。《素问·上古天真论》王冰注云："阴阳气和，乃能生成其形体。"生成是一个生长壮老已的过程，生之道有序，生之机应时，生之别各异，整体齐同地生长发育，这个生成整体是个小宇宙，通应天地，即《素问·至真要大论》所言："天地之大纪，人神之通应也。"这点与西医学构成论的人体观大异。

二是动生造化的理念。《周易·系辞下传》以"变动不居"之语概括宇宙万物的永恒运动和不确定性，并认为生命在运动中创造和发育称为"造化"。不确定性的动，又是"动之有道"的。人之动，其道是：天人合一而动，气化流行而生，动者尚其变。《素问·六微旨大论》说："成败倚伏生乎动，动而不已，则变作矣。"天人合一而动，在时序上天人同步，宇宙也是一气之化。生命是"气始而生化，气散而有形，气布而蕃育，气终而象变，其致一也"（《素问·五常政大论》）。按气化特征来分，动物为神机，植物为气立。清代戴震在《孟子字义疏证》中论及气化时说："气化流行，生生不息，是谓道。"一气（即元气）之动，动而气化，气化而变，变成造化，创造生命。

三是贵时应节。中国自古重视时间，即"贵时"，认为时间是天运所致。《荀子·天论》讲"天有其时"，人从天而应天，故特别重视人体的时间结构，它有法时应节和神转不回的特征。人之一生有生、长、壮、老、已的过程，一年中也如植物有生、长、化、收、藏之异，并且在一年二十四节气的交节之时，人体的感应最为敏锐。特别是八节中二分二至之时。《素问·六微旨大论》说："气交之分，人气从之，万物由之。"人体五脏应节四时，称"脏气法时"，如肝"随节应会"（《千金要方》），脾"含吐应节"（《春秋元命苞》），等等。《黄帝内经》论述了人体的时间结构有不可重复、不可还原的特点，概之为"神转不回，回则不转"（《素问·玉版论要》《素问·玉机真脏论》），临床上很重视"病遇节发"（《灵枢·岁露》）。

四是象认知方式，即据象认知。见诸事物，蕴生观念是谓象。象既是对感知物质世界信息的表述（观象），如《周易·系辞上》所称"象其物宜"，又是意念的推演，即"圣人立象以尽意"的意象；还包括模拟效法之法相，如坤卦之卦象是"效法之谓坤"（《周易·系辞上》），脉象是"效象形容"（《伤寒论·平脉法》）。以此说，象包括现象、意象和法象。阴阳也是象，是两种势力形式的应象。象是先民经验世界的产物，其称谓与象图腾有关。初始于征兆，王充在《论衡·实知》中说："据象兆，原物类，意而得之。"象在对征兆的分析过程中，逐渐和形能（态）联系或抽象化，而具有抽象性。巫术时代以占筮加深了"象"的观念，如《左传·僖公二十五年》："龟，象也；筮，数也。"象的演进后来又发展为"道"，《老子》说"大象即道"（第四十章）。这样，"象因物生"（《后汉书·律历志》），而后演发为"数"或"道"的规律或"理"（程颐："即象见理"）的层面，成为中国文化的原型。《周易·系辞》把象和辞（卦辞、爻辞）、变、占四者列为"圣人之道"。《黄帝内经》的撰著者们在阐发脏腑和脉搏时势所必然地遵循了"圣人取象"之道（《庄子·天运》），由是而开创了藏象和脉象之学说。由于象有多方位、多层面的特性，《黄帝内经》中的藏象和脉象都有多种模式，如藏象有八卦藏象、六节藏象和五行藏象等多种，脉象有四时脉象、真脏脉象和脏腑脉象等。此多种象，有以状态空间方法"象其物宜"的实在，有的为"拟诸形容"以意象法象的虚拟之象，有实象也有"超以形外，得其环中"的虚象，但都凭持于信息。中医的藏象和脉象，正可堪为"真而不尽实，虚而不尽假"的创造佳作。但这种科学抽象的方式，类比和类推远多于归纳，有或然因素，也有事以"象"为"理"的先验对待。发展到今天，藏象和脉象都期待增益关于"器"的知识以格物致知。

五是操作和临证的科学规范是辨证论治。医生是以他的概念模式组织理论、技术和经验以诊治患者。中医学是在中华大地的文化土壤上发生成长起来的。"辨"在先秦已成学，还是诸多学者们沿用的认知方式。名学家以辨立论，孔子称辨是"以名证实"。《公孙龙·迹府》曰："辨以正名实而化天下。"《墨子·小取》说："夫辨者，将以明是非之分，审治乱之纪，明同异之处，察名实之理，处利害，决嫌疑。"以此，《荀子·非相》称"君子必辨"。在此情势下，医家把"候""阅""审""观""察"等诊视行为概之以"辨"，既辨病又辨证候。因证候既有具体的时间、空间的含义，又"论莫明于有证"（王充《论衡》），因之，作为诊病时状态的证候尤令医家率先所求，如夏仲方所言："不求病之命名，但求证之切当。"循上所言："证"是证据、证候的统概。中医病证述语，语义的唯象概括性要求医生临证必辨。如咳嗽，《素问·咳论》讲"五脏六腑皆令人咳"；又如痹证，不仅风寒三气杂至可为病，痰凝、瘀血等也可致病。除理论构造性的要求之外，动态观、贵时及传统工程学"顺其物宜"的思维方法，也是蕴发辨证论治的原因。《周易·系辞上》讲"象其物宜"、《墨子·经上》说"法宜则观者宜"，《考工记》制车、制弓讲究用宜物的方法。《灵枢·顺气一日分四时》言"顺者为工"，《灵枢·九针十二原》说"任其所宜"，因时、因地、因人之"顺宜"成为辨证论治的思维方法。辨证论治自东汉张仲景以平脉辨证纲要伤寒杂病以降，历代医家学者不断开拓创新，推出多种纲领和治病方药，辨证论治以实用性、多样性、变化性、艺术性称著。

六是承载独特医学发现医学发明的理论。中医药有很多医学发现与医学发明，其中有许多是首权独特并有其理论的。如与针灸、按摩、养生、武术等相依从的腧穴和经络、药学理论等。腧穴属于医学发现，它不仅有表面解剖学的意义，还有深层次的内涵。腧穴又有俞穴、输穴、穴位、孔穴、灸窍等称谓，源起于先民的针灸按摩等，是其施治的作用点，以其天人相应观念模拟地理之脉穴而名"穴"，是分布体表上的一些节点，是气血流注、转输、凝集、交会的关键部位。一是它有信息的内通性、外联性和遥传性；二是功能上的放大性；三是功能上的相对特异性和多样性；四是效应的选择性和双向性；五是分布的对称性或全息性；六是空间位置的层次性和公度性等。经络既属医学发现，也是医学发明。认识到腧穴的信息可循一定路径向体内感传是人类的一大发现，但在此后漫长的时日，对这个信息道的理论建设是一个结构化的过程。以《黄帝内经》为例，它保存了不同时代不同学派关于经络的理论模型，其中主要有《素问·阴阳别论》的人体四经模型，《素问·五脏生成》的人体五经模型；述及六经论述最多的如《素问·阴阳离合论》《素问·热论》《素问·诊要经终论》等，《素问·气府论》是九经，《素问·刺热论》是十经，《灵枢·本输》是十一经，最后才有《灵枢·经脉》的十二经。1972年长沙马王堆出土的两篇医经，《阴阳十一脉灸经》和《足臂十一脉灸经》都是十一经。《黄帝内经》中有"太阳藏何象""少阳藏何象"等问答，经络的构建也是解剖、针刺经验，类比于道路、模型方法、对称与环周诸方面的综合，为有时间因素、升降出入的信息网络理论模型，它不是单一种解剖因素所能承载，而是体内多种组织包括体液等诸多因素共同执行的传导信息的生命机制。这也是长期以来难以寻找到公认的解释基础的原因。经络又有"经脉"等称谓，既然经脉要与血管之血脉区别，东汉班固在《汉书·艺文志》上已经称其为"经络"，当代还是循称经络为好。中药是依据中医学理论规范相应配用于临床治疗的药物。《墨子·贵义》说"药然草之本"，历代称中药为"本草"，此语也表明药的本性是"气立"的草，是天物合一有"生气"即生命机制的有机体，本草著作中虽然也有些单体，但"草之本"是主旨，本草有自家的药性体系，如四气五味、法向药性、向位药性、时间药性、气化药性等。中药与西药中的植物药、生物药大异，可以说以成分论药、以成分组学靶点论药是构成论、还原论的思想，虽然有其取用甚至日渐扩大，但中药的基本理论是生成论而非构成论，后者解释不了一味药中有毒性成分何以服全味药物无毒？一味药何以愈提纯药效愈低？药物组成方剂时何以有涌现效应？方药何以有"从无入有"的功效等。可见，中药学理论是值得重视、值得深入研究的。

当代中医学理论的研究，就是"力求从思想上掌握事物"。当代中医学理论研究的一大进步，就是已经认识到医学有不同的形态和道路，中医学有自身的特质，与中国文化"重合和会通"相应见。当今中医学理论研究除把握特点、强化特点之外，因正逢时代处于第二次信息革命大潮应同之际，重视学风防其浮躁很重要。当年颜习斋先生在伪道学使道学一落千丈的境遇下曾说："天下宁有异学，不可有假学。异学能乱正学，而不能灭正学；有似是而非之学，乃灭之矣。"（《颜习斋先生年谱》卷下）中医学理论研究应杜止似是而非之科研"创新"。中医学理论早在汉代就以学术的独立性而有医经学派了，当世之研究虽不足称道，还是企望发展和持久。平芜尽处是春山。

【孟庆云. 中医学理论的特点［J］. 中国中医基础医学杂志，2015，21（1）：1-2.】

顺势而生　卓然而立　应世而生
——当代中医药发展的大数据、网络化机遇

　　天惠中华创岐黄。中医药和中华民族同时发祥，以其民族的实践、民族的思维、民族的智慧而积累了医学发现、医学发明和科学理论而铸成独特的理论体系。在 2015 年被世界卫生组织冠名为"中医药"。以医学而论，只有中国医药学以国家称谓命名，而没有希腊医、印度医、英国医、法国医、美国医、德国医，如同绘画一样，有油画、水彩画，而没有法国画、美国画，但却有中国画。这冠以中国字样的标识，彰显其独特的创造，超拔的民族荣誉，有悠久的未曾间断的脉络与演进途程。当年，胡适先生很推崇西格里斯的名言："用一般文化做画布，在上面画出医学的全景来。"这全景是由科学理论、临床经验、工程技术再加上社会人文四者构成，而对于"科学"二字，尚须加"可能性的"四字以修正之。中医药就是中华民族在求生存、保健康、抗疾病的文明演进中形成和发展起来的。胡道静先生论道："中医学这一生命文化的胚胎，是中国整个传统文化社会历史推进的舵桨，是中国传统文化区别于世界文化的分水岭。"这说明中医药自有其独立性，以其是民族的、特定的时代和世代的产物，顺世而生。但是到了 20 世纪初，"顺世"却不能"顺势"，在西学东渐的势头下，"科玄论战""取消国粹"引发中医"不科学"之风尘扬之时，居然在抗争之中，逃过"世难容"而异世独立，甚至卓然而立了。究其因大致有三端：一是真理性的学，二是实践性的术，三是清人徐灵胎先生说的"医随国运"者也。

　　中医药生成论的人体观，天人合一，大异于天人相分的构成论人体观。分析还原论隆盛持强以来，西方科学和西医学执牛耳已 3 个多世纪，把社会生产力提高到空前水平，以空前的速度促使社会进步，光辉灿烂，远迈前古，世界人民无不蒙受其利，还在继续发展。然而当代科学观念的五大变化和大数据、互联网技术的发展，又为传统东方科技特别是中医药的发展，即为综合整体论的运进带来生机和活力。20 世纪就有很多智者在重新审视东方科学价值。

　　当代科学观念的五大变革：一是科学的主体性受到广泛重视；二是不确定性与随机性的理论得到壮大发展；三是天人观念在改变，生命环境受到全球的重视；四是非逻辑方法及意会知识得到认可；五是分析还原论对破坏世界的负面效应予以极大关注。此事早在两千年前《庄子·秋水》就指出："判（割裂）天地之美，析（分解）万物之理，察（通"杀"，减损、破坏，见马叙伦《庄子义证》）古人之全。"此科学观念的改变，愈加引起人们对中医药的关注，兴趣赫然，向学宝重。

　　中医药在呼唤振兴的此时此际，正逢网络化大数据时代，网络－大数据是一个正在迅速改变世界图景的"大妖"。大数据（Big Data）指一般的软件工具难以捕捉、管理和分析的"大字节"大容量的数据。大数据的对象和方法有五大特征：一是虚拟性，可以综合计算机三维技术即模拟技术、传感技术、人机界面技术等一系列技术生成的一个逼真的三维世界；二是模糊性，与传统知识化组织化不同，大数据时代以海量、云信息非组织化程度极高；三是关联性，大数据时代数据孤岛被打破，数据

公开获取成为可能，海量数据之间的关系成为可能；四是交互性，由于互联网及多种感传器的存在及反馈机制的形成，打破了以往"主体–客体"和"主体–主体"的单向交流结构，形成互相对话、交流、反馈的网际数据关系，传播–反馈及多个主体之间信息分享与传播互动成为可能；五是构造性无限拓展性，作为一个开放性的系统，网络空间没有地域与国家的疆界与限制，只要遵守最基本的网络游戏规则，虚拟空间的大门就随时洞开，就能通过人类的智慧构造一个虚拟社会来延展人类的生存空间，并塑造人类未来的生存方式，发挥想象力的用武之地，获得现实社会无法获得的创造力和契机。更深入者还可以通过大数据的信息挖掘与整合，拓展深度与广度，实现信息的衍生与再造。

据此我们可以看到，对中医学理论如藏象、经络等研究来说，这些藏象、经络本身具有虚拟的特征，经络是传递信息的网络，对各种感知的效应也是以"气"的信息为凭。可见，中医学理论原理、要素、认识方式完全与大数据工作模式一致。由是而见，中医学藏象的虚拟特征、经络的网络特征、精气神的信息特征和大数据工作机制的一致性，二者堪为最契合的主体–客体。大数据时代无疑是中医药发生以来的最佳方法和学术最有定力的机遇了。我们要以此抓住机遇，应世而壮！

【孟庆云. 顺势而生 卓然而立 应世而生［J］. 中国中医基础医学杂志，2016，22（1）：1.】

中医药的阴阳五行

——2017 卷首语

阴阳五行是中国传统文化的总框架，也是古代中医药理论体系的框架。此外，对资肇中医药医学观和方法论的构建和发展也殊为重要，以此成为中医药理论体系特质的要蕴之一。百年来，它在认知方式、研究方法、理论解读、临床操作等方面均有一定的突破，从传统向现代转化，但阴阳五行仍不容暌绝，有递起演明的穿越价值。

一、阴阳的概念、发生和基本规律

英国历史学家汤因比说过，中国文化是阴阳文化。已故的任应秋先生在其专著《阴阳五行》中指出，阴阳是中国的本根论，此二语足可见其臻要。但通广之学往往推许甚多，无论证而缺乏定义。又近些年有用对立统一规律解读阴阳者，对此也有深入讨论的必要。

阴阳是迄今为止没有被明确定义的概念，禅家所谓"不知之知，不修之修"。语言学家王力先生说，阴阳有本义与转义（引申义）。冯友兰先生在《中国哲学简史》中指出，阳和阴本指有无日光，后来发展成为指两种宇宙势力或原理，也就是阴阳之道。天文学家陈遵妫先生在《中国天文学史》中写道："《周易》的阴阳学说，已经成为一种本体论，用以说明万物的发生、发展等变化。"按此说法，除冯友兰先生的阐述外，也可把阴阳定义为中国的本体论，是正反对称的两种宇宙势力形式或原理。

阴阳学说的发生滥觞于三：一是应象的观念，二是有对思维，三是对时空交替的感知。阴阳观念最初发轫的时间，范文澜先生说是在商周之际，甲骨文的卜辞不但有"阴""阳"二字，还以阴阳之义造辞。郭沫若先生认为先民在原始社会即有阴阳观念。又有《白虎通义斠补·圣人》记："帝喾骈齿，上法月参，康度成纪，取理阴阳。"近年考古，河南省贾湖葬穴出土的雌雄骨笛已有 8000 年了。可知，在中华文明源头的时日即有阴阳观念的印迹。

"象"是中华文化的原型。象的观念是先民认知初始的基本感受。见诸事物，感知形气，蕴生观念是谓象。凭感知而得的信息征及产生的观念皆为象，包括现象、意象，后来又包括取法比类之象称为法象。《诗经·大雅·公刘》"既景乃冈，相其阴阳"，说周代祖先已经知道观测日影以正南北了。《素问·阴阳应象大论》论述了象因物生的价值："阴阳者，天地之道也，万物之纲纪，变化之父母，生杀之本始，神明之府也，治病必求于本。"

从"有对意识"或发展起来的"有对思维"，也是形成阴阳概念的重要因素。无论自然的、人文的事物中，有诸多的比对性事物，如天对地、上对下、前对后、左与右、过去与将来，尤其是在畜牧业文化、农业文化中动物的雌与雄、牝与牡。有学者甚至强调阴阳实质是男女，与生殖文化有关。人类行为的正与反、刚与柔、胜与败、输与赢等在长期的生活中，以有对意识发展为有对思维进而概括为阴阳观念。这也是人类最早的事物属性划分。

对时间空间交替的感知也引发了阴阳观念。生活在白昼、黑夜和夏暖、冬寒的时间交替，又有太阳和月亮的轮转，又有向日光和背日光等不同感觉，这引起了人们有阴阳交替的意识。

《管子·四时》已经把阴阳作为重要的理论对待："是故阴阳者，天地之大理也；四时者，阴阳之大经也。"《庄子·天下》说："《易》以道阴阳。"认为是《易经》最早构建了阴阳的系统理论。这一说法古今学者们都赞同。

或从科学或从文化而论，阴阳既是发现又是发明，既是理念又是规律。《黄帝内经》从不同角度、不同层次叙述了阴阳现象，论述了阴阳规律或定则，主要有以下六点：一是阴阳应象，两分匀平；二是阴阳有序，正反对称（又称太极对称）；三是阴阳刚柔，阳动阴静；四是阴阳互根，阳气阴形；五是阴阳反复，终始嗣续；六是阴阳离合，交感生生（交感而生生不息）。

自从阴阳学说奠立以降，其解读方式除文字之外，尚有卦爻式（如阴爻、阳爻）、图式（如阴阳鱼、太极图）和数学方式（如河图、洛书等）。

阴阳学说中有很多辩证思维，但与对立统一规律大有差异。第一，阴阳是相互依存的双方，异于对抗的矛盾双方；第二，阴阳是一个体系中的"对峙"，是元气的两种相反的运动形式，其共同发展不能分割，因而异于矛盾的二者对立。阴阳展示的是中国元气论的一元和合，对立统一是西方哲学的二元分立。

二、五行的概念、发生与基本规律

五行在《汉书·艺文志》就有明确的定义："五行者，五常之行气也。"对于"行"，《左传·昭公二十五年》疏称："言为天行气，故谓之五行。""五常之行气"，指木、火、土、金、水五种常见的形气（形质功能），是五行的象，在天为五星、在地为五材等。陈遵妫在《中国天文学史》中以"五种势力形式"定义五行，科学准确而合古义。古今这两种实质性定义比一些划分性定义好。

五行发生的源头有三：一是对数字"五"的崇拜，二是星象图腾五星及五节的历法，三是见到五材物质间有生克关系。人和许多动物有五指、趾，有些花有五瓣等，使远古人对"五"有神秘感，计数又是一五、一十等。在历史上"尧临民以五"（《国语·周语》）"殷人拜五"。宋代程颐论述五行是历法，此历法和远古的星象——五星图腾有关。《左传·昭公元年》有"分为四时，序为五节"。《管子·五行》有"作立五行，以正天气"。是说从冬至到下一年的冬至，各五等分为七十二日，按观测先后所见的木火土金水五星为序，一年分五节。这是一种历法在《礼记·月令》《淮南子·天文训》和《春秋繁露·治水五行》中都有记载。《国语·郑语》记载了5种物质："先王以土与金木水火杂，以成百物。"春秋末年，已有五行相克（相胜）的观念，之后发展为循环相克，战国初年已出现五行相生的思想。《礼记·月令》用五归类事物，有五方、五色、五音、五虫及五脏之属，五行成为体系了。古今学者们认为《尚书·洪范》是最早建立的五行系统理论。

从战国至秦汉五行大兴，如在出土的郭店竹简中，有14篇以五行论五气、五性，五行不只是人在自然中认识自然的图景而且是规律，认为人的构造和功能都是五行。《史记·日者列传》曰："人取于五行者也。"东汉许慎之《五经异义·五脏所属》载述了五脏配五行。在《黄帝内经》中，五行藏象成为藏象理论的核心问题。

五行学说的原理和特征有以下六端：一是五气运动，生化有序；二是据性分类，统概体系；三是生克乘侮，亢害承制；四是衰旺法时，圜道终始（生旺老囚死）；五是五重对称，法式自调；六是化生五五，五脏全息。

五行作为概念模型，表达了5种势力形式五重对称的生克关系。从数字与几何图形而论，只有五边形的结构有此能力，四边形、六边形及以上的多边形皆非所及，这也是五行学说比印度、希腊的四元说丰富之处，特别是以五为据的生克可实现自调，呈现出生机。《灵枢·阴阳二十五人》和《灵枢·五色》等提出了五行的功能，可按"五五之政"放大或缩小，因之在一个局部如面部有人身五脏的缩影，现代科学称此种理念为"全息"，五行学说以此构建了全息模型，成为诊断五色诊、脉诊的依据。《黄帝内经》的一些论篇将藏象法契于五行，创立了五行藏象学说，以其生克全息，比八卦藏象、六节藏象更为丰富多彩。

三、阴阳五行的意义及前瞻

阴阳五行从战国到秦汉得到了空前的发展，乃至各家都有所论及。《汉书·艺文志》载阴阳20家，著作369篇；五行31家，著作652卷。在一个相当长的历史时期内，理论有交通，但学派各自独立。从《礼记·月令》始，阴阳和五行有所交联，到董仲舒《春秋繁露》，阴阳五行已经结合为一个体系。阴阳五行从春秋战国时代开始见诸医籍，在《黄帝内经》时已成为主导、骨干的理论。

《黄帝内经》的阴阳五行，除作为认识论、方法论之外，更以理论框架的价值统理诸旨。最早从观测时空、星象的"术"，发展为理和规的"道"，又从道而为人身、生命之"本"。"人生有形，不离阴阳"（《素问·宝命全形论》），生命是"其生五，其气三"（《素问·生气通天论》），把阴阳五行作为生命之本。

《黄帝内经》就是以阴阳五行、以气构建了人体的生命观。在方法论上，阴阳五行又以其有对思维和五行取类比象方法，"神理为用，事不孤立"，可为法用于多种事物。阴阳五行结合不只是阴阳概念和五行的结合，而是阴阳为特征的易学体系和五行的结合，以此联系了"以动者尚其变"的"动"和"以制器者尚其象"的"象"，这就发展了"变动不居"的动态观念和"象而后有数"的象数观。这些也成为《黄帝内经》论述生命特征、构建五行藏象和辨证论治理论的理据，其五行生克成为解释乃至预期五脏间生理病理关系的机制。

阴阳五行对中医药最突出的价值是恢廓成为中医药理论体系的框架。当年任继愈先生指出："中国古代医学以阴阳五行学说为基础。"《黄帝内经》就是以阴阳五行为框架承载学术的，它和传统文化框架是一致的。阴阳一分为三，有三阴三阳；五行也有平气、太过、不及之分，包容性更大，变数更丰富了。

对阴阳五行的观念和方法论应引申发展扬弃而用。阴阳因其辩证思维在当代仍作为学术定则，在应用中有所引申发展。藏象的五行在五行互藏等方面有所发展，也曾被命门学说等冲决。在西学东渐后，五行曾被指为"中国封建迷信的大本营"。五行确有杂糅类比、限制于五、机械线性、生克普适不尽等局限，但作为抽象性的理论模型表述人体的某些行为，其理论价值仍应存其所用。

至于科学和中医药学科的框架问题，在《黄帝内经》中就有精妙的论述。"数"的一个含义，就是把"数"作为宇宙的构架，当时认识是太极、两仪、四象，道生一、生二、生三以推。《素问·征四失论》有"治数之道，从容之葆"。《素问·气穴论》说"世言真数开人意"，把真"数"说清会令人茅塞顿开。当代科学界认为，科学乃至学科是没有框架和边界的，边界随认识而拓展。阴阳五行作为框架的意义逐渐消融，但阴阳五行的理论大可"揆之，谋之，验之，参之"（《素问·征四失论》）而用诸医学。

【孟庆云. 中医药的阴阳五行［J］. 中国中医基础医学杂志，2017，23（1）：1-2.】

病机的概念及意义

——2018 卷首语

在秦汉及以前的中医药经典著作中，"病机"一语两见：一见于《神农本草经·序录》："凡欲治病，先察其源，先候病机。"二见于《素问·至真要大论》"病机十九条"。"机"字在中国文字语义中深湛而义广，其最早为"幾"，金文"丝"表示脐带，下边的"戍"为持斧戍之器断脐，是新生儿的关键一步。

在先秦，数术家、兵家、医家等皆讲"机"。《尚书·商书·太甲上》以机为弩牙："若虞机张，往省括于度，则释。"孔安国传："机，弩牙也；虞，度也。度机，机有度以望准。"机又为旋机（璇玑，望天象的仪器）之机，伏胜《尚书大传》曰："旋机者，何也？《传》曰：旋者，还也；机者，幾也，微也。其变几微，而所动者大，谓之旋机。"《庄子·至乐》曰："万物皆出于机，皆入于机。"引申为普遍运动规律（宜）《鬼谷子》有"机变"，《吴子兵法》有"四机"，机又为"时机""机会"《逸周书·大武》曰："此七者，伐之机也。"东汉许慎在《说文解字》中从甲骨文做了文字来源和初意："主发谓之机。微也、殆也。从丝，从戍。"佛教东来后，翻译佛经也援用了"机"字，如智者《法华玄义》曰："机有三义：机是微义，是关义，是宜义。"

先秦时代这些关于"机"的思想来源于《易经》。《周易·系辞》言："几者，动之微，吉之先见者也。""夫《易》，圣人之所以极深而研几也。"

《黄帝内经》中很多论篇都用了关于机的理念。如《素问·离合真邪论》曰："其病不可下，故曰知其可取如发机；不知其取如扣椎。故曰知机道者不可挂以发，不知机者叩之不发，此之谓也。"又如《灵枢·九针十二原》也谓："不知机道叩之不发。"由机而在五运六气发展为病机一语。

病机是在五运六气的外因预测中，依据先兆之微探求疾病发生的内在规律及枢要。这一概念在《素问·至真要大论》中，结合五运、六气、升降诸时间空间因素的发病要点，概括为精辟的"病机十九条"。此"病机十九条"不仅是五运六气的精华，也是《黄帝内经》的绝唱之一，不仅"言本求其象，象本求其意，意必合其道"，而以神妙之类推，开造化之理，盖举医门玄机之大纲。特别是经唐代王冰、金代刘完素、元代朱丹溪等人的发挥，引发出金元四家、气化理论、阴火相火学说和病机辨证，把辨证论治提升到一个新的阶次，其意义可简述如下。

一是确立了病因病机概念。《黄帝内经》在运气以前诸篇无"病因"一词，只有"病邪""病源"等。自《素问·至真要大论》中有"先其所因"后，后世医家如陈言《三因极一病证方论》，依释家"因缘"之"因"为病因之语，合病机而为"病因病机"。此五运六气之外因，是通过"机根于内"的内因起作用。这是先进科学的病因学、发病学思想，如治风开内风论之先河。

二是以微及象见之未形之"机"，以其预测提供了"上工治未病"和"发于机先"的理论依据。

三是五运主病定病位有"靶向"意义。六气为病，据病定病时病性，下上为升降，使对病的状态认识至为丰富，以此发展为气化病理学。

四是推天道以明人事，人也有君火、相火，为后世医家的火论提供了发展资源。

五是为治则的大原则。与灵活性的结合，五运之年运病及脏的"有者求之"与六气"无失气宜"的"无者求之"，可谓详于制度之训又自得其妙。

六是以病机论治，对有是证用是方，把辨证论治的同病异治、异病同治做了多维的开拓。至王应震有"见痰休治痰，见血休治血，无证不发汗，有热莫攻热"等个中高论，由是进一步在临床上医生"机能生巧"。如《医宗金鉴·正骨心法要旨》曰："一旦临证，机触于外，巧生于内，手随心转，法从手出。"

七是"病机十九条"的语言模式规范。言某某病皆属于何脏何气，此"三段论"式是先秦诸家的逻辑模式，也符合古印度三相论（宗、因、喻）及古希腊亚里士多德的三段论，可见古代东西方逻辑有相近之处。

值得提及的是，十九在汉代以前，天文、数字历法界乃至文学界视其为"天数"，故太一歌十九章，《尔雅》十九篇，《庄子》有十九寓言。《周髀算经》谓："阴阳之数，日月之法，十九岁为一章……生数皆终，万物复始。天以更元作纪历。"《汉书·律历志》称其为"合天地终数"。可见《素问·至真要大论》的作者认为"日月之缠度，大有关于病机也"（罗定昌《中西医粹》），可知此"十九条"暗谕为"天机"。无须赘言，我认为"病机十九条"是很重要很有价值的。

【孟庆云. 病机的概念及意义［J］. 中国中医基础医学杂志，2018，24（1）：1. 】

光辉灿烂的中国医药学

——2019 卷首语

中医药学是中国的传统医学和药学，是中华民族在长期医学实践中逐渐形成的具有独特理论风格和诊治、预防、养生保健特点的医学体系。是至今仍然屹立于世界科学之林的传统学科。她的发生，是各民族在长期生命保健实践中发明创造、理论技术以及经验和文化的积累。中国传统生命文化天人合一和生成论的生命观，重道贵时、宝命全形和阴阳辩证等思维方式，启导了中医药学理论体系的发展。近代西方医学传入以后，为了对二者区分，遂有国医、中土医学、中医、国药、中药等称谓，以后逐渐统称中医药。2015 年，国际标准化组织技术管理局（ISO/TMB）正式为之冠名"中医药"（TCM，Traditional Chinese Medicine）之誉。

一、对象与方法

中医药学以维护人体健康、养生长寿、防治疾病、调节身心平衡以适应自然环境和社会变化为主旨，研究与其相应的科学理论、技术乃至工程、经验和关乎医者操作行为的人文道德规范等。属人体生命科学，也涵盖技术和人文之学。中医药在初创之时就非常重视行医者的医德修养，确立以"医乃仁术"为医学行为的标准，要求医生济世施术、恒德慎医和谦虚善学。唐代名医孙思邈有"大医精诚"之训，历代以来延续光大，以为传统。

中医药学在创立之初就从多个视角审视医学。在《素问·示从容论》中就指出，研究医学要"览观杂学，及于比类，通合道理"，《素问·气交变大论》还引用《上经》的话说："夫道者，上知天文，下知地理，中知人事，可以长久。"这是从天、地、人的大系统及其要素间的相互作用来考察人体的健康和疾病。其中主要运用观察方法、临床试验方法、调查方法、文献学方法、类比方法和分类方法、建立假说和理论模型方法，以及系统方法等。

20 世纪初叶以后，中医药学开始引进了现代实验研究方法，之后在临床及理论研究方面也继而扩展。至 20 世纪末，又顺势应势地援用了信息技术方法。在方法论方面，中医药学既弘扬继承，又能变而益工。

二、中医药巡礼

中医药学在中华文明的发展中玉汝于成，薪传中从未间断，是中华各族人民的共同创造，其学术和事业在历史进程中，不断採骊得珠，其发生、发展自有其历史线索，不断以故生新，在不同的历史条件下顺势而生，异世而立，以不胜数的发明创造成为科学史上的奇迹。

没有中华文化就没有中医药。中医药学的很多技艺和理论，是先民生存之道孕育而成。火的应用遂发明艾焫灸法，石器时代始用砭石，之后发展为针刺。神农尝百草，始有药物。对时间的昼夜交替、对空间向阳背阴的应象感知，以及对事物的有对意识而发生了两种宇宙势力的阴阳概念，辉张为民族的辩证思维方式，成为中华文化的本根论。阴阳的太极式对称，被当代科学界赞为智慧之光。远古的先民对数字五崇拜，宋代邵雍称五为"数主"，明代张景岳称五为"数祖"。先民依据五星应季节而观象制历，《史记·历书》说黄帝发为五节历法："盖黄帝考订星历，建立五行，起消息，正闰余。"《国语·周语》讲："尧临民以五。"原始社会就以5人组合为基本劳动御敌团队。《汉书·艺文志》以"五行者，五常之形气也"定义五行。在数学上，5以5重对称的自稳态见优，又能与河图洛书互释。五行的五种势力形势被视为生机之本。阴阳五行结合以后，以其对天人合一观念的阐释和方法论的互补，成为古代中华文化的总框架，也是中医药学的理论框架。

中医药是中华各民族的共同创造。各民族的医学多元一体，分立互融。除汉族医学外，其他民族的医学也各具特色并自成体系。各民族医学又互相吸收融合，以各自主体理论为核心，不断完善。例如，汉族医学不断吸收民族医学的技术和药物而丰富，一些民族医学著作译成汉文以后，就逐渐成为汉族医学的内容了。各民族医学有"性相近"之处，也有"习相远"之别。例如，藏医以《四部医典》为经典，以龙隆、赤巴、培根三大元素为构成人体的物质基础，认为三者间失去平衡即发生疾病，治疗的目的就是调节三大因素盛衰，重新平衡。藏医也认为人身有四百四病。诊断用问诊、尿诊（望诊）、脉诊三诊法。治疗除用藏药外，还用放血、灸法、催吐法及一些外治法。蒙医也以阴阳五行的整体观为指导思想，但又吸收藏医的《四部医典》，以"六基症"理论为论述病因，"六基症"指赫依、希拉、巴达干、血液、黄水、黏虫等六种。以"三根七素"间的平衡失调阐述发病，其著名典籍有《方海》《甘露之泉》《蒙医正典》等。维吾尔医学则以"艾尔康"四大物质说论述人体，以火（太阳）、气（空气、风）、水、土四种物质的全生、全克、半生、半克规律来解释气质、体液之间的相互滋生、相互制约关系，以"合力提"学说阐述人的血液质、胆液质、黏液质、黑胆质四种体液。其艾扎学说和现代医学的解剖器官基本相同，而诊断则分望、听、问、脉、尿、大便和痰等七诊。此外朝鲜族四象医学、回族医学、壮族医学、傣族医学等，也都以自家理论和疗法自成一体，与其他医学相互吸收，共同发展。可见在中医学理论体系中，各民族医学虽然多元分立但并无排他性，而是互相吸收、融合、发展。总之，中医学既是一个伟大的科学宝库，又是在历史和现实社会中以其特质和活力不断发展的医学体系。中医药从文化信仰角度，有儒医、道医、佛医等分支，各有特长，但都是从天人合一的观念出发，自成派系而发展。

中华民族发祥之时就开始了医学活动。中华文明从黄帝时代至今已历经五千年之久，从仰韶、红山、河姆渡等文化遗址出土砭石与五千年之久的有手术痕迹的头骨、葬墓文物及出土甲骨文中关于医学的记载考证可知。

从远古至夏商周时代属于原始中医药时期。此期疫疠对人类危害最大，当时以占卜探病、跳傩除疫，也认识一些病症，以原始经验从治。后来从巫医并用逐步发展为以医为主。在周代，天人合一、阴阳、五行已成为时人的基本观念，《周易》已成书并成为文化流脉的发端、哲学的原点与科技的理则。在其影响下，从巫术医学到巫医并行的时期都尊崇天人合一，加之生活经验的积累，当时已形成一些疾病概念，治疗从依赖巫祝、随机治疗向对症治疗发展。夏代时已开始酿酒并用于治疗。周代已有一套包含医师编制和医师考核等的医事制度。周代医师有食医、疾医、疡医和兽医四科。原始医学时代已经有名医为后世遵奉。如黄帝、僦贷季、岐伯、雷公、俞跗、少俞、巫彭、桐君、伯高、马师皇、鬼臾区、苗父、巫咸、伊尹等。

春秋战国是中医药的理论奠基期。春秋战国时代，是生产力大发展、社会变革急激、科学技术和文化发展的第一个繁荣时期。此期学术风气促进造化新意，开创学科，百家飙骇。中医药已超拔了医巫并行的行医方式，从经验医学逐渐向理论医学发展。从历史书籍和出土竹简的记载，春秋战国时期，已经有以医术专长的学派崛起和发展。有尊崇黄帝、彭祖为代表的养生学派，尊崇神农的汤液本草学派、扁鹊及其弟子们的经脉脉诊针灸学派等。《黄帝内经》《难经》《神农本草经》等医著都在这一时期成书，它们和汉代张仲景所著的《伤寒杂病论》一起，成为中医药的"四大经典著作"，传用至今。

秦汉时代是中医药理论体系的形成时期。此期开始了对先秦医书的注释引申。《汉书·艺文志》把医学列入"方技"，有医经、经方、房中三类。中医药理论体系形成的标志是辨证论治临床模式的确立，内科、外科、妇科、产科、急救及食物中毒的解救均有其理论和实践的规范，中医药理论体系的结构已经齐备了。此期以治外感热病的伤寒之学为带头学科，经方学派成熟而播扬，医案之学发轫并为后世景从。医家首次系统整理先秦以远的医学文献资料，在《汉书·艺文志》中归入"方技"和目录学著作《七略》。此期医家张仲景以《伤寒杂病论》被后世尊为"医圣"，华佗创用麻沸散，擅长胃肠吻合术被奉为"神医"，名医淳于意（仓公）、李柱国、涪翁、郭玉、吴普、董奉等人，都以其医著、医艺和医德载入史册。

魏晋南北朝时期是中医药的开拓整理期。医学家在注疏经典中援入创新。西晋王叔和著《脉经》，皇甫谧著《针灸甲乙经》，齐梁之际的全元起著《素问训解》，梁代陶弘景著《本草经集注》，载药730种，比《神农本草经》增加了一倍。临床学科发展著作丰富，《刘涓子鬼遗方》是首部系统的外科专著，葛洪《肘后备急方》是首部急症专书。在手术技艺方面，唇裂修补术获得成功，金针拨白内障术用于临床。医家重视方剂的搜集和研究，《小品方》《集验方》《删繁方》等一大批方书问世。炮制药物方面，雷敩著成《雷公炮制论》。士人注重养生，炼丹和服食盛行，炼出红升丹和白降丹等外用药物，还分离出矿物药和单体。在医学教育方面，除师承、家族传承外，在刘宋朝廷的太医署施行的医学教育，首开官办高级医学教育的先河。在医学交流方面，有印度医学传入，中医药开始传播到朝鲜和日本。

隋唐至宋金元是中医药的繁荣期。隋唐时代国家统一昌盛，经济文化发展，国力富强。中医药各学科部门前铺垫后，独超前代。隋太医博士巢元方为首研究编著了含1700余条病证病因病理的巨著《诸病源候论》，唐代孙思邈的《备急千金要方》和王焘的《外台秘要》都是百科全书式的医著。杨上善的《黄帝内经太素》、王冰的《黄帝内经注》阐发经论，尽宣其理。临床发现并记述了许多新的疾病，如对天花、麻疹等的记载为世界传染病史之首次。很多外科技艺，以其巧发奇绝开临床之先河。如蔺道人所著《理伤续断方》记载的椅背整复肩关节脱臼和手术整复复杂性骨折。多种医案记载了施用肠吻合术，创造了"8"字缝合法。唐高宗显庆四年（公元659），苏敬奉命编写的《新修本草》载药844种，是世界上第一部药典。

宋代朝廷重视医学，活字印刷的发明推助了医书刊行、医事制度及医学教育督励明范全备。经五代战乱，医书佚失残存，宋初朝廷奖励献书，政府成立"校正医书局"，命掌禹锡、林亿、高保衡、孙兆等主持其事，一大批医学典籍出版莅世。医学教育、医学临床和考试都重视理论，对五运六气理论尤为重视，其天人合一是许多理论的萌发点，启导了金元四家的创新，并传承为学派，有刘完素的主火（寒凉）派，张子和的攻下（攻邪）派，李东垣的补土（脾胃）派和朱丹溪的滋阴派。伤寒之学也名家名著纷呈，庞安时著《伤寒微旨论》，朱肱著《伤寒类证活人书》，韩祗和著《伤寒微旨论》，郭雍著《伤寒补亡论》，许叔微著《伤寒发微论》，等等，金代成无己的《注解伤寒论》则开张仲景著作的注疏先河。为针灸教育和考试之用，宋代政府命王惟一制造铜制人身经络穴位模型两具，标识经络和354个穴位，称之为"天圣铜人"。宋代国家多次组织编修本草药书，唐慎微主编的《经史证类备急本草》载药达1746种。宋代主管医事的有太医局，主司教育和政令，又有翰林医官院主管分20个阶次的医馆。宋代提升了医师的社会地位，"儒医"的称谓始自宋代。宋代有许多名医，凡其名著以其学术价值传承至今。北宋钱乙的《小儿药证直诀》为儿科名著，南宋陈自明的《妇人大全良方》是著名的妇产科专著，南宋宋慈的《洗冤集录》是法医专著，成书后远传国外。元代饮膳太医忽思慧撰著的《饮膳正要》是饮食保健的专著。

明清两代是中医药发展史上唐宋繁荣的继兴期。学术理论也是沿历史流脉继续实践拓展。清代初中之期，受训诂考据学即乾嘉学派的影响，在解读诠释医学经典著作方面，甫出很多著作，但其保守倾向也影响了医学（发展）。清代末期受西学东渐的影响，在学术发展走向方面，开始了中西医学的比较和论争。明清之际，有新学说和新学派的崛起，如命门学说、瘀血学说、温补学派和温病学派。明末清初瘟疫流行，吴又可以实践经验和理论，著有《温疫论》，清代叶天士创卫气营血辨证，薛雪创湿热辨证，吴鞠通创三焦辨证等，以其理论和创新的新方，以及察舌苔、验齿痕、辨痘疹等诊法，形成了别开蹊径的温病学派，又在与伤寒学派的对峙中交流争鸣。明清两代也是医学巨著丰富的时代。明代有徐春甫主编《古今医统大全》100卷、王肯堂编《证治准绳》、张介宾著《景岳全书》等类书。针灸著作有高武著《针灸聚英》、杨继洲著《针灸大成》等。本草学著作以李时珍著《本草纲目》最为称道，全书52卷，载药1892种，收集医方11096个，绘制精美插图1109幅，分为16部60类。英国生物学家达尔文认为它是"中国古代的百科全书"，18世纪到20世纪期间，被全译或节译成日、法、英、德、俄等多种文字。清代中医药丛书有《古今医统大全·医部全录》及《四库全书·子部医家类》等，类书有《医宗金鉴》，还有很多专科名著，如儿科陈复正著《幼幼集成》、眼科黄庭镜的《目经大成》、喉科郑梅涧的《重楼玉钥》，等等。《吴医汇讲》是中医药首部医学期刊，共出版11卷，后经汇编成书。在学术组织方面，明代隆庆二年（1568），太医院医官徐春甫在北京组建"一体堂宅仁医会"，参加者为在京的名医46人，有明确的宗旨和会款，定期组织《黄帝内经》等学术研究，是世界学术团体的首举，比英国皇家学会早一个世纪。

三、中医药理论体系的特质

中医药自创立以来，以其特质形成了理论体系，一脉相承，积淀着中华民族的智慧和深蕴的精神追求，属于优秀的民族文化，又是彰显民族文化的标识之一，从其理论体系的特质即可参见要谛。

一是以"气"为本，天人合一的生成论人体观。中医药的人体观是中国古代自然观和文化的体现。人体以"气"为本，天地也是由"气"构成的。《黄帝内经素问》论道："夫人生于地，悬命于天，天地合气，命之曰人。"人是天地之元气逐渐生长壮大而成，以此天地与人有共通之处，"人与天地相参"。这一点是中医药阐述人体生理、病理和养生治病的基点。

二是依据"象"的认知方式。依据信息和模型原理，建立的脏象经络学说表述人体的功能和结构。在中国传统文化中，物生而有"象"，"象"是见诸事物的所见（实象）和蕴发的观感，包括现象（意象、法象），也包括信息。古代据"以类名为象"之论，把解剖所见的脏腑等，依据功能推理和用针刺治疗等反应的经验事实，构建了脏象经络的人体模型。这一模型，既含人体的实体因素，而又不等同于实体。真而不是实，虚而不为假。脏象经络的理论，除表述脏腑功能和人体信息传导外，还以其时空的天人相应，具有时间结构，例如肝应春季、心应夏季、脾应长夏、肺应秋季、肾应冬季、显扬了中医药的智慧。脏腑经络的信息观与天人合一的整体观相契接，发脉了人与天地"应同"的理念，即人生为"小宇宙"，有宇宙的信息，这也是中医药在科学上的独到见解。

三是临床操作体系（主要）是辨证论治。其理论思维特征是阴阳辩证思维，其逻辑结构是理法方药，在选就方面以重视个体化的三因制宜，即因时、因地、因人而异。

四是富赡而有特色的医学发现和医学发明。中医药发现了人身有几百个穴位，穴位间以经络连属脏腑，传递信息，以用诊断和治疗疾病；发现了"人身小宇宙"的"应同"现象和规律，发现了人体的自相似的全息结构；发现了生命过程中，生命的节律节奏和自然节律节奏相应，"含吐应节"；发现了称"本草"的植物以其性味升降等功能经炮制而入药，等等。医学发明如针灸术、各种特技的接骨术、以药物配伍而研制成的数以万计的复方等。在中国历史上，从甲骨文时代起，就把中医药知识载入文献，先后以竹简、石刻、织帛和纸等为载体，成为一个中医药文献体系。在 2007 年出版的《中国中医古籍总目》中，就记载了中医药文献有 13455 种，仅从药论，1997 年出版的《中华本草》一书就载药 12807 种，这是一个伟大的宝库，衔珍串珠，显臻辉煌。

五是养生理论和技艺。中华民族以其"尊生"的文化传统，在卫生保健的实践中，创造了"可以保身，可以全生，可以养亲，可以尽天年"（《庄子·养生主》）的养生理论和实践。除儒、道、佛等养生体系外，还有导引、气功、服饵、内丹、辟谷、武术、房中等，虽有多家门派流派，但都贯穿了防治一体、修身养性同功、筋骨并重、各取所宜，属于中医药也是文化，为生命之福祉。

四、当代中医药发展与国际交流

中医药循步于中华科技文化的发展及医疗保健的需求而与时俱进。20 世纪初叶以降，社会政治经济文化发生了巨大变革，西学东渐，西医西药进入之后，传统的医与药逐渐被定称为"中医"和"中药"，从此开始了有中医药和西医药并存的卫生保健时代。但在西医药引进之初，又正是在中西医体用西化之争和科玄论战的大背景下，对中医药的认识和价值观有过曲解，以致阻碍了中医药的发展。是时广大中医药从业者，坚持在实践中尽瘁，从其对中华传统文化的铮铮之情，在逆境中奋起，使得中医药薪传不绝。

1949 年中华人民共和国成立后，政府重视继承发扬中医药文化遗产，1982 年将发展传统医药载入《中华人民共和国宪法》，1986 年成立了专司中医药管理的政府机构——国家中医药管理局。2016 年 12 月 6 日，国务院新闻办发表《中国的中医药》白皮书，向世界宣告了中国坚定发展中医药的信心与决心。同年 12 月 25 日，首部中医药专门法律《中华人民共和国中医药法》，经全国人大常委会会议表决通过，该法律于 2017 年 7 月 1 日起施行。2018 年 6 月，世界卫生组织把传统医药列入《轨迹疾病分类》，中医药临床各科的证候皆在所列。

中医药以进取能变而益善的品格，在新的时代，坚持传承发展挖掘创新，以振兴中医为总目标，中国科学家们注意到中医药的学术资源可为生命科学的突破提供新理路，在信息化数字化的当代，弘扬特色，融合创新。在教育、医疗保健、科学研究和组织管理等方面都卓有成就。20 世纪 50 年代，就开始建立了中医医院、中医药大学和中医研究院。1978 年以后，又建立了研究生体制，并实施学位制。中医药学术著作和学术刊物大量出版发行。在医学考古方面，出土了砭石、九针等重要文物。在中医药文献研究方面，对甲骨文医药文献、敦煌医书，以及从战国、秦汉医简的研究等，例如长沙马王堆汉墓医简《五十二病方》、郭店楚墓竹简《太一生水》、武威汉墓的《汉代医简》、成都老官山医简《六十病方》等研究中，对中医药理论体系发脉于先秦的认识有所深入。现代中医药研究呈现多模式、多途径、多方法的特征。研究模式大致包括对传统内容的挖掘和深化、中西医结合、中医药现代化三种类型。既秉持沿用传统的方法手段，也使用现代科学的方法手段，用于基础研究和临床诊治，获致了一批瞩目于世的创新和成就。1958 年研创了针刺麻醉，针刺用于抢救昏迷、抗休克、抗炎症都取得了较好的效果。并从神经和内分泌方面探索针刺镇痛原理，得到了有力的科学论证。中医药治疗危重症和难治病的能力不断提高，如用中药治疗白血病、再生障碍性贫血、心脑血管病、脉管炎、糖尿病、肝炎等都取得了较好的疗效。在中药制剂方面，除丸、散、膏、丹、酒、露等传统剂型外，新发展了胶囊剂、口服液剂、袋泡剂、气雾剂、注射剂、含服剂、药膜、滴丸、栓剂等 40 余种剂型。从 1985 年以后，获得国家批准生产的中药新药有 1000 多种，如青蒿素、白血宁、醒脑静、消痔灵等。2015 年 10 月 5 日，中国中医科学院研究员屠呦呦以其和团队成功研制青蒿素的贡献，荣获 2015 年诺贝尔生理学或医学奖。

中医药在各个历史时期也不断地吸收其他国家和民族的学术成就。早在汉代就通过陆上丝绸之路得到西域等地的药材并引种入药。魏晋南北朝以后，印度、阿拉伯、亚洲南部诸国的药材、方剂及治疗方法不断被中医药所吸收，中医药传入越南、朝鲜和日本已逾 15 个世纪。阿维森纳的《医典》是当时西方的经典著作，其中吸收了中医脉诊。明代郑和 7 次出洋，曾带去人参、麝香、大黄、茯苓、肉桂等药物，又从亚非各国带回犀角、阿魏、没药、丁香、血竭、苏合油等药。针灸 17 世纪传入欧洲，18 世纪，欧洲出版的针灸著作已达 50 种之多。20 世纪 70 年代以来，中医药大规模地甫出国门，在世界各地行医办学，国内各大学的研究机构也招收外籍学生。中医药已遍布世界 180 多个国家和地区。日本、美国、加拿大、英国、法国、德国、意大利等国都相继建有多所中医药大学。在各地的孔子学院也都开设中医药课程，很多国家有中医药学术团体。世界性的中医药学术组织有"世界针灸学会""世界中医药联合会"等。2017 年 1 月 18 日，国家主席习近平出席中国向联合国世界卫生组织（WHO）赠送针灸铜人雕塑仪式。习近平在致辞中指出，我们要继承好、发展好和利用好传统医学，用开放包容的心态促进传统医学和现代医学更好地融合。中国期待世界卫生组织为推动传统医学振兴发展发挥更大作用。当月，国家中医药管理局、国家发展和改革委员会印发《中医药"一带一路"发展规划（2016-2020）》。中医药将以此为契机，阔步走向世界，为人类卫生保健做出新贡献。

【孟庆云. 光辉灿烂的中国医药学［J］. 中国中医基础医学杂志，2019，25（01）：1-4.】

辨证论治的发生与演进

——2020 卷首语

辨证论治是中医医生以其疾病证候概念，运用科学理论、业务经验、诊疗技术、人文规范及素养的临床操作体系。形成辨证论治的原因有三：一是中医学理论是辨证的，二是受《周易》理论观念和思维方式的影响，三是任其所宜的方法论。

中医学理论本身具有辨证的特征，在援用以治病时就得顺理而辨之。如治咳，《素问·咳论》讲"五脏六腑皆令人咳"，不是把咳嗽定位于某一脏某一腑，因之论治也要从五脏从六腑来辨知。又如关于痹症，《素问·痹论》言："风寒湿三气杂至合而为痹。"《素问·至真要大论》之"病机十九条"认为："诸寒收引皆属于肾。"寒和收引也是痹症的特征，除以风、寒、湿辨证外还可从肾论治。当代朱良春先生据此创立益肾蠲痹丸治疗痹症。

辨证论治的理论观念和思维方式启契于《周易》。临床对疾病认知是"开而当名，辨物正言"的"辨"。辨证论治所持的医学观是"天人合一""动态观"及至"贵时取中"皆导源于《周易》。《周易·系辞》最早提出"三才"之论，又言"变动不居""以动者尚其变"，《黄帝内经》继此而言"成败倚伏生乎动，动而不已则变作矣"（《素问·六微旨大论》）。辨证论治重时间、讲四时和"取中"的思想，发挥于《周易·系辞》的"六爻相杂，唯其时务也""藏器在身，待时而动"和"之易行乎其中矣"。而辨证论治最普适的思维方式"效""法式捡押"则起自"六爻也者，效此者也"。以此看古人"医者易也"之说不谬。

辨证论治是从解决病证之治的问题出发，而非以推理论证为主旨，其论治之要在于选择，以此其论治采用《周礼·考工记》的"顺其所宜"，即古代方法论的"宜物"方法。这在《灵枢·九针十二原》中称为"任其所宜"。医者沿着"路径依赖"的思维惯性，知其病证后立法、选方、议药、选穴均是如此。

辨证论治的发展，经过古代的随机治疗对症治疗以后，经《黄帝内经》的奠基，到东汉张仲景以理法方药一线贯穿，确立辨证论治。后经金元医家对病机辨证的发展，有诸多流派体系和多种治疗手段的丰富，进变为现代转型期。

《黄帝内经》证治有多种模式，然其应用时都要"辨"，以此奠定了辨证论治的思维方向。最早甲骨文记载了用火和针砭为治，《五十二病方》中用方已有"辨证"的思考。《黄帝内经》的多种模式及不同治法和穴位都与人的整体和更大的整体天地联系着，有从病有从证，也有从经脉或以穴位为始端而论及者，其中已经有数种症状体征组合而有命名的证候了，如"中气不足""厥逆""髓海不足"等，但病或证在为治时尚无明确统一的逻辑结构。

张仲景的《伤寒杂病论》揭橥了辨证论治的确立，并以精辟的"平脉辨证"四字概括之，其《伤寒例》中以"热病证候"首次提出"证候"一词。张仲景在辨证时讲脉证，脉居证之前，因脉是"效象形容"(《平脉法》),既通过脉的信息(首先看病家之脉气和无气的效象程度),每一条是一个独立的经验案例,有理法方药逻辑的一致而贯通,故嘱王叔和"为子条记,传于贤人"。张仲景模拟六爻六经之意概括病证演进的 6 个阶次,因"兼三才而两之",包含了天与人。因为人的证候是天人合一的表现,所以六经之为证既是分证又是辨证,每部分的首条是该经的提纲。《伤寒杂病论》采用《周礼·考工记》的工程技术思维方法,当处理复杂病证时治有先后缓急,选加方药讲求套路、分流为治等。这些都是中国科学技术讲天人观、重实用、应用辨证逻辑和以系统为据用套路的思路特点。"证候"一词,王叔和《脉经·序》中说"声色证候,靡不赅备"。唐代王冰次注《黄帝内经素问》说:"量病证候,适事用之。"张仲景以创立之功对《黄帝内经》首次突破并为后世继承。

辨证论治发展的第二次高峰是金元时代,以刘完素为代表,河间、易水两派以四大家称著,也包括成无己和南宋的陈无择,其特点是开创了病机辨证。病机辨证的切入,突破了"有是证,用是方"的矩框,临床无是证而合病机者也可用其方。正如明代王应震所言:"见痰休治痰,见血休治血,无汗不发汗,有热莫攻热,喘生勿耗气,精遗勿止涩。"增扩了治法思路和灵活性,是为异病同治。病机辨证还引发了对病证起因判断观念的转变。往时认为热病皆夫伤寒之类,而据病机中火热为病者多,向火热之为病考虑,逐渐发展起温病的辨证体系。主要有叶天士为代表的温热派用卫气营血辨证;有吴又可、余师愚为代表的温疫派,主张开达膜原,辟秽化浊,表里双解,用达原饮、清瘟败毒饮;还有以杨栗山为代表的伤寒温病学派,以调节气化之升降出入为主,治用升降散。从金元到清季,辨证论治的又要表达新的经历和情景时,如果无法使用语言中的现成词语,最容易的方法就是借用某些存在已有的词汇和表达来替代。在替代的过程中,如果导致某种误解的出现,人们可以运用隐喻等语言手段予以消除。换言之,在说明某一新概念时,如果现有词汇中没有对应的词语,人们往往会借用现成的词语来表达,这样就会导致语言中出现大量的隐喻性词汇,即具有隐喻意义的词语。从大众的心理角度来看,隐喻的使用与"求新""求异"等有关。隐喻产生还与语言使用的经济性有一定关系。思维和语言之间存在互为因果的内在联系。隐喻是实现思维经济性的主要方式之一,而思维的经济性在很大程度上促进了隐喻的产生。由于语言在不同的结构层面上都表现出明显的隐喻性,因此数量有限的语言形式才能够得到无限的拓展和应用。但语言的表达会受到语言有限性的限制,而且人具有自然的惰性,因此在交际时人们往往都会选择双方都熟悉的语言。在希望表达复杂概念和表达尽可能便捷的矛盾作用下,语言才能够不断地发展。隐喻就是这种发展的最明显产物。

在《黄帝内经》时代,古代民众就是借助"以己度物"隐喻的思维和认知方式,通过具体、熟悉的意象给万事万物命名。限于当时有限的语言,在表达特定概念或者新概念时,现有语言中缺乏合适的词语,人们不得不以隐喻的方式借用已有的词语。由于当时科学水平有限,对人体和自然界的事物缺乏深入的了解,所谓"以己度物"也不过是将表达人体或周围事物的说法直接用于表达其他事物,于是便有了"桌腿""河床""山头""山脊"等说法。在认识人体和疾病时,由于缺乏相关的词语与表达,先民们也不得不采用"以物度己""远取诸物"的隐喻方式,以满足表达的需要,这样《黄帝内经》便产生了诸多隐喻表达。隐喻的思维方式广泛地应用于命名中医学的一些基本概念。如"藏府"原本用于表示仓库、官府,被用于表达人体器官;"经络"原本用于表示自然现象,被用来指代人体生命通道;"权衡规矩"原本用于表示生活用具,被用来形容四季脉象;"君臣佐使"原本用于表示古代官制,被用于说明遣方原则等。

《黄帝内经》中的大量隐喻并不是一种单纯的语言现象,而是一种重要的认知手段,体现了古代哲人和医家对生命和疾病的认知和思考,是更好地理解中医语言和中医知识的法宝。研究《黄帝内经》隐喻的产生原因，有助于揭开中医语言的神秘面纱，了解中医学独特的文化现象和思维方式，为研究和分析其他典籍提供了相似的途径，对更好地理解其他中医典籍中的语言、弘扬中华文化瑰宝提供宝贵的借鉴。

【孟庆云. 辨证论治的发生与演进［J］. 中国中医基础医学杂志，2020，26（1）：1+7.】

病机与"十九条"

——2021 卷首语

在中医经典中"病机"一词初见于两处。一见于《神农本草经·序录》说:"欲疗病,先察其原,先候病机。"又见于"运气七篇",《素问·至真要大论》言:"审察病机,无失气宜。"气宜是五运和六气主时之谊。又言:"谨守病机,各司其属",这也是就五运六气而言。病机是在五运六气作用下,发病的内在动因(根机于内)的关键。

《易》以降,最重视"机"(几)。《周易·系辞》曰:"几者,动之微,吉之先见也。""圣人之所以极深而言几也。"《老子》曰:"视之不见名曰机"(第十四章)。《庄子·至乐》曰:"万物皆出于几,皆入于几。"《鬼谷子》的主旨是讲"机变"。东汉黄宪的《机论》言:"天地万物皆机也。"钱钟书先生《管锥篇》曾引智者《法华玄义》曰:"机有三义:机是微义,是关义,是宜义。"宋代张载在《正蒙·坤化》解释机的特性是"机者,象见而未形也"。总的说,机的特点是有普适性、微见性、关键性和先兆性,而病机则是病之机。在"运气七篇"推出"病机十九条"之后,学界又把专论五运六气之病机扩展到各种病,即"宜义"所指,诸病皆有各自的病机,又有著作为病机赋以"机制"的内涵遂使"病机"一词的概念有所演变与发展。也是理论发展的需要。

"病机十九条"所阐述的是五运之年运,六气中五气(火、热、湿、风、寒)和升降中的当下、当上出了问题共十九条。为何列"十九条"而无"燥气"?因其他五气皆可化燥,而十九是"天数"(天度之数,合历 19 年 7 闰)。《汉书·律历志》说:"闰法十九,因为章岁,合天地终数,得闰法。"因 19 又为天数 9 与地数 10 的合,又称"会数"(《汉书·律历志》),这是从易数而论。在"法于阴阳,合于术数"的理念下,认为 19 合天机。汉武帝时命司马相如等作《郊祀歌》为 19 章(《汉书·礼乐志》),古诗也记 19 首(见《古诗源》)。《素问·至真要大论》的作者,把病机甫列为"十九条",意在合于天机。

我对"十九条"的解读和治要如下:

一是"诸风掉眩,皆属于肝"。这是五运六气胜复而致肝的病机,以"肝"称之。说各种风病、振掉、眩晕之为病,病机是肝木。风为百病之长,故列为首条。治疗的代表方是镇肝息风汤,近代常用补阳还五汤。

二是"诸寒收引,皆属于肾"。寒和收引的病机是肾。收者敛也,引是牵拉,表现为痉挛,间歇性跛行属于寒性收引,代表方为当归四逆汤。

三是"诸气膹郁,皆属于肺"。各种呼吸障碍、喘急(张介宾注:膹,喘急也。相当于西医呼吸窘迫综合征)、痞闷的郁,是肺金病机之所致,如 2020 年的新型冠状病毒肺炎。有幸的是,在南宋陈言的《三因极一病证方论》中有息膹汤,用于治疗喘急(组成为:半夏、吴茱萸、桂心、人参、炙葶苈子、炙桑白皮、炙甘草)。此方可推广,用于急症治疗。

四是“诸湿肿满，皆属于脾”。脾湿肿满的病机在脾土，代表方为实脾饮。唐代王冰在《黄帝内经素问》注文中有“治湿不下小便非其治也”之语，后世李东垣先生发挥为“治湿不利小便非其治也”，成为广为流传的名言隽语。

五是“诸热瞀瘛，皆属于火”。发热、眼目昏花（瞀）、抽搐的病机是火，这三个症状在寒热证中往往一同出现，代表方是牛黄上清丸或“凉开三宝”之安宫牛黄丸等。

六是“诸痛痒疮，皆属于心”。此条属心之病机所致。曾记得1957年在东北某地，很多人皆患疖疮，气候偏热，与传染因素无关，代表方是清营汤，清代有高锦庭的外科温病学派用清营汤治疗疮痒。

曾有注家把五条、六条的顺序颠倒，认为这才合宜先五脏后再言的六气之理。但也有注家说第五条属于心，第六条属于火，此说是错误的，不合病机。《素问·至真要大论》说：“以名命气，以气命处，而言其病。”按此原则注家不可妄改。有报道，临床上据诸痛痒疮皆属于心之理，用清营汤或天王补心丹等治疗剥脱性皮炎等皮肤病有效。

七是“诸厥固泄，皆属于下”。厥是气逆，固是二阴（前阴、后阴）不通，大小便闭。泄是二阴不固，大小便失禁。气机表现为升降（上、下）出入。天人同理。下是当下或当降之为病，也有人注下是司天过盛，在泉过盛为上；还有人注地气不升为下病，天气不降为上（病），治疗用麻黄升麻汤。

八是“诸痿喘呕，皆属于上”。此上是当上之为，病痿指肺痿，包括肺纤维化、肺肿瘤恶病质。2003年SARS大流行期间，对表现为肺癌的死亡病例做了病理解剖，发现肺叶萎缩，可见古籍称“肺热叶焦”之语不谬，是有病理依据的。对肺纤维化治疗用甘草干姜汤，或炙甘草汤，或升陷汤加大铁脚威灵仙的剂量。上下两条是气机升降问题，不是病位问题。

九是“诸禁鼓栗，如丧神守，皆属于火”。禁通噤，口紧不开，鼓颌战栗、恶寒而神智不能控制。把寒战、口噤归于火，是热病前驱期的症状，君火、相火时期为多，也见于火邪内郁，阳气被遏不能外达的真热假寒证，可用升阳散火汤（李东垣）或《沈氏尊生书》的升麻石膏汤。

十是“诸痉项强，皆属于湿”。《素问·生气通天论》有“因于湿，首如裹……大筋软短，小筋弛长，软短为拘，弛长为痿。”《金匮要略》有刚痉、柔痉之分，多见于湿痹、暑湿、湿瘟，包括流行性乙型脑炎等，可用葛根汤、羌活胜湿汤。

十一是“诸逆冲上，皆属于火”。胃逆用左金丸，痞逆用旋覆代赭汤，气逆用桂枝加桂汤或奔豚汤。

十二是“诸胀腹大，皆属于热”。此条是鼓胀、肝硬化之类，用中满分消汤，分下水液。

十三是“诸躁狂越，皆属于火”。躁是烦躁不安。《难经》说“重阳者狂”，狂是言行夸大，发疯。越者，失常度也。叶天士喜用当归龙荟丸。

十四是“诸暴强直，皆属于风”。此条即破伤风，用玉珍散。

十五是“诸病有声，鼓之如鼓，皆属于热”。此条说肠蠕动，从腹中发出的声音，自己和他人都能听见，腹部叩诊有鼓音，是胃肠功能紊乱、肠易激综合征之类。用肥儿丸或痛泻要方。

十六是“诸病胕肿，疼酸惊骇，皆属于火”。胕即跗，这是下肢肿酸痛的一套症状，疼酸是痛得凄切楚楚。惊骇是突然惊发而起，是糖尿病足和血栓闭塞性脉管炎的病象，王冰注“热气多也”。当指局部，因血糖高、热郁或血瘀所致，此处，除有寒则痛（《素问·举痛论》）或“不通则痛”外，热郁也能致痛，代表方四妙勇安汤。

十七是“诸转反戾，水液混浊，皆属于热”。这也是一组症状，转是头转，反是头向后，戾是捩，热转。水液浑浊，除指尿外，是呕吐物，这是流行性脑脊髓膜炎的表现。用清瘟败毒饮（余师愚《疫疹一得》）。

十八是"诸病水液，澄彻清冷，皆属于寒"。指口吐水液，便冷水。笔者见到沿海地区，因多吃海鲜，海鲜为寒性而患肠套叠，腹痛而大便稀水。用四逆汤重加附子。

十九是"诸呕吐酸，暴注下迫，皆属于热"。上吐酸水，大便呈暴发性泄泻，是霍乱病（注意霍乱弧菌等引起的霍乱尚没传入），可用玉枢丹（也名紫金锭），用左金丸合芍药汤也可。

此十九条精辟地概述了五运六气中五胜、气反（下、上）、六气的病机。《素问·至真要大论》最后用《大要》的话又点拨了重点："故《大要》曰：谨守病机，各司其属，有者求之，无者求之，盛者责之，虚者责之，必先五胜，疏其血气，令其调达，而致和平，此之谓也。

"五胜"是六气应五行变化之胜而发生五脏病，被列为谨守之先。在本大论中，"十九条"前面的"六气之胜"一段，以黄帝与岐伯对话形式做了解读：

"帝曰：善。六气之胜，何以候之？岐伯曰：乘其至也。清气大来，燥之胜也，风木受邪，肝病生焉。热气大来，火之胜也，金燥受邪，肺病生焉。寒气大来，水之胜也，火热受邪，心病生焉。湿气大来，土之胜也，寒水受邪，肾病生焉。风气大来，木之胜也，土湿受邪，脾病生焉。所谓感邪而生病也。"这是六气致五脏病的病机，可谓机中之机。

"病机十九条"理论上重要，还与表述方式的特点有关。我认为有三点：一是病象的宏观唯象性，从看得见摸得着的症状体征，令人见微知著；二是用症状－推理－判断的三段式逻辑；三是易简思维，简捷而达快速学用。

"病机十九条"真是"圣人所以极深而研机也"之作。

【孟庆云. 病机与十九条［J］. 中国中医基础医学杂志，2021，27（1）：1.】

中医药创新体系之构建

——2022 卷首语

　　创新是中医药发展的动力和机制，中医药以原创而发生之后，薪火传承，有各时期创新的成果汇入原创，成为一个不断发展的医学体系。创新由本根、方法与应用三部分组成，整个体系的创新如此，各项创新也是这样。

　　研究事物初始的原因，是本根论，要说清我从哪里来？我是谁？要做什么？要往哪里去？创新依赖必要的认知路线和把握的手段。方法和原理的总和为方法论。此项创新有何功效？用在什么地方，解决哪些问题，是为应用论。

　　《黄帝内经》是中医药理论奠基的源头之作。李经纬先生近年在专著中指出，《黄帝内经》成书于西周。先民在生活生产和对疾病的救治实践中萌生出天道自然、天人合一的理念。汲取《易经》的变动不居、阴阳应象，《尚书·洪范》的五行，《周礼·医师》的上工握先机等理念，形成了"天人合一""以气为本"的人体观和阴阳五行为间架的体系轮廓。

　　构筑《黄帝内经》理论的方法及解读是为方法论。主要有观阅审察、司外揣内、含束为一、由表及里、揆度奇恒、法式检押、逆顺从容、取类比象、援物比类、别异比类、顺其所宜、解部参验、以意求之，以及"法于阴阳，和于数术"等。

　　诸多方法在人体观的启导下，有丰富的医学发现和医学发明。例如藏象经络、体表穴位、脏气法时、标本病传、切脉色诊、症状证病等，应用于临床和养生。

　　自《黄帝内经》成书以降有三次重要创新：是东汉张仲景、金元四家和明末清初的温病医家。每次创新都形成思潮，把学术推向高峰并铸成学派而传承。

　　东汉末年之大疫和战乱伤亡惨重，对医学创新的需求迫切。《黄帝内经》之理论，方剂和本草的丰富经验。张仲景的治病实践和他"勤求古训，博采众方"的治学精神、创新勇气，创新出《伤寒杂病论》的巨著。其创新成就主要是：首先是对外感热病的理论提出了纲领性的论述，诚如陈修园"六经辨，圣道彰"的概括。仲景之六经，从热病全程审视辨证，各经证候，既为不同之病象，又理法方药一线贯通，每经是一次辨证论治的单元，仲景六经是对《黄帝内经》三篇热论的重大突破。

　　其次，《伤寒杂病论》以平脉辨证首开辨证论治的先河。人类治病，从盲目的随机治疗发展到有记忆的对症治疗，再发展到对证治疗或应病治疗。仲景在《伤寒论·伤寒例》中创"证候"一词，以"证候"为辨治的切入点，其弟子王叔和在《脉经·序》中的也言及"证候"，其概念沿用至今。对于辨治杂病，仲景有时还用辨主症的切入方法。在施用治法和方剂时有时随证而迭加方剂。如太阳中风又见半表半里证者，用桂枝汤加小柴胡汤，有柴胡桂枝汤或柴胡桂枝各半汤。治泻泄时可用五苓散利小便而实大便。又如治痰饮时，在《金匮要略》第34条用小青龙汤以后，可分别用桂枝茯苓五味甘草汤、茯苓甘草五味姜辛汤、茯苓五味甘草去桂枝加干姜细辛半夏，用半夏、用杏仁、用大黄，分别去其冲气，止咳喘，止呕消水肿，去面如饮酒之红。这是系统工程的思想，是对《周礼·考工记》中工程思想的发挥，表现了他辨证论治的艺术境界。这是他"勤求古训，博采众方"在传承中的创新。《伤寒杂病论》此后成为一个时期的带头学科，并演成一大学派，其中的条文每条对于辨证论治都有垂方法、立津梁的价值，全书由是而被尊称经典。

再就是仲景的脉法。脉是人体气象的标识，切脉不仅可知其脏腑经络和气血的运行情况，也可推知其人对自然情况变化的适应能力，不是患者主观的症状陈述，而是医生所验知的客观指征，仲景以此重视，把脉列于证之前称为"脉证"。《黄帝内经》记有多种切脉论述，还讲四时脉、真脏脉等，用遍诊法。仲景以"辨脉法""平脉法"论述其切脉法与脉理。他概括脉学原理是"效象形容"四字，采用人迎、趺阳、寸口三处切脉是对遍诊法的突破，值得注意的是仲景的缓脉是和缓，是正常人之脉，不是后世所说的慢节奏。后世有的作者，只讲103方397法，因"辨脉法""平脉法""伤寒例"是王叔和所整理而被忽视，这是偏见，脉法继仲景以后，王叔和以意象全息的思想，独取寸口，以应24节气有24脉著成《脉经》。《脉经》中也前列扁鹊、华佗、张仲景的脉说以明示，这是王叔和的独取寸口的继承性和创新性。仲景先师的成就是伟大的，期待我辈治伤寒论的学人为往圣继绝学。

中医药传承到金元时期，有两派四大家的传承创新。两派为河间学派和易水学派。称四大家者为刘完素、张子和、李东垣、朱丹溪，分属于两派。其共同的背景是：对《黄帝内经》和仲景之学的继承；战乱时代多病多灾；对五运六气之学的推援。上海中医学院章巨膺教授指出，没有五运六气就没有金元四家。河间学派的魁首是刘完素，因居于河间府而名派，并有刘河间之誉名。他大器晚成，35岁始治《黄帝内经》，70岁时著成《素问玄机元病式》而授徒立派成名。他阐发运气之病机拓为病机学理论。又以主火立论，依天道自然，天人合一。天有相火，人也有相火，到朱丹溪时创集成为相火论。刘完素以相火寄于肝肾，使肝肾阴虚和相火妄动的一些证候有论有治。主火论使热病用寒凉有理论依据，是温病学说的先源之一。元代吕复说刘完素医如"囊橐种树，所在全活"，不只是疗效高，而且传授的弟子门生也多成才。主攻下的张子和也是河间派传人，又为攻下派，元代河间派传人朱丹溪又以滋阴而成派。

易水学派的开山是张元素，他世居河北易水因而名派，李杲号东垣是他的弟子，易水一派研究脏腑，尤其是脾胃成就卓越。李东垣著《脾胃论》而声名更著，他发挥五运六气的气化理论的升降出入，以升中气之要创补中益气汤，提升中气而补充人体之元气，增益人体的动力。不仅用于脾胃，眼病耳病也因提升中气使药达病所而有效。其友人诗人元好问在给他写传记说他是"王道医"，是说他处方用药有序，君臣佐使分明。他提出"阴火"的概念，是发自于体内的，因中气内陷而发生的虚火。此种内伤性发热，对今日之自身免疫病或结缔组织病很有论治价值。

第三次创新高潮是明清之际温病学派的崛起，此次创新的学术缘起有三：一是医家对伤寒学派、金元四家的学术经验的继承，以及用辛温方药治热病不效的认识和突破；二是对五运六气和发生疫病流行关系的体悟，吴鞠通在《温病条辨》书的开头列"十九条""运气七篇"之文以"原温病之始"；三是各种类型的传染力强的瘟疫之流行，如各种发疹性传染病、鼠疫、霍乱、湿温、暑温、白喉等。对外感热病，从唐代开始医家已有在辛温方剂中加辛凉之品，《备急千金要方》中记载有葳蕤汤。元代王履（安道）明确说"伤寒是伤寒，热病是热病"，于是叶天士用辛凉解表治温病初起。

温病学分吴又可、戴天章、余师愚的温疫派，叶天士等的温热派与薛雪、吴鞠通的湿热派，还有高锦庭《疡医心得集》为代表的外科温病派。

温病学家有很多新认识和创新之处。一是吴又可提出传染因素是戾气，明代医书中曾记有"免疫”一词，《普济方》只记载说此语者是“李氏”。二是发展了察舌验齿等诊法，由是开创了舌诊，甚至有只凭舌诊就处方的专著。三是提出了卫气营血和三焦等辨证论治的纲领。四是创制了许多治热病及专科传染病的有效方剂，被当世称为“时方”。如养阴清肺汤、安宫牛黄丸、太乙紫金锭。养阴清肺汤被当代开发成咽白喉合剂，安宫牛黄丸被开发成清开灵。

三次重大创新启示我们在当代如何开拓中医理论的创新之路。首先是循中医药自身发展规律而行，强化对经典的继承。三次创新，每次都是传承了以前的学术而后有所创发的。清初三先生之一的王夫之先生在《周易外传》中说道：“学成于聚，新故相资新其故。”中医药也如是，“故”是新的根。

第二是要明确创新的目标，有关键意义的点面突破最有价值。例如经络的穴位的信息传导研究。古人认识到穴位是“气”的输入门户，经络是传递信息的通道，气有物质性、功能性，也有信息的思想。近 70 余年的多项研究，已经把目光聚焦在经络的信息传导的问题上了。近年来在非生命体的信息传导方面，正合研究经络的初衷，是已知信息的起点和受体。如何探知其传输机制，我们有可能从微波等的传送等到启发。

第三是建立多学科研究中医平台。当年，美国数学家维纳在和生理学家、神经科医生等人举行周四聚餐中讨论，此后维纳创发了控制论，其他几位学者也都各有成就。中医药的创立就是群学研究的成果。中医学人自古就览观杂学，博采众方，合于术数，20 世纪 80 年代，有中国科学院自然科学史研究所宋正海教授、北京大学张春元教授等开展的在北京的“天地生相互关系讨论会”，在中国中医科学院中医基础理论研究所有彭瑞聪、陆广莘、吕维柏等教授，每月一次在研究所讨论“医学目的”的沙龙，很多非医学人对中医学理论研究卓有成就。当代有南京紫金山天文台的车一雄、赵定理、朱耀生等教授，南京大学天文系卢央教授等对五运六气理论研究，都超越前代。易学专家常秉义和物理学家湖南大学教授靳九成对五运六气历法研究成果非凡，令人敬仰。地质工程师、传统文化学者刘明武著的《换个方法读〈内经〉》对中医学理论研究多有发明，是多学科研究中医的榜样。用现代方法研究中医，应注意适合性与选择性，有些实验方法用于中医，仍处于探索阶段。

第四是把握机遇。对医学而言，疫病发生也是机遇。世界上，中世纪欧洲鼠疫的流行，开始了海关检疫，英国霍乱流行，发明了自来水。1918 年欧洲流感大流行，影响了“一战”的进程。我国东汉末年和明末清初的两次大疫，分别创立了伤寒和温病学派。此次（新冠肺炎）大疫和前两次大异而更重。应总结出新的辨治纲领急症救治手段，创发多种疫苗和新药。

第五是重视概念和规律。理论的成果是建立新概念和提出新规律。古代医著，作者往往有意或无意不为其概念下定义，让后人难以读懂，例如“阴火”一词，李东垣的著作出现 43 次，但令人不知所从。其实，阴火是元气衰弱阳气不升的内蕴之火。是对“火与元气不两立”理论的支持，表现为非外感而发于内的阴虚之热，常发低热于午后或夜间，又有其他虚证所伴发，常见于自身免疫病，或结缔组织病的低热。注意，用明确的概念解读理论远非空洞的炒概念，研究的成果就达到规律性的认识当是高层次。值得注意，20 世纪 80 年代以后我国几个航天医学的专家提出的几个新概念。例如张瑞钧教授为证候下的“病理性功能态”的定义，吴国兴教授提出了“人体的时间结构”的概念，近年他们航天医学研究所的樊代明院士以状态论证候等都大有深意，启发我们的探索。

近年来中国文化学者胡道静先生躺在床上读过《出入命门》一书后说道：“中医文化是整个中国生命文化的胚胎，是推进中华文化的舵桨，是区别中西文化的分水岭！”此言令人兴奋，激励我们努力为传承创新中医学理论做出贡献。

【孟庆云. 中医药创新体系之构建［J］. 中国中医基础医学杂志，2022，28（1）:1-2.】

第四篇 《伤寒论》十讲

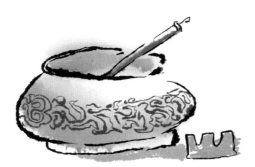

第一讲 《伤寒论》的学术体系与学习方法

伤寒是多种外感热病的总称。《素问·刺志论》说："气盛身寒，得之伤寒。"在古代文献中，又常把"寒"字假借为"邪"之义，如孟子曰："吾退而寒之者至矣。"在古代书面语言和文言中把多种外感病称为"伤寒"。如《小品方》讲："伤寒是雅士之辞，云天行温疫，是田舍间号耳。"《肘后备急方》卷二也说："贵胜雅言，总名伤寒，世俗因号为时行。"这就提示学习《伤寒论》的人要注意，"寒"字不独指寒邪。还应说明的是，在现代医学中把因伤寒杆菌引起的疾病也称为伤寒，它虽然也可用《伤寒论》的理论去辨证论治，但二者名同而实异，概念根本不同。

《伤寒论》原名《伤寒杂病论》，是书为东汉张仲景所著，有 16 卷，包括伤寒、杂病、妇儿科病、脉法和食禁等多方面内容。现在所流传的《伤寒论》10 卷是经晋代王叔和整理出来的。除此之外，还有不同的传本和选本，如《金匮要略》《金匮玉函经》及敦煌石室残卷数种。又因历代研究《伤寒论》的学者众多，注家蜂起，或撰或述，又有诸多的版本和学派，使"伤寒之学"的范畴非常博大。本文仅就《伤寒论》一书的内容，以临床实用的角度和当代的学术意识向读者介绍学习要点和体会。

一、《伤寒论》的特点

以"证"为探讨疾病的对象和单元，并由是而辨证论治是《伤寒论》的特点。

《伤寒论》中有病名的称谓，如太阳病、阳明病等，但它是一定病期一类疾病的统称，是用来类分证候的。作者所论述的和实践性最强的还是证，如表证、里证、桂枝汤证、承气汤证、心下痞证、蓄血证，等等。所谓证，既不是一般症状的罗列，也不等同于西医的症候群，而是有一定的病因病机，在一定的时间对不同体质患者的某些症状的有机组合。每一证中的各种症状都有一定的联系或相关性，而不是随意凑合。证是《伤寒论》中表述疾病的基本单元，每个证都因有独特的辨证内容而有其相应的治法方药。如桂枝汤证："太阳病，头痛，发热，汗出，恶风，桂枝汤主之。"此一条文就明确指出，由 4 个症状组成的证，属于太阳病的中风，可用桂枝汤来治疗。因此，《伤寒论》的每一证也是辨证论治的单元。

《伤寒论》这部书是用条文的形式写的，其原因有三：一是张仲景对古籍写作方式的继承，如《周易》《老子》《山海经》《五十二病方》《武威医简》等都是分条而叙，这可能与古代以竹简为文献载体有关，每一条大致正好能刻在一枚竹简上；其二是作为临证经验的记录、每一条基本反映了一个临床经验的概括；其三是与辨证论治的需要相应。

《伤寒论》原文中虽没有给概括出"辨证论治"这个精湛赅洽的名词，但辨证论治的内容和含义都已具备。所谓辨证论治就是以证为辨识单元来概括疾病本质的特征，进而确立治法和方药。《伤寒论》的辨证论治包括以下内容。

1. 治病必求其本的本质辨证。

2. 审证求因。

3. 以六经来分类证候即六经分证。

4. 治随证转，即"观其脉证，知犯何逆，随证治之。

5. 处方用药。

6. 测转归，明传变，治未病。

《伤寒论》在概括上述思想时，曾以"平脉辨证"和"随证治之"等词语来表述，明清之际，医家进一步加以精炼。张介宾在《景岳全书·传忠录》中称之为"诊病施治"，周之干在《慎斋遗书》中称之为"辨证施治"，章虚谷在《医门棒喝》中概之为"辨证论治"。从此，"辨证论治"一词不仅成为中医之名言隽语，也是从方法上和过程上对中医学特色的一种概括。辨证论治是中医学的灵魂，它正是由《伤寒论》这部著作所奠基的。

二、六经的辨证论治体系

六经又称六经病，即太阳病、阳明病、少阳病、太阴病、少阴病、厥阴病等的统称。张仲景参用《素问·热论》的六经分证和传变原则，把外感热病发展过程中各个阶段所呈现的各种综合症状概括为六组类型，也就是六经病。任何一经病都不是一种独立的疾病，而是外感热病在整个过程中或病程的某个阶段所呈现的综合症状。《素问·热论》说："今夫热病者，皆伤寒之类也。"张仲景把他的著作称为《伤寒杂病论》，又参用和改造了《素问·热论》中的六经为《伤寒论》的六经，说明六经主要是用为伤寒辨证论治的，但因六经既是方法又是过程，既是分证又是辨证，因此六经也能适用于某些杂病。

六经的本质是什么？历代以来一些医家有从经络、脏腑、气化、阶段、八纲等方面广为探讨，虽然各有发挥，但也有所偏颇，甚至愈解愈玄。最早对六经做解释的是宋代医家朱肱，他在《伤寒类证活人书》中明确地说是足太阳膀胱经、足阳明胃经、足少阳胆经、足太阴脾经、足少阴肾经、足厥阴肝经。他依据《黄帝内经》中《灵枢·经脉》篇，从六经循行来联系症状，说明六经发病。但是足经受病，也会波及手经，如太阳篇的鼻鸣、咳嗽、气喘是与手太阴肺经有关；阳明腑证有燥屎，与手阳明大肠经有关；少阴篇的但欲寐、脉微细既是足少阴胃经的肾阳虚衰，也是手少阴心经的心阳虚衰。因此，后世医家又认为也包括六条手经。总之，不少医家认为六经病的本质是经络受病。上述说法尽管不能完全解释六经病的所有症状，但是有助于对六经病的深入理解。《伤寒论》的六经主要是对《素问·热论》的发展，而《素问·热论》正是以经络的模式来叙述热病过程中六种证候的。因此可以说，伤寒六经的疾病模型是以经络模型为原型来构建的。当然，经络和脏腑有连属关系，从脏腑的侧面也能够探讨六经，这就又有了关于六经本质的脏腑说。经络学说本身也有天人相应的思想，经络不仅是联系人体内部脏腑肢节的网络，也是联系人体内外的网络。《周易》中的三阴三阳的思想在马王堆帛书《足臂十一脉灸经》和《阴阳十一脉灸经》中就已经有所吸收，因此经络学说本身有天人相应和三阴三阳之气多少及转化等内容，这即是伤寒六经的气化说。当然，从病程角度分析可有阶段说，从八纲来分析证候便有八纲说，等等。总之，我们可以说伤寒六经是经脉受病症候的基础上结合临床实践建立的外感热病的疾病模型。既然是一种模型，就要有别于原型。在临床上，我们可以把患者所表现的证候和各个模型来比较，它和哪一种模型贴合得相近，就判断是那一经病。因此，六经不仅起分类证候的作用，也是一种辨证方法。

六经各有主证和提纲，各有相应的治法。主证是主见的脉象和证候，具备该经的主证，就可以划定为哪经所属，提纲是一经主要特征的概括，有的经可以用主证作为提纲，有的则不是，如阳明病的提纲是"阳明之为病，胃家实是也"，就不以脉象和症状来概括而以病理特征来说明。用现代医学来探讨伤寒六经，在近年来也取得一些较为一致的认识，特别是各经有独特的临床病理生理学表现，我们把这些和中医学结合起来，将有益于临床诊治。现在让我们分述六经病的主证、提纲和病理生理学特征。

1. 太阳病

太阳病是外感热病的初期阶段，其主证即是提纲，是"太阳之为病，脉浮，头项强痛而恶寒"。一切外感病邪，常首先侵袭太阳。

由于病情和人体质不同，太阳病表现的症状也有所不同。如脉缓自汗，名为中风；脉紧无汗，名为伤寒；发热而渴，不恶寒，为温病。这三者的症状都与太阳经脉有联系，称为太阳经证。还有的邪入太阳经脉所连属的脏腑（膀胱）上，如膀胱蓄水证或蓄血证，称为太阳腑证。从现代病理生理学角度，太阳病之表现是以皮肤、黏膜、肌肉微循环改变及以体温中枢热反应为主的一些症状，即是太阳经证；如果引起一过性肾、泌尿功能受累，便是太阳腑证，其中蓄血证乃是肾实质损害伴有出血凝血机制障碍，病情严重。太阳病以解表法为主要治则，对于太阳腑证的蓄水证，用五苓散化气利水，蓄血证用抵当汤等祛除瘀血。

2. 阳明病

阳明病是外感热病呈现高热反应，其主症是高热、汗出、口渴、不恶寒反恶热、大便燥结甚至谵语、脉洪大沉实有力。其提纲是"阳明之为病，胃家实是也"。

阳明病也有经证和腑证之分，病邪在经脉，呈散漫而无形的大热为经证，病邪在阳明胃腑，有燥屎结聚，是为腑证。从病理生理角度看，经证明肌肉末梢血管扩张，而呈现消化道反应性功能亢奋状态时为腑证。阳明经证用清法以清其热，如用白虎汤，阳明腑证用下法而祛邪，如用承气汤。

3. 少阳病

少阳病是因邪略弱，机体反应状态亦比较轻微而处于亚急性阶段的表现。其主症是口苦、咽干、目眩、胁下硬满、干呕不能食、往来寒热、脉象弦。其提纲是"少阳之为病，口苦咽干，目眩也"。从病理生理学方面看，其受累系统及器官，主要在浆膜、消化道分泌腺及有中枢神经感觉器之轻微功能紊乱。在治疗时汗法、下法均属禁忌，而用和解法，如小柴胡汤等。

4. 太阴病

太阴病大多是从三阳病传变而来的，一般特点是没有发热，其主症即是提纲："太阴之为病，腹满而吐，食不下，自利益甚，时腹自痛。若下之，必胸下结鞕。"其病理生理特征主要是消化道功能反应低下和功能紊乱的症状，如呕吐、腹胀满、纳呆、泄泻，甚至有脱水、水电解质平衡失调、酸中毒等。其治法宜温中助脾、祛寒燥湿，主要方剂是理中汤。

5. 少阴病

少阴病是病情严重的阶段，主症是四肢厥冷、脉象微细、畏寒踡卧、嗜睡、渴喜热饮、饮而不多等，其提纲证是"少阴之为病，脉微细，但欲寐也"。这是少阴病的本证，以虚寒为特征称为寒化证；也有表现为下利口渴、心烦不得卧、咽痛等为热化证。少阴病的病理生理特征是休克、缺氧、末梢循环衰竭乃至心力衰竭，是为寒化证，在衰竭前期往往代偿地有一假性功能亢奋状态出现，即少阴病热化证。少阴病的治疗原则是回阳救逆、温经散寒，须用附子汤、真武汤、四逆汤等急救，对于热化证也应据不同的症情而益阴潜阳或急下存阴等，常用黄连阿胶汤、猪肤汤之类。

6. 厥阴病

厥阴病是外感热病过程中的最后阶段，病情最严重而又最复杂。厥阴病以上热下寒或厥热胜复为主证，上热下寒证是："厥阴之为病，消渴，气上撞心，心中疼热，饥而不欲食，食则吐蛔。下之利不止。"这也可作为厥阴病的提纲。此外还有厥热胜复者，见症为手足厥冷和发热交替出现。厥阴之厥有三种情况，第一种是昏厥，第二种是惊厥，第三种是四肢末端发凉。辨证可分蛔厥、寒厥、热厥、脏厥几种类型。厥阴病的病理生理学特征是中枢神经一时性或持续中毒，由皮层细胞的高度乏氧而导致坏死，这即是不可逆的"脏厥"，如《伤寒论》所说："此为脏厥，非蛔厥也。"治疗厥阴病要因证而异，对上热下寒和蛔厥者，当寒热并用，用乌梅丸；寒厥用温法，热厥用清法；手足厥冷、脉微欲绝的脏厥用当归四逆汤补血温阳散寒。

对六经病也可以用八纲来分析，如太阳病是表证，少阳病是半表半里证，其他为里证；太阳病、阳明病、少阳病三经是阳证，太阴病、少阴病、厥阴病三经是阴证；三阳经为热证、实证，三阴经是寒证、虚证。

六经病可以单独出现，也可以两经或三经的病证并发出现，并可由这一经病转变为另一经病。并发出现者称为"合病"，转变为他经病者称为"传经"。有时一经之病未罢，另一经证候又交并出现，是为"并病"。"合病""并病"与"传经"说明外感热病之复杂，需要我们仔细把症状辨认清楚，才能拟出恰当的治疗方法。

三、学习《伤寒论》的方法

学习《伤寒论》有三方面意义：其一，是书开中医临床辨证论治理论之先河，把握它将为进一步学习中医学理论打下良好基础；其二，它有切实的实用价值，在临床辨治药少而效宏；共三，在它的学说中蕴含着许多有价值的科学规律，对这一宝库的深入挖掘，将能获得更有价值的医学成果。学习《伤寒论》，在方法上应注意以下三点。

1. 掌握全书精神实质，取菁英，撷要点

清代医学家徐灵胎说："医者之明，全在明伤寒之理。"初学《伤寒论》不须钻牛角尖，花许多时间考证一个字，更不应像有些人所说的那样"读无字处"，因为语言本身是有模糊性特征的，各种表述都可能不尽准确，关键在于掌握全书和各篇各证的主要精神之所在。古人说"善读书者取其菁英而弃其糟粕"，《伤寒论》的精华是六经，诚如柯韵伯所说：治伤寒先治六经，"此扼要法也"。同时，各证辨证论治的方法、重要方剂的效用和配伍规律也都重要。对于一些不常用的内容，如烧裈散之类，大可不必投以精力。

2. 前后对照，互相联系

要想把《伤寒论》学精学透，要把某证某方的条文及类似方证的条文前后对照，比较而读。也要把《伤寒论》与各种别本，如与《金匮要略》、与各注家之论互相参考，这样便能互相启发。历代以来研究《伤寒论》的学派很多，梁启超说"学问非一派可尽"，我们不应株守一家，而应广泛吸取诸家所长，丰富自己。

3. 理论联系实践

学习《伤寒论》必须结合临床实践才能学得扎实，不应生记硬背。有人要求学习的人先把 397 条逐条背诵，甚至要"倒背"。笔者认为熟固然能生巧，但是理论不结合实践则往往记不牢，会落空。有人虽然一时记住一些，但也往往是"开卷了然，临证茫然"。对某些重要的条文应该牢记，但这仅

仅是第一步，在此基础上，学习他人运用经方的经验，并反复实践，多思考，这才是学好《伤寒论》的关键所在。

【孟庆云. 第一讲《伤寒论》的学术体系与学习方法 [J]. 中国社区医师，1988（11）：32-34.】

第二讲　太阳经证

　　太阳病发生于人体感受外邪之后正气开始抵抗的阶段，病证见于感冒初起，多种传染病的前趋期，和其他感染疾患的初期，病机的关键是正邪交争于体表。外邪侵犯人体，最先接触的是皮毛，然后沿经络传至脏腑。按《黄帝内经》营卫气的理论，卫气具有温养内外，护卫肌表，抗御外邪，滋养腠理，启闭汗孔等功能。皮毛位于肌表，是人体抗御外邪的屏障。因此，外感病的最初阶段主要证情是皮毛肌表的症状。从经络的传变看，太阳主人体之表，其足太阳膀胱经的走向是在项背处沿脊柱两侧下行，本经的病候主要表现为头痛、目痛、鼻衄、项强、腰脊痛、髋关节屈曲不利、腘窝、腓肠肌及足部疼痛等。因这个阶段证的表现如头痛、项强、项背强几几等，与太阳经特别是足太阳膀胱经的病候较为相应，故而把此期病证命名为"太阳病"。

　　对于太阳病典型表现像是邪在肌表反应的认识，历代注家们根据《伤寒论》有"太阳随经""过经""到经不解""行其经尽"等语，把太阳病的典型表现称为"太阳经证"。但也有很多人指出，此期未必全有项强，而以恶寒、脉浮等外邪束表证候为主，认为还是称"太阳表证"更合实际。也有的作者以本期是太阳病的基本病情，而主张称本期为"太阳本证"。

　　从正邪观而言，太阳经证是正邪相争于肌表，正气充盛而奋抗。从现代病理学看，太阳经证的症状，主要是皮肤、黏膜、肌肉之微循环改变及体温中枢的致热反应。因受邪轻重不同，患者体质强弱不同，太阳经证又有太阳中风、太阳伤寒等不同类型。

一、太阳病提纲

　　太阳病的主要脉证，如《伤寒论》所说："太阳之为病，脉浮，头项强痛而恶寒。"凡为太阳病，必须具备以上的脉症，故《伤寒论》称此条为太阳病之提纲。清代医学家徐灵胎说："脉浮、头项强痛、恶寒八字，为太阳一经受病之纲领，无论风寒湿热，疫疠杂病，皆当仿此，以分经定证也。"这一提纲，有全太阳病总纲的意义，因为：①它指出了太阳病主要脉证是"脉浮，头痛，项强而恶寒"；②指出太阳病的性质是表证，因为浮脉和强调的恶寒（用一连词"而"表示强调）等都是表证的表现。外邪侵犯，卫气与邪气抗拒于表，故现浮脉。太阳经气运行受阻，故头痛而项强，项强是脖颈背部感到拘紧不舒适。外感病开始卫气被遏，外达不及，故有恶寒。此时患者感到怕冷、怕风甚至颤抖。此即西医学所说的发热前的寒战，是体温中枢受刺激之后的增热期，之后便要进入发热期。太阳病恶寒之后便要发热，但有时恶寒期很长而未见发热，故《伤寒论》未把发热列为太阳病的基本症状，说明对于判断表证，恶寒比发热更有意义。前人所谓"有一分恶寒，便有一分表证"，指出恶寒是表证所独具，是表证的标志，而发热症状，在表证或里证却都可以见到，不是特征性的症状。

　　因太阳病的性质是表证，其治则当是解表法。解表法是运用辛散发表的药物配伍成疏解外邪和发汗解肌的方剂。此类方剂主要靠发汗起作用。其立法是根据《黄帝内经》所论"其在皮者，汗而发之"的原则而用的，属于八法中的"汗法"。对于诸法的运用，中医素言"汗不嫌早，下不宜迟"，认为使用汗法愈早愈好。故在临床上，见有恶寒等表证的指征，即可用汗法治疗。

二、太阳中风证

在《伤寒论》中，重点论述太阳中风证者有 2 条："太阳病，发热、汗出、恶风、脉缓者，名曰中风""太阳中风，阳浮而阴弱，阳浮者，热自发，阴弱者，汗自出。啬啬恶寒，淅淅恶风，翕翕发热，鼻鸣干呕者，桂枝汤主之"。《伤寒论》遵循《黄帝内经》以后的审证求因和以证名病的方式，根据患者恶风，给此证命名为"中风"。历代学者为了把此证区别于证见突然昏仆、偏瘫、口眼㖞斜等症状的内伤杂证中风，将此证全称为太阳中风。应注意的是，此证虽然证见恶风，但其病因不仅仅是"风"，而且还包括风寒乃至六淫之邪。对于太阳中风证，也有不少作者根据其性质和代表方剂称之为表虚证、表寒虚证或桂枝汤证等。

1. 性质：表虚证。

2. 主要脉证：在具备提纲证的基础上，证见脉缓、发热、汗出及恶风。

3. 病因病机：患者体质较弱，或平素心肺功能较差（此为内因），又感受风寒之邪（此为外因，除受风寒外，还包括细菌、病毒等生物性致病因素），而致卫气不固，营阴不足。《伤寒论》条文中称此为阳浮阴弱。各症状的机理如下。

（1）脉缓：是脉象浮缓，即轻取则浮，重按而弱，为阳浮阴弱之征。读者们应注意，《伤寒论》之缓脉不同于晋代王叔和以后医家所谓的缓脉。后者以脉的速率缓慢（少于一息四至）为特征，而《伤寒论》之脉缓主要是就脉势而论脉，其脉象既浮而又弱。另外，《伤寒论》之缓脉也不同于现代传染病肠伤寒之"相对缓脉"。从脉的速率上讲，"相对缓脉"仍属中医学中的速脉，是脉速率与高热比较才有"相对缓脉"，也不是就脉势论脉。

（2）发热：正邪交争，卫阳浮外。

（3）汗出：卫气不固，以致津液（属营阴）外泄。

（4）恶风：是恶寒的一种情况，对风特别敏感而怕风。其原因是汗出肌疏。

4. 治法：解肌发表，调和营卫。所谓"解肌"，也是解表之意，因常用桂枝汤调治，按方剂学的理论，认为桂枝汤能发汗是因其药作用于肌肉，故认为桂枝汤和桂枝功用为解肌。

5. 方剂：桂枝汤。

【组成及方解】桂枝 10g，白芍 10g，炙甘草 5g，生姜 10g，大枣 4 枚（擘）。

方中桂枝辛甘、微温，解肌祛风，温经散寒，用作主药；白芍酸寒，敛阴和营。二药相配，一散一敛，解表散寒，调和营卫。《伤寒论》原书将白芍写成芍药，是因为汉代以前，尚不分白芍与赤芍，按其效用，当为白芍。生姜辛散，助桂枝解表；大枣味甘益阴和营，以助白芍；炙甘草调和诸药。本方为辛温解表轻剂，而且桂枝、甘草相配可温通心阳，白芍、甘草相配能解痉止痛，生姜、桂枝相配又能和胃降逆，药虽五味，有散有升，组方严谨，疗效可靠。

【临床应用】桂枝汤主治太阳中风表虚证，即在风寒感冒范围内的虚人外感或外感兼表虚证用之皆可奏效，包括年老体虚人之感冒或产后、病后之感冒等。如非感冒，但由营卫不和所致的发热、自汗、盗汗、妊娠恶阻、皮肤病、胸背彻痛之痛证等常有自汗、恶寒见证者，皆可用桂枝汤。桂枝汤的特点，是通过发汗以止汗，不发汗则汗不止，止汗而不留邪。本方因广泛的应用被称为"伤寒第一方""群方之魁"。服桂枝汤同时要饮热粥和温覆取汗。温覆指多穿衣或卧床多盖厚被保温以助药力，饮热粥既益汗源又防伤正。服药后汗出病愈，应停止服药，不必尽剂。服桂枝汤禁生冷、黏滑、肉面、五辛、酒酪、臭恶等物。对于已经用过汗剂和下剂的患者，不可用桂枝汤，辨证属里热证者也万万不能用桂枝汤。这即是《伤寒论》所说"桂枝下咽，阳盛则毙"之诫。另外，平素嗜酒的人，即《伤寒论》称为酒客者，不可予桂枝汤。因为酒客多有湿热内蕴，而桂枝汤辛甘、温，辛助热、甘助湿，服之令胃气上逆而呕。

【加减变化】用桂枝汤加减变化之后还可治疗许多病证：

（1）桂枝汤加重桂枝剂量为桂枝加桂汤，可以治疗奔豚证。

（2）桂枝汤去白芍为桂枝去芍药汤，治胸阳损伤的脉促胸满。

（3）桂枝汤倍用白芍为桂枝加芍药汤，可以治腹痛。

（4）桂枝汤加重芍药、生姜用量，再加人参为桂枝新加汤，可治血虚身痛。

（5）桂枝汤加葛根名为桂枝加葛根汤，治太阳表虚兼有项背强直紧张者。

（6）桂枝汤倍白芍加大黄名为桂枝加大黄汤，能解表通里，治腹满大实痛。

（7）桂枝汤加厚朴、杏仁名为桂枝加厚朴杏子汤，治由太阳中风所致喘证发作者。

（8）桂枝汤加茯苓、白术为桂枝加茯苓白术汤，治外感小便不利。

（9）桂枝汤去芍药加附子名为桂枝附子汤，治外感风湿痛。

（10）桂枝汤加附子名为桂枝加附子汤，主治大汗不止、阳虚液脱所致的四肢拘急、少尿证。

（11）桂枝汤亦名阳旦汤，以桂枝汤加黄芩、干姜名为阴旦汤，治外感兼有热邪及内寒者。

（12）如果太阳病日久不解，发热与恶寒经常反复，热多寒少，说明仍有热郁留于表。此时既有桂枝汤证，也有下文所说的麻黄汤证，可用桂枝汤合麻黄汤（也即桂枝汤加麻黄杏仁）名为桂枝麻黄各半汤。这是将两方合为一方，变大剂为小剂，以助正达邪，轻微发汗。如表郁程度轻还可用桂枝二麻黄一汤（即两方比例为二比一），如兼郁热甚多，热多寒少更突出，可以用石膏易杏仁，则为桂枝二越婢一汤（即桂枝汤与越婢汤的合方，比例为二比一）。

近年应用桂枝汤的报道甚多，如以桂枝汤原方治原因不明的低热，桂枝汤加蝉蜕、葶苈子治过敏性鼻炎，以及用桂枝汤治疗各种皮肤病，包括多形性红斑、湿疹、荨麻疹、皮肤瘙痒症、冬季皮炎、冻疮、蛇皮疮等病。

三、太阳伤寒证

《伤寒论》论述太阳伤寒证时说："太阳病，或已发热，或未发热，必恶寒，体痛，呕逆，脉阴阳俱紧者，名为伤寒。""太阳病，头痛发热，身疼腰痛，骨节疼痛，恶风无汗而喘者，麻黄汤主之。"据患者恶寒称此证为伤寒。为了突出它是属于太阳病中的伤寒故称太阳伤寒证。又根据本病的性质或治疗方剂，称此证为表实证、表寒实证或麻黄汤证等。

1. 性质：表实证。

2. 主要脉证：在具备提纲证基础上，证见脉紧、恶寒（恶风）、发热、无汗、全身疼痛、腰痛、骨节疼痛、气喘等，清代伤寒学家柯韵伯称此为麻黄八症。

3. 病因病机：患者平素体质壮实，又感受风寒之邪，外束于肌表，卫阳被遏，营阴郁滞。

（1）脉紧：脉紧不仅表明是因寒邪使筋脉收引，束行不畅，也表明正气抗邪有力。

（2）无汗：寒主收引，腠理毛孔郁闭，开阖失司，营阴郁滞，汗不能出。

（3）恶寒：恶寒和恶风都是怕冷的自觉症状，只是程度轻重不同而已；恶风是见风则怕冷，不见风不怕冷，恶寒是不见风也怕冷，见风则尤其怕冷。恶寒重于恶风。

（4）发热：正邪相争，阳气浮盛。

（5）身疼腰痛、骨节疼痛：寒邪侵犯太阳经脉，经气运行不畅，不通则痛。

（6）气喘：邪犯皮毛，沿经传入，皮毛与肺相表里，肺气郁逆，故喘。

4. 治法：发汗逐邪，开表散寒。

5. 方剂：麻黄汤。

【组成及方解】麻黄 10g，桂枝 6g，杏仁 10g，炙甘草 3g。

方中麻黄辛温，发汗解表，宣肺平喘，用作主药；桂枝温经散寒为辅药，二药相配有发汗解表之协同作用；杏仁宣肺、止咳、平喘为佐药，配麻黄效力更佳；甘草调和诸药为使药。本方主辅佐使建制分明，药少而精，为中医方剂之代表。徐灵胎说："麻黄治无汗，杏仁治喘，桂枝、甘草治太阳诸证，无一味不紧切，所以谓之经方。"一般麻黄与桂枝、甘草之比为 3:2:1。如甘草用量大于麻黄，则不能起到发汗作用。

【临床应用】麻黄汤发汗力强称为发汗峻剂，除治太阳伤寒表实证外，并可用于治风寒喘咳，风寒温杂至而成的痹证（行痹加荆芥、防风之类；痛痹加川乌、草乌之类；着痹加苍术、薏苡仁之类），风寒客表而在局部、肩背时时沉重而感觉冷痛者，小儿鼻塞不通或有发热而不能哺乳者。

用麻黄汤宜先煎麻黄，去沫后再加其他药同煎。陶弘景《名医别录》云："如不去沫使人心烦。"其实，麻黄有兴奋中枢神经的作用，使人易失眠、烦躁，故有高血压和心脏病的患者用麻黄宜慎重。用麻黄汤发汗也须热服与温覆。如不热服而冷饮，有时不发汗反利小便，起不到邪从汗解的作用。使用麻黄汤还须注意，素为阴虚、阳虚体质者，如衄家、淋家、疮家、汗家、亡血家等虽为表实证，也不能纯用麻黄汤，宜酌情加减药物，否则会遭致亡阴、亡阳的不良后果。

【加减变化】麻黄汤加减变化之后还可治疗许多病症：

（1）麻黄汤去桂枝名为三拗汤，主感冒风寒、咳嗽、鼻塞。

（2）麻黄汤去桂枝、杏仁，加石膏、姜、枣名为越婢汤，治水气病、风水，能发汗散肿。

（3）麻黄汤加白术名麻黄加术汤，治湿家身体烦疼。

（4）麻黄汤去桂枝、杏仁名甘草麻黄汤，主治里水。

（5）麻黄汤去桂枝加薏苡仁为麻杏苡甘汤，治风湿痛。

（6）麻黄汤去桂枝加石膏名麻杏石甘汤，主太阳伤寒汗出而喘。

（7）麻黄汤中麻黄用量加倍，加石膏、生姜、大枣名为大青龙汤，用于表实证兼有郁热烦躁者。

近年来有报道用麻黄汤治疗荨麻疹，治疗支气管哮喘感寒而发者，治疗急性肾炎（中医称为风水）辨证属表寒者。此外，用麻黄汤合四物汤随证加减治疗银屑病也可以收到一定的疗效。

太阳中风证与太阳伤寒证，皆为太阳表证，都有发热、恶寒、头痛、脉浮等证。二证不同点是，有汗、脉缓者是中风证，为表虚，用桂枝汤；无汗、脉紧者是伤寒证，为表实，用麻黄汤。

【孟庆云. 第二讲 太阳经证［J］.《中国社区医师》，1988（12）：24–26.】

第三讲　太阳腑证

太阳病，在表证发生的同时，可引起所络之腑气化功能的失常并伤及血分导致出血、瘀血的证候，称为太阳腑证。太阳经脉络属膀胱，经病传播时最早就传向膀胱之腑。又因足太阳膀胱经与足少阴肾经相表里，故病情进一步发展也要涉及肾。太阳经的经气作用有二：一是在体表的卫外功能，即通过开阖来抗御外邪入侵；二是气化津液，通过膀胱的开阖作用来调节水液代谢。太阳腑证之一是在太阳病时，因气化功能障碍而导致水液代谢失常，现代临床病理学认为，这是肾和泌尿功能受累的表现。太阳腑证之二是伤及血分，见有以出血、瘀血为特征的"血证"。从现代临床病理生理学而论，此时除有肾的严重实质损害之外，还伴有出血、凝血机制障碍和神经、精神系统的某些改变。我们把太阳腑证中引起水液代谢异常者称为蓄水证，把有血分见证和神经、精神症状者称为蓄血证。在临床上蓄水证见于急性肾炎、急性肾盂肾炎等，蓄血证见于流行性出血热及某些严重传染病发生弥漫性血管内凝血的时候。

对于太阳腑证的名称，历代医家又有"太阳表里证""太阳里证"等不同的称谓，也颇有异议。在《伤寒论》的太阳病篇中没有"腑"的字样，但在《伤寒例》中，有"未入于府（腑）者，可汗而已"等诸辞。此段文字是对《素问·热论》中"未入于脏"说法的发展。《伤寒论》将"脏"字改为"腑"字，就把用"脏"作为脏腑的统称而明确为"腑"了。在金代成无己《注解伤寒论》的注释中，便有了病势入腑之说："太阳，经也；膀胱，腑也，此太阳随经入腑者也。"自明代方有执著《伤寒论条辨》以后，始把五苓散证和膀胱腑联系起来，于是被后世伤寒学家概括为"蓄水证"或"停水证"。

清代医学家尤在泾据宋本《伤寒论》106条有"热结膀胱，其人如狂，血自下"之语，把太阳腑证伤及血分的证候称之为"蓄血"，自此有"蓄血证"之名。张仲景在《伤寒论》中立此一证，是依据《素问·气厥论》中关于"胞移热于膀胱，则癃溺血"的论述。关于蓄血证的脏腑定位和机理，多数伤寒学家认为在膀胱。舒驰远在《再重订伤寒集注》中认为，太阳经还包括手太阳小肠经，手太阳小肠经与心相络属，心主血脉，故可见血证，心主神明，故可见发狂。因中医学之脏腑经络学说主要是言功能的，不是以明确的解剖和定位为特征，故对于蓄血证，与其称为定位，不如讨论在哪些部位可见蓄血症状为好。《金匮要略》中也有"热在下焦者，则尿血"之语，除便血、尿血之外，也有胞宫（子宫）下血的。因此，可以说蓄血证多在下焦，但也有眼结膜充血和鼻衄的。如果准确地说，蓄血证可见全身的出血和瘀血，以下焦为多见。

一、太阳蓄水证

蓄水证的病证在《伤寒论》书中有诸多论述，如宋版《伤寒论》第71条："太阳病，发汗后，大汗出，胃中干，烦躁不得眠，欲得饮水者，少少与饮之，令胃气和则愈。若脉浮，小便不利，微热消渴者，五苓散主之。"第72条："发汗已，脉浮数烦渴者，五苓散主之。"第74条："中风发热，六七日不解而烦，有表里证，渴欲饮水，水入则吐者，名曰水逆，五苓散主之。"此证也因用五苓散治疗而称五苓散证。

1. 性质：太阳病由表而又入里的表里证。

2. 主要脉证：脉浮或浮数。发热，汗出，小便不利，渴欲饮水，水入即吐。

3. 病因病机：邪犯太阳之后引起膀胱气化功能障碍。

（1）脉浮或浮数、发热、汗出：说明有表证和有热。《素问·五脏生成论》说："夫脉之大小、滑涩、浮沉，可以指别。"浮沉是古代一种祭水仪式。《尔雅·释天》云："祭川曰浮沉。"郭璞注："投祭水中或浮或沉。"《黄帝内经》中有论多篇，都把浮脉作为卫气在表受病的脉证。如《素问·八正神明论》说："天温日明，则人血淖液而卫气浮。"《灵枢·五色》篇说："沉浊为内，浮泽为外，察其浮沉，以知浅深。"蓄水证见浮脉、发热、汗出，表明此证系属表证气分范围之内，但已向里发展。此处所言之"里"，是纵向深入的意思。因此作者把太阳蓄水证列为兼证。这就忽视了蓄水证的表证内容和蓄水证作为一个独立证候的特征。可见，蓄水证之里，是太阳之里，即表证之里，条文中称"表里证"是有其深义的。

（2）小便不利：膀胱气化失常所致。

（3）烦渴、渴欲饮水、水入即吐：膀胱气化失常，水不能化成津液上承故口渴。另外，发热、汗出亦致口渴。虽然口渴，但因水不能气化而停于体内，体内不缺水，故水入即吐。

4. 治法：化气行水，兼以解表。

5. 方剂：五苓散。

【组成及方解】泽泻15g，茯苓10g，猪苓10g，白术10g，桂枝6g。

本方药用五味，以苓称著，故名五苓散。然本方虽名五苓散，但泽泻咸寒用量又大，入膀胱利水泄热为主药，二苓淡渗利水泄热为辅药，白术苦燥健脾利湿为佐药，桂枝为使药，即通阳化气，又兼解表。对无表证之水停也可应用，如属虚寒型者，把桂枝换成肉桂即可。

【临床应用】本方除治太阳蓄水证之外，还以其气化利水之功，有很广泛的应用：①治水肿；②治痰饮病，症见头眩晕、心下悸、吐涎沫者；③对湿盛之腹胀久泻或小儿泻泄，有利小便实大便之功；④暑湿或寒邪所致吐；⑤中暑，症见身热、烦渴、小便赤涩者，可加六一散；⑥小便不利；⑦眼多泪症。

【加减变化】五苓散加减变化之后还可治疗许多病症：

（1）本方去桂枝名为四苓散，主治小便不利而无发热恶寒者。

（2）本方加茵陈名茵陈五苓散，主治湿热发黄。

（3）本方加苍术名苍术五苓散，主治寒湿性小便不利。

（4）本方加辰砂名为辰砂五苓散，主治小便不利而兼心悸者。

（5）本方加羌活名元戎五苓散，主治中焦积热。

（6）本方加三石（石膏、滑石、寒水石）名桂苓甘露饮，可清六腑积热。

（7）本方单用泽泻、白术名泽泻汤，主治心下支饮而头目眩晕者。

（8）本方单用茯苓、白术名为茯苓白术汤，主治脾虚泻泄。

（9）本方加人参、甘草名为春泽汤，主治病愈后口渴或无病口渴者。

（10）本方合平胃散为胃苓汤，主治停饮夹食者。

（11）本方合黄连香薷饮名薷苓汤，主治伤暑泻泄。

第四篇　《伤寒论》十讲

（12）本方合小柴胡汤名柴苓汤，主治疟疾病有口燥心烦者。

近年来，五苓散又有了一些新的应用：

（1）用于治肾炎和心力衰竭的水肿。

（2）用于尿崩症。

（3）用于尿潴留，有报道用五苓散加黄芪、党参治疗产生尿潴留及非截瘫性尿潴留。

（4）治尿毒症的顽固性呕吐，有报道用本方加半夏，并有降压作用。如因呕吐汤药难入，可先用生姜擦舌，玉枢丹二分先调化服以后，再以本药小量频进而取效。

（5）用于颅内压增高综合征，以本方合葶苈大枣泻肺汤合用，以其利尿作用降低颅内压。

（6）用于迷路水肿的眩晕，可治梅尼埃病。

（7）用于青光眼，用本方加石决明、菊花、苍术、楮实子、陈皮治疗慢性单纯型青光眼，可降低眼压。

（8）用于小儿鞘膜积液，本方加羌活、防风内服，再配合外治，效果显著。

（9）本方以薏苡仁易猪苓用于渗出型湿疹，可减轻渗出。

（10）用于流行性出血热少尿期有发热、口渴、饮水即吐者。

（11）用于透析失衡综合征，在血透析出现脑水肿征时，可用五苓散治疗。

二、太阳蓄血证

宋版《伤寒论》第106条、124条、126条等分别论述了太阳蓄血证的证治，3条内容是："太阳病不解，热结膀胱，其人如狂，血自下，下者愈。其外不解者，尚未可攻，当先解其外；外解已，但少腹急结者，乃可攻之，宜桃核承气汤。""太阳病六七日，表证仍在，脉微而沉，反不结胸，其人发狂者，以热在下焦，少腹当硬满，小便自利者，下血乃愈。所以然者，以太阳随经，瘀热在里故也。抵当汤主之。""伤寒有热，少腹满，应小便不利，今反利者，为有血也，当下之，不可余药，宜抵当丸。"

1. 性质：表证未解者为表里证，表证已解为里证。

2. 主要脉证：脉沉涩或沉结，其人如狂或发狂、少腹急结硬满、血自下、血证、身黄、小便自利。

3. 病因病机：蓄血证是在表证未解之时病已入里至血分，此时已有死证为太阳病之最危重者。

（1）脉沉结、沉涩或微：蓄血在里，故见脉沉；气血凝滞，故脉象结、涩或微。

（2）如狂、发狂：狂指烦躁、神志失常、知觉昏昧等症状，轻者称之如狂，重者为发狂，是因邪与血结，心神被扰，现代病理生理学指此为神经精神紊乱。

（3）少腹急结或硬满：指下腹部紧张硬满而痛，腹诊时有压痛和抵抗感，为瘀血结于下腹部所致，西医学称之为腹膜刺激征。

（4）血自下、血证：有出血和瘀血的多种表现，如便血、黑便、尿血、胞宫出血及瘀斑等。原因和机理是邪热相结，病在血分。有的伤寒注家据蓄血在膀胱必然有小便不利，而本证无小便不利，认为"血自下"仅指大便下血，不应是尿血。另一些学者则认为可有尿血及其他下焦出血，又指出"小便自利"不是蓄血的必然症状。如吴又可在《温疫论》中说："小便不利亦有蓄血者，非小便自利便为蓄血也。"因蓄血的机制是凝血机制障碍所引起的出血和瘀血，故既可见便血，也可见尿血和胞宫出血。近年观察流行性出血热发生的蓄血证，除见有下焦出血瘀血外，还见有眼结膜充血，舌下静脉瘀血，软腭部黏膜及皮肤见瘀斑、瘀点，说明蓄血不仅仅发生在下焦，而且是全身性的。

（5）身黄：为蓄血发黄，应区别于湿热发黄，是燥血内结，营气不敷所致。要代医学称之为出血性黄疸。

（6）小便自利：病在血分，不在气分，不影响膀胱气化，故小便自利。如影响膀胱气化，也可见小便不利。

4. 治法与方剂：因蓄血之急、重、慢之不同，可分蓄血急证、蓄血重证和慢性蓄血三证，分别用泄热行瘀、破结逐瘀和缓下逐瘀法治疗称为"蓄血三法"。与三法相应有桃核承气汤、抵当汤、抵当丸，称为"蓄血三方"。三方之应用与鉴别见表4-1：

表 4-1　蓄血三方应用与鉴别

	蓄血急证	蓄血重证	慢性蓄血
特点	初结证轻	急结证重	瘀久较重
病机	热重于瘀，瘀热初结尚有下通之机	瘀重于热，瘀热相结已深，病重，全无下通之机	瘀热相结病程较长
脉证	如狂、少腹急结、脉沉涩	发狂、少腹硬满、脉沉结	程度在蓄血急证与蓄血重证之间
治则	泄热行瘀	破结逐瘀	缓攻逐瘀
运用	如有表证，当先解表，然后攻里	里证为急，如有表证亦当先攻里	宜攻里，既不可不攻，又不可峻攻
方剂	桃核承气汤	抵当汤	抵当丸
组成及用法	桃仁12g，大黄12g，芒硝6g，桂枝6g，炙甘草6g 将上述药煎至一定时间去渣再加芒硝，用慢火煎至微沸，每日服3次	水蛭（炒）30个，虻虫（去翅足炒）30个，桃仁（去皮尖）20个，大黄（酒洗）100g 本方为行血逐按峻剂，体质强实者可用，体弱气虚者慎用，孕妇忌服	组成同抵当汤，但剂量轻，水蛭、虻虫用量减少三分之一，桃仁减少五分之一。将4味药作成4丸，每服1丸，服药时用煮丸法，用水煮其丸，将药丸及煎汤一齐吃下，既可取丸药之缓，又可得汤剂之荡，具有兼收并蓄之妙。得效后即不再服药，使邪去而不伤正
方解	桃仁润燥活血行瘀为主药，桂枝辛温，宣阳以通经，大黄苦寒荡寒除热，二为辅药，芒硝咸寒，取大黄软坚去实为佐药，甘草缓中调和诸药，以防伤正，为使药	水蛭、虻虫直入血络，行瘀破结，消积化坚，为除蓄血之主药，大黄苦寒泄下，桃仁破血润燥，并助行瘀之力	
其他应用	（1）火升血瘀之头痛、目赤、齿痛 （2）血热妄行之出血 （3）狂病日久，用清热、化痰、安神剂无效者 （4）血结胸腹之腹痛拒按者 （5）血淋之少腹痛甚者 （6）跌打损伤疼痛而二便不利者 （7）流产出血不止，由瘀血所致者	（1）瘀血发热、作渴、心腹急满而痛者 （2）癥瘕积聚 （3）狂症他药无效者 （4）闭经 （5）跌扑损伤	
加减	（1）本方改为丸剂名为破榴丹，主治与汤剂相同 （2）加青皮、枳实、柴胡、苏木、当归、芍药名桃仁承气饮子，主治同	本方去水蛭、虻虫加䗪虫名为下瘀血汤，主调经，产妇痛，脐下有瘀血者	

	蓄血急证	蓄血重证	慢性蓄血
现代应用	用于各种瘀血性疼痛、有瘀血证的精神失常、粘连性肠梗阻、过敏性紫癜、细菌性痢疾、流行性出血热少尿期有出血倾向者	用于躁狂型精神分裂症、癫痫发作、肝昏迷、肝脾肿大及脾切除后血小板增多症	

【孟庆云. 第三讲　太阳腑证 [J]. 中国社区医师，1989（1）：19-21+36.】

第四讲　太阳兼证

太阳兼证是指在中风与伤寒的基础上兼见其他症状，如兼郁热证、水饮证、风动证、喘证等。太阳兼证虽然是太阳病的非典型病证，但在临床却比较多见。导致太阳兼证的原因，一方面是患者体质的差异；另一方面则与邪气的轻重、感邪的深浅有关。因太阳兼证都有不同程度的表证，故其治法都是在解表的基础上结合针对兼证的对症治疗而施行的。

一、太阳表寒郁热证（大青龙汤证）

《伤寒论》说："太阳中风，脉浮紧，发热恶寒，身疼痛，不汗出而烦躁者，大青龙汤主之。若脉微弱，汗出恶风者，不可服之。服之则厥逆，筋惕肉瞤也。此为逆也。"这条即是对表寒郁热证的证治、用方禁例的系统论述。

1.性质：太阳表证兼里郁热证。

2.主要脉证：脉浮紧。发热恶寒、头身疼痛、无汗而烦躁。

3.病因病机：体质壮实之人，外感风寒之后，加之体内素有蕴热，其抗病力较强，便产生了"邪气盛则实"的一些症状。脉浮紧、发热恶寒、头身疼痛、不汗出等是麻黄汤的见症；但因素有蕴热，加之风寒外束，无汗，使里热郁蒸，邪无出路，故热扰心神而烦躁。

4.治法：辛温解表，兼清里热。

5.方剂：大青龙汤。

【组成及方解】麻黄 12g，桂枝 6g，杏仁 6g（捣），生石膏 24g（捣），炙甘草 6g，生姜 6g，大枣 4 枚（擘）。

本方为发汗峻剂，系麻黄汤加重麻黄、甘草用量，再加石膏、姜、枣所组成。简捷记法是麻黄汤加石膏、甘草。用麻黄汤发汗解表，注意大青龙汤中的麻黄量是麻黄汤中的一倍，石膏清热除烦，倍甘草以和中，共收外解风寒郁闭、内清烦热之功效。关于本方的命名，明代伤寒学家方有执云："夫龙一也，以其翻江倒海也，乃小言之；以其兴云致雨也，乃大言之。""小"是指小青龙汤的作用，"大"即指大青龙汤的作用，所谓兴云致雨，是指峻发其汗而除烦之功。知道方剂名称的寓意，有助于了解方剂的功效。

【临床应用】我们在第二讲关于麻黄汤加减证的内容中，已提到与此方证有关的"三纲鼎立"学说，是说始创于朱肱而诋误于喻嘉言。喻认为太阳病要在三纲，风伤卫用桂枝汤，寒伤营用麻黄汤，风寒两伤营卫用大青龙汤。其实风能伤卫，亦可伤营，寒既伤营，焉能不经过卫？用两伤营卫来概括大青龙汤之功，既不准确，又颇不全面。太阳病是六气中寒气致淫之为病，应见于太阳，伤营卫外还伤气血经络等。大青龙汤证从病证归类上虽然不能与二者并列，但却为常用之方剂，对这三个常用于风寒表证方剂的证治倒是应该明确区别：麻黄汤主风寒表实证，桂枝汤主风寒表虚证，大青龙汤主风寒表实证兼郁热证。大青龙汤除主风寒表实兼郁热证外，在另一些情况下，如脉不见浮紧而见浮缓，身不疼但沉重，或身沉重偶有减轻等类似表虚证的情况下，只要不属于少阴证的虚寒证，只要见有"不汗出而烦躁"这个主症，就可以应用大青龙汤。大青龙汤既为发汗峻剂，体实病实者用之无妨，体弱病实者当慎用；若脉微弱、汗出恶风之虚证用了大青龙汤，则可招致大汗亡阳、厥逆、筋惕肉瞤等不良后果。此外，对大青龙汤之烦躁，也要与阳明烦躁、少阴烦躁加以区别。阳明烦躁是里热汗出，决无表闭；少阴烦躁是真寒假热，阴盛格阳；而大青龙汤之烦躁，是风寒外束，阳热被郁于内所致，对此应格外注意，庶免致误。

【加减应用】大青龙汤也可随证加减而用于以下诸病证：

（1）溢饮而见内热者。

（2）肺、胃中因热邪上冲致咳嗽或内眦脉赤而痛者。

（3）温病邪在卫分、气分者，用时可去桂枝加天花粉。

现代临床大青龙汤用于治疗大叶性肺炎初期、外感型支气管哮喘，加附子用于流行性脑脊髓膜炎，随证加减用于治疗急性青光眼等。

二、太阳表寒里饮证（小青龙汤证）

表寒里饮证，即是在太阳伤寒的同时兼有水饮证，如《伤寒论》所言："伤寒表不解，心下有水气，干呕发热而咳，或渴，或利，或噎，或小便不利，少腹满，或喘者，小青龙汤主之。""伤寒心下有水气，咳而微喘，发热不渴。服汤已渴者，此寒去欲解也。小青龙汤主之。"

1. 性质：太阳表证兼水饮证。

2. 主要脉证：脉浮紧或紧。发热恶寒、无汗、咳喘、干呕口不渴及腹泻、小便不利、少腹满等。

3. 病因病机：既有外感风寒又见水饮内停。《伤寒论》之"心下"一般指胃脘，此处还泛指肺及呼吸道。太阳伤寒表邪不解，则发热、恶寒、无汗。水寒侵肺及呼吸道，所以咳嗽而喘。水湿不运，留于胃中，遇寒则逆，所以干呕。湿而气不化，津不生，所以口渴。如水寒渍于肠中也可腹泻，水蓄下焦，也可致小便不畅或少腹胀满。

4. 治法：辛温解表，涤化水饮。

5. 方剂：小青龙汤。

【组成及方解】麻黄 10g，白芍 10g，桂枝 10g，干姜 10g，半夏 10g（制），炙甘草 10g，细辛 5g，五味子 5g。

方用麻黄、桂枝为主药，辛温以发汗解表，除风寒而宣肺气。用细辛辛以散寒，五味子酸以敛肺，干姜温以行水，三药共为辅药；白芍、半夏为佐药，白芍养血，配桂枝能调和营卫，合五味子能敛气。半夏祛痰和胃，降逆散结。炙甘草益气和中，调和辛散酸收诸药为使药。八药相配，共奏解表蠲饮，止咳平喘之功。如无汗可用蜜制麻黄，用量宜小于五味子。方中细辛、干姜、五味子三味合用，是一个配伍单元，干姜司肺之开，五味子司肺之阖，细辛发动开阖之枢机。在运用小青龙汤时，其他药皆可加减，唯独此三药缺一不可。与麻黄汤比，麻黄汤治喘治湿，小青龙汤治水治喘，这是伤寒方剂用于杂证的一般习惯。本方与五苓散都用于治疗太阳表证不解又有停饮之时，中风有汗蓄水为表虚者用五苓散，伤寒无汗水气在肺为表实者用小青龙汤。本方与大青龙汤二方发表药相同，而治里之药各异，因此，虽然都是表里双解的方剂，但大青龙汤主治表寒里热之证，重在发汗，而小青龙汤主治表寒而里有水饮的病证，重在化饮。在临床上可不受表证的约束，无表证也可使用，故伤寒、杂证均宜，只要有水饮就可应用。但应注意一点，在尺脉迟者，多为心肾虚衰，方中麻黄细辛发越肾气，应慎用或禁用。

【临床应用】除主治表寒里饮证外，小青龙汤又以治水、治喘见称于杂证，其他临床应用有：

（1）虚寒咳嗽之遇风而发者，或冬季外感水饮上泛作喘者。

（2）咳逆倚息不得卧。

（3）寒饮上冲之头疼、眩晕或发热恶寒者。

（4）妇人之吐涎沫者。

（5）用于溢饮或支饮。

【加减变化】小青龙汤也可随证加减而用于以下病证：

（1）渴去半夏、加天花粉，喘加杏仁，噎去麻黄、加附子，小便不利去麻黄、加茯苓。

（2）本方加石膏名小青龙加石膏汤，主治肺胀，咳而上气，烦躁而喘，心下有水，脉浮者。方中麻黄配石膏为治喘有效的"对药"，这是张仲景卓越的经验之一。这也是治喘的一个配伍单元，如麻杏石甘汤中，也能治喘，也用此"对药"。

（3）本方去白芍甘草称沃雪汤（《外台秘要》引《古今录验》方），治上气不得息，喉中有如水鸡声，本方去桂枝、白芍、甘草，易干姜为生姜，加射干、紫菀、款冬花、大枣为射干麻黄汤，能宣肺祛痰，下气止咳，主治咳而上气，喉中有水鸡声者。

现代临床用本方治急慢性支气管炎、支气管哮喘、百日咳、肺源性心脏病等。

三、太阳表证兼风动证

足太阳膀胱经过项背，故项强是太阳病的基本症状。在某些时候，因风寒外束，邪入太阳经腧之后，突出表现为经气不利，致使津气不能敷布，经脉失养，而呈现项背强几几（音 shu 殊）的紧张拘急感，即为风动经腧的轻者，如病情进一步发展，便可导致严重的太阳痉病。太阳表证兼风动证又有以下三种证候。

（一）太阳中风风动经腧证（桂枝加葛根汤证）

1. 证候："太阳病，项背强几几，反汗出恶风者，桂枝加葛根汤主之。"此论是说，太阳病因经气不舒，经脉失于濡养而致颈项及背部拘急、活动不便等症状出现时，本应无汗，而在临床上却有汗出、怕风（当见脉浮缓）等见症，此时可用桂枝加葛根汤治疗。

2. 性质：太阳表虚兼经气不舒。

3. 治法：解肌祛风，升津舒经。

4. 方剂及方解：用桂枝加葛根汤。

桂枝加葛根汤即是由桂枝汤加葛根组成，方用桂枝汤常量加葛根 12g，以桂枝汤解肌祛风，调和营卫，以葛根升津舒经且助解表。

历代医书中关于此方有所谓有无麻黄之争论，按宋本《伤寒论》之文，桂枝加葛根汤方中有麻黄三两。然从条文中所列证候看，是以太阳中风表虚证兼项背强几几为特征，故方中不应当有麻黄，在宋人林亿的"方后注"中已提及此点，因此不当有麻黄。临床实践中也验证了林亿等人的观点，此时如方中用麻黄，则汗出愈剧，证反难解。现代临床用桂枝加葛根汤治感冒、落枕、偏颈、头痛，并用于治疗神经症的抽搐及痢疾高热寒战、谵语、躁动者。

（二）太阳伤寒风动经腧证（葛根汤证）

1. 证候："太阳病，项背强几几，无汗恶风者，葛根汤主之。"文中指出，太阳病，在无汗、怕风（当有脉浮紧）的表实证时，见有颈项和背部拘急强硬时，可用葛根汤治疗。

2. 性质：太阳表实兼经气不舒。

3. 治法：发汗解表，升津舒经。

4. 方剂及方解：用葛根汤治疗。

葛根汤是麻黄汤合桂枝汤去杏仁加葛根组成的，方用葛根12g为主药，其他均按麻黄汤、桂枝汤的相应药量。因麻黄汤合桂枝汤有较强的发汗祛邪作用，再加解表升津、滋养筋脉的葛根，则表证可除，筋拘得舒。因葛根汤系麻黄汤、桂枝汤之合方加减，兼有两方之长，又可升津液、濡筋脉，故有此医家每以此方为治感冒之常规方剂。

【临床应用】葛根汤尚有其他临床应用：

（1）太阳病欲作刚痉或外感发热惊厥者。

（2）风寒湿邪致痹证之肩背酸痛者。

（3）小儿麻疹、痘疹初起者。

（4）鼻渊初起表证偏重者。

（5）落枕等症。

本方加半夏，即葛根加半夏汤，可治太阳阳明合病呕逆者。本方加黄芩名葛根解肌汤，治发热恶寒，头痛项强热邪较重者。

现代报道，用葛根汤治乙型脑炎、鼻窦蓄脓症、肩背疼痛、皮肤瘙痒、痢疾等病症。

（三）太阳痉病

痉病是太阳病兼风动之重证，也是太阳病中最严重者。宋人在整理《伤寒杂病论》时，将此部分内容收在《金匮要略》之中。虽将此证列入杂病，但因其证是由太阳病发展而来，并且还有太阳表证的特征，因此在所叙条文中都冠以"太阳病"的字样。按《金匮要略》所述，痉病产生的原因系因误下、伤津亡液而引起。其实在外感病的发展过程中，即便没有误下，也可因高热导致伤津亡液而化燥，燥热而动风，发展为痉病。痉病分刚痉和柔痉，有汗不恶寒者为柔痉，无汗反恶寒者为刚痉。

1. 证候：有太阳病征，并见脉沉细或沉迟、发热、项背强直、口噤不得语、角弓反张、抽搐等一系列证候者为痉病。相当于现代医学的高热惊厥、抽搐、角弓反张症状和体征有颈强直等脑膜刺激征之所见。《伤寒杂病论》中对于痉病，除有太阳痉病的一些论述外，尚有阳明痉病："痉为病，胸满口噤，卧不着席，脚挛急，必齘齿，可与大承气汤。"在《灵枢·热病》篇也有痉病的论述："热而痉者死，腰折瘛疭，齿噤齘也。"把这些论述和《金匮要略》中关于太阳痉病的描述结合起来，便可形成对痉病较完整的概念。

2. 性质：太阳表证兼动风之重证。柔痉属表虚证，刚痉属表实证。

3. 治法：太阳痉病的总治则是解表生津，祛风止痉。

4. 方剂：刚痉用葛根汤，柔痉用栝楼桂枝汤。

栝楼桂枝汤系桂枝汤常量加栝楼根15g而组成。方用栝楼根养阴舒筋，生津润燥，合解表的桂枝汤，共奏解表止痉之功。

对于阳明痉证，主要用大承气汤通过泄其燥热，以急下存阴。

4. 太阳喘证

太阳病兼有喘证者有两证，一是中风兼喘证者，可用桂枝加厚朴杏子汤治疗，方用桂枝汤加厚朴 6g、杏仁 10g，近年临床常用此方治因于寒邪的咳喘和腺病毒肺炎辨证为寒型者；另一种是邪热壅肺的喘证，即麻杏石甘汤证。本证即不同于麻黄汤证之无汗而喘，也不同于桂枝加厚朴杏子汤的有汗而喘。其实本证表邪已解，但也不属阳明热证，乃是经过太阳表证之后，因热邪迫肺，肺失清肃而作喘，故治疗重在宣清肺热而止喘，方用麻杏石甘汤。关于桂枝加厚朴杏子汤和麻杏石甘汤已在桂枝汤和麻黄汤的加减证中有所介绍，故此处不再赘述。

【孟庆云. 第四讲　太阳兼证［J］. 中国社区医师，1989（2）：26-28.】

第五讲　太阳变证

变证蜂起是太阳病的特点之一。太阳病经过表证之后，因于某些原因其病情变得失却了表证的特征，或超出传经范畴，演为热病与杂病相参的证候，甚或完全失去热病特征而变为杂病，这即是太阳变证。

失治、误治是引起太阳变证的常见原因之一，如《伤寒论》所说："太阳病三日，已发汗，若吐，若下，若温针，仍不解者，此为坏病。"论中所说的"坏病"，即是我们在本讲中所要介绍的变证。体质之异或素有宿疾是引起变证的另一原因，患者原有脏腑或气血之虚，经过表证的寒热之后，则易为邪之所凑。如上述两种原因兼有，则导致变证的机会就更多。《伤寒论》指出变证的处理原则是"观其脉证，知犯何逆，随证治之"，因变证种类诸多，原因和临证表现各异，不可能有统一的治法，只可能提出这样一个总的原则来。常见太阳变证有结胸证、心下痞证、虚烦证、热利证、脏结证等，本讲现以结胸证和心下痞证为重点介绍如下。

一、结胸证

太阳表证因处理不及时，则发生从心下至少腹硬满而痛，按之则痛重，手不可近的结胸证。结胸有大结胸、小结胸与寒实结胸之分。

（一）大结胸

1.主要脉证：从心下至少腹硬满而痛，状如板状，手不可近，面色晦暗，气短而不能平卧，烦躁懊侬，舌红苔薄，脉沉滑、沉紧或寸脉浮关脉沉。此证即是现代医学所述的急性肺水肿或渗出性胸腹膜炎。关于大结胸的证候，在宋本《伤寒论》第135、136、137等条中论述甚详："伤寒六七日，结胸热实，脉沉而紧，心下痛，按之石鞭者，大陷胸汤主之。""伤寒十余日……但结胸，无大热者，此为水结在胸胁也，但头微汗出者，大陷胸汤主之。""太阳病……从心下至少腹鞭满，而痛不可近者，大陷胸汤主之。"从近年流行性出血热少尿期并发大结胸的观察统计，一般是病后6～10日发生，这也与《伤寒论》的描述相同。大结胸证属于太阳病中的凶险重证，论中已明告读者本病有死候，即使在现代临床悉具各种急救措施的条件下，也有很高的死亡率，值得重视。

2.病因病机：因表证失治或误下，致外邪化热内传，邪热水饮搏结于胸腹。

3.治法：泻热逐水破结。

4.方剂：大陷胸汤。

【组成及方解】大黄18g，芒硝15g，甘遂9g。

本方用甘遂泻水逐饮，泄热散结；用大黄荡涤邪热，苦寒泻下，合为主药。芒硝泻热软坚，助主药以破除积结，为辅药。药虽三味，而力专效宏，为泻热逐水散结之峻剂。故论中"方后注"指出：

其应用应"得快利，止后服"。

【应用及加减】大陷胸汤的随证加减如下：

（1）体虚患者宜加人参、黄芪以扶正；热重宜加黄连、瓜蒌以增强清热散结之功。

（2）原方外用，可用于治疗单纯性肠梗阻。

（3）方加党参、黄连、瓜蒌实可治胸膜炎。

（4）方加柴胡、黄芩、元胡、川楝子可治胰腺炎。

（5）原方去甘遂，加瓜蒌实、川楝子、黄芩、枳壳可治疗粘连性肠梗阻。

以上所论大结胸系只走气分不走血分者，仅限于热与水结者，为一般型大结胸。临床还有更严重的，即兼入血分，见热与血结的血结胸，其症状又兼出血及凝血者，其治疗应在大陷胸汤的基础上，配以活血化瘀的桃核承气汤，方不致贻误病情。

（二）小结胸

1. 主要脉证：发热数天以后，心下部胀满，运动后或手按则痛，脉浮滑。

宋本《伤寒论》138 条："小结胸病，正在心下，按之则痛，脉浮滑者，小陷胸汤主之。"小陷胸证主要见于现代医学之渗出性膈胸膜炎、胆囊炎等病。

2. 病因病机：太阳病失治或误治，或体质因素，即便治疗过程没有失误，也可能因病情的发展，造成痰与热结于心下，成为小结胸。

3. 治法：清热化痰开结。

4. 方剂：小陷胸汤。

【组成及方解】制半夏 10g，黄连 6g，瓜蒌实 15g。

本方以瓜蒌实为主药，清热化痰，下气宽胸；辅以黄连清热降火；佐以半夏降逆消痰，散结除痞，与黄连合用，辛开苦降。三药合用共收清热涤痰、宽胸散结之效。

【应用及加减】小陷胸汤尚有其他应用：

（1）本方还可用于发热、面赤、有咳喘的胸胁痛。

（2）本方合四逆散加减用于治疗肋间神经痛。

（3）本方合乌梅丸加减治胆道蛔虫症。

（4）本方合大柴胡汤治胆囊炎。

（5）本方合控涎丹治渗出性胸膜炎，合香附、旋覆花汤加减用治胸膜粘连。

（6）本方去黄连加薤白、枳实、生姜，名瓜蒌汤；或本方去黄连加薤白、白酒名栝楼薤白白酒汤，均治胸痹。

（7）本方合小柴胡汤加减，用于寒热往来之胸痹或结核性胸膜炎。近年应用小陷胸汤治急性黄疸型肝炎，对退黄、止胁痛等作用较佳，用本方治急性胃炎也有一定疗效。

（三）寒实结胸

1. 主要脉证：心下硬痛，但无实热征象，口不燥，不烦渴，舌白滑无苔，脉沉。

2. 病因病机：水寒互结，即寒邪与痰饮等实邪结聚于胸中。

3. 治法：涤痰饮，破寒结。

4. 方剂：三物白散。

【组成与方解】

巴豆 1 份（去皮心，炒制，研细），桔梗 3 份，贝母 3 份。上 3 味为散，强人每日 3～6g，以米汤和服，体质瘦弱之人酌情减量。

巴豆气味辛烈，攻寒逐水；桔梗、贝母开结消痰。三味合用共收除痰开结、攻寒逐水之功，用于吐泻寒痰及实积诸证。因经炮制，其色皆白，故名曰三物白散。服三物白散后，病在膈上者必吐，在膈下者必利。如不利，进热粥一杯以摧其利；如利过不止，应进冷粥一杯以止利。

【应用及加减】除主治寒实结胸外，临床还可用于：

（1）肺痈之痰涎壅盛而呼吸困难者。

（2）喉痹之喘促胸高、窒息欲死而呼吸困难者。

（3）咽喉肿痛之汤水不下，难以言语者。

（4）伤寒重证之胃脘堵塞不能饮食，甚则呼吸困难者。

（5）精神病之寒痰堵塞心胸者。

（6）临床多以三物白散加雄黄、郁金治白喉，以巴豆为主药，减桔梗、贝母之药量治胆道蛔虫及急性肠梗阻。

二、心下痞证

心下痞证是胃脘部以闷满痞塞为主的证候。《伤寒论》明确提出了"满而不痛者，此为痞"的概念，其病名导源于《黄帝内经》，而《黄帝内经》又是借用《周易》之否卦以喻病证特点，诚如《丹溪心法·痞》所解释："痞者与否同，不通泰也。""心下"主要指胃脘部位。太阳变证中的痞证最常见的有五种，因用不同名称的泻心汤来治疗，故又称五泻心汤证，即一般所谓伤寒的"三承气、五泻心"，故又以五泻心汤证代言痞证。

1. 主要脉证：主证即是"心下痞，按之濡"，自觉心下闭塞不通，满闷不舒，胃中不和等，但不疼痛，手也可按，按之柔软，无压痛，视诊于心下也不见有胀急之形，其舌苔脉象，可因不同的证型而异。注意痞证不同于结胸，也不同于胀满和胸痹。结胸是心下至少腹硬满而痛、手不可近，与痞证无痛、手可按不同，胀满是腹内胀急，外见腹部胀大之形，痞证主要在心下胃脘区；胸痹是胸膺部之内外疼痛，以胸闷、胸痛、短气三大症状为主证，而本病不在胸，也无胸痛。

2. 病因病机：引起痞证原因有四：一是因汗、吐、下误治引起；二是由其他太阳兼证、变证如结胸、蓄水等证转化而来；三是患者平素胃肠虚弱，因外感引邪入胃，即由疾病本身发展而来；四是病中饮食所伤，致脾胃失和。上述原因，致胃气受伤，升降失常，寒热互结而致病。概言之，其总病机是胃气壅滞。

3. 分型与治法：因痞证有痰气痞、水气痞、中虚痞、实热痞和寒热痞的不同，故其治法决非一种方法或一张方剂所能通治、现据五泻心汤证的特点，分列证型、治法如下。

（1）痰气痞——半夏泻心汤证：以心下痞、便不调兼呕吐为特征，系因误治或饮食不下等原因，使脾胃不和，升降失常，寒热之气互结为痰，其寒为脾胃虚寒，热为内陷邪热。由痰气而成痞，故名为痰气痞。症见心下痞，大便次数稍多或不成型，但又非腹泻。有呕逆，脉弦滑而无力，苔白腻而不燥。用涤痰治痞法。药用：半夏 12g、黄芩 10g、干姜 10g、人参 10g、甘草 10g、黄连 6g、大枣 10枚（擘）。方中辛温之半夏既止呕降逆，又祛痰涤饮为主药，黄芩、黄连用于泻胃热，干姜辛温佐半夏，可温散痞结而止呕吐。人参、甘草、大枣三味甘药以补中。因痞为寒热之气互结为痰所致，故黄芩、黄连与半夏、干姜之寒热药物并用，再加甘草使涤痰之中兼补兼和。本方在《金匮要略》中用于治呕而肠鸣、心下痞，在《备急千金要方》中用于治干呕下利，水谷不消、肠中雷鸣心下痞及霍乱，在《三因极一病证方论》中用于治心实热、心下痞满、身重发热、干呕不安、腹中雷鸣、泾溲不利、水谷不消、欲吐不吐、烦闷喘急者。临床多用本方治急慢性胃肠炎、食欲不振、消化不良、恶心呕吐等病症。

（2）水气痞——生姜泻心汤证：水气痞症见"伤寒汗出，解之后，胃中不和，心下痞鞕，干噫食臭，胁下有水气，腹中雷鸣下利者"。即本证除有心下痞、胃不和、脾不运等征象外，兼有水气的证候。水气在肠中，则腹中雷鸣；水气在两胁，则胁下有水气，并有轻微疼痛；也可见下肢有轻微之浮肿；脉沉弦，舌苔滑。以行水消痞法治疗，方用生姜泻心汤，即以半夏泻心汤再加大剂量之生姜，生姜用12g为主药，故命名为生姜泻心汤。方中生姜、干姜并用，多用健胃除水消痞之生姜，少用能阻水之干姜，其干姜剂量仅为生姜剂量之四分之一。再佐半夏以除胁下水气，兼和胃降逆，用黄芩黄连泻热消痞，用干姜、甘草温里寒，人参、大枣补胃虚。共奏散水和胃，泄痞止利之功。《医宗金鉴》认为本证当有小便不利。验之临床，确有部分患者有小便不利症状，并有轻度浮肿，脉沉弦，舌苔水滑，此时当用本方加茯苓则收效。临床多用本方治疗病后胃肠虚弱症、胃肠功能低下型胃肠炎、胃肠过敏症、胃扩张症及发酵性下痢等病症。

（3）中虚痞——甘草泻心汤证：本证以心下痞塞重，腹泻重，兼有心烦、干呕、肠鸣为特征。其症既见下利、谷不化、腹中雷鸣等较重的里虚寒证，又有心烦不安的邪热上扰证，有寒有热。其心下痞和腹泻呈正相关，腹泻愈多，心下痞愈严重。舌淡苔白，脉虚大无力。以补中治痞法治之，方用甘草泻心汤治之，即半夏泻心汤加重炙甘草（用15g）以补中气，共收缓中降逆，泻痞除烦，寒热兼治之功。甘草泻心汤除治心下痞之外，《金匮要略》还用于治狐惑病（包括西医学的白塞氏病）。近年来用此方治疗寒热夹杂型的胃及十二指肠溃疡、急慢性胃肠炎、病后食少、产后腹泻、神经衰弱及失眠症等。

半夏泻心汤、生姜泻心汤、甘草泻心汤三方组成基本相同，立意均系辛开苦降佐以甘温之法，此为泻心法之大要。从组成药物来看，也可以说它们是著名的和解方小柴胡汤去柴胡加半夏的变方，这也意示着泻心之法又实为和解之法。以上三方虽同名泻心，均治痞证，但其主治同中有异。王旭高对此概括说："半夏泻心汤治寒热交结之痞，故苦辛平等，生姜泻心汤治水与热结之痞，故重用生姜以散水气，甘草泻心汤治胃虚痞结之证，故加重甘草以补中气而痞自除。"

（4）实热痞——大黄黄连泻心汤证：实热痞即热邪入胃，症见心下痞，按之濡，其脉关上浮者，用泻热消痞法，方用大黄黄连泻心汤。以大黄6g，黄芩6g，黄连3g，三药均为苦寒之品，合用组成一清热化湿之轻剂。此方虽仅用三味药物，但用法较为特殊：在煎煮之时，待将煮熟正值沸泡如麻之时，不再加温煎煮，而是取上层之泡服用，即所谓用"麻沸汤"渍服。其用意在于欲取轻扬清淡，以涤上焦气分之邪，用其气不用其味，故不久煎，不用煎汤，而用在麻沸汤中气薄之生药，以为治上焦之泻剂。此方除用治实热痞之外，还治胃热之牙痛、龈肿、血证、便秘、目赤、口舌生疮等，也用于治心胸烦热证。本方去大黄加黄柏、栀子名黄连解毒汤，治三焦热盛诸证。临床多用本方治多种胃肠病，多种充血、出血疾病，以及精神病、癫痫、妇女月经不调，以及由血热引起的皮肤病等。

（5）寒热痞——附子泻心汤证：此证以热痞于上，寒在于下，上焦热下焦寒，系实热痞兼有表阳虚证为特点。症见心下痞而复有恶寒、汗出、脉浮等。治以扶阳泻痞法，用附子泻心汤。即大黄黄连泻心汤加炙附子10g。用时以附子另煮取汁，与大黄黄连泻心汤之麻沸汤合之服，称为"煎附子渍三黄法"。本方寒热并行，有扶正祛邪，消痞回阳之效。正如李中梓所说："以三黄之苦寒清中济阴，以附子之辛热温经回阳，寒热互用，攻补兼施而不悖，此仲景之妙用入神也。"近年临床用附子泻心汤治疗慢性痢疾和神经性头痛颇有疗效。

【孟庆云. 第五讲　太阳变证［J］. 中国社区医师，1989（3）：22-24.】

第六讲　阳明病证治

　　阳明病是外感热病过程中正邪相争激剧，呈热势亢盛的反应阶段。《伤寒论》承《素问·热论》之六经，以其中的阳明来表征热病之阳亢热盛病候最为惬意。六经原以三阴三阳来说明自然界和人体气血之阴阳消长规律，热病时的病理演变过程也与六经相应合。"阳明"是"两阳合明"的"二阳"，内外皆阳，表里皆热。当然，此时人体阳气损耗也最大。刘熙《释名》谓"阳"为"扬也，气在外发扬也"，系亢奋之意。《周易·系辞》中"明"字指为"悬象著明，莫大乎日月"，显著之意。故从词义上讲，阳明也表示阳热之极。阳明病，为正邪胜复的枢机，热病的一个重要病期，阳明病的治则也贯穿于伤寒的全六经。论治阳明病的"保胃气，存津液"，亦为治疗伤寒六经病的总原则：以泻下作为实邪的出路，不仅用于三阳经病，也用于三阴经病的相应情况。故近代伤寒学家俞根初说"伤寒证治全借阳明"。可见，在热病过程中能把握住阳明病这个关键，对辨证论治是何等重要了。

一、阳明病提纲及分型

　　《伤寒论》关于阳明病的提纲是："阳明之为病，胃家实是也。""胃家"，指胃经的一家，即胃经系统，包括足阳明胃经、手阳明大肠经两条经脉和络属二经的脏腑，即胃与大肠。早在《黄帝内经》中就有以胃来统称胃肠的说法，如《灵枢·本输》篇说"足阳明胃脉也，大肠小肠属于胃""大肠上合手阳明"等。既然伤寒六经的含义主要是指经络和脏腑，阳明也概莫能外。胃家实的"实"字，指胃家处于但实无虚、食而不下的病机和证候。《灵枢·平人绝谷》篇说："胃满则肠虚，肠满则胃虚，更虚更满，故气得上下。"阳明为传化之腑，功能在于更实更虚，食入胃而肠虚，食下肠实而胃虚，如一派皆实而不能虚实交作，则影响胃肠内的食物及糟粕的吸收与传化，食不下，便不出，称为"胃家实"。这里仅用一个"实"字，就道明了其体功能障碍和病因病机，可谓言简意赅。《素问·六微旨大论》说："阳明之上，燥气治之。"阳明病邪的特征是燥热，即所谓"邪气盛则实"，由燥热所致之实，是由全身性的弥漫性发热，以及进而导致的肠胃消化功能障碍和大便秘结腹满腹痛。

　　《伤寒论》把阳明病分太阳阳明、正阳阳明和少阳阳明三种类型。由太阳病循经传入阳明的，表现为在经络和发热为特征的是为太阳阳明证，因其病情还不完全俱备"胃家实"，故不用下法而用清法治疗，我们现称此型为阳明经热证。以"胃家实"为特征的为正阳阳明，是阳明病的典型类型，主用下法治疗，我们现在称此型为阳明腑实证。少阳阳明是阳明病为主，但已转属少阳，阳明见证多，少阳见证少，但因超越了阳明的范围，此时汗法、下法皆不可用，当从少阳论治。除上述三型外，尚有阳明蓄血证和阳明黄疸证等兼变证。因阳明病是"阳明之为病"，是胃家实而不专指阳明伤寒，故见有"胃家实"为特征的兼证或杂证，也皆可用阳明病所示的法则来治疗。如白虎加人参汤用治消渴、栀子豉汤用于治疗失眠、猪苓汤用于治疗淋证、大承气汤用于治疗各种急腹症、茵陈蒿汤用于治疗黄疸、吴茱萸汤治疗呕吐、麻黄连翘赤小豆汤治疗瘙痒及荨麻疹等。

二、阳明经热证（太阳阳明证）

1. 性质：胃热弥漫。

2. 主要脉证：身大热、口大渴而喜冷饮、汗自出、不恶寒但恶热、头剧痛、脉大滑数、舌苔黄燥等。其中大热、大渴、大汗、脉洪大，被称为"四大症"，因用白虎汤治疗又称为"白虎四大症"，是阳明经热证的典型表现，也是辨证的要点。

3. 病因病机：有继发性与原发性两种，继发性者，主要是太阳病深入发展，传至阳明，原发性是感邪之后就直犯阳明。现代病理学审视，阳明经热证是在高热期全身肌肉和血管扩张而呈现的一系列表现。

（1）身大热——即高热，因邪从热化而充斥表里。

（2）口大渴而饮冷——邪热太盛加汗出而耗伤津液故烦渴，又喜冷饮以减热。

（3）汗自出——即是大汗淋漓。与太阳病之汗出迥然不同，太阳汗出是卫气不固以致营阴外泄，阳明汗出是里热蒸越、迫津液外泄所致，太阳汗出是微汗出，阳明汗出是大汗出。

（4）不恶寒但恶热——里热而无表证。

（5）头剧痛——足阳明胃经循行于头部，火性炎上，见头痛。

（6）脉洪大滑数——均是里实热证之征象。

（7）舌苔黄燥——热盛则苔黄，津耗则苔燥。

4. 治法：清热生津，除烦止渴。

5. 方剂：白虎汤。

【组成及方解】生石膏 30g，知母 10g，炙甘草 3g，粳米 15g。

方中石膏辛甘、大寒，善清阳明气分之热而不伤津，用为主药；知母苦寒而润，既能清热，又能滋助肺胃之阴，为辅药；粳米、甘草滋养胃而护津液，以免中寒之偏，共为佐使。方称白虎汤与我国传统文化的方位观一脉相因。按星空二十八宿的方位，东方青龙，西方白虎，南方朱雀，北方玄武，白虎代表西方，主燥金之气，此方为清燥热之剂，故称白虎汤。使用时，应注意本方煎煮方法，以水煎至米熟汤成之后去滓，再温服。无粳米可用大米代替，石膏用量应在 50g 以上或更大。

【临床应用】本方为阳明经热证的主方，温病学派所言之气分热证也用此方，其适应证都是以"四大症"为依据。但历代临床家对此有两点突破：一是其适应证不必尽"大"，只要发热、汗出、烦渴、脉数有力即可应用；二是在四大症不全俱备的情况下也可应用。因四大症状是一些发热的相关症，汗出是发热所致，烦渴又是因于发热、汗出，而脉数有力也是发热的表征。有时因患者的反应性不同，某一两项症状可能尚不明显，但仍然属于阳明经热证，故不一定等到四大症状齐备时才用白虎汤。一般经验，只要见汗出、烦渴就可用本方。清代温病学家吴鞠通在所著《温病条辨》中曾提出白虎汤之"四禁"："若其人脉浮弦而细者，不可与也；脉沉者，不可与也；不渴者，不可与也；汗不出者，不可与也。"其实所言之四条禁忌证，只有口不渴一条必须禁用，其他均非绝对，事实上吴鞠通本人在晚年后著的医案里也打破了"四禁"之说。从病情看，在如下三种情况下不可用白虎汤：一是表证未解时；二是血虚发热，脉洪而不胜重按；三是在真寒假热的阴盛格阳证时不可误投。

本方可用于治疗以高热、口渴、汗出为主证的多种热病和杂病。如本方合苇茎汤治高热期肺痈，合竹叶、滑石等治高热湿温、暑温，合导赤散、生脉散治高热咽肿、口糜烂。本方加天花粉治消渴病。本方加竹叶、滑石治暑病汗出等。现代临床多用白虎汤加减治乙型脑炎、大叶性肺炎、肺化脓症、肠伤寒、副伤寒、风湿热、钩端螺旋体病等。

【加减类方】在白虎汤基础上加减变化组成些新的方剂，称为白虎汤类方，其主治各有所异，主要有：

白虎加人参汤（《伤寒论》）：以白虎汤加人参用于消渴及热病津气两伤。

白虎加桂枝汤（《金匮要略》）：以白虎汤加桂枝，能清热通络，调和营卫，用于白虎汤证夹风的风湿热痹，《金匮要略》用以治温疟。

竹叶石膏汤（《金匮要略》）：由白虎汤去知母，加竹叶、麦冬、人参、半夏而成，擅长清热病后期之余热未尽，又可两补气阴而扶赢补虚，降逆止呕。

白虎加苍术汤（《伤寒类证活人书》）：白虎汤加苍术，能清热祛湿，用于治白虎汤证兼湿者。

玉女煎（《景岳全书》）：白虎汤去粳米、甘草，加熟地、麦冬、牛膝，用于治温病气血两燔证。

化斑汤（《温病条辨》）：白虎汤加犀角、玄参用于治温病发斑、神昏、谵语。

柴胡白虎汤（《通俗伤寒论》）：白虎汤加柴胡、黄芩、天花粉、鲜荷叶，治阳明病有往来寒热、寒轻热重者。

三、阳明腑实证（正阳阳明证）

1. 性质：大肠实热燥结证。

2. 主要脉证：在发热、多汗、口渴等阳明经热症状基础上，又见自觉心下腹部闷塞（痞）、脘腹胀满（满）、大便燥结（燥）、腹痛拒按（实），脉实大滑数，舌苔黄燥起刺，甚则谵语、狂躁或疼厥。其中痞、满、燥、实被称为阳明腑证四大症状。

3. 病因病机：阳明经热证进一步发展，实热与肠中燥屎相结，津液耗伤更重，腑气不通，故大便秘结，脘腹痞满而疼痛；里热消灼津液，糟粕结聚，燥屎积于肠中，故腹痛硬满而拒按；热邪炽盛，上扰神明，而致谵语、狂躁及疼厥。

（1）脉实大或滑数——大热引起。

（2）舌苔黄燥——胃热炽盛，津液大伤之象。

从西医学角度看，阳明腑实证是在传染性疾病和感染性疾病过程中，在高热和全身中毒症状较严重时，因炎症和毒素刺激，导致胃肠功能和神经系统功能紊乱，包括消化液分泌减少、肠张力低下、肠道微循环障碍、蠕动减弱或轻度痉挛，致使消化道内容物运输迟滞而便秘，因此患者自感胃部不活、腹部胀满、疼痛或按之有压痛等痞、满、燥、实症。由高热及毒素刺激中枢神经系统，可发生谵语、狂躁和疼厥等症状。

4. 治法：攻下实热，荡涤燥结。

5. 方剂：大承气汤。

酒大黄 12g（后下），厚朴 15g，枳实 15g，芒硝 10g（冲）。

本方以苦寒之大黄清热泻实，荡涤胃肠为主药；芒硝味咸能润燥软坚，助大黄泄热通便为辅药，二药相须为用，峻下热结之力甚强；厚朴苦辛温，利气消满；枳实辛微寒，理气消痞，厚朴、枳实合用，共为佐使，可宣通气机，消痞满腹胀，并助大黄、芒硝推荡积滞，以加速热结之排泄。四味相合，为攻下实热荡涤燥结之峻剂。方以承气命名，系据《黄帝内经》"亢则害，承乃制"，以其泄热结，承胃气，使气得上下，塞者通，闭者畅之意。是通因通用和寒下法之代表方。

【临床应用】本方除用于典型的阳明腑实证外，在《伤寒论》阳明篇和少阴篇中还专以 3 条叙述用本方以"急下存阴"治疗热病过程中的危重症，即阳明三急下证和少阴三急下证，其症状是：①"目中不了了，晴不和"——是两目直视，视物模糊的肝肾阴竭证（肝主目，肾主睛）；②"发热汗多"——高热汗出，津液外泄，将致亡阴；③"发汗不解而腹满痛"——由津液外夺，里热内结而致气机阻滞，此时用大承气汤，可因急下存阴而热退病愈。大承气汤也可用于阳明泻泄之"热结旁流，下利清水"证。

在仍有发热恶寒的表证未解，虽热在阳明但愿经热证而腑实未成，病势向上有呕吐和里虚寒证时都禁用大承气汤。王叔和在《脉经》中说"伤寒有承气之戒"，在《伤寒例》中具体指出"承气入胃，阴盛必亡"，即是提示医生在里虚寒证时如误用承气将遭致危险。使用大承气汤时，要注意煎煮法，应先煮枳实、厚朴，后下大黄，冲服芒硝，因大黄煎煮时间短，可以增强泻下作用。应用大承气汤也要中病即止，不可多服。

历代医家对大承气汤研究甚多，并注意到应用的关键在于脉证而不在粪结，如明代吴又可在《温疫论》中说"因邪热而致粪结，非燥屎而致邪热""邪为本，热为标，结粪又其标也"，这就突破了有燥屎才可用承气汤的认识，扩大了大承气汤的临床应用范围。大承气汤目前用于：①急腹症，如急性肠梗阻、急性胰腺炎、急性胆囊炎、急性阑尾炎；②高热昏迷、抽搐，如乙型脑炎、中毒性痢疾；③麻疹肺炎喘息；④躁狂型精神分裂症；⑤肾上腺皮质功能亢进（加龙胆草、何首乌、玉竹）；⑥小儿食滞；⑦肥胖症；⑧顽固性便秘及产后恶露不下有腹痛、便秘者；⑨咽喉肿瘤及小儿乳蛾、口疮等。

【加减类方】由承气汤加减变化的类方很多，虽然不一定都有承气之名，但皆为承气法变通而来。常用类方有：调胃承气汤和小承气汤。大承气汤去枳实、厚朴加甘草为调胃承气汤，可缓下热结，主治阳明燥实证；大承气汤去芒硝为小承气汤，可轻下热结，主治阳明痞满证。二方与大承气汤共为"三承气"，如加治蓄血之桃仁承气汤，则合称伤寒之"四承气"。

麻子仁丸（《伤寒论》）：小承气汤加麻子仁、杏仁、白芍炼蜜为丸，治习惯性便秘之"脾约"证。

大黄牡丹皮汤（《金匮要略》）：桃仁承气汤去桂枝，加牡丹皮、冬瓜仁，能泄热破结，排脓逐瘀，为治疗肠痈（阑尾炎）之有效方剂。

厚朴三物汤（《金匮要略》）：药味与小承气汤相同，但重用厚朴，主治气滞便秘腹胀甚者。

厚朴大黄汤（《金匮要略》）：药味也与小承气汤相同，但重用大黄，治支饮病而胸满为甚者。

厚朴七物汤（《金匮要略》）：小承气汤合桂枝汤去芍药，可两解表里，治腹满便秘发热脉浮者。

大黄硝石汤（《金匮要略》）：调胃承气汤去甘草加黄柏、栀子，能下湿热治黄疸病腹胀满、小便不利者。

三一承气汤（《伤寒直格》）：即大承气汤加甘草，意在寄缓峻于一方之中，通治三承气汤证。

黄龙汤（《伤寒六书》）：大承气汤加人参、甘草、当归、桔梗、生姜、大枣，可泄热通便，兼气血双补，用于以里实热而又有正虚者。

增液承气汤（《温病条辨》）：以大黄、芒硝加增液汤（生地、麦冬、玄参），能滋阴增液，泄热通便以其"增水行舟"之功，治温热病阳液匮竭、正虚邪实、邪无出路的病证。《温病条辨》除有增液承气汤外，尚有兼清肺热的宣白承气汤、兼清心开窍的牛黄承气汤、兼泻心热的导赤承气汤和兼补益的新加黄龙汤，是为《温病条辨》发展《伤寒论》承气法之"五承气汤"。

【孟庆云. 第六讲　阳明病证治 [J].《中国社区医师》, 1989（4）: 21-23.】

第七讲 少阳病证治

少阳病是在外感热病过程中，正气已虚，抗能时续时断，邪气屡进屡退，抵抗之力未能持续相济，即生理性转机和病理性加剧二者相持不下而时有往复之际，机体反映比较轻微，呈亚急性表现的病情阶段。《玉篇》说："少，幼也。"如按阳气多少而论，少阳为一阳。《素问·阴阳离合论》说"少阳为枢"，少阳是六经中阴经与阳经中间的枢纽。从表里辨证而言，少阳在阳经的表与阴经的里之中间，相当于由表向里的移行期，故称之为半表半里证。少阳病可发自本经，也可由他经传来。少阳病证候的特点有三：一是表现为手少阳三焦经、足少阳胆经和所系脏腑的症状；二是以火热和郁结证为多；按《黄帝内经》关于标本中见的理论，"少阳之上，火气治之，中见厥阴"（《素问·六微旨大论》），少阳主火，与厥阴相表里，其火又属相火，故其证候多呈现相火易动的特征，《素问·阴阳类论》说"一阳为游部"，少阳之气游行三焦各部，以通畅为顺，受病则郁结，郁则化火，结则痞满胀硬；三是少阳病有独特的热型，即往来寒热，西医学称之为间歇热。

少阳病临床以往来寒热、胸胁苦满、心烦喜呕、不欲饮食、口苦、咽干、目眩七大症状为主症。清代医家陆九芝将少阳病分经证、腑证两端，以胁痛、耳聋之经脉受病的见症为经证，以口苦、咽干、目眩等胆腑相火上炎之见症为腑证。因二者皆用小柴胡汤治疗，故其分法实际意义不大。我们按少阳本证和少阳兼变证来分类辨治。少阳病以和解表里为治则，用小柴胡汤。因少阳兼变证也多用小柴胡汤的加减方治疗，故柴胡剂为治少阳之主方。

一、少阳病提纲

《伤寒论》关于少阳病的提纲是："少阳之为病，口苦，咽干，目眩也。"我们已经知道，太阳病是以主要脉证为提纲，阳明病是以病理特征为提纲，而少阳病则是以与少阳胆热有关的自觉症状——口苦、咽干、目眩为提纲。其缘由和意义有三：

第一，从症状学而言，口苦、咽干、目眩三症是少阳病具有代表性的症状，对分经论治有一定的特异性。这三个症状都是少阳受邪以后而致胆热的表现，诚如《医宗金鉴》所言："口苦者，乃邪侵入里，热气上溢之谓也。咽干者，灼热耗其津液也。目眩者，灼热薰目，使其眩晕也。"

第二，从病理上讲，这三个症状是病在少阳之脉和邪在半表半里的标志。这一点成无己在《注解伤寒论》中就已提及："足之少阳者，胆经也。《黄帝内经》云：'于病有口苦者，名之曰胆瘅。'《针灸甲乙经》曰：胆者，中精之府，五脏取决于胆，咽为之使。少阳之脉，起于目锐眦，少阳受邪，故口苦、咽干、目眩耳。"柯韵伯在《伤寒论注》中又对这三症与少阳病位的关系做了解释："少阳居半表半里之位。仲景特举口苦、咽干、目眩作为提纲者，盖因口、咽、目三者既不能称之为表，亦不能称之为里，此乃表之入里，里之出表之处，正所谓半表半里也。苦、干、眩乃他人所不知，独患者知之者也，正所谓诊家之问法所不可缺也。""半表半里"之称谓，虽然是成无己以后注家的一种发挥，仲景著书之时是否有此蕴义不得而知，但却能精辟地说明少阳病机的界限。关于半表半里的病位问题，即少阳在六经中的位置问题，历代以来一直有两种说法。一种是以太阳为表，阳明为里，认为少阳在两阳之间。此说法是根据经脉之循行，太阳经脉在背，阳明经脉在腹，少阳经脉在两侧，正是太阳、阳明之间，阳明已为里实证，故少阳之半表半里当是太阳和阳明之间。另一种说法，依《黄帝内经》关于三阴三阳之排列顺位，按"阳明者，两阳合明也"之论，是阳明在太阳、少阳之间，而少阳之半表半里，应是在阳经之后，阴经之前。中医学之所谓表里，是相对的概念，而不是具体的解剖部位，最高层次的表里，是阳为表、阴为里，在阴阳之内又各有表里，甚至在一经之中，也各有表里。少阳之半表半里，是针对阴阳层次上的表里而言。《伤寒论》继承了《黄帝内经》一日太阳、二日阳明、三日少阳、四日太阴、五日少阴、六日厥阴的理论，按外邪侵入人体后，人体正气之阳气及阴气的盛衰情况，结合所在经络与脏腑功能之变化来论述六经的，由此而论，少阳当在阳明之后，太阴之前。如从病证来看，一般也是在热甚日久，才见口苦、咽干、目眩的。如肠伤寒病，在稽留热（相当于阳明期）过后，有一段间歇热，为少阳病期。再从用药来看，少阳主方小柴胡汤中，已针对患者有里寒和正气虚用加生姜、半夏以祛寒，用人参、大枣、甘草以补中益气。这些都足以说明少阳之半表半里，是在阳经与阴经之间。

第三，三症在诊断和判定预后有一定预见性。医生一见口苦、咽干、目眩，即知邪有内传少阳之机，以治从少阳用柴胡剂。此时还将想到应防止病继续传入阴经。从西医学观点审视，口苦、咽干、目眩是消化腺（胆汁、胰腺、肠腺）分泌功能紊乱时中枢神经感觉器官（视神经）的轻微障碍，应予以重视。

当然，仅依靠口苦、咽干、目眩来确诊少阳病尚难全面，应当与小柴胡汤四主症合参就更为全面，但口苦、咽干、目眩至少把少阳的特征简练形象地勾画了出来，因此，三症可称为少阳病提纲无疑。

二、少阳病主证（小柴胡汤证）

1. 性质：半表半里证。

2. 主要脉证：口苦，咽干，目眩，往来寒热，胸胁苦满，心烦喜呕，不欲饮食。其确诊原则是在提纲证的基础上，凡见往来寒热等四症之一即为少阳病，即《伤寒论》所言："有柴胡证，但见一证便是，不必悉具。"此论明确指出，四症中出现任何一症，即为小柴胡汤之适应证。因为四症具有相关性，有此亦当有彼，故虽见一症，即可确定。因提纲症是少阳之总纲领，故言四症也不能离开提纲。

3. 病因病机：可因受外感后由本经自发，即"血弱气尽，腠理开，邪气因入，与正气相搏，结于胁下"所致；也可由太阳、阳明传来；还可是阴经之邪得外出之机，转属少阳，特别是足厥阴肝经与足少阳胆经互为表里，阴证转阳，自阴出阳，脏邪还腑。因邪结少阳，正邪相争，对峙不下，气机不畅，升降不利，而生诸症。

（1）口苦、咽干——胆火上炎，灼伤津液。

（2）目眩——肝与胆合，肝开窍于目，邪热上扰头目。

（3）往来寒热——是寒热来去交替，恶寒后发热，发热后恶寒，系少阳特有的热型，西医学称之为间歇热。是因病在半表半里，正邪分争，正盛则热，邪盛则寒，正邪稍长进退致往来寒热。

（4）胸胁苦满——胸胁部闷胀感。因少阳经脉循行胸胁，邪郁少阳，经气不通所致。

（5）心烦喜呕——心烦欲呕又呕不出，系邪热扰心犯肺。

（6）不欲饮食——表情沉默而食少，也系胆火内郁，影响脾胃。

4.治法：和解少阳。

5.方剂：小柴胡汤。

【组成及方解】柴胡 15g，黄芩 10g，人参 6g，制半夏 10g，炙甘草 6g，生姜 10g，大枣 4 枚。

本方重用有解热卓效的柴胡，疏解少阳风热用为主药，辅以苦寒之黄芩清泄半表半里邪热，生姜、半夏辛温和胃止呕，党参、甘草、大枣甘缓益气补中、扶正祛邪。方中有三对重要配伍药对，其中柴胡配黄芩，一疏一泄，除寒热往来首选；半夏配生姜，均能和胃止呕，生姜又制半夏之毒，两药一降一散，相畏相使，为和胃止呕对药；此外生姜配大枣为调和营卫对药。本方寒热并用，攻补兼施，有清解少阳、疏利经气、补益和胃、调和营卫之功，为和解少阳之首剂。

注意方中配伍剂量，柴胡须大于人参、甘草一倍以上才有解热作用，若人参、甘草剂量大于柴胡，或剂量相等则无功。小柴胡汤在不可汗、不可下、不可吐之时而用，此三者也为其禁忌证，故小柴胡汤又称为“三禁汤”。至李东垣时，又加不利小便而为“四禁”。

【临床应用】小柴胡汤是治少阳病的主方，又是和法的代表方，除用于少阳主症外，还可用于以下病症：

（1）各种感染性疾病，如流感、流行性腮腺炎、胆道感染、肠伤寒、肺结核、渗出性胸膜炎、产后发热、败血症等有以往来寒热为特征的发热。

（2）太阳、阳明、少阳的三阳合病者，即“三阳合病，治在少阳”之谓。

（3）治疟疾寒热往来，柯韵伯以小柴胡汤为脾家虚热四时疟疾之圣药，加常山、草果、槟榔疗效更佳。

（4）长期持续性低热及各种杂病发热，如阴虚、气虚、阳虚之虚劳发热，血液病之血虚发热、瘀血发热、痰饮发热，疑难病如胶原性疾患发热，以及某些生理性发热有周期性特征者。

（5）加茵陈治湿热黄疸，也包括无黄疸型传染性肝炎之胸胁满痛而呕、口苦咽干者。

（6）慢性胃炎呈肝胆郁热型见胁脘胀痛、口干舌酸、不欲饮食而脉弦者。

（7）产后发热及妇人热入血室。

（8）加龙胆草、栀子等治肝火上炎、胆经郁热之胁痛、偏头痛、耳聋、耳肿痛、鼻渊、目肿痛、眩晕等。

（9）胃肠升降功能紊乱的呕吐、二便失调。

（10）伤寒病愈之后，因劳累复发而见发热烦闷者。

【加减类方】《伤寒论》中尚有大柴胡汤、柴胡加芒硝汤、柴胡桂枝汤、柴胡加龙骨牡蛎汤、柴胡桂枝干姜汤等一组以柴胡命名的方剂，称为柴胡剂或伤寒柴胡六方。以上均是以小柴胡汤为基础的加减方，用治少阳诸证。后人又创制一些加减方，常用的有：

（1）柴胡饮子：小柴胡汤去半夏加当归、白芍、大黄，治汗后余热、脉洪实弦数者，也治疟疾。

（2）柴胡羌活汤：小柴胡汤加羌活、防风，治小柴胡证又兼风邪者。

（3）柴胡双解散：小柴胡汤加陈皮、白芍，作用略同小柴胡汤。

（4）小前胡汤：小柴胡汤以前胡代柴胡，作用也略同小柴胡汤。

（5）柴平汤：小柴胡汤合平胃散，治湿热身痛重者。

（6）柴胡去半夏加栝楼根汤：即小柴胡汤去半夏加天花粉，治往来寒热而发渴者，也治劳疟。

（7）青蒿剂：在柴胡诸方中，用青蒿代柴胡，如青蒿鳖甲汤、秦艽鳖甲汤、黄芪鳖甲汤、清脾饮等，皆系小柴胡汤化裁而来。又有逍遥散也系小柴胡汤之变方，从其加减可知前人言"活法在人"之语，诚不谬也。

三、少阳兼变证

（一）少阳兼表证（柴胡桂枝汤证）

少阳兼表证是患者少阳病后而表证未罢之证，既有发热、微恶寒、四肢关节疼痛之桂枝汤证，又有微吐、心下或胸胁闷胀感之小柴胡汤证，在治疗时就可用小柴胡汤与桂枝汤相合，以各半之剂而合方。这是按方剂选加之原理而立法处方，柯韵伯说："表证微，故取桂枝之半，内证微，故取柴胡之半。此因内外俱虚，故以此轻剂和解之也。"此方为治感冒的常用方。日人相见氏用此方治癫痫和一些发作性疾病，他认为癫痫患者常有胸胁苦满及腹直肌痉挛，是小柴胡汤和芍药的适应证。他还用柴胡桂枝汤合小建中汤治疗自主神经失调症。

（二）少阳病兼里实证（大柴胡汤证、柴胡加芒硝汤证）

在既有少阳证又有阳明里实证情况下，症见往来寒热、胸胁苦满、呕吐不止、腹满胀痛而拒按、便秘、下利热臭、小便短赤、苔黄厚、脉弦滑等。此时也可遵选加原理，将小柴胡汤与承气汤合方而治。小柴胡汤去人参、甘草，加枳实、白芍、大黄为大柴胡汤；小柴胡汤加芒硝为柴胡加芒硝汤。近年来大柴胡汤除用于热结少阳兼阳明里实证之外，还用于治一些杂病和肝胆系统为主的外科急腹症。如鼻衄、急性眼耳肿痛、急性胃肠炎、急性胆囊炎、胆石症、急性胰腺炎、溃疡病穿孔、胆道蛔虫症合并感染及精神分裂症等，一般说，凡属胆胃气滞的实热证均可应用。

（三）少阳病兼水饮内结证（柴胡桂枝干姜汤证）

此证有往来寒热、心烦等少阳证，又兼口渴、小便不利、胸胁有胀满闷感，仅见于头部汗出等水饮内停症状，脉弦而数。治当和解少阳、化饮散结，用柴胡桂枝干姜汤治疗。方以小柴胡汤去人参、半夏、生姜、大枣，加桂枝、干姜、栝楼根、牡蛎。《医宗金鉴》指出此方的加减化裁规律，认为此方"即小柴胡汤之变法也。去人参者，因其正气不虚；减半夏者，以其不呕，恐助燥也；加栝楼根，以其能止渴兼生津；倍柴胡加桂枝，以主少阳之表；加牡蛎以软少阳之结；干姜佐桂枝，以散往来之寒；黄芩佐柴胡，以除往来之热，且可制干姜不益心烦也；诸药寒温不一，必需甘草以和之，初服微烦，药力未及，复服汗出即愈者，可知此证非汗出不解也。"现临床多用此方主治外感病夹湿者。

（四）少阳兼烦惊谵语证（柴胡加龙骨牡蛎汤证）

症见胸满、烦惊、小便不利、谵语、一身尽重、不可转侧。胸满是邪陷少阳，少阳脉行于身侧，改身重不能转侧；烦惊是因虚而心神不宁，惊惕不安。烦惊和谵语都是邪热所致，小便不利是津液受损。故以和解少阳，通阳泄热，重镇安神为治，用柴胡加龙骨牡蛎汤治疗。以小柴胡汤和解少阳，功正达邪为主，加龙骨牡蛎重镇安神。此方在历代传本中除龙骨、牡蛎外，尚有桂枝、大黄等，因其不合仲景理法，也不对证，还是按从其方剂名称者为正。清代医学家徐灵胎说："本方下肝胆之惊痰，治癫痫必效。"现临床用此方治癫痫、惊悸、失眠、眩晕、甲状腺功能亢进、脑震荡后遗症、老年性精神病等。

【孟庆云. 第七讲　少阳病证治［J］. 中国社区医师，1989（5）：26-28+32.】

第八讲　太阴病证治

　　太阴病是在机体抵抗力低下时以脾胃功能紊乱为主的病候。从人体阴阳之气的多少而言，太阴为三阴，在太阴、少阴、厥阴三者中，阴气最多；但已开始趋向衰减，太阴病是太阴经脉、脏腑之为病，主要指足太阴脾经的经脉及所络属的脏腑脾胃和所主的腹、肌肉等部位之病变。太阴病为邪入于阴的早期阶段，是病入阴经的开始，此时阴气尚盛，其临床表现比较单纯，以脾胃虚寒的证候为主，呈消化道功能紊乱的一系列症状。其中以自利、腹满、呕吐、食不下为特点。太阴病可以是原发性，也可为继发性。患者平素脾胃虚弱，因风寒之邪直接侵袭，损伤脾阳而发病者属原发，又称直中。由三阳经传变而来者为继发性。前者无寒热，以脾胃之杂病见著；后者则可见寒热。因此，太阴病不仅是太阴之伤寒，而是太阴之为病。

　　太阴与阳明互为表里，当脾胃直接受邪或者是太阳表邪内传脾胃之后，一般规律是"实则阳明，虚则太阴"。太阴与阳明正相反：热为阳明，寒为太阴；燥太过为阳明，湿太过为太阴。

　　太阴病见于胃肠型感冒、胃肠炎、各种胃肠道传染病、热病后期并发胃肠疾患者。换句话说，《伤寒论》把胃肠疾患和外感病累及胃肠者归于太阴病。这是根据《素问·热论》中"四日太阴受之，太阴脉布于胃中络于嗌，故腹满而嗌干"等论述而并一步概括的。清代伤寒学家尤在泾，曾经将太阴病分为经证和脏证，认为风寒所中，留连于经络证见四肢烦痛等症状者为经证，即太阴中风证；入于脏腑者称脏证；既有经证又有脏证则称为经脏俱病。即全身不适（病在经络、肌肉）兼消化系统功能低下者为经证；消化系统功能紊乱者为脏证。这一分法有它一定临床意义，说明经证为前驱期，脏病是主要见证。但因经证仅是一时性，故目前多按主证和兼证来分类。

一、太阴病提纲

　　《伤寒论》关于太阴病的提纲是："太阴之为病，腹满而吐，食不下，自利益甚，时腹自痛。若下之，必胸下结鞕。"这是从证候特点出发对太阴病的高度概括。太阴病的病理本质是脾虚寒湿，是在脾虚基础上先受寒，又由寒而化湿。脾主运化，脾阳受伤，则其运化及升清降浊功能失调，邪入太阴而从寒，湿气不能化，壅滞经气不通，故腹满而痛；脾脉布胃中，络于嗌，故脾受病必影响及胃，胃被寒湿所困，故食不下；胃气上逆则呕吐，脾下陷则自利益甚。如误下，则脾阳更衰，阴寒之邪结于胸下，此等胸下硬结，其病机和太阳病因虚而致的心下痞（如桂枝人参汤证）是一致的。如上的提纲证，说明太阴病的本质是脾虚寒湿。成无己、汪苓友等注家认为提纲证是言热，钱天来、程郊倩《医宗金鉴》等认为提纲证属寒。其实仅言主寒也不尽全面，唯有尤在泾提出的证属寒湿之论甚为惬意。他在《伤寒贯珠集·辨列太阴条例大意》中说："太阴者，土也，在脏为脾，在气为湿，伤寒传经之热，入而与之相搏，则为腹满吐利等证；直中之寒，入而与湿相搏，亦为腹满吐利等证，但有肢冷肢温、脉迟脉数、口渴不渴之异耳。"他从太阴的生理而把握病理，分析了属寒属湿的变化条件，提出了辨证的关键，可谓要言不繁。太阴病的脉象多浮缓或弱，其症状的核心是腹满而吐、食不下、自利益甚。无论是传经还是直中，外感还是杂病，只要出现上述证候，就可确诊为太阴病。

除太阴病提纲的症状外，自利不渴和手足自温两项阴性症状和体征，对判断太阴病也有重要意义。《伤寒论》说："自利不渴者，属太阴，以其脏有寒故也，当温之，宜服四逆辈。""伤寒脉浮而缓，手足自温者，系在太阴。"一般来说，渴与不渴，在阳经，可作为寒热之辨证；而在阴经，渴为判断是否有肾阳虚衰的辨证关键。太阴虽下利，但不渴，说明虽有津液亡失，但肾阳虚衰不重，故言"自利不渴属太阴"。如果在太阴下利之时伴口渴，即是肾阳虚衰已极，津液亡失严重的标志，"自利而渴，属少阴也"，必欲饮水自救，其特征是渴而欲饮不多，与阳经口渴大不相同。从西医学而论，太阴病时因下利呕吐所造成的水与电解质平衡紊乱，尚属低渗脱水，故不渴，少阴病下利呕吐所造成的失液，已造成细胞内液脱水是高渗性脱水，故口渴，此时病情更为严重。至于手足寒温的体征，也是判断患者阳气多少，是病属太阴还是少阴的重要指标。四肢为诸阳之本，阳能充四肢，故手足温，病在太阴，阳虚不能充实四肢，所以手足寒。从西医学而论，在没发生周围循环衰竭时手足温；当血容量降低，循环血量减少，血压下降，出现休克、周围循环衰竭时，则手足寒。

二、太阴病主证

1. 性质：脾虚寒湿。

2. 主要脉证：食少、腹满时痛、呕吐、泻利不渴而手足温、舌淡苔白、脉象缓弱等。

3. 病因病机：此证的要点是太阴提纲证加自利不渴。《伤寒论》已论述到此证的病机是"脏有寒故也"。脏有寒即脾脏虚寒。此等中焦虚寒，湿邪停聚，脾弱不振，运化失权，因而引起一系列消化系统功能低下及紊乱的症状，如食少、腹胀腹满、呕吐、泄泻等。内有湿（仅为低渗性失水）故不渴。

4. 治法：温中散寒，补气健脾。

5. 方剂：理中汤。

【组成及方解】干姜12g，人参10g，白术12g，炙甘草12g。

本方以辛热之干姜为君，温中焦脾胃而祛里寒，人参大补元气，助运化而正升降，为辅药，白术健脾燥湿，炙甘草益气和中，并为佐使之用。四药配合，中焦之寒得辛热而去，中焦之虚得甘温而复，清阳升而浊阴降，运化健而中焦治，故曰"理中"。理中汤在《金匮要略》名为人参汤，在《伤寒论》霍乱病和瘥后劳复篇中，其作用机理的解释又是在太阳病篇中，如宋版第159条说"理中者，理中焦"，是针对与赤石脂禹余粮鉴别而论的。后世医家对此又有进一步的解释，如方有执说："理，治也，料理之谓；中，里也，里阴之谓。"程效倩又从理论上解释为什么把以温为主的方剂称理中，他说"阳之动，始于温，温气得而谷精运，谷气升而中气赡，故名曰理中，实以燮理之功，予以中焦之阳。"我们在学习此方运用时，应把《伤寒论》各篇的论述联系起来读，就能得出较完整的认识。

理中汤也作丸剂用，称理中丸，各药商均有成药备用，甚为方便，但发挥作用缓慢不及汤剂快速，丸剂主要用于吐泻不饮水者及大病愈后，或胸上有寒的喜唾之症。服用理中汤丸时，宜昼夜连续服，白天服3次，夜间服2次，服到自觉腹中有热感，泄泻停止为度，服汤后饮以热粥，并注意避寒保温，多着衣被。

【临床应用】除主用于脾虚寒湿和脾胃虚寒外，尚可用于：慢性胃肠炎、消化性溃疡、胃肠功能紊乱症痢疾之体弱而素有脾胃虚寒者，小儿消化不良之腹泄、腹痛见苔薄白而润者；失血证之神疲、恶寒、体虚脉迟弱者（干姜宜烧和炮姜各半）；妇女虚寒性痛经、月经过多、少腹冷痛、白带多而清稀者。

【加减类方】《伤寒论》原书关于理中汤有随症加减诸法，即所谓"理中八加减"，具体内容如下。

（1）假如脐上有跳动感，为肾气发动之兆，可去白术的壅滞，加桂枝温肾阳，行水气，降逆平冲。

（2）呕吐严重者，是胃气上逆之候，应减去升补脾气的白术，加温胃降逆的生姜。

（3）如下利严重，虽然有呕吐，还需要用白术补脾培中止利。

（4）心下动悸而小便少者，为水气扰心，应加茯苓养心利水。

（5）口渴需要饮水的，是因脾虚津液不布所致，应加重白术用量，以补脾升津止渴。

（6）腹中虚痛甚为严重者，应加重人参剂量以补虚。

（7）里寒严重者，再加重温中的干姜用量。

（8）腹满者，去白术的壅滞，加附子温通阳气。

除原方加减外，后世医家在理中汤基础上，又创制了一些方剂：

（1）本方加附子名为附子理中汤，主治中寒腹痛、身痛、四肢拘急者，再加肉桂名桂附理中汤，主治脾肾阳虚。

（2）本方加枳实、茯苓蜜丸为枳实理中丸，主治寒实结胸，该证见胸膈高起，手不可近，用大陷胸汤不瘥。

（3）本方去甘草加茯苓、川椒、乌梅，名理中安蛔丸，主治中焦虚寒之蛔虫病。

（4）本方加黄连、茯苓、名连理汤，主治暑伤泄泻。

（5）本方加陈皮、茯苓名补中汤，主治泄泻不已者。

（6）本方加制半夏、茯苓名理中化痰丸，用于脾胃虚寒之痰饮证。

（7）本方加重甘草、桂枝，是治太阳兼证的桂枝人参汤，用于表证未除又利下不止，心下痞鞕，表里不解之时。

（8）本方加青皮、陈皮名治中汤，主治中焦虚寒兼有食积者。

三、太阴兼证

太阴兼表证：太阴病兼表证，是既有太阴病的表现，又有太阳表证的脉证，如宋版《伤寒论》第276条所示："太阳病，脉浮者，可发汗，宜桂枝汤。"有时开始发为太阳病，因误下而导致腹满时痛或大实痛，也是病传太阴，如《伤寒论》第279条所示"本太阳病，医反下之，因而腹满时痛者，属太阴也，桂枝加芍药汤主之。大实痛者，桂枝加大黄汤主之。"此时，总的处理原则是：有表证即以解表为主，如太阴病里证甚重，可对症而处理。

1. 性质：太阳兼太阴病。

2. 主要脉证：发热、恶寒、汗出、腹满时痛或大实痛、脉浮或虚缓。

3. 病因病机：患者脾胃素虚，感受风邪后即显太阳表证与太阴里证同病，此多为胃肠型感冒。另一种情况是先为太阳表证，误下后又现太阴病症状，是感冒后继发胃肠疾患，按《黄帝内经》关于"邪之所凑，其气必虚"之论，此等患者脾胃素虚。

（1）发热、恶寒、汗出、脉浮——太阳中风表证。

（2）腹满时痛——自觉腹中闷而不舒，又时而疼痛，是因太阳病误下后，邪陷于里，脾气散而不收则满，脾伤血络瘀滞则痛。

（3）大实痛——系邪陷太阴，肠中有腐秽积滞，虚中夹实而致痛。这种疼痛比腹满时痛为严重，又不同于三承气中的燥屎所致腹痛。

4.治法方药：一般太阴病兼表证，用桂枝汤解表而治。因桂枝汤之解肌，是通过调脾胃而和营卫，里和而表证得解。

腹满时痛者，用桂枝加芍药汤，系以桂枝汤调和营卫，解除表邪，再加重白芍剂量（18g）以调脾胃，共收疏散表邪，和中止痛之效。白芍之用，诚如清人周岩在《本草思辨录》中所说"能入脾破血中之气结，又能敛外散之表气以返于里，凡仲景力用芍药，不越此二义。"

大实痛者，用桂枝加大黄汤，方是在桂枝加芍药汤基础上再加大黄。以桂枝加芍药汤解表和里，加大黄（6g）以通泄里实。

太阴发黄：《伤寒论》中论发黄，有湿热发黄，如阳明病茵陈蒿汤证、栀子柏皮汤证等，有瘀血发黄，如阳明病中麻黄连翘赤小豆汤证，也有寒湿发黄。包括阳明寒湿发黄、太阴寒湿发黄及少阴寒湿发黄，发黄即是黄疸，后世有阳黄、阴黄之分。一般是：温热发黄属阳黄，寒湿发黄属阴黄。在阳明篇中，曾列出了寒湿发黄的症状："伤寒发汗已，身目为黄，所以然者，以寒湿在里不解故也，以为不可下，于寒湿中求之。"（259条）《伤寒论》中还曾列出了太阴发黄中尚有较轻的过渡型可转为阳明者："伤寒脉浮而缓，手足自温者，是为系在太阴。太阴者，身当发黄，若小便自利者，不能发黄。至七八日大便鞕者，为阳明病也。"（187条）寒湿发黄比湿热发黄严重。《伤寒论》没有给寒湿发黄列出治方，可能是限于当时医学水平的关系，在博采众方中，尚未找到有效方剂。对此宋代伤寒学家韩祇和，根据《伤寒论》中提出的"于寒湿中求之"的原则，曾创制了"阴黄六方"以补足之，这六张方剂是，茵陈茯苓汤、茵陈橘皮汤、小茵陈汤、茵陈四逆汤、茵陈附子汤、茵陈茱萸汤。应用这些方剂时，还应阅读一些有关黄疸的专著。

霍乱病：《伤寒论》中的霍乱病，是一种危重的病候，指暴发性上吐下泻的急性胃肠病，发病急而病变剧。"霍"为挥霍，乃时间概念；"乱"为缭乱，是病变特点；挥霍之间便致缭乱，故名霍乱。中医之霍乱是具有上述特点的一类疾病的统称，与西医学所特指的由霍乱弧菌致病引起的霍乱名虽一样但概念不同。中医学之霍乱，其病证范围除包括西医学所称之霍乱外，各种以突发性同时发生吐泻的胃肠道疾患都在此范围之内。中医学对于霍乱的辨证论治方法也适用于西医学之霍乱。

霍乱以同时出现呕吐和泄泻为主证，并伴有恶寒、发热的表证和四肢厥冷、脉微等少阴证。因此，霍乱是太阴病兼太阳、少阴病，有此特征，故《伤寒论》列霍乱病为专篇。霍乱病以吐泻为主要证型者，系脾胃虚寒型，用理中丸或理中汤治疗，这是霍乱病的基本类型；另一型是有吐泻，并有头痛、发热等表证兼热多欲饮水者，为霍乱兼表热型，可用五苓散化湿兼解表治之，小便利则大便实而得愈；第三型是重证型，除有吐利、汗出、发热恶寒，又有四肢拘急、手足厥冷、脉微细等则需要用四逆汤、通脉四逆加猪胆汁汤等，回阳救逆和回阳益阴，其要点即《伤寒论》所说的："当温之，宜四逆辈。"

【孟庆云. 第八讲　太阴病证治［J］.《中国社区医师》，1989（6）：18-20.】

第九讲　少阴病证治

少阴病是外感热病过程中全身抵抗力低下的危重阶段。伤寒六经从三阳传至三阴经，阳气已微，阴气也逐渐衰减。少阴为二阴，"少，幼也"，在正常生理时，少阴之阴气居太阴与厥阴之间。在少阴病时，阴气衰减已非常严重，虽未达厥阴之尽，也呈阴阳两虚之状，又可外合太阴而见吐利，也可内达厥阴见厥逆，并有诸多之"死证"。

少阴指手少阴心及足少阴肾的脏腑及经脉。心藏神而主火，肾藏精而主水，少阴病从脏腑角度观之是心肾两虚，故其见证为心不藏神、肾不藏精和水火不能既济之一系列表现：但欲寐、心烦、自利而渴、小便色白、手足寒、水肿、脉微细等。临床分虚寒证、虚热证和少阴兼证三大类。

少阴病之发生，有的是因他经病邪不解而传入少阴，也有外邪直中少阴的，也有因误治损伤心肾，致水火阴阳失调而形成的。既然少阴病的病理特征是心肾阴阳之两虚，故当以补益心肾、扶阳育阴为总治则。少阴病以四逆汤为代表方剂。

一、少阴病提纲

《伤寒论》关于少阴病的提纲是："少阴之为病，脉微细，但欲寐也。"可谓精辟之极。正如唐容川所说："只此六字，已将心肾、水火、气血之理，全盘托出。"心主血脉，心阳依赖肾阳温煦，阳气鼓动无力则脉微，心之阴血不足则脉细，故脉微细指出了心肾阴阳气血皆虚的病机。精神疲惫，似睡非睡，神志昏糊为但欲寐。如恽铁樵说："本身阳气微，神志若明若昧，呼之则精神略振，须臾又惝恍不清。此之谓但欲寐，并入少阴，无有不如此者。"中医学对于苏醒与睡眠状态之认识导源于《灵枢·卫气行》的论述，《医宗金鉴》对此加以概括说："卫气行阳则寤，行阴则寐，少阴受邪则阴盛而行阴者多，故但欲寐也。"可知但欲寐是心肾之阳衰竭、正气不足之征象。但欲寐与嗜卧、多寐都不同。嗜卧是疲劳乏力，但神志清楚，多寐是睡眠多，而并非似睡不睡。"脉微细，但欲寐"是少阴病突出而有代表性的症状，已能把心肾两虚特别是阳虚的特征加以概括。因少阴虚热证是一过性的，而说明血虚之脉细也能包括虚热证，故"脉微细，但欲寐"是对辨证论治具有普遍指导意义的纲领并有预测转归意义的。现代医学也用脉搏和神志两大指征来衡量是否有循环功能衰竭和中枢神经系统之受累，这一点中医和西医是一致的。

二、少阴病主证——少阴虚寒证（四逆汤证）

少阴虚寒证是少阴病的典型病证，掌握此证的辨证论治规律是把握少阴病的关键。此证相当于西医学之冷休克，即周围循环衰竭型休克。

1. 性质：阴衰阳虚。

2. 主要脉证：在具备脉微细、但欲寐的基础上，见自利而渴、小便清长、恶寒蜷卧、四肢厥逆、腹中冷痛拘急，又可兼沉脉等。如症见恶寒、身体蜷卧、四肢厥逆是病情继续加重，若见下利、脉不至则属病危。

3.病因病机：有者为寒邪直中少阴，有者是太阳病未愈转属少阴，有者系太阴病重度吐泻之后阴虚阳伤病情恶化，发展为少阴病。

（1）自利而渴——肾阳更虚，不能温养脾阳则自利，所利者完谷不化；阳虚不能气化水液，津不上承故口渴。体征检查呈高张脱水征，有酸碱平衡失调。

（2）小便清长——或称小便色白，机制与渴同理，系肾阳虚不能蒸化水液而多排出。

（3）四肢厥逆——四肢末梢发冷，盖由阳气衰竭，不能敷布于四末，西医病理学认为这是末梢循环障碍、血流减慢所致。

（4）腹中冷痛拘急——寒邪过盛，寒主收引而痛，此也系肠系膜血循环障碍所致。

（5）脉微细兼沉——除脉微细外，又兼沉脉，均系血流减慢、心脏活动能力减弱、血管张力减低之故。

（6）恶寒蜷卧——阳虚则寒，寒则收引故蜷卧。

4.治法：回阳救逆。

5.方剂：四逆汤。

【组成及方解】附子15g，干姜10g，炙甘草12g。

附子辛热，生用则气味雄烈，温少阴以回阳用为主药；干姜辛热，助附子而温中祛寒为辅药。干姜与附子配伍，温阳祛寒之力大增，对此种协同作用，前人有"附子非干姜不热"之说，二药合用称"姜附"。炙甘草甘温，和中补虚，益气通经，疏利气血。现代实验证明，炙甘草在四逆汤中，不仅能降低附子毒性，也能加强附子温阳作用。三味合用，回阳救逆，卓有功效。

【临床应用】四逆汤除用于少阴虚寒证外，也可用于太阴、厥阴及太阳病中有阳微厥利见证者，即用于"三阴一阳"之阳气衰微之时，诚如王晋三在《绛雪园古方选注》时所说："四逆者，四肢厥（逆）冷，因证以名方也。凡三阴一阳证中，有厥者皆用之。故少阴用以救元海之阳，太阴用以温脏中之寒，厥阴薄厥，阳欲立亡，非此不救。至于太阳误汗亡阳亦用之者，以太、少为水火之主，非交通中土之气，不能复真阳。故以生附子、生干姜彻上彻下，开辟群阴，迎阳归舍，交接于十二经。又复以炙草监之者，亡阳不至于大汗，则阳未必尽亡，故可缓制留中，而为外召阳气之良法。"

【加减类方】四逆汤是回阳救逆之代表方剂，以四逆汤为基础再行加减，可化裁出一类针对不同证候的回阳救逆方剂，称为四逆汤类方，因方中均以干姜附子的配伍为主，故又称"姜附剂"，临床常用的有以下7张方剂：

（1）四逆加人参汤：即四逆汤加人参，人参另煎兑入。于四逆汤证兼津液亏涸者，人参的作用在于补气以生津液。

（2）通脉四逆汤：药味与四逆汤同，唯姜附用量加重，干姜甚至要加大一倍。用于阴盛于内、格阳于外的格阳证。格阳证又称戴阳证，其证在四逆汤基础上，又见脉微欲绝及里寒外热的身不恶寒、面色赤等。

（3）通脉四逆加猪胆汁汤：系通脉四逆汤加猪胆汁，用于四逆汤证阴邪更盛阴竭阳亡之时，症见"吐已下断，汗出而厥，四肢拘急不解，脉微欲绝"，乃因阴液大伤，甚至无物可吐，无肠容物所下。猪胆汁既可反佐以防格拒，又有通脉滋阴的作用。如无猪胆汁，可用羊胆汁代替。

（4）白通汤：即四逆汤去甘草加入葱白4根，用于少阴下利脉微而沉伏之证。是因阳气暴虚，既不能固其内，又不能通于脉。以葱白疏通被郁之阳气，故取名白通汤。葱白合姜附，共奏通阳破阴之功。

（5）白通加猪胆汁汤：白通汤再加猪胆汁、人尿（一般用童尿），用于服白通汤后未见奏效，反下利不止、厥逆无脉、干呕而烦等症。人尿咸寒益阴，猪胆汁苦寒滋阴兼清虚热，两药皆取之有情之品，既能续已竭之阴，滋将涸之液，又能借其性寒反佐，同气相求，直入阴分。

（6）干姜附子汤：即四逆汤去甘草，主治汗下之后阳虚烦躁者。是证因阳虚阴盛，白天为阳旺之时，阳尚能与阴相争，故"昼日烦躁不得眠"，入夜阴盛，阳虚无力与阴邪相争，故"夜而安静"。

（7）茯苓四逆汤：即四逆加人参汤再加茯苓。主治汗下之后阴阳两虚的烦躁，是证因阴阳俱虚，水火阴阳不能交济，以致阳不得阴则烦，阴不得阳则躁，其烦躁不分昼夜。方用四逆加人参汤补阳救阴，加茯苓以宁心安神。

三、少阴水肿证（真武汤证）

此证也属少阴虚寒证，因兼水肿，其治又有独特之处而列为独立证型，此证相当于西医学之心力衰竭。

1. 性质：肾阳虚衰兼水饮内停。

2. 主要脉证：全身水肿、心下悸、小便不利、四肢沉重疼痛、腹痛、泄泻、畏寒肢冷、神疲易睡、或咳或呕，脉微细或沉。

3. 病因病机：寒邪直中或由他经转属少阴，损伤心肾之阳气，肾阳虚衰，不能化水，水气凌心则水肿、心悸；阴盛则神疲易睡；湿浸肌表四肢则四肢沉重疼痛；湿内盛于里则腹痛自利；肾虚不能气化行水则小便不利；水气上泛于肺则咳；水停于胃则胃气上逆、呕吐；清阳不升则头眩，甚至肌肉颤动，身体摇摇欲倒，《伤寒论》称此症状为"身瞤动，振振欲擗地"（人跌倒时常常手先支地称擗地）；肾阳虚则脉微细或沉。

4. 治法：温阳行水。

5. 方剂：真武汤。

【组成与方解】制附子 10g，白术 6g，茯苓 10g，白芍 10g，生姜 10g。

方取附子辛热，温壮肾阳，化气行水为主药；茯苓、白术健脾燥湿为辅药；生姜温阳以散水气为佐药；白芍敛阴和营且制附子之刚燥为使药。阳复则水气得化，诸症皆愈。真武汤原名玄武汤，玄武为北方称谓，北方主水气，故称此主水方剂为玄武汤，宋代后因避宋始祖赵玄朗之讳而改为此名。

【临床应用】真武汤适用范围甚广，如消化系统之萎缩性胃炎、胃下垂、胃及十二指肠溃疡、腹泻（包括五更泻）、胃切除后引起的"倾倒症候群"；循环系统的风湿瓣膜病并发心力衰竭，高血压心脏病并发心力衰竭；泌尿系统的慢性肾炎水肿等，只要合乎阳虚水泛的病机，用之皆有疗效。此外，肺心病心力衰竭水肿、慢性支气管炎、妇女阳虚夹水湿的白带等皆可用之。

【加减类方】真武汤在临床应用时可如下加减：

（1）用真武汤，若咳者，加五味子、细辛、干姜；若小便利者，去茯苓；若下利者，去白芍加干姜；若呕者，去附子，加重生姜。

（2）真武汤倍术附去生姜加人参即附子汤。真武汤、附子汤均以白术、附子为主要药物，故又称术附剂。真武汤重在温肾利水，附子汤则以温补壮元阳为主，而且能镇痛，重在祛除阳虚寒湿身痛，系脾肾双补，先天后天兼顾，为扶阳固本的代表方剂，后世参附汤从此方衍出。

四、少阴虚热证

少阴虚热证是发生在虚寒证之前的一过性代偿功能亢奋状态，其病理本质是阴虚火旺，此证继续发展除可转为虚寒型外，也可传变为厥阴病。

1. 性质：肾阴不足，阴虚火旺。

2. 主要脉证：心烦、失眠、咽干、口渴、舌质红绛、苔净而光、脉细数无力。

3. 病因病机：肾水亏虚而不能上升，心火无制而上炎，心肾不交，阳不入阴，水火未既则心烦、失眠、不得卧，并有咽干、口渴及舌脉诸症状。

4. 治法：滋阴泻火，交通心肾。

5. 方剂：黄连阿胶汤。

【组成及方解】黄连 5g，黄芩 6g，阿胶 10g（烊化），白芍 6g，鸡子黄 2 枚。

先煎芩、连、芍，去滓，再放入烊化的阿胶，待汤略凉后再放入鸡子黄，搅匀，温服，日 3 次。注意阿胶、鸡子黄不得入汤中同煎。本方以黄连、黄芩泻心火、阿胶补肾阴共为主药，鸡子黄佐芩连于泻心火中补心阴，白芍佐阿胶于补阴血中敛阳气，则心火得清，肾阴得滋，心肾相交，水火既济，诸症自愈。

【临床应用】黄连阿胶汤是临床常用的方剂，不仅适用于外感热病，还适用于内伤杂病，只要符合阴虚阳亢的病机，用之皆效。

（1）大病愈后心烦不得眠，或身体困惫面色潮红者。

（2）热病烦躁、难寐、惊惕者。

（3）热伤阴血之便血及湿毒之便脓血者。

（4）淋症之血尿、尿道热痛者。

【加减变化】《通俗伤寒论》以本方去黄芩、黄连，加石决明、钩藤、生地黄、炙甘草、茯神、络石藤、生牡蛎名为阿胶鸡子黄汤，主治邪热久留，灼伤真阴，血虚生风者。临床以本方去苦寒的黄芩，加龙骨、牡蛎、酸枣仁敛阴安神，治疗神经衰弱之失眠症。

五、太少两感证（麻黄附子细辛汤证）

太少两感证是少阴病兼变证之一，系在少阴基础上又兼有发热等太阳表证。此证在《素问·热论》中即有描述："两感于寒者，病一日则巨阳少阴俱病。"此证虽兼有太阳、少阴两经症状，但因其少阴症状轻而并非重证，治疗则按迭加原理合太阳、少阴而治。

1. 性质：少阴病兼太阳表证。

2. 主要脉证：发热恶寒、头痛、身痛、无汗、口干、呕吐下利，手足冷、烦满、困倦、嗜卧、脉沉细。

3. 病因病机：在少阴阳衰的基础上又外感风寒，故有少阴与太阳两经的症状。

4. 治法：温经解表散寒。

5. 方剂：麻黄附子细辛汤。

【组成与方解】麻黄 6g，附子 10g，细辛 6g。

方以麻黄发汗解太阳之表；附子温经散寒，扶少阴之阳，细辛辛散驱里寒。三药合用补散兼施，温阳中促进解表，解表而不伤阳气，药味虽少，却有迭加表里剂之妙。

【临床应用】既治两感证，又治诸痛，如风寒头痛、齿痛、关节痛、阳虚咽痛等，又有报道治嗜睡症、暴喑、久咳、周身无汗症、冠心病、病毒性心肌炎、急性阳衰型克山病、房室传导阻滞、产后雷诺氏现象等。

【加减类方】去细辛加炙甘草为《伤寒论》麻黄附子甘草汤，也因其温经解表用于两感证，但病情更轻于麻黄附子细辛汤证；本方去麻黄用桂枝，再加黄芪、人参、甘草、羌活、防风、煨生姜、川芎为《伤寒六书》再造散，能发汗解表，助阳益气，用于较重之太少两感证。

【孟庆云. 第九讲　少阴病证治［J］.《中国社区医师》，1989（07）：21-23.】

第十讲　厥阴病证治

厥阴病为外感热病之最后阶段，值正邪相搏，存亡危急之季，系体内正气最后抗拒病邪的病理表现。《伤寒论》之六经演变是因天之序的，从太阳、阳明、少阳、太阴、少阴而厥阴，由表及里，由经络到脏腑的发展，其根据是气血阴阳的盛衰。《素问·至真要大论》在论述厥阴时说："厥阴何也？岐伯曰：两阴交尽也。"以厥阴为尽阴，阴尽即欲阳生。阴尽是晦，阳生是朔，故在《素问·阴阳类论》中说："一阴至绝，作晦朔。"《伤寒论》对厥阴病的立论，就按尽阴、阴中有阳及阴尽阳生三个特点叙述的。厥阴为尽阴，此期病情最重，发展趋向为阴阳不相顺接和阴阳离决，乃至死亡。阴中有阳，则病见寒热杂错证候。阴尽阳生，既表现为阴阳消长，寒热有胜复，可为偏寒证或偏热证，也可在阴阳极度衰微之时有回阳的机转。因此，在厥阴病中，除见一些死证外，尚有一些正复邪去的较轻见证。

厥阴病是足厥阴肝和手厥阴心包的脏腑和经络之为病，因此从症状学特点看"厥"是最突出的症状，各种证候都以手足逆冷之肢厥为主要见证。另外，在热厥中，因邪入心包和热动肝风，还可见到昏厥（神志昏迷）和惊厥（痉挛），这也是"厥阴体阴而用阳"特征的体现。

厥阴病以清温并用为总治则，因厥阴病最为复杂，还应根据具体的病情而酌定治法。

一、厥阴病提纲

《伤寒论》关于厥阴病的论述是："厥阴之为病，消渴，气上撞心，心中疼热，饥而不欲食，食则吐蛔，下之利不止。"历代以来，关于这段文字的意义有多种认识。第一种认识，如陆渊雷，认为根本没有厥阴病，"既以全身虚寒者为少阴，更无他种虚寒证当厥阴者，乃不得不出于凑合"而"杂凑成策"，以厥阴为"千古疑案"。既然不承认有厥阴病，这一段文字也就无所谓提纲。第二种意见是，认为此条是厥阴病提纲，其要旨是热证、是极热证，如成无己、柯韵伯、陆九芝等人都是这样的观点。第三种见解如程林、钱天来诸家，也认为此条文是提纲，其本质是寒证、极寒证。第四种看法如张卿子、舒驰远等人，认为此条是以上热下寒证来述表厥阴的寒热错杂、阴阳胜复的特点。第五种认识，即认为此段条文很不完整。如此段文字，在日本康平本《伤寒论》中，"消渴"二字作小字，注在"上撞"之旁；"吐蛔"二字，亦小字，注在"则"字旁。又《伤寒论》之别本《金匮玉函经》中，此段文字无"食则吐蛔"四字，却又多"甚者，则欲吐"五字；"下之利不止"作"下之不肯止"。可见这一段文字在流传过程中，因传抄等版本之异尚有待研究。既然不甚完整，就有人提出，应以"厥"为厥阴病之提纲，把"凡厥者，阴阳气不相顺接"及反映正邪相争而致厥热胜复等内容加入才具有完整的提纲意义。

《伤寒论》六经提纲的说法固然是出自后世注家，但这种概括却不无根据。六经病各篇之首都有"某某之为病"的一条，显然，这样的条文有别于其他条文，有的是脉证（如太阳病、少阳病、太阴病），有的是病机（如阳明病），有的是病情（如少阴病），各在一定程度上揭示出某一经病的性质和特点，这对于辨明病在何经，进而拟定治疗总则有指导意义，起到纲举目张的作用。因此，六经病各有提纲是客观的，而厥阴病也毫无例外地当有其提纲。

厥阴病是伤寒中最为危重的阶段。少阴病已是全身性虚寒，并有相当多的"死证"，厥阴病既是少阴病向更严重病情的发展，理应在全身性虚寒的基础上，有"厥"等更复杂、更危重的见证。《伤寒论》中关于厥阴病的条文非常杂乱也说明厥阴病的复杂性。《伤寒论》六经是在继承《素问·热论》基础上发展起来的。《素问·热论》已指出厥阴之为病是厥阴经脉和肝之病："六日厥阴受之，厥阴脉循阴器而络于肝，故烦满而囊缩。"如结合《素问·诊要经终论》篇关于"厥阴终者，中热嗌干，善溺心烦，甚则舌卷卵上缩而终矣"的论述，可知厥阴病的症状多是一些临终前危重之候：心中热、咽干、心烦、小便频数、舌卷语言不清、睾丸上缩等。有些在《黄帝内经》中已经论述过的危候，在《伤寒论》中继续沿用，如"心中热"作"心中疼热"；有的把《黄帝内经》提过的概念进一步明确为专用于热病的概念，如《黄帝内经》之厥，包括昏厥在内，有大厥、薄厥、血厥等，《伤寒论》则专指手足逆冷，又对一些危重证候加以突出重视，如除中、脏厥等死证。对于厥阴病的症状，我们应该以《伤寒论》为主，结合《黄帝内经》和后世医家的补充发展加以认识。从《伤寒论》前五经病的思路和它对《黄帝内经》的继承，结合现存版本中《伤寒论》所列出的条文，厥阴病应有以下三个特点。第一，厥阴病是外感热病最危重的阶段。第二，厥阴是两阴交尽，虚寒已极，从正邪相争、阴阳消长的规律来看，厥阴病程中应具有阴尽阳生的特点。从症状上，厥阴病不仅有阴盛阳衰的寒厥与阴竭阳亢的热厥，还应有寒热错杂的见证，这是其他五经病所没有的，对此各家解释不一。陈修园以运气的标本中见理论解说："厥阴之上，风气主之，中见少阳，是厥阴以风为本，以阴寒为标，从乎中见。"因厥阴以少阳火热为中见，故尔提纲之主证有寒热夹杂。《医宗金鉴》则以体质论释义："故其为病，阴阳错杂，寒热相混，邪至其经，从化各异。若其人素偏于热，则邪从阳化，故消渴、气上撞心、心中疼热等阳证见矣。若其人素偏于寒，则邪从阴化，故手足厥冷、脉微欲绝等阴证见矣。"厥阴病既然有阴尽相生的可能，则经过一段"厥热胜复"，可发展为邪渐退，患者有生还的转机。第三，厥阴病病证复杂，除寒热夹杂外，有些临终前的危证，其症状以厥为主。厥即厥逆，是四肢凉，为阴衰已极的表现。

根据以上的分析，"消渴，气上撞心，心中疼热，饥而不欲食，食则吐蛔，下之利不止"的一条，初步道出了寒热错杂上热下寒的病机（消渴、气上撞心、心中疼热为阳热在上，饥而不欲食、利不止是下寒），具备了提纲的基本条件。但它对阴尽阳生和危重证候的表述均有所失。因此可以说，这一提纲是不准确、不完整的。这是因为时代因于科学水平的局限所造成的，而原著概括不够或条文之亡佚是次要的。我们能够从对提纲的分析，认识到厥阴病以寒热错杂为特征，在辨证论治时能以"厥"为核心而选择不同的治疗方法即可。

二、厥阴主证——寒热错杂证

寒热错杂证以四肢逆冷、寒热交作、下利三者为主症。其病机是"阴阳气不相顺接"，即阴阳不相平衡，表里不相贯通，阳气不能外达四肢故四肢厥冷。发热多系弛张热，呈寒热交作之状，当阴寒盛、正气虚时则寒，正气来复，正邪相争而发热。下利就是泄泻不止，《伤寒论》把各种泄泻统称下利，包括痢疾或其他腹泻，主要是因下焦寒而致胃肠不调而泄泻。此外尚有口渴（即消渴）、心中不适（气上撞心）、心区痛热感（心中疼热）、不欲饮食等寒热见证。其脉多微细，如是蛔厥疼痛发作时脉又弦紧。

本证以一时性病理改变为特征，是厥阴病的典型代表。常见有轻型和蛔厥型两种。轻型者在《伤寒论》中称"厥阴中风"，是在厥阴三主症基础上见微汗、脉浮等表证症状，是病情由阴转阳，向病愈好传的方向发展的类型。蛔厥型是在厥阴三主症基础上见脘腹时痛、烦闷、"其人当吐蛔"等症状。西医学诊断的胆道蛔虫症发作期即属于此型，因古代无检验蛔虫卵等手段，便以"其人当吐蛔"或"其人常自吐蛔"等为重要诊断根据。

寒热错杂证的治法是清上温下、寒热并治，蛔厥者还应和胃安蛔。以乌梅丸为代表方剂。

【组成及方解】乌梅480g，细辛180g，干姜300g，桂枝18g，制附子180g，黄连480g，黄柏180g，当归120g，人参180g，蜀椒120g。乌梅用米醋（《伤寒论》称为苦酒，现在多用50%醋酸）浸一宿，去核打烂，和余药打匀，烧干或晒干，研末，加蜜等分为丸。每服9g，每日1至3次，空腹温开水送下，亦可按原方比例处方水煎服。

方中乌梅性酸入肝为主药；干姜、附子温脏之寒，人参补脏之虚；又以细辛通阳气，桂枝、当归和阴气，蜀椒辛热而善闭，既温补其阳，又封固其气，四药共收顺接阴阳之用；以黄连、黄柏之苦寒为反佐，使辛热之品不格拒于阴阳。诸药合用，有寒有温，以其刚柔同用得治厥阴，又针对蛔虫"得甘则动，得苦则安，得酸则静，得辛则伏"之性，以苦、酸、辛三味安蛔；还能借乌梅酸温之收敛以止泄泻。清代温病学家吴鞠通称此制方为"酸甘苦辛复法"。

【临床应用】乌梅丸可用于治疗以下诸病症：

（1）厥阴寒热错杂证，加大其中的姜附用量，也可用于严重之脏厥。

（2）各种蛔虫症及胆囊鞭毛虫症等。

（3）久痢久泄，如慢性痢疾、慢性结肠炎等。

（4）妇女崩漏、功能性子宫出血证。

（5）嗜酸性白细胞增多症之哮喘。

（6）随证加减可用于睾丸肿痛者。

寒热错杂证除轻型和蛔厥型均可用乌梅丸法治疗者外，尚有另外两型。一种是呕吐、腹泻极为严重以至食入即吐的噤口痢，属于上热下寒的重症痢疾，治以清上温下，用干姜黄芩黄连人参汤，其药物组成即是方剂名称所列之4味药。另一种是麻黄升麻汤证，以泄利不止，咽喉不利，咳吐脓血，手足厥逆，寸脉沉迟下部脉不至者，也系上热下寒证，治以清上温下，滋阴养血佐以调和营卫，升阳举陷，麻黄升麻汤方由麻黄、升麻、当归、知母、黄芩、葳蕤、白芍、天门冬、桂枝、茯苓、甘草、石膏、白术、干姜等14味药组成，煎此药时也宜先煮麻黄去上沫、去浮，1剂在两三小时内分3次服完。

三、厥阴热厥证

热厥并非厥阴所专有，阳明病也有热厥证，厥阴热厥证是诸种热厥中最重者，它以厥、热、利三者并见为主症，又以持续高热甚至有谵语、昏厥（神昏）、惊厥及口渴等症为特点，舌红、苔黄、脉滑数。

热厥是热邪深入，阳遏郁于里不能外达，所以厥与热成正比，即"厥深者热也深，厥微热亦微"之义。其证虽然手足厥冷，但周身或胸腹必然发热，而且伴有口渴及舌脉等热象。因其邪热不外达而入心包和肝，故可见昏厥和惊厥。

热厥之治疗，可按阳明病之热厥，以清下两法治之，以白虎汤清热生津和阳，也可用大承气汤泄热破结通阳。清下两法在阳明热厥中并峙，然而在厥阴热厥中，下法之功最为卓著，故《伤寒论》中以"厥应下之"之论突出其用，这一点，已被治疗中毒性痢疾属厥阴热厥证的报道所验证。厥阴热厥又可因其兼症而治异：兼热痢、里急后重、下利欲饮水者可用白头翁汤（白头翁、黄连、黄柏、秦皮）；由阴证转阳见呕而发热者，用小柴胡汤；兼热结旁流、下利谵语者用小承气汤；因余热未净而虚烦、下利后更烦、心下按之濡者，可用栀子豉汤（栀子、豆豉）。

四、厥阴寒厥证

寒厥证并非为厥阴专有，如少阴病也有寒厥证，但厥阴寒厥证是诸种寒厥乃至厥阴诸证中最重者。

厥阴寒厥证以厥、寒、利三证并见为特征。厥是手足逆冷、爪甲青紫、手足心凉，寒是无热恶寒或恶寒身蜷，利是泄泻。又可兼见呕吐、汗出、口不渴、舌淡苔白而润、脉沉微细等。从现代病理学而视，主要是低血容量性休克。

寒厥之治疗，可按少阴虚寒证重证型之治法，《伤寒论》所言的"急温之"，以四逆汤主治。还可以根据有无阴盛格阳等情况，酌情用通脉四逆汤、通脉四逆加猪胆汁汤、白通汤、白通加猪胆汁汤等。还可辅以灸法助阳救阴，常以关元、气海穴着肤灸，与姜附之温相得益彰。

在厥阴寒厥证中，又有重证和兼证者。其重证型者如"除中证"，是热厥向寒厥转变的一个证型，也是胃气将竭的危候。此型是在病情危重、神志不清、不能饮食的情况下，突然神志转清，反欲饮食。《伤寒论》中称"恐暴热来出而复去也"，指胃中垂绝之虚阳复焰，暴热来出而很快即去，故为死候。由于此证与阳气已复胃气和而能食的情况较难区别，论中提出"食以索饼"（面条）的饮食鉴别诊断方法有一定参考价值。

厥阴寒厥证的另一危候是脏厥。症见厥逆、肤冷，躁无暂安之时，脉微，呈一派阳气虚、阴邪盛之象，不同于蛔厥的胜寒。其"躁无暂安之时"是患者厥阴的确证，从"脉微而厥"知此证是由少阴病转属而来，《伤寒论》对脏厥未出示治方，说明病之危重已极，乃临终状态。有的学者认为不妨依宋本第 309 条"少阴病，吐利，手足逆冷，烦躁欲死者，吴茱萸汤主之"的道理，以四逆汤合吴茱萸汤试之。

厥阴寒厥证，又其兼血滞、兼水饮、兼痰温者，分别称之为血厥、水厥、痰厥等。

血厥是血虚寒滞而厥，症见足厥寒，脉微欲绝。因血虚寒滞，血不达周身，四肢失其温养故手足厥寒；因血少故脉细微而欲绝，除外感热病外冻疮、脱疽、部分痛经也具有血厥证的特点。治用当归四逆汤逐寒行滞、温通血脉。读者们须注意，当归四逆汤应是四逆汤加当归，而不是有的书上所记的桂枝汤去生姜加当归、细辛、通草的七味方。

水厥是因水饮内停，阳气被遏而四肢厥冷。《伤寒论》说："厥而心下悸，宜先治水，当服茯苓甘草汤。"药用茯苓、甘草、桂枝、生姜四味，以桂枝、甘草温通心阳，茯苓甘淡利水，生姜辛以散水，水去厥除，治水饮可治厥。

痰厥是痰涎停阻于胸中，郁遏阳气，不得外达而致厥。《伤寒论》说："病人手足厥冷，脉乍紧者，邪结在胸中，当须吐之，宜瓜蒂散。"瓜蒂散系瓜蒂与赤小豆等量研细末和匀，每服 1～3g，用豆豉 9g 煎汤送服，以吐法取效。如不吐者，用洁净翎毛探喉引吐，吐出痰涎后病得愈。

【孟庆云. 第十讲　厥阴病证治［J］.《中国社区医师》，1989（8）：38-40.】

第五篇　专著概述

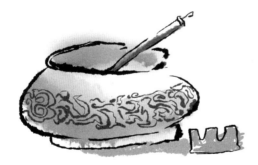

《孟庆云讲中医基础理论》

出版社发行：中国中医药出版社

版次：2013 年 4 月第 1 版第 1 次印刷

本书为作者在北京市中医管理局委托中国中医科学院研究生院举办的北京市首届西学中高级研究班讲授《中医基础理论》课程的录音整理稿。分上下两篇：上篇为总论，阐述了中医学的医学观和方法论；下篇各论包括阴阳、五行、藏象、经络、精气神血津液、病因病机、诊法治则、五运六气、养生等。

本书内容不同于高等中医药院校开设的《中医基础理论》课程，充满了作者的独特见解，以及在中医基础理论研究上的重要成果。

《中医百话》

出版发行：人民卫生出版社

版次：2008 年 7 月第 1 版 2008 年 7 月第 1 版第 1 次印刷

本书共收中医医话一百余则，由中医理论研究专家孟庆云撰写。内容涉及中医理论见解、临证体会、读书心得、医林典故和中医轶事逸闻等，如：阴阳鱼与太极图、中医药店铺的招幌、瘟疫与中华民俗文化、蒋兆和为李时珍画像、陈寅恪与中医学等，反映了中医药的特色、理论与学派的发展、各科辨证论治、名人轶事和中医药发展等。所收医话多写于 20 世纪 80 年代以后，相当一部分写于 21 世纪初，部分医话曾在不同的报刊上发表。每一则医话篇幅不大，重点突出，语言流畅，生动有趣，读之有启发、有借鉴，故而深受广大读者的欢迎。为让更多的读者从中受益，故结集出版。

作者以独特的视角，采用医话题材，从不同方面展示了丰富多彩的中医，可读性强，这对从事中医研究及爱好中医的读者来说，其对进一步了解中医历史、理解中医诊疗精髓有较大的指导作用，可供中医工作者参考，也可供中医药院校师生学习使用。

《中医基础理论》

出版发行：中国中医药出版社

版次：2005 年 12 月第 1 版第 1 次印刷

《中医基础理论》主要是系统研究和阐述中医学基本理论、基本知识及基本技能的一门学科，属于中医学的专业基础课。通过阅读本书，了解中医学的基本特点，系统地掌握有关中医学的基本理论、基本知识和基本思维方法。包括中医学的基本学说（精气、阴阳、五行学说）、中医学对人体生理的认识（藏象、精气血津液神、经络、体质）、中医学对疾病及其防治的认识（病因、发病、病机、诊断与辨证、治法和治则），为继续学习中医诊断学、中药学、方剂学、中医经典著作和临床各科打好基础。

《中国中医药发展五十年》

出版发行：河南医科大学出版社

版次：1999 年 9 月第 1 版第 1 次印刷

中医药学是中华民族灿烂文化的重要组成部分。几千年来为中华民族的繁衍昌盛做出了卓越的贡献，并以显著的疗效、浓郁的民族特色、独特的诊疗方法、系统的理论体系、浩瀚的文献资料，屹立于世界医学之林，成为人类医学宝库的共同财富。中医药学历数千年长荣不衰，显示了自身强大的生命力，它与现代医药共同构成了我国社会主义卫生事业所具有的特色和优势。

新中国成立以来，中医学从弱积难振的颓势，走向发展、进步，迎来振兴、辉煌。把"发展现代医药和我国传统医药"列了国家宪法，是世界的首举，显示了我国对民族文化遗产的重视。为了加强对中医药工作的组织领导，国务院于 1986 年决定成立国家中医管理局。1988 年又在此基础上成立国家中医药管理局，为中医药事业的发展提供了保障。在各级政府有关部门的重视和支持下，中医药事业的发展和学术的进步，绚丽灿然，可谓光耀千古，泽被万代。

50 年来，在中华大地上逐步建立了以中医医院为主体的中医医疗体系。到 1997 年底，全国中医院、中西医结合医院已发展到 2594 所，床位达到 254 万张，民族医院 134 所，床位 6000 余张。中医药教学体系日臻完善，全国有高等中医院校、民族医药院校 30 所，中等中医院校 51 所，从 1978 年国家恢复研究生培养制度以来，我国已培养出中医学、中西医结合学科硕士 4300 余名，博士 400 余名。中医药科研机构和科技队伍发展迅速，全国科研机构已发展到 170 余所，科技队伍已达到 3 万余人。科技成就硕果累累，从 1978～1997 年累计获国家级奖励的科研成果就达 130 余项，部局级成果 600 余项。改革开放以来，中药行业迅猛发展，以中药材生产为基础、中药工业为主体、中药商业为纽带的中药生产流通体系基本形成。全国有中药工业企业 1000 余家。据 1997 年统计，中国中药工业总产值达 279 亿元。党的十一届三中全会以后，中医药法制建设步伐加快，到 1998 年底，共颁布了近 200 多个部门规章技术标准及规范性文件，为振兴中医药事业，依法管理中医药事业奠定了坚实的基础。50 年来，中医药在与世界各国开展民间交流的同时，还与 40 余个国家（地区）政府间及国际组织间开展交流合作，WHO 在中国建立了 7 个传统医学合作中心。近些年来，到我国学习自然科学的外国留学生中，学习中医药的一直占首位。50 年来，我国一直坚持以继承创新并举的发展路线，"继承不泥古，创新不离宗"，在重视对老中医药专家学术经验继承工作的同时，通过西医学习中医和进行基地建设等措施发展中西医结合事业。这是事业兴旺、学术繁荣的盛景，是在党的英明政策指引下，广大中医药人员凭其不屈不挠的精神，勉力奋耕、精心创造的成果。使中医学宝库在 20 世纪下半叶将达到一个缤纷璀璨洋洋大观的新境界。当举国欢庆中华人民共和国成立 50 周年的时候，我们对这波澜壮阔的画卷做一个全面的回顾，足可展示历史的踪迹和学术特色。这不仅具有纪念碑式的意义，也催发中医药在下一世纪迈上新的台阶，为我国人民和世界人民在医疗保健方面做出更大贡献。

《周易文化与中医学》

出版发行：中国中医药出版社

版次：2017 年 5 月第 1 版第 1 次印刷

本书主要内容包括：概介了《周易》及易学的发生发展，以及六十四卦、太极、河图、洛书、推占原理等，进而阐发并释然了医易相关，包括阴爻阳爻与阴阳学说；"生生之谓易"与天人合一的生命观；藏象是依《系辞》的"象其物宜"之论而"立象尽意"；易的"变动不居"与辨证论治；易学对中医学演进的三次影响；易学对《黄帝内经》理论构建、五运六气理论发生及各家学说发展的影响；阐释并分析了《周易》对于中医学正反两方面的影响。

本书对于研究中医学理论形成及演变具有较高的参考价值，适合中医专业人员及中医药爱好者阅读参考。

《中医理论渊薮》

出版发行：重庆出版社

版次：1997 年 8 月第 1 版第 2 次印刷

本书是研讨中医理论的专著。作者从传统民族文化背景入手，运用现代科学多学科知识对中医学理论的来源、基本原理和特征进行了深刻的讨论。

内容包括 6 个部分：太极阴阳、五行学说、藏象学说、河图洛书、经络学说及辨证论治等。在论述中，不但对一些理论问题提出了新的见解，还从科学的角度对中医理论的发展趋势进行了预测。

《动脉粥样硬化中医治疗》

出版发行：江苏科学技术出版社

版次：2001 年 9 月第 1 版第 1 次印刷

动脉粥样硬化是一类常见的复杂的疾病，又与多种疾病密切联系，也关乎衰老与长寿。在我国，近年来发病率明显升高，发病年龄也有提前的趋势。这类疾病已成为严重危害人民健康的疾病之一，因此倍受临床和科研人员的关注。

近 20 年来关于本病的理论和临床实践有很大的变化。一是疾病观的开阔。医学家们发现，冠心病、高血压病、糖尿病、高胰岛素血症、高脂血症，在糖、脂肪、蛋白质代谢中都有"三高"现象，即高血糖、高脂血症、高尿酸，称之为心脑血管病危险因子综合征，简称为 CHAOS 综合征。C 为冠心病，H 为高血压、高胰岛素血症、高脂血症，A 为成年糖尿病，O 为肥胖，S 为综合征。这些新认识，为临床诊断治疗工作提供了新思路。二是诊断技术的革命。心脑血管影像学等诊断技术发展迅速，如超声心动图、CT（X 线断层扫描）、MRI(核磁共振) 乃至放射核素检查如 PET(正电子发射断层显像) 等，都很快地运用于临床，开始了从实践医学步入技术医学的时代，为动脉粥样硬化提供了早期诊断和预防的手段。三是治疗水平已跃升到一个新层次。经各国药物学家们的努力，近年来推出各类既能改善症状又能改善患者预后的药物群体，如纤溶药物群、调脂药物群（"他汀"群）、血管紧张素转换酶抑制剂（"普利"群）和各类受体阻滞剂等，在开展以导管为基础的介入治疗方面取得重大成就。随着基因研究的进展，基因疗法步入心脑血管疾病的防治方兴未艾。四是中医药在防治动脉粥样硬化方面的运用日趋普及，随着生物－社会－心理医学模式的确立，中医药的理论及中医药防治本病的一些特色疗法逐渐被接受，国内外药物学家们也冀图从中医中药中寻找和开发防治动脉粥样硬化的新药。

根据作者的临床经验，尤其是参考并援用了一些有关的新资料，编写了本书，旨在提供一本系统而新颖、简明而实用的关于动脉粥样硬化中医治疗的参考书，使读者有所获益。

《中西医结合基础理论研究方法与实验技术》

出版发行：中医古籍出版社

版次：1998 年 10 月第 1 版第 1 次印刷

《中西医结合基础理论研究方法与实验技术》的主要内容包括：上篇总论（绪论、中西医结合基础理论与实验研究的选题、中西医结合基础理论研究的文献学方法、中西医结合基础理论研究的调查方法、中西医结合基础理论研究的观察方法、中西医结合基础理论研究的实验方法、中西医结合基础理论研究的计算机方法、中西医结合动物模型的制备方法）、中篇（中西医结合生理学研究的技术与方法、中西医结合病理学研究的技术与方法、中西医结合组织学实验技术与方法、中西医结合免疫学研究技术与方法、中西医结合生物化学研究的技术与方法、中西医结合病毒学研究技术与方法、电子显微学在中西医结合试验研究中的应用、中西医结合中药药理研究的技术与方法、药物代谢动力学的研究技术与方法、中药化学的研究技术与方法、中药制剂学的研究技术与方法、章中药新药研制的要求）、下篇（附篇：医学实验动物常用数据、医学科学研究常用代码、常用缩写名词英汉对照、免疫词汇索引等）。适合科研工作者、研究生及大中专学生参考阅读，也是一本比较全面的工具书。

《孟庆云讲中医经典》

出版发行：科学出版社

版次：2012 年 6 月第 1 版第 1 次印刷

《孟庆云讲中医经典（名中医讲学荟萃）》根据中国中医科学院研究生院著名中医药专家为研究生授课时讲话录音整理而成，具有较高的学术价值和文献价值，是研究中医学的重要参考资料。

　　《孟庆云讲中医经典》共计 33 个主题，分属于《黄帝内经》理论与研究、《伤寒论》理论与研究、中医各家学说、中医学与方法论、国学与中医学等 5 门课程。可供中医院校师生及中医临床、科研、教学工作者参考阅读。

附录 孟庆云论著年谱

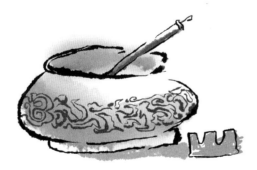

主 编

1.《中国中医基础医学杂志》中国中医基础医学杂志社 1995 年至今

论 与 文

1. 孟庆云. 从脏腑辨证看中西医结合［J］. 新中医，1971（1）：1–7.

2. 孟庆云. 证型浅识［J］. 中医药学报，1973（1）：14–18.

3. 孟庆云. 中西医结合治疗肺心病综述［J］. 黑龙江医药，1975（1）：58–61，51.

4. 孟庆云. 中医对肺心病的认识与证治［J］. 中医药学报，1978（1）：1–6.

5. 孟庆云. 学中漫语［J］. 中医药学报，1978（2）：51–54.

6. 孟庆云. 略论《伤寒论》在祖国医学的价值［C］. 黑龙江省第一届中医学术大会，1978：10.

7. 孟庆云. 五行学说与控制论［J］. 中医杂志，1979（12）：8–11.

8. 孟庆云.《温病条辨》与控制论［J］. 成都中医学院学报，1980（4）：14–18.

9. 孟庆云. 从控制论模糊识别探讨《伤寒论》六经涵义［J］. 陕西中医，1980（5）：1–3.

10. 孟庆云.《黄帝内经》与控制论［J］. 辽宁中医杂志，1980（6）：11–15.

11. 孟庆云. 祖国医学辨证施治中的控制艺术［J］. 辽宁中医杂志，1980（10）：11–13.

12. 孟庆云. 王冰补注运气七篇辨识［J］. 浙江中医杂志，1980（9）：392–395.

13. 孟庆云.《红楼梦》与中医药［J］. 学习与探索，1981（1）：119–120.

14. 孟庆云. 对《伤寒论》六经涵义之探讨［J］. 中医药学报，1981（2）：18–22.

15. 孟庆云. 祖国医学对生物全息现象的论述与现代系统论［J］. 医学与哲学，1981（4）：27–28.

16. 孟庆云. 论《内经》运气学说对中医理论的贡献及其局限性［J］. 河南中医，1981（5）：4–6，3.

17. 孟庆云. 论《内经》中的运气学说［D］. 北京：中国中医研究院，1981.

18. 孟庆云. 论中医现代化［J］. 中医药学报，1981（3）：1–5.

19. 孟庆云. 近代黑龙江中医流派考略［J］. 黑龙江中医药，1982（1）：46–47.

20. 孟庆云. 王叔和对继承发扬张仲景学说的贡献［J］. 日本《中医临床杂志》，1982（增刊）：177–180.

21. 孟庆云. 人体昼夜节律［J］. 中医药学报，1982（4）：65–68.

22. 孟庆云.《内经》与兵法［J］. 中医药学报，1982（自然辩证法增刊）：79–81.

23. 孟庆云.《黄帝内经》中的数学［J］. 中医药学报，1982（自然辩证法增刊）：81–85.

24. 孟庆云. 论《内经》气化学说［J］. 中医药学报，1982（自然辩证法增刊）：86–90.

25. 孟庆云. 从系统看脏象学说［J］. 新中医，1983（1）：5–7.

26. 孟庆云. 黄帝内经的时空观［J］. 湖北中医杂志，1983（3）：17–16.

27. 孟庆云. 从中医人才成长的特点看高等中医教育改革［C］. 黑龙江省首届人才研讨会论文集，1983，8：40–245.

28. 孟庆云. 论当代中医学模式与中医教育改革［J］. 中医教育，1983（4）：1–5.

29. 孟庆云. 从火看中医理论体系的特点［J］. 中医药学报，1983（5）：15-20，77.

30. 孟庆云. 杏林佳话论医德［N］. 黑龙江日报，1983-09-14（003）.

31. 孟庆云. 急腹症：日本中医学的独特成果［J］. 中医药学报，1983（3）：封3.

32. 孟庆云. 黄帝内经中的医学伦理观［J］. 中医药学报，1983（增刊）：139-142.

33. 孟庆云. 继承医德传统 发扬祖国医学［J］. 中医药学报，1983（增刊）：109-112.

34. 孟庆云. 怎样查阅和利用中医文献［J］. 中医药学报，1983（1）：48-54.

35. 孟庆云. 医籍真伪的考辩［J］. 中医药学报，1983（6）：59-64.

36. 孟庆云. 从八十年代前期中医期刊论文看当代中医的学术趋向［J］. 中医药信息，1984
（1）：10-12.

37. 孟庆云. 试论在职中医教育［J］. 医院管理，1984（2）：31-32.

38. 孟庆云. 试论当代中医学的特点及其医学模式的改变［C］. 全国中医辩证法讨论会，1984：
10.

39. 孟庆云. 益气活血及扶正固本法治疗缓解期慢性肺原性心脏病的血液流变学观察［J］. 中医
药学报，1983（增刊）：75-77.

40. 孟庆云. 用超声心动图分析益气活血法和扶正固本法对缓解期慢性肺原性心脏病人治疗作用
的探讨［J］. 中医药学报，1984（增刊）：72-74.

41. 孟庆云. 微分肺阻抗容积图对缓解期慢性肺原性心脏病诊断价值的探讨［J］. 中医药学报，
1984（增刊）：76-77.

42. 孟庆云. 试论断续中医教育［J］. 中医教育，1984（3）：36-38.

43. 孟庆云. 五运六气：医学气象历法［J］. 吉林中医药，1984（4）：5-8.

44. 孟庆云. 从控制论看伤寒六经及其辨证论治的某些规律［J］. 湖南中医学院学报，1984
（2）：6-9.

45. 孟庆云. 古典医籍的校勘［J］. 中医药学报，1984（4）：54-56.

46. 孟庆云. 王叔和对祖国医学的贡献［J］. 黑龙江中医药，1984（4）：49-51.

47. 孟庆云. 试论伤寒学派中重订错简与维护旧论之争鸣［J］. 浙江中医学院学报，1984（5）：
23-26.

48. 孟庆云. 从中医疾病模型看中医临床辨证思维的特点［J］. 辽宁中医杂志，1984（10）：
11-14.

49. 孟庆云. 中医药文献查阅法［M］. 福建科学技术出版，1985：16-27.

50. 孟庆云. 医学书刊编辑的道德与素养［J］. 道德与文明，1985（1）：19-20，14.

51. 孟庆云. 从期刊论文看国外中医的学术发展与动态［J］. 中医药信息，1985（1）：42-45.

52. 孟庆云. 试论清代朴学对中医学的影响［J］. 成都中医学院学报，1985（1）：32-35.

53. 孟庆云. 从模型法看伤寒六经［J］. 北京中医学院学报，1985（1）：19-20.

54. 孟庆云. 《黄帝内经》与《周易》［J］. 绍兴中医，1985（1）：1-5.

55. 孟庆云. 控制论在中医学中的应用［C］. 中国医药学方法论大会发言，1985：8.

56. 孟庆云. 《内经》与八卦学说［C］. 全国首届中青年中医学术讨论会，1985，11.

57. 孟庆云. 系统论、控制论和信息论在科研管理中的应用［J］. 中医系统工程，1985（试4）：
49-51.

58．孟庆云．辨证论治的控制论涵义和特征［J］．贵阳中医学院学报，1985（4）：7-8.

59．孟庆云．辨证论治的生命力在于实战和创新——对近年关于辨证论治讨论的评述［J］．北京中医学院学报，1985（6）：2-5.

60．孟庆云．试论经络学说之起源和发展［J］．黑龙江中医药，1985（5）：35-37.

61．孟庆云．《内经》辨析二则［J］．浙江中医学院学报，1985（6）：12-13.

62．孟庆云．现代教育的发展趋势及各种教学法对中医教育改革的启示［J］．中医高教研究，1985：16-23.

63．孟庆云．中国古代文化与中医学的发展［N］．中医药信息报，1985：85-89.

64．孟庆云．辨证论治在概念上的新突破［J］．中医药信息报，1986（4）：1.

65．孟庆云．从来源论到宇宙模型——八卦学说［N］．中医药信息报，1986-03-03（002）.

66．孟庆云．辨证论治的特点与局限［N］．中医报，1986-02-07（004）.

67．孟庆云．论藏象学说的形成与特点［J］．中医杂志，1986（3）：48-49.

68．孟庆云．《黄帝内经》中的数学模型［J］．贵阳中医学院学报，1986（4）：8-10.

69．孟庆云．中医教育系统工程［J］．中医教育，1986（2）：13-15

70．孟庆云．中医学特色的含义和内容［N］．中医药信息报，1986-03-19（003）.

71．孟庆云．从中西医比较看中医学特色［N］．中医报，1986-05-27（004）.

72．孟庆云．中医的数学内容［N］．健康报，1986-08-02（002）.

73．孟庆云．振兴中医应着力培养创造型人才［J］．中医高教研究，1986（1）：64-67

74．孟庆云．中医辨证论治的泛系数学模型（Ⅰ）［J］．辽宁中医杂志，1986（6）：7-8.

75．孟庆云．中医科学研究的内容、方法和一般原则［J］．中国医药学报，1986（2）：58-61.

76．孟庆云．药对在处方中的应用［J］．中医海外教学，1986（2）：18-20.

77．孟庆云．中医学的特色与发展战略［C］．全国中医学术发展战略研讨会，1986：1-5.

78．孟庆云．好雨知时节 群贤献锦囊 首届全国中医学术发展战略研讨会综述［N］．中医报，1987-01-17（003）.

79．孟庆云．中医科学研究中的观察法［J］．中国医药学报，1987（1）：60-62.

80．孟庆云．中医热的科学分析［N］．中医报，1987-03-17（004）.

81．孟庆云．中医科学研究中的实验方法［J］．中国医药学报，1987（2）：60-62.

82．孟庆云．试论中医学术发展的战略问题［J］．中国医药学报，1987（3）：1-4.

83．孟庆云．中医学与数学方法［J］．中国医药学报，1987（3）：60-62.

84．孟庆云．略论建立现代中医实验体系的意义和方法［J］．医学与哲学，1987（7）：34-36.

85．孟庆云．系统科学方法［J］．中国医药学报，1987（4）：60-62.

86．孟庆云．中医学发展的战略初探［J］．湖北中医杂志，1987（5）：49-50.

87．孟庆云．中医药科研的战略问题［J］．中国医药学报，1987（5）：6-8.

88．孟庆云．经络学说的体系及方法论［J］．针灸学报，1987（1）：19-22.

89．孟庆云．针灸学已经进入到一个新的发展时期［N］．中医药信息报，1988-01-02（002）.

90．孟庆云．下围棋·辨证论治［N］．中医报，1988-01-07（004）.

91．孟庆云．世界针灸的新水平［N］．中医报，1988-02-17（003）.

92．孟庆云．中医学理论的层次和功能［N］．中医药信息报，1988-04-09（002）.

93. 孟庆云. 从相嫉到相砥［N］. 科学报，1988-06-19（003）.

94. 孟庆云. 伤寒论精讲第一讲《伤寒论》的学术体系与学习方法［J］. 中国社区医师，1988（11）：32-34.

95. 孟庆云. 伤寒论精讲第二讲 太阳经证［J］. 中国社区医师，1988（12）：24-26.

96. 孟庆云. 有机论人体观的新机遇［N］. 健康报，1988-05-06（002）.

97. 孟庆云. 方虽是旧 弘之帷新［N］. 中医报，1989-01-7（003）.

98. 孟庆云. 伤寒论精讲第三讲 太阳腑证［J］. 中国乡村医生杂志，1989（1）：19-21，36.

99. 孟庆云. 伤寒论精讲第四讲 太阳兼证［J］. 中国乡村医生杂志，1989（2）：26-28.

100. 孟庆云. 中医学与兵法［N］. 中国中医药报，1989-02-02（004）.

101. 孟庆云. 穴位的八种性能［N］. 中医药信息报，1989-02-04（002）.

102. 孟庆云. 伤寒论精讲第五讲 太阳变证［J］. 中国社区医师，1989（3）：22-24.

103. 孟庆云. 古代中医的志徽——阴阳鱼［N］. 中国中医药报. 1989-05-15（004）.

104. 孟庆云. 伤寒论精讲第六讲 阳明病证治［J］. 中国社区医师，1989（4）：21-23.

105. 孟庆云.《黄帝内经》中的方法论探析［J］. 中医研究，1989（2）：7-10.

106. 孟庆云. 中医学理论体系的组成、特点及发展［J］. 中国医药学报，1989（3）：4-6.

107. 孟庆云. 伤寒论精讲第七讲 少阳病证治［J］. 中国社区医师，1989（5）：26-28，32.

108. 孟庆云. 伤寒论精讲第八讲 太阴病证治［J］. 中国社区医师，1989（6）：18-20.

109. 孟庆云. 伤寒论精讲第九讲 少阴病证治［J］. 中国社区医师，1989（7）：21-23.

110. 孟庆云. 伤寒论精讲第十讲 厥阴病证治［J］. 中国社区医师，1989（8）：38-40.

111. 孟庆云. 全国中医药科技优势论证会议述要［J］. 中国医药学报，1989（4）：64-67.

112. 孟庆云. 略论中医学的传统研究方法［J］. 吉林中医药，1989：65-69.

113. 孟庆云. 辨证论治的思维特征——选择论［N］. 健康报，1989-12-30（002）.

114. 孟庆云."效"与"意"——辨证论治两种主要思维方式［N］. 健康报，1990-02-10（002）.

115. 孟庆云. 辨证论治思维中的决定论与选择论［N］. 中国中医药报，1990-02-16（003）.

116. 孟庆云. 试论中医学的发展格局［J］. 医学与哲学，1990（2）：32.

117. 孟庆云. 辨证论治的确立、内容及特点［J］. 中级医刊，1990，25（3）：59-61.

118. 孟庆云. 有规矩才成方圆——辨证论治规范化的意义［N］. 中国中医药报，1990-06-08（003）.

119. 孟庆云. 辨证论治规范的特征［N］. 健康报，1990-06-30（002）.

120. 孟庆云. 中国科学界应该关注经络研究［N］. 中国科学报，1990-07-20（002）.

121. 孟庆云. 汉代经学对中医学的影响［J］. 中医研究，1990（2）：9-13，1.

122. 孟庆云. 辨证论治规范化的特征与方法［J］. 中国医药学报，1990（4）：9-11.

123. 孟庆云. 道非文不著 文非道不生——撰写中医论文要义［J］. 北京中医，1990（5）：15-18.

124. 孟庆云. 时代呼唤着新的理论规范——全国中医病名与证候规范化研讨会述评［J］. 山东中医学院学报，1990（6）：2-5.

125. 孟庆云. 辨证论治的方法论特征［J］. 中医杂志，1990（11）：12-14.

126. 孟庆云. 四诊合参与凭一而断［N］. 中国中医药报, 1990-12-31（003）.

127. 孟庆云. 中医理论的构架与土壤［N］. 健康报, 1990-12-22（002）.

128. 孟庆云. 手为人身一太极［N］. 中国中医药报, 1991-02-08（003）.

129. 孟庆云. 四十年中医内科理论研究进展（下）——中医内科理论的发展趋势［J］. 中级医刊, 1991（1）: 57-59.

130. 孟庆云. 吸取哲学思想精化, 促进中医学术发展——中德"中医理论与中国哲学及文化"学术讨论会述要［J］. 医学与哲学, 1991（3）: 46-48.

131. 孟庆云. 从以毒攻毒到抗毒素免疫［N］. 健康报, 1991-03-23（002）.

132. 孟庆云. 问其所病 索之于经［N］. 中国中医药报, 1991-05-03（003）.

133. 孟庆云. 医易萃要［J］. 河南中医, 1991, 11（3）: 44-47.

134. 孟庆云. 辨证论治的范式变换［N］. 中国中医药报, 1991-07-12（002）.

135. 孟庆云. 现代中医应该在现代实践中去探索［N］. 中医药信息, 1991-08-02（003）.

136. 孟庆云. 《周易》对中医理论的三次影响［J］. 中医研究, 1991（2）: 7-10+1.

137. 孟庆云. 中医理论的特色及发展对策［N］. 中国中医研究院, 1991-05-15（003）.

138. 孟庆云. 《内经》藏象的三元构建立［N］. 中国中医研究院, 1991（003）.

139. 孟庆云. 《黄帝内经》中的《藏象》［J］. 山东中医学院学报, 1991（4）: 10-13.

140. 孟庆云. 证的特征与意义［N］. 中国中医药报, 1991-09-20（003）.

141. 孟庆云. 辨证论治与规范化［J］. 新疆中医药, 1991（3）: 4-6.

142. 孟庆云. 辨证论治的前瞻［J］. 中医药时化, 1991, 1（1）: 12-14.

143. 孟庆云. 中医基础理论研究的内容与特征［N］. 中国中医研究所, 1991-10-31（003）.

144. 孟庆云. 根深时茂 本固枝荣［N］. 中国中医药报, 1991-11-08（003）.

145. 孟庆云. 系统工程在中医药科技管理中的应用［J］. 中医药管理杂志, 1991（6）: 45.

146. 孟庆云. 论中医基础理论研究［J］. 医学与哲学, 1992（2）: 10-11.

147. 孟庆云. 医文互彰 寓教于诗——传统中医教育中的歌词诗赋［J］. 中医教育, 1992（1）: 32.

148. 孟庆云. 中医药防治艾滋病研究进展及现关［N］. 健康报, 1992-03-07（002）.

149. 孟庆云. 当代中医学基础理论研究的发展物点［N］. 健康报, 1992-04-04（002）.

150. 孟庆云. 辨证论治中的处方艺术［N］. 健康报, 1992-08-08（002）.

151. 孟庆云. 中医基础理论研究的思路与方法［N］. 健康报, 1992-09-12（002）.

152. 孟庆云. 中医治法治则的科学内涵及发展［J］. 中医杂志, 1992（10）: 8-10.

153. 孟庆云. 浅谈中医学理论体系的三元构建［N］. 健康报, 1992-08-22.

154. 孟庆云. 河图与阴阳五行［N］. 中国中医研究院报, 1992-12-15.

155. 孟庆云. 中西医结合的特征是创新［N］. 中国中医药报, 1992-11-20.

156. 孟庆云. 更新观念促进中医急症学发展［N］. 健康报, 1992-10-10.

157. 孟庆云. 河图——"天地生成之图"［N］. 健康报, 1993-01-29（002）.

158. 孟庆云. 治疗与藏象学说［N］. 健康报, 1993-02-12（002）.

159. 孟庆云. 判天地之美、析万物之理: ——河图治疗医易相关［N］. 健康报, 1993-02-19.

160. 孟庆云. 实而验之 乃以知真——浅谈中医实验科学的发展和意义［N］. 健康报, 1993-03-

26（345）.

161．孟庆云．解决中医急症问题的关键在于观念更新［N］．中国中医药报，1993-03-19（002）．

162．孟庆云．中医基础理论研究要有所突破——中国中医研究院中医理论研讨会述要［J］．中国中西医结合杂志，1993（4）：251-252．

163．孟庆云．和于术数的天癸［N］．健康报，1993-05-14（002）．

164．孟庆云．观于窈冥 通于无穷［N］．健康报，1993-06-11（002）．

165．孟庆云．中医诊治胸痹急症的现代意识和路向［J］．医学与哲学，1993（6）：37-38．

166．孟庆云．阴阳交感 医易一理［N］．健康报，1993-09-17．

167．孟庆云．中西医结合科学学特征［N］．健康报，1993-10-29（002）．

168．孟庆云．医林之宏篇 不朽之盛业——《中国大百科全书·中国传统医学》卷［N］．中国中医药报，1993-11-19（003）．

169．孟庆云．中医药基础理论研究的意义和方法［N］．中国中医药报，1993-12-20．

170．孟庆云．从《周易》卦象到《内经》藏象［N］．健康报，1993-12-31．

171．孟庆云．临床辨证论治的思维方法［J］．中医研究，1993（4）：3-5．

172．孟庆云．求木之长者，必固其根本［N］．健康报，1994-01-14（002）．

173．孟庆云．当代中医学的新特点与发展趋势［N］．健康报，1994-04-15（002）．

174．孟庆云．天人相应与脏气法时［N］．健康报，1994-06-10（002）．

175．孟庆云．中医基础理论研究的意义、思路和方法［J］．中国中医药科技，1994（3）：33-34．

176．孟庆云．中西医结合的方法论特征［J］．医学与哲学，1994（3）：33-34．

177．孟庆云．俞桂成与中医学［N］．中国中医药报，1994-07-04（003）．

178．孟庆云．中医理论及核心的系统观［N］．中国中医药报，1994-08-29（003）．

179．孟庆云．动物模型——现代中医学实验研究的核心方法［J］．北京实验动物科学与管理，1994（3）：2-4．

180．孟庆云．谁是运气七篇的作者［N］．健康报，1994-11-04．

181．孟庆云．中医论治胃肠病的基本规律［J］．实用中医药杂志，1994（5）：3-4．

182．孟庆云．七篇大论的作者是东汉郑玄［N］．中国中医药报，1994-11-14（003）．

183．孟庆云．当代中医基础理论研究的发展趋势［J］．中国中医药信息杂志，1994（6）：41-42，11．

184．孟庆云．把握机遇 在发展中振光［N］．健康报，1995-01-13（002）．

185．孟庆云．当代中医基础理论研究的发展趋势［N］．中国中医药报，1995-01-30（003）．

186．孟庆云．中医基础理论研究的发展方向［N］．中国中医药报，1995-02-06（003）．

187．孟庆云．证及其研究进展［N］．健康报，1995-02-10（002）．

188．孟庆云．太极与中医学理论［J］．中国医药学报，1995（1）：19-21+63．

189．孟庆云．《周易》与《黄帝内经》中的藏象学说［J］．中国中医基础医学杂志，1995（01）：12-14．

190．孟庆云．现代中医学理论框架的特征［N］．健康报，1995-03-24（002）．

191. 孟庆云. 证候研究（关于证候研究）[J]. 中医临床，1995，16（1）：16–19.

192. 孟庆云. 发扬特色综合创新 [N]. 健康报，1995–04–28（002）.

193. 孟庆云. 小议分部治湿 [J]. 实用中医药杂志，1995（2）：36.

194. 孟庆云.《周易》与《伤寒论》[J]. 中医研究，1995（2）：9–12.

195. 孟庆云. 至道在微——《黄帝内经》的全息观 [J]. 中国中医基础医学杂志，1995（2）：11–13.

196. 孟庆云. 医话诗文（三则）[N]. 中国中医药报，1995–09–19.

197. 孟庆云.《周易》对中医学的负面作用 [J]. 医学与哲原，1995（8）：421.

198. 孟庆云. 七篇大论是东汉郑玄解《易》之作 [J]. 中国中医基础医学杂志，1995（3）：3–5.

199. 孟庆云. 治则与治法 [J]. 中国中医基础医学杂志，1995（3）：23.

200. 孟庆云. 中医理论研究四十年 [J]. 中国中医基础医学杂志，1995（4）：9–13.

201. 孟庆云.《内经》诊断学的理论特征 [J]. 中医诊断学杂志，1996：8–10.

202. 孟庆云. 循经守数与法无定法 [N]. 健康报，1996–01–05（003）.

203. 孟庆云. 严冬时节话感冒 [N]. 中国妇女报，1996–01–22（004）.

204. 孟庆云. 武王伐纣时所见的是颗慧星 [N]. 中国医药报，1996–04–08（006）.

205. 孟庆云. 现代骨伤科学发展的新路向——评尚天裕教授主编《中国接骨学》[J]. 中国骨伤，1996（6）：52–53.

206. 孟庆云. 痰病原道说解 [J]. 中医杂志，1996（4）：200–201.

207. 孟庆云. 创新是中医药学发展的动力 [N]. 健康报，1996–05–17（002）.

208. 孟庆云. 市场经济与中医药事业的发展 [J]. 中医药管理杂志，1996（3）：26.

209. 孟庆云. 诗赋文化与中医药学 [N]. 中国医药报，1996–08–20（009）.

210. 孟庆云. 食医食药趣谈 [N]. 中国中医药报，1996–09–26（009）.

211. 孟庆云. 中医基础研究进展 [N]. 健康报，1996–10–04（005）.

212. 孟庆云. 医病治国话四物 [N]. 健康报，1996–10–25.

213. 孟庆云. 传统医学发展目标是实现现代化报道 [N]. 健康报，1996–11–24（001）.

214. 孟庆云. 二月苗陈三月蒿 [N]. 中国医药报，1996–12–03.

215. 孟庆云. 思考中医学的科学价值 探索现代化的发展途径——记香山科学会议第 63 次讨论会 [J]. 中国中医基础医学杂志，1996（6）：60–61.

216. 孟庆云. 中医基础研究与创新 [N]. 健康报，1997–01–10（002）.

217. 孟庆云. 形与神俱，而尽终其天年——《内经》对医目的论述及中医学发展 [J]. 医学与哲学，1997（1）：27–29.

218. 孟庆云. 略论祖国医药学的继承 [N]. 健康报，1997–01–024（002）.

219. 孟庆云. 因天时而调气血 [N]. 健康报，1997–02–21（003）.

220. 孟庆云. 面向二十一世纪的中国传统医学 [N]. 中国中医药报，1997–03–10（003）.

221. 孟庆云. 应强化中医药现代化意识 [N]. 健康报，1997–03–28（002）.

222. 孟庆云. 医学日以应服从于医学行为 [N]. 健康报，1997–04–27（002）.

223. 孟庆云. 处方用药在精不在多 [N]. 健康报，1997–05–30（002）.

224. 孟庆云. 淮南王·炼丹术·豆腐 [N]. 中国医药报，1997–06–23（007）.

225. 孟庆云. 中医药学发展的辨证观［N］. 健康报，1997-08-15（008）.

226. 孟庆云. 中医的营卫睡眠传说［N］. 健康报，1997-09-19（002）.

227. 孟庆云. 开拓中医学的睡眠理论研究开拓［J］. 中国中医基础医学杂志，1997（S3）：3-4.

228. 孟庆云. 评《中医量化诊断》［N］. 中国中医药报，1997-09-29（003）.

229. 孟庆云. 记载天花流行的诗联［N］. 中国医药报，1997-04-08（007）.

230. 孟庆云. 论中医实验研究模型的建立［N］. 中国医药报，1997-10-21（006）.

231. 孟庆云. 中国古代数学与中医学［J］. 中国中医基础医学杂志. 1997（6）：1-6.

232. 孟庆云. 数学文化对中医学的影响［J］. 上海中医药杂志，1997（12）：2-3.

233. 孟庆云. 从病机的语译物征剖析其内涵［J］. 上海中医药大学学报，1997，13（2）6-7.

234. 孟庆云. 中医药学实验的数学模型方法［N］. 健康报，1998-01-16（002）.

235. 孟庆云. 架设迎接新世纪的论坛——1998 年刊头语［J］. 中国中医基础医学杂志，1998（1）：4.

236. 孟庆云. 中医药学体系及发展［N］. 中国中医药报，1998-03-02（003）.

237. 孟庆云. 21 世纪中医学的发展取向和方略［J］. 北京中医药大学学报，1998（1）：14-16.

238. 孟庆云. 辨证论治的控制艺术［N］. 健康报，1998-05-15（002）.

239. 孟庆云. 推动中医学科和理论发展的学派［N］. 健康报，1998-06-05（002）.

240. 孟庆云. 中医药戒毒的理论与实践［N］. 健康报，1998-07-03（002）.

241. 孟庆云. 右肺切除 25 年后右耳垂萎缩 1 例分析［J］. 中国中医基础医学杂志，1998（2）：67.

242. 孟庆云. 生命是时间的函数——《黄帝内经》中的"神转不回"［J］. 中国中医基础医学杂志，1998（5）：8-10.

243. 孟庆云. 祖国医学的继承与创新［J］. 湖南中医药导报，1998（5）：3-4.

244. 孟庆云. 论中医学派［J］. 医学与哲学，1998（8）：42-43.

245. 孟庆云. 集大成与超越——读《邓铁涛医集》［N］. 中国中医药报，1998-09-07.

246. 孟庆云. 中医痛证理论发展之历程［J］. 中国中医基础医学杂志，1998（S1）：6-7.

247. 孟庆云. 中医学理论体系的结构及特点［J］. 江苏中医，1999（1）：3-5.

248. 孟庆云. 世纪之交的中医思考［J］. 中国中医基础医学杂志，1999（1）：4-5.

249. 孟庆云. 一树独先天下春［N］. 中国中医药报，1999-03-01（003）.

250. 孟庆云. 步入知识经济时代的中医学［N］. 健康报，1999-03-19（002）.

251. 孟庆云. 中医痛证理论发展之历程［J］. 上海中医药杂志，1999（3）：5-7.

252. 孟庆云. 二十一世纪中医学术瞻望［N］. 中国中医药报，1999-05-03（003）.

253. 孟庆云. 采玉放笔辨病名《中医百病名源考》［N］. 中国中医药报，1999-06-21（003）.

254. 孟庆云. 荟萃当代中医名家经验的传世名著——《中国名老中医药专家学术经验集》［N］. 中国中医药报，1999-07-07（003）.

255. 孟庆云. 一部考辩精细的名著——刘氏父子新校注的《本草纲目》出版［N］. 健康报，1999-08-13（002）.

256. 孟庆云. 基础理论研究成果不菲［N］. 健康报，1999-10-01.

257. 孟庆云.《黄帝内经》中的心痛［J］. 中国中医急症，1999（5）：224-226.

258. 孟庆云. 极目生机登易楼——张其成教授的四部易学新著［N］. 中国中医药报，2000-02-28.

259. 孟庆云.《黄帝内经》的医学观［J］. 山西中医，2000（6）：44-46.

260. 孟庆云. 中医科学研究方法学展望［J］. 中国中医基础学杂志，2000（6）：1-3.

261. 孟庆云. 碧树逢春待著花——千禧之年与作者读者共祝［J］. 中国中医基础医学杂志，2000（1）：4-5.

262. 孟庆云. 集大成绽放折腾肱术——评丁继华教授主编的《伤科集成》［N］. 中国中医药报，2000-10-25.

263. 孟庆云. 同是医心皆仁术 各自源流各江山——略谈中西医学理论之异同［N］. 中国中医药报，2000-11-15.

264. 孟庆云. 激荡的中医百年［N］. 中国中医药报，2000-11-29（002）.

265. 孟庆云. 古代笔记小说中的医方［N］. 中国中医药报，2000-03-23（004）.

266. 孟庆云. 中医药百年历程［N］. 中国中医药报，2001-01-12.

267. 孟庆云. 寻春须是先春早——世纪之初与读者作者共勉［J］. 中国中医基础医学杂志，2001（1）：1-2.

268. 孟庆云. 撷得精英献医心［N］. 中国中医药报，2001-03-14（003）.

269. 孟庆云. 刘一帖诗斥汪精卫［N］. 中国中医药报，2001-08-31.

270. 孟庆云. 知一堂主道在一一——纪念清代医学家王清任逝世170周年［J］. 医学与哲学，2001（12）：59.

271. 孟庆云. 陈寅恪与中医学［J］. 中国中医基础医学杂志，2001（11）：1.

272. 孟庆云. 脏腑辨证治治小儿缺钙［N］. 中国中医药报，2001-08-10.

273. 孟庆云. 绍兴“三六九”伤科与杜牡《清明诗》［N］. 中国中医研究院院报，2001-09-31.

274. 孟庆云. 睡里乾坤大，梦中日月长——中医学睡眠与梦的理论及现代研究［J］. 中国中医基础医学杂志，2001（10）：78-80.

275. 孟庆云. 宋代儒学与中医文化建设［N］. 中国中医药报，2001-11-15.

276. 孟庆云. 中医营卫睡眠假说［J］. 中国中医基础医学杂志，2001（10）：78-80.

277. 孟庆云. 稽古鉴金论中风——读《中风病防治研究》［N］. 中国中医药报，2001-11-26.

278. 孟庆云. 方药爱联谐妙趣［N］. 中国中医药报，2002-03-01.

279. 孟庆云. 冷风池医臻文妙［N］. 中国中医药报，2002-12-21.

280. 孟庆云. 中医学基础研究：呼唤磅礴大气［J］. 中国中医基础医学杂志，2002（1）：1-2.

281. 孟庆云.“大说”家憬铁椎［N］. 中国中医药报，2002-01-18.

282. 孟庆云. 辨识气论鉴医魂——评《中医气学理论与临床应用》［J］. 湖南中医杂志，2002（1）：59.

283. 孟庆云. 论中医的治法［N］. 中国中医药报，2002-02-27.

284. 孟庆云. 中医治法之我见［J］. 中国医药学报，2002（2）：75-76.

285. 孟庆云. 辨证论治的产生［N］. 中国中医药报，2002-03-27.

286. 孟庆云. 梁启超枉失皆命［N］. 中国中医药报，2002-04-05.

287. 孟庆云. 鸳鸯胡蝶派的医学家［N］. 中国中医药报，2002-06-10.

288．孟庆云．电影《李时诊》的编剧张慧剑［N］．中国中医研究院院报，2002-08-15．

289．孟庆云．谢立恒与经社八才子［N］．中国中医药报，2002-09-02（003）．

290．孟庆云．宋明理学对中医学理论的影响［J］．中华医史杂志，2002（3）：4-7．

291．孟庆云．辨证论治的境界［N］．中国中医药报，2002-11-18．

292．孟庆云．祭庸医文［N］．中国中医研究院院报，2002-11-15．

293．孟庆云．中医对佝偻病的认识与治疗［J］．中国中医基础医学杂志，2002（11）：64-65．

294．孟庆云．辨证论治的成因、特征与境界［J］．中医杂志，2002（12）：885-887．

295．孟庆云．尼克松总统访华与美国的针灸热［N］．中国中医药报，2002-03-10．

296．孟庆云．跨出泥沼自健行［J］．中国中医基础医学杂志，2003（1）：1-2．

297．孟庆云．上医医国第一人——孙中山先生的医学生涯［N］．中国中医药报，2003-01-06．

298．孟庆云．中医药店铺的招幌［N］．中国中医药报，2003-01-13．

299．孟庆云．案头书应少、心头书要多——谈医生之背功［N］．中国中医药报，2003-12-07．

300．孟庆云．心医药自珍［N］．中国中医药报，2003-02-24．

301．孟庆云．几种自身免疫病的中医辨证论治［J］．中医药学刊，2003（2）：182-183+257．

302．孟庆云．百年考古发现与中医学［N］．中国中医药报，2003-03-24．

303．孟庆云．信有旧方奏新功——"非典"的辩证论治及预防［J］．中国中医药现代远程教育，2003，1（5）：35-37．

304．孟庆云．"人见死鼠如见虎"——鼠疫的三次世界性大流行［J］．中国中医基础医学杂志，2003（8）：42-44．

305．孟庆云．时疫传播肆虐狂［N］．中国中医药报，2003-06-23（008）．

306．孟庆云．玉浆换骨天花散——天花的流行及人类免疫的成功［J］．中国中医基础医学杂志，2003（7）：78-81．

307．孟庆云．张山雷自作挽联［N］．中国中医药报，2003-07-14（008）．

308．孟庆云．论"医者意也"［J］．南京中医药大学学报（社会科学版），2003（4）：191-192．

309．孟庆云．霍乱的流行与公共卫生建设［N］．中国中医药报，2003-08-04（008）．

310．孟庆云．神家尝百草 传说中的实在［N］．中国中医药报，2003-08-18（008）．

311．孟庆云．生命的关照——《走出亚健康》引导你走出亚健康［J］．中国中医基础医学杂志，2003（12）：76．

312．孟庆云．陈修园的出版公案［J］．江西中医药，2003（10）：44-45．

313．孟庆云．蒋兆和为李时珍画像［N］．中国中医药报，2003-10-20（008）．

314．孟庆云．唐代诗文中的眼外科手术记载［J］．江西中医药，2003（6）：44-45．

315．孟庆云．洛书——九宫八风数学模型与《内经》全息脏象论［J］．江西中医学院学报，2003（3）：5-7．

316．孟庆云．魏晋玄学与中医学［J］．江西中医学院学报，2004（1）：5-9．

317．孟庆云．章太炎："我是医学第一"——章太炎先生的医学夙缘［J］．江西中医学院学报，2004（4）：5-8．

318．孟庆云．调方最近情［N］．中国中医药报，2004-01-05（006）．

319．孟庆云．中医学的传统特征和理论特色［N］．中国中医药报，2004-01-12（006）．

320．孟庆云．为言红叶领秋华——第 219 次香山科学会议述要［J］．中国中医基础医学杂志，2004（2）：77-78．

321．孟庆云．中医基础研究的历史责任［J］．中国中医基础医学杂志，2004（1）：1．

322．孟庆云．《黄帝内经》的认识特征［N］．中国中医药报，2004-08-24（005）．

323．孟庆云．《伤寒论》中的七日自愈［J］．中医杂志，2004（12）：948．

324．孟庆云．瘟疫与中华民俗文化［J］．医古文知识，2004（3）：12-14．

325．孟庆云．试论 2004 年（甲申）之运气概况［J］．中国中医基础医学杂志，2004（6）：1．

326．孟庆云．康熙与中医药［N］．中国中医药报，2004-11-29．

327．孟庆云．明代正统铜人在圣彼得堡被确认［N］．中国中医药报，2004-12-06．

328．孟庆云．从即毒消灾到种痘免疫——种痘术的发明及传播［J］．南京中医药大学学报（社会科学版），2004（4）：209-211．

329．孟庆云．攻坚"李约瑟难题"的医学实践——寄语中医现代化［J］．中国中医基础医学杂志，2005（1）：1-3．

330．孟庆云．五运六气：中国古代的灾害预测学［J］．中国中医基础医学杂志，2005（2）：81-83，85．

331．孟庆云．论辨证论治［J］．山西中医，2005（2）：1-5．

332．孟庆云．姓氏尊名探嬴斋［N］．中国中医药，2005-10-14．

333．孟庆云．无意于工而无不工［N］．中国中医药报，2005-11-17．

334．孟庆云．得医之意，活力非凡——辨证论治套路的运用［J］．中医杂志，2005（12）：888-890．

335．孟庆云．《易经》与中医学理论［J］．江西中医学院学报，2005（2）：5-7．

336．孟庆云．朱肱与小柴胡汤及《活人书》［J］．中医药文化，2006（5）：42-43．

337．孟庆云．大哉造化工，适我无非新［J］．中国中医基础医学杂志，2006（1）：1-2．

338．孟庆云．评高文柱主编的《药王千金方》［J］．中华医史杂志，2006（2）：124-126．

339．孟庆云．命门学说的理论源流及实践价值［J］．中国中医基础医学杂志，2006（7）：483-485，488．

340．孟庆云．医中之王道——补土派大师李杲［J］．江西中医学院学报，2006（5）：5-8．

341．孟庆云．宣明往范，昭示来学——论中医医案的价值、特点和研究方法［J］．中医杂志，2006（08）：568-570．

342．孟庆云．辨证论治套路的运用［J］．亚太传统医药，2006（4）：31-32．

343．孟庆云．《秋室研经图》的题词——陆仲安治愈胡适"糖尿病"公案［J］．中医药文化，2006（03）：32-33．

344．孟庆云．答卷门目皆信息［N］．中国中医药报，2006-07-17（008）．

345．孟庆云．探讨中医学自身发展规律［J］．医学与哲学（人文社会医学版），2006（11）：71．

346．孟庆云．遂密量蔚深沉——河间与易水之争［N］．中国中医药报，2006-08-24（005）．

347．孟庆云．中西医睡眠理论的比较［N］．中国中医药报，2006-10-11（005）．

348．孟庆云．体外培育牛黄的研制及临床［J］．中国中医基础医学杂志，2006（10）：799-800．

349．孟庆云．轻落为文晒不休［N］．中国中医药报，2006-11-24（005）．

350．孟庆云．中医是批不倒、废不掉的［J］．今日中国论坛，2006（12）：78-79.

351．孟庆云．瘟疫与傩文化［N］．中国中医药报，2006-12-04（008）.

352．孟庆云．瘟疫与卫生民俗［N］．中国中医药报，2006-12-05（008）.

353．孟庆云．天行健，君子自强不息——2007刊头语［J］．中国中医基础医学杂志，2007（1）：1-2+8.

354．孟庆云．隔垣洞见一方人——中医四诊鼻祖扁鹊［J］．中医药文化，2007（1）：22-24.

355．孟庆云．生命在于节律——读《中式人体生物钟概论》［N］．中国中医药报，2007-02-26（005）.

356．孟庆云．论气化学说［J］．中医杂志，2007（5）：389-391.

357．孟庆云．读书世其家 岐黄游其艺——王式钰和他的《东臬草堂医案》［N］．中国中医药报，2007-07-04（005）.

358．孟庆云．银海生药又新花——读《银海安全微补》［N］．中国中医药报，2007-10-10.

359．孟庆云．光辉灿烂的中国传统医学［J］．知识就是力量，2007（3）：12-14.

360．孟庆云．牛黄治疗新生儿及小儿胎毒［J］．家庭中医药，2007（10）：76.

361．孟庆云．明代名医金九渊先生与《冰壑老人医案》［J］．中医药文化，2007（5）：44-45.

362．孟庆云．中医"术数"漫谈［J］．中医药文化，2008（2）：8-9.

363．孟庆云．学中的数学文化［N］．中国中医药报，2008-02-15.

364．孟庆云．随证衡权循规以范——中医理论中的治则［N］．中国中医药报，2008-03-12.

365．孟庆云．天佑苍生创岐黄——中医养生保健的特色及实践［J］．中医杂志，2008（3）：197-199.

366．孟庆云．至道流行，徽音累属——2008年寄语［J］．中国中医基础医学杂志，2008（1）：1-2，14.

367．孟庆云．解剖明彰靠辨识——读瞿岳云的《中医理论慢变》［N］．中国中医药报，2008-07-06.

368．孟庆云．疫史具表，陈情叙目——张志斌教授《中国古代疫病流行年表》［N］．中国中医科学院院报，2008-09-26.

369．孟庆云．壮怀谁料付青囊——清遗老儒医憬毓鼎［J］．北京中医药，2008，27（9）：696-697.

370．孟庆云．缣卷由来翰墨香［J］．中医药文化，2008（5）：1.

371．孟庆云．"文革"时期的中医混沌现象［J］．中医药文化，2008（5）：41-42.

372．孟庆云．名家无处不传神——大鹤山人郑文焯行医卖画［J］．中医药文化，2008，3（6）：26-27.

373．孟庆云．五运六气在中医学术史上的地位［J］．中医杂志，2008，49（12）：1061-1064.

374．孟庆云．医缘夙根是传承——明代医家倪士奇和他的《两都医案》［J］．中医药文化，2009，4（2）：21-22.

375．孟庆云．张志斌《中国古代疾病流行年表》评介［J］．中华医史杂志，2009（1）：52-53.

376．孟庆云．中西医结合曾结出一批科研成果［N］．健康报，2009-03-27（005）.

377．孟庆云．谁道容颜无再少——漫谈中医驻颜术［J］．中医药文化，2009，4（3）：32-33.

378．孟庆云．至真要而道彰——2009 年刊头语［J］．中国中医基础医学杂志，2009，15（1）：1-2）．

379．孟庆云．中医长寿说及养生要领［N］．中国中医药报，2009-07-23（005）．

380．孟庆云．重点研究室：中医药理论的创新基地［N］．中国中医药报，2009-10-15（003）．

381．孟庆云．上海城隍后裔八绝秦伯未［J］．中医药文化，2009，4（5）：43-44．

382．孟庆云．《达生篇》作者考［J］．中华医史杂志，2009，39（5）：308-309．

383．孟庆云．七日自愈将经络上升为理论［N］．中国中医药报，2009-11-16（004）．

384．孟庆云．五运六气对中医学理论的贡献［J］．北京中医药，2009，28（12）：937-940．

385．孟庆云．近现代考古中的中医发现［N］．健康报，2010-01-08（006）．

386．孟庆云．万物毕罗 何足以行［J］．中国中医基础医学杂志，2010，16（1）：1-2，12．

387．孟庆云．凌寒独自开——本草学家尚志钧和他的本草人生［N］．中国中医药报，2010-02-01（008）．

388．孟庆云．美国"针灸热"的来龙去脉［N］．健康报，2010-02-05（006）．

389．孟庆云．人身应同天地纪——中医学小宇宙论及全息观的形成与发展［J］．中医杂志，2010，51（3）：197-199．

390．孟庆云．元代医家尚从善及《伤寒纪玄妙用集》［J］．中华医史杂志，2010（2）：92．

391．孟庆云．梳八百年医脉，萃数千卷要蕴——《新安医学精华丛书》评价［N］．健康报，2010-04-21（006）．

392．孟庆云．通权达变者知真要——民国大医张生甫和他的医学著作［N］．中国中医药报，2010-04-29（008．）

393．孟庆云．大医泉下开颜——金陵版《本草纲目新校正》［N］．中国中医药报，2010-05-26（008）．

394．孟庆云．话说庸医与江湖医［N］．中国中医科学院院报，2010-04-30．

395．孟庆云．当代中医药目录就从新成果——《新中国六十年中医图总目》出版［N］．中国中医药报，2010-06-16（008）．

396．孟庆云．救民疾苦，博施济众——孙中山先生的医学题词［N］．健康报，2010-06-11（006）．

397．孟庆云．古文经学 常州词派——清代通儒名医张宛邻［N］．中国中医药报，2010-07-05（008）．

398．孟庆云．于右任亡命哭孝陵［J］．中医药文化，2010，5（3）：32-33．

399．孟庆云．吕炳奎助五老上书［N］．中国中医药报，2010-02-08．

400．孟庆云．三肱之典源在《周易》［N］．中国中医药报，2010-08．

401．孟庆云．复方在中西医学中的不同命运［N］．中国中医药报，2010-08-06（008）．

402．孟庆云．刘完素医学思想研究［J］．江西中医学院学报，2010，22（3）：1-7．

403．孟庆云．河图洛书与中医学［N］．中国中医药报，2010-11-10（008）．

404．孟庆云．辛弃疾指婚谢医［N］．中国中医药报，2010-12-15（008）．

405．孟庆云．《黄帝内经》的问答体与岐伯的实在［N］．中国中医药报，2010-12-27（008）．

406．孟庆云．王叔和学术贡献与思想认识论分析［J］．中华医史杂志，2010（6）：323-327．

407. 孟庆云.《黄帝内经》的方法论［J］. 中医杂志，2011，52（02）：92-94.

408. 孟庆云. 新故相资新其故——2011 年刊头语［J］. 中国中医基础医学杂志，2011，17（1）：6.

409. 孟庆云. 五运六气理论的发生与演进［J］. 中华医史杂志，2011（1）：3-6.

410. 孟庆云. 愿来世仍为医士——方仁渊和《倚云轩医集》［N］. 中国中医药报，2011-03-11（008）.

411. 孟庆云. 五行与诗联［N］. 中国中医药报，2011-06-29（008）.

412. 孟庆云. 病机何以十九条［J］. 中医杂志，2011，52（12）：1075-1076.

413. 孟庆云. 中医学研究：呼唤新学派新流派［J］. 中国中医基础医学杂志，2011，17（9）：937-938.

414. 孟庆云. 治未病：上工的前馈智慧［N］. 健康报，2011-09-28（006）.

415. 孟庆云. 辨证论治的发展与辨证分型［J］. 中国中医基础医学杂志，2012，18（1）：1-2.

416. 孟庆云. 弘扬造化 灿烂辉煌——读大型浮雕《岐黄说》［N］. 中国中医药报，2012-02-27（008）.

417. 孟庆云. 鉴医资学莫善于史——读李经伟著《中医史》［J］. 中华医史杂志，2012. 42（2）115-117.

418. 孟庆云. 辨证分型不能代替论治（上）（下）［N］. 中国中医药报，2012-03-01（004）.

419. 孟庆云. 豁开人意的本草新著——林育华主编《周超凡论中药》评介［N］. 健康报，2012-05-30（006）.

420. 孟庆云.《白驹谷罗贞喉科》内容提要［J］. 中医药文化，2012，7（5）：45-46.

421. 孟庆云. 启先医之六气 解方域之困瘼——周铭心《西域燥证诊治与研究》［N］. 中国中医药报，2012-12-06（004）.

422. 孟庆云. 经典筑基终久大——2013 年与作者读者共勉［J］. 中国中医基础医学杂志，2013，19（1）：1-2.

423. 孟庆云. 超以象外 得其环中（序）——唐甦教授著《从树木到森林》［M］. 北京：北京燕山出版社，2013.

424. 孟庆云. 传统中医的背功［N］. 健康报. 村医导刊，2013-01-26（002）.

425. 孟庆云. 中医学理论与中国传统数学［J］. 中医杂志，2013，54（5）：442-444.

426. 孟庆云. 庸医夺命，江湖医谋财［N］. 健康报. 村医导刊，2013-03-30（002）.

427. 孟庆云. 瘟疫三方 古为今用传佳话［N］. 健康报. 村医导刊，2013-04-27（002）.

428. 孟庆云.《倚云轩医案医话医论》提要［J］. 中医药文化，2013，8（4）：54-55.

429. 孟庆云. 吴谦《伤寒神秘精粹录》写本介绍［J］. 中医药文化，2013，8（6）：42-44.

430. 孟庆云. 生成论人体观的蕴义与机遇——2014 年刊头语［J］. 中国中医基础医学杂志，2014，20（1）：1.

431. 孟庆云. 茹古达新一卷挥——读苏颖《五运六气拧微》［N］. 中国中医药报，2014-05-22（004）.

432. 孟庆云. 没有中华文化就没有中医药——《中医药文化》创刊 30 周年贺［J］. 中医药文化，2014，9（3）：36-37.

433. 孟庆云. 因象以明理，统而资新（序）——张宇鹏《藏象新论》［M］. 北京：中国中医药出版社，2014.

434．孟庆云．医林"状元"［J］.中医药文化，2014，9（4）：50–52.

435．孟庆云．中医历史上的"气化三方"［N］.健康报.村医版，2014–07–19（002）.

436．孟庆云．皇古融新 卓然自立——从《章次公医术经验集增补本》看章朱学派的特点与贡献［J］.中医杂志，2014，55（20）：1791–1794.

437．孟庆云．中医理论天上来——读《中医发生学探微》［J］.中医药文化，2014，9（6）：49–52.

438．孟庆云．中医学理论的特点［J］.中国中医基础医学杂志，2015，21（1）：1–2.

439．孟庆云．算算人到底可以活多久？［J］.中医健康养生，2015（4）：71.

440．孟庆云．山庄扫叶煮龙团——诗文、书画、武艺全才的医学家薛雪［J］.中医药文化，2015，10（3）：27–30.

441．孟庆云．《易经》与"藏象学说"［J］.中医药文化，2015，10（5）：27–31.

442．孟庆云．皇古融新 卓然自立（序）——《朱良春全集》［M］.长沙：中南大学出版社，2016.

443．孟庆云．河洛经纬与天人合一（序）——范仲毓《中医天体轨道运行论》［M］.北京：中医古籍出版社，2016.

444．孟庆云．医随国运［J］.中华医史杂志，2016，46（4）：255–256.

445．孟庆云．学脉巍巍徽音累累的新安医学（序）——《新安医学流派研究》［N］.中国中医药报，2017–02–08（008）.

446．孟庆云．华叶递荣传真术——读卢祥之教授《医溪絮语》［J］.中医药文化，2017，12（1）：55–57.

447．孟庆云．华时递荣传真数［J］.中医药文化，2017（1）：25–27.

448．孟庆云．中医药的阴阳五行［J］.中国中医基础医学杂志，2017，23（1）：1–2.

449．孟庆云．《伤寒论》的逻辑呈现与建构——读贾春华著《张仲景方证理论体系研究》［J］.世界中医药，2017，12（2）：439.

450．孟庆云．得天之助玄机录［N］.中国中医药报，2017–06–28（008）.

451．孟庆云．病机的概念及意义［J］.中国中医基础医学杂志，2018，24（1）：1.

452．孟庆云．中医大家与京剧大师的交谊［J］.绍兴中医药，2018（1）：42–44.

453．孟庆云．探寻五运六气理论的历史渊源［N］.中国中医药报，2018–05–23（003）.

454．孟庆云．光辉灿烂的中国医药学［J］.中国中医基础医学杂志，2019，25（1）：1–4.

455．孟庆云．中医药理论是传承与创新的共同体［N］.中国中医药报，2019–09–21（003）.

456．孟庆云．辨证论治的发生与演进［J］.中国中医基础医学杂志，2020，26（1）：1，7.

457．孟庆云．泽被医生的案头书——国医大师 王世民《实用中药方剂手册》［N］.中国中医药报，2020–07–02（003）.

458．孟庆云．学海朝宗，上医治谋与思维（序）——周铭新著《证治经略序》［M］.北京：人民卫生出版社，2021.

著　作：

1. 孟庆云. 中医理论渊薮［M］. 重庆：重庆出版社，1990.

2. 孟庆云. 周易文化与中医学［M］. 福州：福建科技出版社，1995.

3. 孟庆云. 中西医结合基础理论研究与实验方法［M］. 北京：中医古籍出版社，1998.

4. 孟庆云. 中国中医药发展五十年［M］. 郑州：河南医科大学出版社，1999.

5. 孟庆云，闫晓宇. 动脉粥样硬化中医治疗［M］. 南京：江苏科学技术出版社，2001.

6. 孟庆云. 中医基础理论［M］. 北京：中国中医药出版社，2005.

7. 孟庆云. 中医百话［M］. 北京：人民卫生出版社，2008.

8. 孟庆云. 孟庆云讲中医经典［M］. 北京：科学出版社，2012.

9. 孟庆云. 孟庆云讲中医基础理论［M］. 北京：中国中医药出版社出版，2013.

参　编：

1. 中国中医药年鉴委员会. 中国中医药年鉴［M］. 上海：上海中医药大学出版社，1990.（资深编委）

2. 中国大百科全书委员会. 中国大百科全书·中国传统医学［M］. 北京：中国大百科全书出版社，1999.（副主编）

3. 李经纬. 中医学思想史［M］. 长沙：湖南教育出版，2006.（编委）

4. 中国大百科全书委员会. 中国大百科全书·中医［M］. 北京：中国大百科全书出版社，2009.（副主编）

5. 张镜源. 中华中医昆仑［M］. 北京：中国中医药出版，2016.（总编审）

6. 李鸿涛，张华敏. 孤本医籍叙录集［M］. 北京：中医古籍出版社，2016.（编委）

7. 中国中医科学院研究生院. 中医的思考与实践［M］. 北京：中国中医药出版社，2017.（编委）

8. 中国大百科全书委员会. 中国大百科全书·中医［M］. 北京：中国大百科全书出版社，2019.（副主编）

9. 梁俊，郑蓉，张磊. 疫病史鉴［M］. 北京：中医古籍出版社，2020.（编委）